国家职业教育护理专业教学资源库配套教材

高等职业教育新形态一体化教材

高级助产技术

主编 李玲 崔萱 秦雯

U0272959

高等教育出版社·北京

内容提要

　　本书为国家职业教育护理专业教学资源库配套教材,也是高等职业教育新形态一体化教材之一。本书共4篇17章,内容主要涵盖助产技术基础、生理产科、病理产科、常用产科手术与助产技能。教材编写突出院校合作、产教融合、1+X书证融合,理论与实践相统一等职业教育特点。本书在妊娠期监护、正常新生儿两章融入母婴护理职业技能等级证书中相应考核知识点,将1+X培训内容融入到日常教学内容中。本书重点知识和技能点配有微课、视频或动画,通过扫描相应的二维码可以自主学习;章后所附"护考直击"试题,按护士执业资格考试的知识点和题型进行编写和设计,通过扫描二维码进行在线检测,便于学生备考和复习。

　　本书可作为高等职业教育助产、护理专业学生的教学用书,也可作为临床助产人员、妇幼保健人员和相关人员的参考用书。

图书在版编目（CIP）数据

　　高级助产技术 / 李玲，崔萱，秦雯主编. --北京：高等教育出版社, 2021.11

　　ISBN 978-7-04-057292-6

　　Ⅰ.① 高… Ⅱ.① 李 … ② 崔… ③ 秦… Ⅲ.① 助产学 – 高等职业教育 – 教材 Ⅳ.① R717

　　中国版本图书馆CIP数据核字（2021）第228867号

GAOJI ZHUCHAN JISHU

策划编辑	吴 静	责任编辑	夏 宇	封面设计	王 鹏	版式设计	张 杰
插图绘制	李沛蓉	责任校对	张 薇	责任印制	韩 刚		

出版发行	高等教育出版社	网　址	http://www.hep.edu.cn
社　址	北京市西城区德外大街4号		http://www.hep.com.cn
邮政编码	100120	网上订购	http://www.hepmall.com.cn
印　刷	北京印刷集团有限责任公司		http://www.hepmall.com
开　本	787mm×1092mm　1/16		http://www.hepmall.cn
印　张	23.25		
字　数	500千字	版　次	2021年11月第1版
购书热线	010-58581118	印　次	2021年11月第1次印刷
咨询电话	400-810-0598	定　价	58.00元

《高级助产技术》编写人员

主　编　李　玲　崔　萱　秦　雯

副主编　刘　慧　刘德芬　王博巧

编　者（以姓氏笔画为序）

万丽娟（徐州医科大学附属淮安医院）

韦欢欢（皖南医学院护理学院）

王博巧（天津医学高等专科学校）

王金平（聊城职业技术学院）

王雪芹（山东省莱阳卫生学校）

李　玲（滨州职业学院）

刘德芬（菏泽家政职业学院）

刘　慧（黑龙江护理高等专科学校）

许志秀（淄博市妇幼保健院）

张景春（滨州职业学院）

张　露（山西医科大学汾阳学院）

秦清荣（滨州职业学院）

秦　雯（聊城职业技术学院）

钱一分（衢州职业技术学院）

崔　萱（江苏护理职业学院）

梁　娟（江苏医药职业学院）

前　　言

　　《高级助产技术》遵循国家职业教育护理专业教学资源库配套教材、高等职业教育新形态一体化教材的编写原则及要求进行编写。同时依照国务院颁布的《国家职业教育改革实施方案》"在职业院校、应用型本科高校启动'学历证书＋职业技能等级证书'（即 1+X 证书）制度试点，鼓励学生在获得学历证书同时，积极取得多类职业技能等级证书"的文件精神的指导下进行该教材的编写工作。在编写内容和方法方面，本教材做了如下努力。

　　1. 校院合作，产教融合　教材编写团队中吸纳了来自临床一线的专家共同参与，她们分别是淄博市妇幼保健院护理部主任许志秀主任护师、徐州医科大学附属淮安医院万丽娟主任护师，两位专家为我们收集整理了大量的临床案例，以及现在临床应用的新技术、新设备，使所编教材更能体现行业发展现状，对接职业标准和岗位要求，使学生所学即临床所做，实现学校学习与临床助产工作的零距离对接。

　　2. 1+X 的书证融合　依据《教育部等四部门关于在院校开展"学历证书＋若干职业技能等级证书"制度试点方案》等文件精神，本教材进行了 1+X 母婴护理相关内容的嵌入和融合，如第五章妊娠期监护融入了妊娠期日常生活、心理指导及保健操、常见问题的处理等妊娠期护理指导内容；第八章正常新生儿章节中融入了新生儿沐浴、新生儿抚触等正常新生儿护理相关内容。这些内容的融入为学生在获得学历证书的同时，顺利获取母婴护理职业技能等级证书奠定了强有力的基础保障。

　　3. 理论与实践的统一　本教材在强化理论知识的同时注重对实践应用的思考，通过教材内目标测试题中的案例分析题、在线测试的护考直击，以及引入设置案例与问题思考等多种编写栏目设置，努力构建理论与实践联系的桥梁，以利于学生应用知识、分析问题、解决问题能力的形成，注重评判性思维的培养，以利于学生更好地适应临床助产工作。

　　4. 编写体例的创新　每章及重点节设置临床案例引出学习重点和难点，在文中对重点考点进行提示；章后所附护考直击在线试题，均按护士执业资格考试的知识点和题型,依据命题方向和特点进行编写和设计,问题的提出尽可能贴近临床真实情境,通过扫描章末二维码进行检测;知识链接栏目增加了教材知识的深度和拓展了教材内容的宽度;本章小结对每章的内容进行了归纳和梳理,同时章后的目标测试题可以帮助学生巩固所学知识及培养学生的评判性思维能力。教材采取新形态一体化教材编写模式,护理专业资源库海量资源的择优选用,将在线数字资源融合于教材,图文并茂,版式新颖;以二维码形式标注,将微课、视频、动画等与纸质教材融合,使知识内容可视化,临床操作虚拟场景化。

本教材编写时间紧、任务重,内容及编排难免有不妥之处,殷切希望广大师生和同行们批评指正,提出宝贵意见,以便纠正改进。

本教材编写得到了滨州职业学院、江苏护理职业学院、聊城职业技术学院、黑龙江护理高等专科学校、天津医学高等专科学校、菏泽家政职业学院、山西医科大学汾阳学院、皖南医学院护理学院、衢州职业技术学院、江苏医药职业学院、山东省莱阳卫生学校以及淄博市妇幼保健院、徐州医科大学附属淮安医院(淮安市第二人民医院)的专家和学者的大力支持并为之付出了辛勤的劳动,谨在此表示诚挚的谢意!

李 玲

2021 年 9 月

目　　录

第一篇　助产技术基础

第二篇　生理产科

第三篇 病 理 产 科

III

目录

第四篇　常用产科手术与助产技能

V

目录

第一篇　助产技术基础

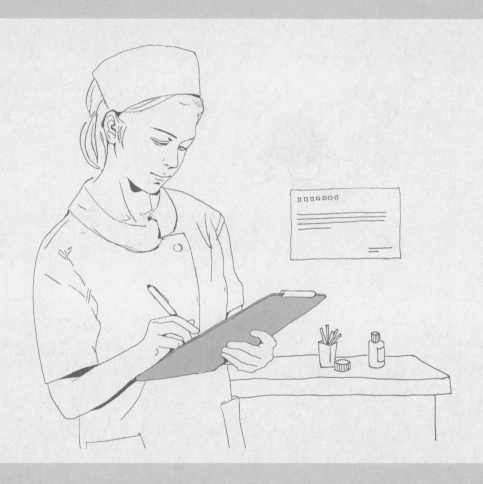

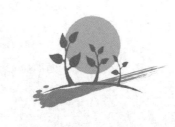

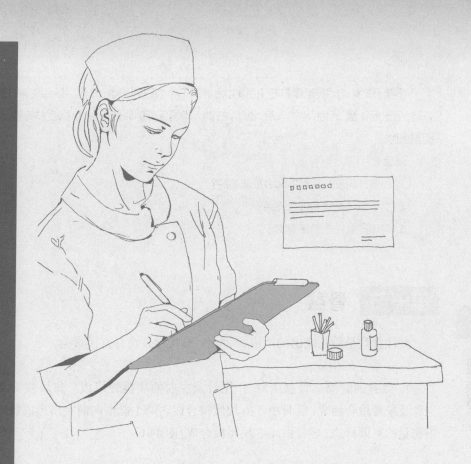

第一章　女性生殖系统解剖

导读课件　　　思维导图

学习目标

1. 掌握女性内、外生殖器的形态及功能,女性骨盆的特点。

2. 熟悉女性骨盆底的结构和功能,内、外生殖器与邻近器官的关系。

3. 了解女性生殖系统的血管、淋巴和神经。

4. 能运用女性生殖器官解剖知识解释临床中的有关现象。

5. 培养护生热爱助产专业和良好的职业素养,具有关爱女性、保护隐私意识,具备与服务对象良好沟通的能力。

案例导入

　　小姜,19 岁,学生,班级打扫卫生时,会阴部不小心碰到桌角,感会阴局部疼痛,持续 4 h 无好转,且出现头昏、乏力,急诊入院,查体:右侧大阴唇局部肿胀如鸡蛋大小,皮肤完整。提示:会阴部血肿。

　　请思考:

　　1. 小姜外阴皮肤完整怎么会形成血肿?

　　2. 女性生殖器官有什么特点?

　　3. 有哪些女性生殖保健常识?

第一节　骨盆

骨盆的结构
特点

　　女性骨盆是胎儿娩出的产道,其大小、形状对分娩有直接影响。

　　(一)骨盆的组成

　　1. 骨盆的骨骼　骨盆由骶骨、尾骨及左右两块髋骨组成。每块髋骨又由髂骨、坐骨及耻骨融合而成;骶骨由 5~6 块骶椎合成。第 1 骶椎向前突出形成骶岬,为骨盆内测量的重要标志;尾骨由 4~5 块尾椎合成(图 1-1)。

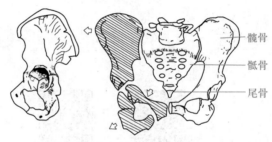

髋骨
骶骨
尾骨

图 1-1　正常女性骨盆

　　2. 骨盆的关节　包括耻骨联合、骶髂关节和骶尾关节。骨盆的前方两耻骨之间由纤维软骨连接,称耻骨联合。骶髂关节位于骶骨和髂骨之间,在骨盆后方。骶尾关节为骶骨与尾骨的联合处。

　　3. 骨盆的韧带

　　(1) 骶结节韧带:骶骨、尾骨与坐骨结节之间的韧带(图 1-2)。

　　(2) 骶棘韧带:骶骨、尾骨与坐骨棘之间的韧带,骶棘韧带宽度即坐骨切迹宽度,是反映中骨盆是否狭窄的重要标志(图 1-2)。妊娠期受性激素影响,韧带较松弛,各关节的活动性略有增加,有利于分娩时胎儿通过骨产道。

　　(二)骨盆的分界

　　以耻骨联合上缘、髂耻缘及骶岬上缘的连线为界,将骨盆分为假骨盆和真骨盆两部分。

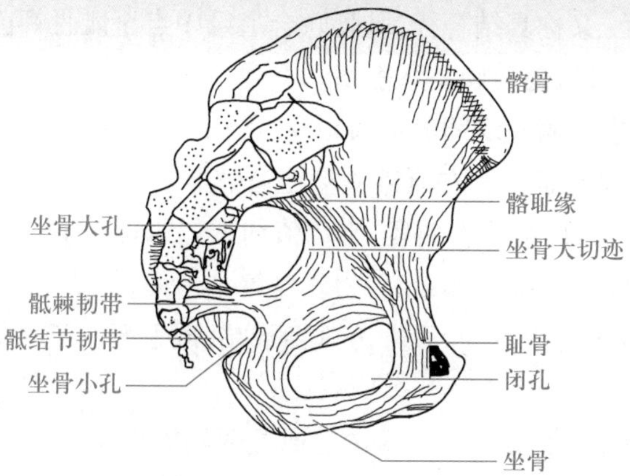

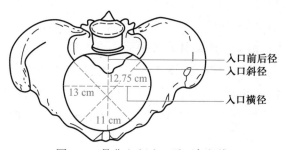

图 1-2　骨盆的韧带（侧面观）

（标注：髂骨、髂耻缘、坐骨大切迹、耻骨、闭孔、坐骨、坐骨大孔、骶棘韧带、骶结节韧带、坐骨小孔）

假骨盆又称大骨盆，位于分界线之上，为腹腔的一部分，其前为腹壁下部，两侧为髂骨翼，其后为第 5 腰椎。假骨盆与产道无直接关系，但某些径线的长短关系到真骨盆的大小，测量假骨盆的这些径线可作为了解真骨盆的参考。

真骨盆又称小骨盆，位于分界线之下，是胎儿娩出的骨产道。真骨盆有上下两口，中间为骨盆腔。骨盆腔的后壁是骶骨与尾骨，两侧为坐骨、坐骨棘、骶棘韧带，前壁为耻骨联合。真骨盆壁前短后长，形成前浅后深的腔。

（三）骨盆的标记

真骨盆的标记有骶岬、坐骨棘、耻骨弓和坐骨结节。

1. 骶岬　位于骶骨最上缘，第 1 骶椎最突出部分，为骨盆入口平面的标志。

2. 坐骨棘　是中骨盆平面的标志，为坐骨后缘中点突出的部分，通过阴道检查或肛门检查均可触到，为骨盆腔最狭窄部分。

3. 耻骨弓　由耻骨降支构成，正常角度为 90°~100°，耻骨联合高约 4.2 cm。

4. 坐骨结节　坐骨最下端突出的部分，即坐骨结节，当人采取坐位姿势时，坐骨结节恰好与凳面接触，是骨盆出口平面的标志。

（四）骨盆的平面及径线

真骨盆的大小、形状与分娩有密切关系。为便于了解分娩时胎儿通过骨产道的过程，将真骨盆分为 3 个平面。

1. 骨盆入口平面（pelvic inlet plane）　呈横椭圆形，其前方为耻骨联合上缘，两侧为髂耻缘，后方为骶岬前缘，共有 4 条径线（图 1-3）。

骨盆的三个
平面

重点考点：
骨盆的平面
及径线

第一章　女性生殖系统解剖

（标注：入口前后径、入口斜径、入口横径；12.75 cm、13 cm、11 cm）

图 1-3　骨盆入（上）口平面各径线

(1) 入口前后径:又称真结合径,耻骨联合上缘中点至骶骨岬前缘正中间的距离,平均值约 11 cm。其长短与分娩关系密切。

(2) 入口横径:左右髂耻缘间的最大距离,平均值约 13 cm。

(3) 入口斜径:左右各一。左骶髂关节至右髂耻隆突间的距离为左斜径;右骶髂关节至左髂耻隆突间的距离为右斜径,平均值约 12.75 cm。

2. 中骨盆平面(pelvic midplane) 为骨盆最小平面,最狭窄,呈纵椭圆形,其前方为耻骨联合下缘,两侧为坐骨棘,后方为骶骨下端,该平面在产科临床有重要意义,有 2 条径线(图 1-4)。

(1) 中骨盆前后径:耻骨联合下缘中点通过两侧坐骨棘连线中点至骶骨下端间的距离,平均值约 11.5 cm。

(2) 中骨盆横径:又称坐骨棘间径。两坐骨棘间的距离,平均值约 10 cm。其长短与分娩关系密切。

3. 骨盆出口平面(pelvic outlet plane) 为骨盆腔的下口,由 2 个在不同平面的三角形组成。前三角平面顶端为耻骨联合下缘,两侧为耻骨降支;后三角平面顶端为骶尾关节,两侧为骶结节韧带,前后 2 个三角形共同底边为坐骨结节间径,共有 4 条径线(图 1-5)。

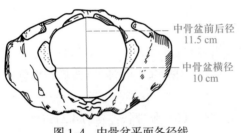

图 1-4 中骨盆平面各径线

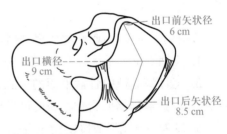

图 1-5 骨盆出(下)口平面各径线(斜面观)

(1) 出口前后径:耻骨联合下缘至骶尾关节间的距离,平均值约 11.5 cm。

(2) 出口横径:又称坐骨结节间径。两坐骨结节内侧缘间的距离,平均值约 9 cm。其长短与分娩关系密切。

(3) 出口前矢状径:耻骨联合下缘至坐骨结节间径中点的距离,平均值约 6 cm。

(4) 出口后矢状径:骶尾关节至坐骨结节间径中点间的距离,平均值约 8.5 cm。若出口横径稍短,而出口后矢状径较长,两径之和大于 15 cm 时,正常大小胎儿可通过后三角区经阴道娩出。

重点考点:
骨盆轴与骨盆倾斜度

(五)骨盆轴与骨盆倾斜度

1. 骨盆轴(pelvic axis) 连接骨盆各平面中点的假想曲线为骨盆轴。此轴上段向下向后,中段向下,下段向下向前(图 1-6)。分娩时,胎儿沿此轴娩出。

2. 骨盆倾斜度(inclination of pelvis) 妇女站立时,骨盆入口平面与地平面所形成的角度为骨盆倾斜度,一般为 60°(图 1-7)。若骨盆倾斜度过大,影响胎头衔接和娩出。

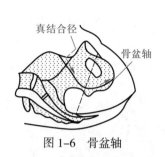

图 1-6　骨盆轴

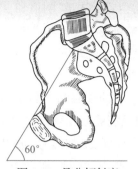

图 1-7　骨盆倾斜度

(六) 骨盆类型(图 1-8)

1. 女型　骨盆入口呈横椭圆形,髂骨翼宽而浅,入口横径较前后径稍长,坐骨棘不突出,耻骨弓较宽,两侧坐骨棘间径 ≥ 10 cm。最常见为女性正常骨盆。在我国妇女骨盆类型中占 52%~58.9%。

2. 扁平型　骨盆入口呈扁椭圆形,前后径短而横径长。耻骨弓宽,骶骨失去正常弯度,变直向后翘或呈深弧形,故骨盆浅。在我国妇女较常见,占 23.2%~29%。

3. 类人猿型　骨盆入口呈长椭圆形,骨盆入口、中骨盆和骨盆出口的横径均较短,前后径稍长。坐骨切迹较宽,两侧壁稍内聚,坐骨棘较突出,耻骨弓较窄,骶骨向后倾斜,故骨盆前部较窄而后部较宽。骶骨往往有 6 节且较直,故较其他型骨盆深。在我国妇女中占 14.2%~18%。

4. 男型　骨盆入口略呈三角形,两侧壁内聚,坐骨棘突出,耻骨弓较窄,坐骨切迹窄呈高弓形,骶骨较直而前倾,致出口后矢状径较短。因男型骨盆呈漏斗形,往往造成难产。较少见,在我国妇女中占 1%~3.7%。

骨盆的形态、大小除种族差异外,其生长发育还受遗传、营养与性激素的影响。上述 4 种基本类型只是理论上归类,临床多见为混合型骨盆。

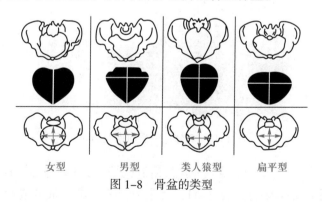

女型　　　男型　　　类人猿型　　　扁平型

图 1-8　骨盆的类型

第二节　骨盆底

(一) 骨盆底的结构和功能

骨盆底(pelvic floor)由多层肌肉和筋膜所组成,封闭骨盆出口,承托并保持盆腔

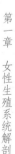

脏器于正常位置。尿道、阴道和直肠经骨盆底贯穿而出,若分娩处理不当可损伤骨盆底组织,影响脏器的位置和功能。

骨盆底前为耻骨联合,后为尾骨尖,两侧为耻骨降支、坐骨升支及坐骨结节。骨盆底有 3 层组织。

1. 外层　即浅层筋膜与肌肉(图 1-9)。在外生殖器、会阴皮肤及皮下组织的下面,由会阴浅筋膜及其深面的 3 对肌肉及肛门外括约肌组成。此层肌肉的肌腱汇合于阴道外口和肛门之间,形成中心腱。

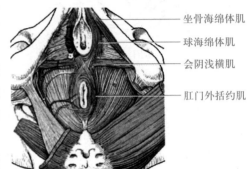

图 1-9　骨盆底浅层肌肉

坐骨海绵体肌
球海绵体肌
会阴浅横肌
肛门外括约肌

(1) 球海绵体肌:位于阴道两侧,覆盖前庭球及前庭大腺,向后与肛门外括约肌互相交织。此肌收缩时能紧缩阴道,又称阴道括约肌。

(2) 坐骨海绵体肌:从坐骨结节内侧沿坐骨升支内侧与耻骨降支向上,最终集合于阴蒂海绵体(阴蒂脚处)。

(3) 会阴浅横肌:自两侧坐骨结节内侧面中线会合于中心腱。

(4) 肛门外括约肌:为围绕肛门的环形肌束,前端汇于中心腱。

2. 中层(泌尿生殖膈)　由上、下两层坚韧筋膜及一层薄肌肉组成,覆盖于由耻骨弓与两坐骨结节所形成的骨盆出口前部三角形平面上,又称三角韧带。其中有尿道与阴道穿过。在两层筋膜间有一对由两侧坐骨结节至中心腱的会阴深横肌及位于尿道周围的尿道括约肌(图 1-10)。

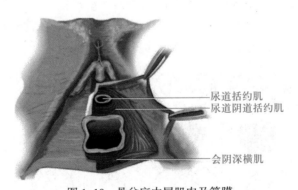

尿道括约肌
尿道阴道括约肌
会阴深横肌

图 1-10　骨盆底中层肌肉及筋膜

3. 内层(盆膈)　为骨盆底最坚韧层,由肛提肌及其内、外面各覆一层筋膜所组成。有尿道、阴道及直肠穿过(图 1-11)。肛提肌是位于骨盆底的成对扁肌,向下向内合成漏斗形。每侧肛提肌由前内向后外由 3 部分组成。

(1) 耻尾肌:为肛提肌主要部分,位于最内侧,肌纤维从耻骨降支内面沿阴道、直肠向后,终止于尾骨,其中有小部分肌纤维终止于阴道和直肠周围,此层组织受损伤会导致膀胱、直肠膨出。

(2) 髂尾肌:为居中部分,从腱弓后部开始,向中间及向后走行,与耻尾肌汇合,再经坐骨棘至尾骨侧缘。

（3）坐尾肌：为靠外后方的肌束，肌纤维呈扇形伸展，自两侧坐骨棘至尾骨与骶骨外侧缘。肛提肌有加强骨盆底托力的作用。而部分肌纤维在阴道和直肠周围密切交织，有增强肛门和阴道括约肌的作用。

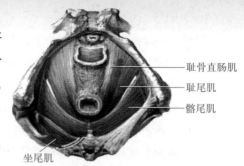

图1-11　骨盆底深层肌

会阴（perineum）有广义和狭义之分。广义的会阴是指封闭骨盆出口的所有软组织，前为耻骨联合下缘，后为尾骨尖，两侧为耻骨降支、坐骨升支、坐骨结节和骶结节韧带。狭义的会阴是指阴道口与肛门之间的软组织，厚3~4 cm，由外向内逐渐变窄呈楔状，表面为皮肤及皮下脂肪，内层为会阴中心腱，又称会阴体。妊娠期会阴组织变软有利于分娩。分娩时要保护此区，可防止裂伤。

（二）妊娠、分娩对骨盆底功能的影响

女性骨盆底结构中的肌肉、韧带和筋膜塑造着骨盆底器官的形态与功能，对血管和神经起营养、支配和调控的作用。正常的骨盆底功能依赖于完整的肌肉、结缔组织和神经分布的相互复杂作用。妊娠和分娩对骨盆底结构的改变甚至损伤，与骨盆底功能障碍性疾病的发生密不可分。妊娠期机械和激素的作用导致骨盆底结构的重塑，分娩期的过度拉伸造成骨盆底肌肉、结缔组织和神经的损伤。这些改变在分娩后存在自然恢复的趋势，恢复的程度影响产后或远期的骨盆底功能。

第三节　外生殖器

女性外生殖器又称外阴，指生殖器官的外露部分，包括两股内侧从耻骨联合到会阴之间的组织（图1-12）。

外生殖器

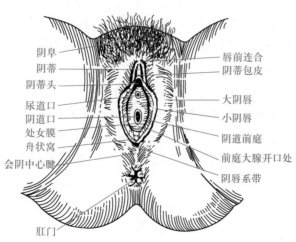

图1-12　女性外生殖器

阴阜
阴蒂
阴蒂头
尿道口
阴道口
处女膜
舟状窝
会阴中心腱
肛门

唇前连合
阴蒂包皮
大阴唇
小阴唇
阴道前庭
前庭大腺开口处
阴唇系带

第一章　女性生殖系统解剖

（一）阴阜

阴阜（mons pubis）即耻骨联合前面隆起的脂肪垫。青春期该处皮肤开始生长阴毛，分布呈尖端向下的倒三角形，阴毛密度和色泽存在种族和个体差异。

（二）大阴唇

大阴唇（labium majus）为两股内侧的一对隆起的纵行皮肤皱襞，起自阴阜，止于会阴。大阴唇外侧面与皮肤相同，内有皮脂腺和汗腺，青春期长出阴毛；其内侧面皮肤湿润似黏膜。大阴唇皮下为脂肪组织和疏松结缔组织，含丰富的血管、淋巴管和神经。受伤后易致血肿。未婚前自然闭合，分娩后向两侧分开，绝经后呈萎缩状，阴毛稀少。

（三）小阴唇

小阴唇（labium minus）为位于大阴唇内侧的一对薄皮肤皱襞。表面湿润，色褐，无毛，富含神经末梢，故敏感。两侧小阴唇前端相互融合，再分为前后两叶包绕阴蒂，前叶形成阴蒂包皮，后叶形成阴蒂系带。小阴唇后端与大阴唇后端相汇合，在正中线形成阴唇系带（frenulum of pudendal labia）。

（四）阴蒂

阴蒂（clitoris）位于两小阴唇顶端的联合处，是与男性阴茎相似的海绵体组织，具有勃起性。它分为 3 部分，前端为阴蒂头，显露于外阴，6~8 mm，富含神经末梢，极敏感；中间为阴蒂体；后部为 2 个阴蒂脚。

（五）阴道前庭

阴道前庭（vaginal vestibule）为两小阴唇之间的菱形区。其前为阴蒂，后为阴唇系带。在此区域内，前方有尿道外口，后方有阴道口，阴道口与阴唇系带之间为舟状窝（又称阴道前庭窝）。在此区域内尚有以下各部。

1. 前庭球（vestibular bulb） 又称球海绵体，位于前庭两侧，由具有勃起性的静脉丛构成，表面为球海绵体肌覆盖。

2. 前庭大腺（major vestibular gland） 又称巴氏腺（Bartholin's gland），位于大阴唇后部，被球海绵体肌所覆盖，如黄豆大，左右各一。腺管细长，向内侧开口于前庭后方小阴唇与处女膜之间的沟内，相当于阴道外口中下 1/3 交界处。性兴奋时分泌黏液起润滑作用。正常情况下不能触及此腺。若因腺管口闭塞，可形成前庭大腺脓肿或囊肿，可触及或看到。

3. 尿道外口（urethral orifice） 呈圆形，后壁上有一对并列腺体称尿道旁腺，其分泌物有润滑尿道口的作用，尿道旁腺开口小，容易有细菌潜伏。

4. 阴道口及处女膜（vaginal orifice and hymen） 阴道口位于尿道外口后方的前庭后部。阴道口周缘覆有一层较薄黏膜，称处女膜。膜的两面均为鳞状上皮所覆盖，其间含结缔组织、血管与神经末梢，有一孔，多在中央，孔的形状、大小及膜的厚薄因人而异，有圆形、新月形、筛状等。处女膜多因性交或在剧烈运动时破裂，受分娩的影响，产后仅残留若干乳头状突出，称为处女膜痕。

第四节 内生殖器

女性内生殖器（internal genitalia）包括阴道、子宫、输卵管及卵巢，后两者合称子宫附件（uterine adnexa）（图 1-13）。

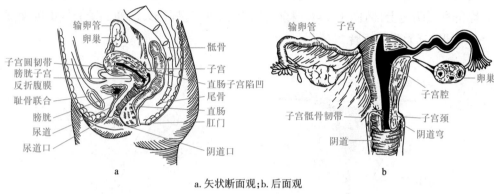

a. 矢状断面观；b. 后面观

图 1-13　女性内生殖器官

（一）阴道

1. **功能**　阴道（vagina）为月经血排出、性交器官及胎儿娩出的通道。

2. **位置和形态**　阴道位于真骨盆下部中央，呈上宽下窄的管道。阴道分前后壁和上下两端。前壁长 7~9 cm，与膀胱和尿道相邻；后壁长 10~12 cm，与直肠贴近。其上端包绕子宫颈，形成前、后、左、右 4 个隐窝，称为阴道穹隆，其中阴道后穹隆最深，与盆腔最低部位的直肠子宫陷凹仅隔阴道后壁和一层腹膜，临床上可经此处穿刺或引流，具有重要的意义。阴道下端开口于阴道前庭。

3. **组织结构**　阴道壁由黏膜层、肌层和纤维组织层构成。有很多横纹皱襞，故有较大伸展性。阴道黏膜呈淡红色，由复层鳞状上皮细胞覆盖，无腺体，受性激素影响呈周期性变化。阴道肌层由两层平滑肌纤维构成，外层纵行，内层环行。肌层外有一层纤维组织膜，含多量弹力纤维及少量平滑肌纤维。阴道壁富有静脉丛，损伤后易出血或形成血肿。

（二）子宫

1. **功能**　子宫（uterus）是孕育胚胎和胎儿及产生月经的器官。

2. **位置**　子宫位于盆腔中央，膀胱与直肠之间，两侧有输卵管和卵巢，下端接阴道。子宫底位于骨盆入口平面以下，子宫颈下端处于坐骨棘水平稍上方。当膀胱空虚时，子宫的正常位置呈轻度前倾前屈位。

3. **形态**　子宫是有腔壁厚的肌性器官，如倒置梨形，前后扁平。未妊娠的成年女性子宫重 50~70 g，长 7~8 cm，宽 4~5 cm，厚 2~3 cm，子宫腔容量约 5 ml。

子宫上部较宽为子宫体（body of uterus），其上部隆突部分为子宫底（fundus of uterus），两侧为子宫角（horn of uterus），子宫下部较窄，呈圆柱形为子宫颈（cervix of uterus）。子宫体和子宫颈的比例因年龄而异，婴儿期为 1:2，成年妇女为 2:1，老人为 1:1。子宫腔上宽下窄,在子宫体和子宫颈之间形成最狭窄的部分称子宫峡部(isthmus uteri),在非妊娠期长 0.8~1 cm,妊娠晚期子宫峡部可伸展达 7~10 cm,成为子宫下段。其上端解剖上最为狭窄,称为解剖学内口;其下端由于黏膜组织由子宫腔内膜转为子宫颈黏膜,故称为组织学内口。

子宫颈内管呈菱形称子宫颈管(cervical canal),成年妇女子宫颈管长为 2.5~3 cm,下端为子宫颈外口,子宫颈下端伸入阴道内的部分称子宫颈阴道部,阴道以上的部分称子宫颈阴道上部(图 1-14)。未产妇子宫颈外口呈圆形,已产妇受分娩影响变成"一"字形,分为前后两唇。

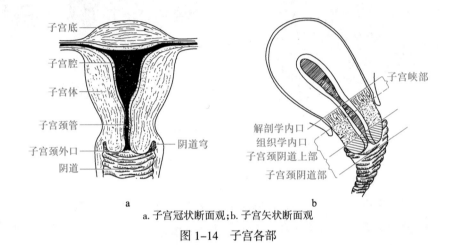

a. 子宫冠状断面观;b. 子宫矢状断面观

图 1-14　子宫各部

4. 组织结构　子宫体和子宫颈的结构不同。

(1) 子宫体:由 3 层组织构成,由内向外可分为内膜层、肌层、浆膜层。

1) 内膜层:为粉红色黏膜组织,其上覆盖柱状上皮,从青春期开始受性激素影响,表面 2/3 内膜发生周期性变化为功能层,受卵巢激素的影响而周期性剥脱,随月经排出。近肌层的 1/3 内膜无周期性变化为基底层。

2) 肌层:是子宫壁最厚的一层,非妊娠时厚约 0.8 cm,由平滑肌束与弹力纤维构成。肌束排列分为 3 层,即内层环形、外层纵形、中层交叉排列。肌层内含血管,宫缩时血管被挤压,能有效地制止子宫出血。

3) 浆膜层:覆盖于子宫体底部及前后面的脏腹膜,与肌层紧贴,子宫前壁近峡部处,腹膜与子宫壁结合较疏松,向前反折覆盖膀胱,形成膀胱子宫陷凹。子宫后壁腹膜向下至子宫颈后及阴道后穹隆折向直肠,形成直肠子宫陷凹,亦称道格拉斯腔,并与后腹膜相连续,是腹腔的最低点。

(2) 子宫颈:主要由结缔组织构成,含少量的平滑肌纤维、血管及弹力纤维。子宫颈管黏膜为单层高柱状上皮,黏膜内腺体能分泌碱性黏液,形成子宫颈管内的黏液栓,堵塞子宫颈管。子宫颈阴道部为复层鳞状上皮覆盖,表面光滑。在子宫颈外口柱状上皮与鳞状上皮交界处是宫颈癌的好发部位。子宫颈管黏膜也受性激素影响发生周期性变化。

5. 子宫韧带　共有 4 对(图 1-15)。

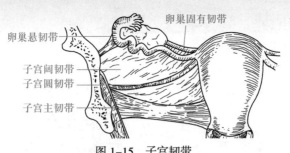

卵巢悬韧带　　　　　　卵巢固有韧带

子宫阔韧带
子宫圆韧带
子宫主韧带

图 1-15　子宫韧带

重点考点：子宫韧带的作用

（1）圆韧带（round ligament）：呈圆索状，由结缔组织与平滑肌组成。起于子宫角的前面、输卵管近端的下方，在子宫阔韧带前叶的覆盖下向前外侧伸展达两侧骨盆壁，再穿过腹股沟管终于大阴唇前端。有维持子宫呈前倾位置的作用。

（2）阔韧带（broad ligament）：位于子宫两侧的双层腹膜皱襞，呈翼状，由覆盖在子宫前后壁的腹膜自子宫侧缘向两侧延伸达到盆壁而成，阔韧带固定子宫体于骨盆正中。阔韧带分为前后两叶，其上缘游离，内 2/3 部包裹输卵管（伞部无腹膜遮盖），外 1/3 部移行为骨盆漏斗韧带或称卵巢悬韧带，卵巢动、静脉由此穿行。在输卵管以下、卵巢附着处以上的阔韧带称输卵管系膜。卵巢与阔韧带后叶相接处称卵巢系膜。卵巢内侧与子宫角之间的阔韧带稍增厚称卵巢固有韧带或卵巢韧带。在子宫体两侧的阔韧带中有丰富的血管、神经、淋巴管及大量疏松结缔组织称子宫旁组织。子宫动静脉和输尿管均从阔韧带基底部穿过。

（3）主韧带（cardinal ligament）：又称子宫颈横韧带。横行于子宫颈两侧和骨盆侧壁之间，为一对坚韧的平滑肌与结缔组织纤维束，主要固定子宫颈的位置，防止子宫脱垂。

（4）宫骶韧带（uterosacral ligament）：从子宫颈后面的上侧方，向两侧绕过直肠到达第 2、3 骶椎前面的筋膜。韧带含平滑肌和结缔组织，外有腹膜遮盖，将子宫颈向后向上牵引，间接维持子宫于前倾位置。

若上述韧带、骨盆底肌和筋膜薄弱或受损伤，可导致子宫脱垂。

（三）输卵管

1. 功能　输卵管（fallopian tube or oviduct）是拾卵的工具、受精的场所、运送受精卵的管道。

2. 位置和形态　输卵管为一对细长而弯曲的肌性管道，位于子宫阔韧带的上缘内，内侧与子宫角相连通，外端游离，与卵巢接近。全长 8~14 cm。根据输卵管的形态由内向外可分为 4 部分（图 1-16）。

（1）间质部：通入子宫壁内的部分，狭窄而短，长 1 cm，管腔最窄。

（2）峡部：在间质部外侧，管腔较窄，长 2~3 cm，为输卵管结扎的部位。

（3）壶腹部：在峡部外侧，管腔较宽大，长 5~8 cm，受精卵发生于此。

（4）伞部：在输卵管的末端，开口于腹腔，游离端呈漏斗状，有许多细长的指状突起。伞的长度不一，多为 1~1.5 cm，有"拾卵"作用。

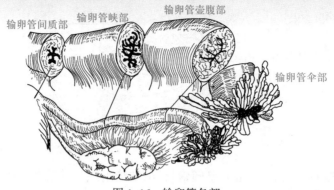

输卵管间质部　输卵管峡部　输卵管壶腹部

输卵管伞部

图1-16　输卵管各部

3. 组织结构　输卵管壁由3层组织构成：外层为浆膜层，中层为平滑肌层，内层为黏膜层，由单层高柱状上皮组成，其中含有4种细胞，即纤毛细胞、分泌细胞、楔状细胞及未分化细胞。输卵管肌肉的收缩、液体的流动及纤毛的摆动能将卵子由远端向子宫腔方向运送。这些活动受性激素影响，有周期性变化。

（四）卵巢

1. 功能　卵巢（ovary）具有产生卵子和分泌性激素的功能。

2. 位置　卵巢位于输卵管的后下方，以卵巢系膜连接于子宫阔韧带后叶的部位有血管与神经出入称卵巢门。卵巢外侧以骨盆漏斗韧带连于骨盆壁，内侧以卵巢固有韧带与子宫连接。

3. 形态　卵巢为一对扁椭圆形的性腺，卵巢的大小和形状随年龄而有差异。青春期前，卵巢表面光滑；青春期开始排卵后，表面逐渐凹凸不平；成年妇女的卵巢约4 cm×3 cm×1 cm，重5~6 g，呈灰白色；绝经后卵巢萎缩变小、变硬。

4. 组织结构　卵巢表面无腹膜，由单层立方上皮覆盖称表面上皮，上皮的深面有一层致密纤维组织称卵巢白膜。再往内为卵巢实质，分皮质与髓质。皮质居外，内有许多卵泡，是卵巢的主要部分；髓质居内，无卵泡，含疏松结缔组织、丰富血管、神经、淋巴管及少量与卵巢悬韧带相连的平滑肌纤维（图1-17）。

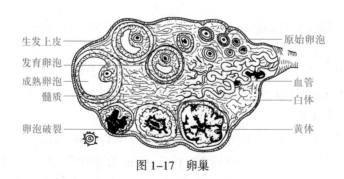

生发上皮　　　　　　　　　　　　　原始卵泡

发育卵泡

成熟卵泡　　　　　　　　　　　　　血管
髓质　　　　　　　　　　　　　　　白体

卵泡破裂　　　　　　　　　　　　　黄体

图1-17　卵巢

第五节　内生殖器官的邻近器官

女性生殖器官与骨盆腔其他器官互相邻接，其血管、淋巴及神经有密切联系。当某一器官有病变时,如创伤、感染、肿瘤等,易累及邻近器官。

（一）尿道

尿道(urethra)为肌性管道,从膀胱三角尖端开始,穿过泌尿生殖膈,开口于阴道前庭,长 4~5 cm。女性尿道短而直,又接近阴道,易引起感染。

（二）膀胱

膀胱(urinary bladder)为空腔器官,位于耻骨联合之后与子宫前方。空虚时位于盆腔内,充盈时可凸向盆腔甚至腹腔。充盈的膀胱在手术中易损伤,并妨碍盆腔检查,故妇科手术或检查时均需排空膀胱。

（三）输尿管

输尿管(ureter)是位于肾盂与膀胱之间的一对索状管道,长约 30 cm,粗细不均。在腹膜后沿腰大肌前面偏中线侧在骶髂关节处,经过髂外动脉起点的前方进入骨盆继续下行,至子宫阔韧带底部向前内方行,于子宫颈旁约 2 cm 处,在子宫动脉后方,与之交叉,然后再经阴道侧穹隆绕向前方进入膀胱,在施行子宫切除结扎子宫动脉时,应避免损伤输尿管(图 1-18)。

（四）直肠

直肠(rectum)上接乙状结肠,下接肛管;从左侧骶髂关节至肛门,全长 15~ 20 cm。肛管长 2~3 cm,肛管周围有肛门内、外括约肌及肛提肌。妇科手术及分娩时均应注意避免损伤肛管、直肠。

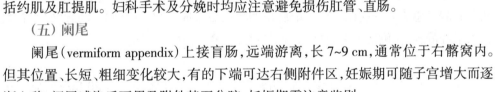

卵巢动脉
肠系膜下动脉
输尿管

髂内动脉
阴道动脉
子宫动脉

膀胱上动脉

图 1-18　输尿管与子宫动脉的关系

（五）阑尾

阑尾(vermiform appendix)上接盲肠,远端游离,长 7~9 cm,通常位于右髂窝内。但其位置、长短、粗细变化较大,有的下端可达右侧附件区,妊娠期可随子宫增大而逐渐上移,阑尾感染后可累及附件甚至盆腔,妊娠期需注意鉴别。

第六节　生殖系统的血管、淋巴和神经

（一）血管

1. 动脉　女性内、外生殖器官的血液供应主要来自卵巢动脉、子宫动脉、阴道动脉及阴部内动脉(图 1-19)。

(1)卵巢动脉:自腹主动脉分出(左侧来自左肾动脉)。在腹膜后沿腰大肌前下行至盆腔,跨过输尿管与髂总动脉下段,经骨盆漏斗韧带向内横行,再进入卵巢门。其分支供应输卵管,其末梢在子宫角附近与子宫动脉上行支相吻合。

(2)子宫动脉:为髂内动脉前干分支,在腹膜后沿骨盆侧壁下行达子宫阔韧带基底部、距子宫颈约 2 cm 处(相当于子宫颈内口水平)横跨输尿管至子宫侧缘,再分为上下两支:上支较粗,沿子宫侧缘迂曲上行称子宫体支,至子宫角处又分为子宫底支

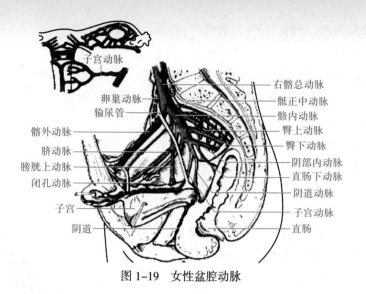

图 1-19　女性盆腔动脉

(分布于子宫底部)、卵巢支(与卵巢动脉末梢吻合)及输卵管支(分布于输卵管);下支较细,分布于子宫颈及阴道上段称阴道支。

（3）阴道动脉:为髂内动脉前干分支,分布于膀胱顶,膀胱颈及阴道中、下段。阴道中段由阴道动脉供应,而上段由子宫动脉的阴道支供应,下段主要由阴部内动脉和痔中动脉供应。阴道动脉与子宫动脉阴道支和阴部内动脉分支相吻合。

（4）阴部内动脉:为髂内动脉前干终支,经坐骨大孔穿出盆腔,绕过坐骨棘再经坐骨小孔到达会阴、肛门部,并分出痔下、会阴、阴唇、阴蒂4支,供给外生殖器及肛门、阴道下段及直肠下段的血液。

2. 静脉　均与同名动脉伴行,并在相应器官及其周围形成静脉丛,且互相吻合,故盆腔静脉感染容易蔓延。卵巢静脉出卵巢门后形成静脉丛,与同名动脉伴行,右侧汇入下腔静脉,左侧汇入左肾静脉,故左侧盆腔静脉曲张较多见。

（二）淋巴

女性生殖器官和盆腔具有丰富的淋巴结与淋巴管,淋巴结一般沿相应的血管排列,分为外生殖器淋巴结与盆腔淋巴结两组。外生殖器淋巴结分为腹股沟浅淋巴结、腹股沟深淋巴结两部分。盆腔淋巴结分为髂淋巴结组、骶前淋巴结组、腰淋巴结组。当内、外生殖器官发生感染或癌变时,往往沿各部回流的淋巴管扩散,导致相应淋巴结肿大。

（三）神经

1. 外生殖器的神经支配　外阴部神经主要由阴部神经支配。由第Ⅱ、Ⅲ、Ⅵ骶神经分支组成,含感觉和运动神经纤维,在坐骨结节内侧下方分成3支,即会阴神经、阴蒂背神经及痔下神经,分布于会阴、阴唇、阴蒂、肛门周围。会阴侧切时常进行阴部神经阻滞麻醉。

2. 内生殖器的神经支配　主要由交感神经与副交感神经所支配。交感神经纤维自腹主动脉前神经丛分出,下行入盆腔分为卵巢神经丛及骶前神经丛,分别分布到输卵管、子宫、膀胱等部。因子宫平滑肌能自律活动,完全切除其神经后仍能有节律收缩,还能完成分娩活动。临床上可见下半身截瘫的产妇仍能顺利自然分娩。

知识链接

会阴切开术切开的组织

1. 会阴侧切　①阴道黏膜;②处女膜;③舟状窝;④阴唇系带;⑤皮下组织及皮肤;⑥球海绵体肌;⑦会阴中心腱;⑧肛提肌的内侧纤维。

2. 会阴正中切　①处女膜;②舟状窝;③皮下组织及皮肤;④球海绵体肌;⑤会阴浅横肌;⑥会阴深横肌;⑦肛提肌的内侧纤维。

本章小结

1. 外生殖器包括　阴阜、大阴唇、小阴唇、阴蒂、阴道前庭。

2. 内生殖器包括　阴道、子宫、输卵管、卵巢。

3. 子宫体组织结构分　子宫内膜(功能层、基底层)、肌层、浆膜层。直肠子宫陷凹为盆腹腔最低部位,阴道后穹隆穿刺常用于盆腹腔内出血的诊断。

4. 子宫颈　主要由结缔组织构成,子宫颈管黏膜上皮细胞呈单层高柱状。子宫颈阴道部为鳞状上皮覆盖,子宫颈柱状上皮与鳞状上皮交界处是宫颈癌好发部位。黏膜受卵巢激素影响有周期性变化。

5. 子宫韧带　圆韧带、阔韧带、主韧带、宫骶韧带共同维持子宫在盆腔内的正常位置。

6. 圆韧带　保持子宫前倾位置。

7. 阔韧带　保持子宫在骨盆腔中央位置。

8. 主韧带　保持子宫不致下垂的主要结构。

9. 宫骶韧带　间接保持子宫前倾位置。

10. 输卵管　是精子与卵子相遇结合成为受精卵的部位,从内往外分间质部、峡部、壶腹部、伞部。

11. 卵巢　产生卵子、分泌性激素。表面无腹膜,由外到内为生发上皮、皮质、髓质。

12. 骨盆的组成　2块髋骨+1块骶骨+1块尾骨。

13. 骨盆标记　骶岬、坐骨棘、耻骨弓、坐骨结节。

14. 骨盆的分界　以耻骨联合上缘、髂耻缘及骶岬上缘的连线为界,分为假骨盆和真骨盆。

目标测试题

一、名词解释

阴道穹隆　解剖学内口　阴道前庭　子宫峡部

二、简答题

1. 女性外生殖器包括哪些组织?

2. 阴道前庭包括哪些组织?

3. 女性内生殖器包括哪些组织?

4. 何谓子宫峡部?

5. 子宫内膜有何特点?

6. 输卵管分哪几部分?

7. 试述会阴的组成。

(钱一分)

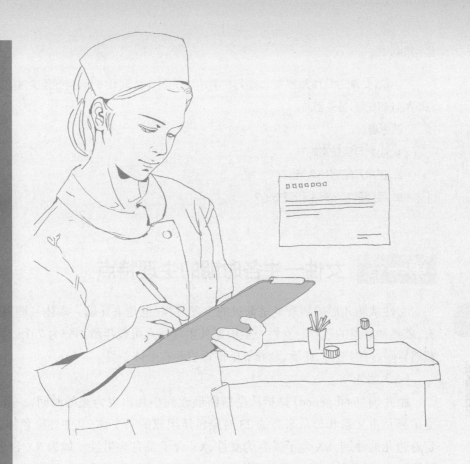

第二章 女性生殖系统生理

导读课件　　思维导图

学习目标

1. 掌握女性一生各时期的生理特点,月经期的临床表现,性激素的功能。

2. 熟悉卵巢、子宫内膜、宫颈黏液的周期性变化,了解月经周期的调节机制。

3. 能至少用三种方法推测排卵日,进行妇女月经期的保健宣教。

4. 热爱助产专业,具有高度的责任心和团队意识,在临床护理实践中关心、爱护和尊重孕产妇。

　　小紫,女,25 岁,15 周岁零 10 个月初潮,平时月经 1~2 天 /1~6 月,月经量少且黑,结婚 2 年未孕,计划妊娠,特来咨询。

　　请思考:

　　1. 小紫月经正常吗?

　　2. 正常月经有什么特点?

　　3. 月经是怎么产生和调节的?

第一节　女性一生各时期的生理特点

　　女性从胎儿形成到衰老是渐进的生理过程,也是下丘脑 – 垂体 – 卵巢轴功能发育、成熟和衰退的过程。女性一生根据其生理特点可按年龄划分为 7 个阶段,但并无截然界限,可因遗传、环境、营养等条件影响而有个体差异。

　　(一) 胎儿期

　　胎儿期(fetal period)是指从受精卵形成到小儿出生为止的时间,一般为 40 周。受精卵是由父系和母系来源的 23 对染色体组成的新个体,其中性染色体 X 与 Y 决定着胎儿的性别,XX 合子发育为女性,XY 合子发育为男性。如为 XX 合子,则至胚胎第 8~10 周性腺组织出现卵巢的结构。原始生殖细胞分化为初级卵母细胞,性索皮质的扁平细胞围绕卵母细胞构成原始卵泡。卵巢形成后,中肾管退化,两条中肾旁管(又称米勒管、副中肾管)发育为女性生殖器。

　　(二) 新生儿期

　　出生 4 周内称新生儿期(neonatal period)。女性胎儿在母体内受到胎盘及母体性腺所产生的性激素影响,刚出生的新生儿常见外阴较丰满,乳房略隆起或有少许泌乳,出生后脱离胎盘循环,血中女性激素水平迅速下降,可出现少量阴道流血。这些生理变化短期内均能自然消退。

　　(三) 儿童期

　　从出生 4 周到 12 岁左右称儿童期(childhood)。

　　1. 儿童早期　　8 岁之前下丘脑 – 垂体 – 卵巢轴的功能处于抑制状态,此期儿童体格生长发育很快,但生殖器官仍为幼稚状态,阴道狭长、上皮薄、无皱襞,细胞内缺乏糖原,阴道酸度低,抗感染力弱,容易发生炎症;子宫小,子宫颈长约占子宫全长的 2/3,子宫肌层很薄;卵巢长而窄,卵泡虽能大量生长,但仅低度发育即萎缩、退化。输卵管弯曲而细。子宫、输卵管及卵巢均位于腹腔内,接近骨盆入口。

　　2. 儿童后期　　约 8 岁起,卵巢形态逐步变为扁卵圆形,卵巢中的卵泡开始有一定程度的发育,并分泌少量雌激素,但不能发育成熟,故不排卵。在雌激素的作用下乳房和生殖器官开始发育,皮下脂肪在胸、髋、肩部及耻骨前面堆积,逐渐呈现女性特征。子宫、输卵管及卵巢逐渐向骨盆腔内下降。

（四）青春期

从乳房发育等第二性征出现至生殖器官发育成熟的阶段为青春期（adolescence or puberty）。世界卫生组织（WHO）规定青春期一般为 10~19 岁。

其主要生理特点为体格发育：身高迅速增长，体型渐达成人女型。

1. 第一性征（生殖器官发育）　由于受下丘脑和垂体促性腺激素的作用，卵泡开始发育并分泌雌激素，生殖器官从幼稚型变为成人型。阴阜隆起，大、小阴唇变肥厚且有色素沉着；阴道长度及宽度增加，阴道黏膜变厚并出现皱襞；子宫增大，尤其子宫体增大明显，子宫体与子宫颈的比例为 2:1；输卵管变粗；卵巢增大，皮质内出现不同发育阶段的卵泡，致使卵巢表面稍呈凹凸不平。此时虽已初步具备生育能力，但整个生殖系统的功能尚未完善。

2. 第二性征（除生殖器官以外的其他女性特有的征象）　音调变高；乳房丰满而隆起；出现阴毛及腋毛；骨盆横径发育大于前后径；肩、胸、臀部皮下脂肪增多等，呈现女性特有体态。其中，乳房发育是女性第二性征最初特征。一般女性接近 10 岁时乳房开始发育，约经过三年半发育为成熟型。

3. 月经来潮　是青春期的一个重要标志。青春早期体内各种激素水平开始出现有规律性的波动，直至雌激素水平达到一定高度而下降时，引起子宫内膜撤退性出血即月经，第一次月经称初潮。乳房发育约两年半时间后月经来潮。由于此时卵巢功能尚不健全，故初潮后月经周期常不规律且多为无排卵，经 2~4 年后逐渐正常。

4. 心理状态　女性青春期心理变化较大，出现性意识，情绪与智力发生明显变化，容易激动，想象力和判断力明显增强。应注意多关心和引导。

（五）育龄期

育龄期（childbearing period）又称生育期、性成熟期（sexual maturity period）。性成熟期一般自 18 岁左右开始，历时约 30 年。此期妇女生育功能旺盛，卵巢已发育成熟，并有周期性的排卵和性激素的分泌，月经周期规律，各生殖器官和乳房均有不同程度的周期性变化。

（六）绝经过渡期

绝经过渡期（menopausal transition period）指从开始出现绝经趋势直至最后一次月经的时期。可始于 40 岁，历时短至 1~2 年，长至 10~20 年。此期卵巢功能逐渐衰退，卵泡数量明显减少，易发生卵泡发育不全，因此月经不规律，常为无排卵性月经。最终由于卵巢内卵泡自然耗竭或剩余的卵泡对垂体促性腺激素丧失反应，导致卵巢功能衰竭，月经永久性停止，称绝经。我国妇女平均绝经年龄为 49.5 岁，80% 妇女在 44~54 岁自然绝经。WHO 将围绝经期定义为从卵巢功能开始衰退直至绝经后 1 年内的时期。围绝经期由于雌激素水平降低，可出现血管舒缩障碍和神经精神症状。如潮热、易出汗，情绪不稳定、不安、抑郁或烦躁、失眠、头痛等，称为绝经综合征。

（七）绝经后期

绝经后期（postmenopausal period）指绝经后的生命时期。在早期阶段，虽然卵巢停止分泌雌激素，但卵巢仍能分泌少量雄激素，后者在外周转化为雌酮，是循环中的主要雌激素。一般 60 岁后妇女机体逐渐老化，进入老年期。此期卵巢功能完全衰竭,雌激素水平低落,不足以维持女性第二性征,生殖器官进一步萎缩老化。骨代谢失常引起骨质疏松,易发生骨折。

卵巢的周期性变化

重点考点:卵巢的周期性变化

第二节 卵巢的周期性变化及其功能

(一) 卵巢的周期性变化

卵泡的发育始于胚胎时期,主要为自主发育和闭锁,不依赖于促性腺激素;新生儿出生时卵巢大约有 200 万个卵泡;儿童期多数卵泡退化,近青春期只剩下约 30 万个卵泡;每个原始卵泡内含有一个卵母细胞,周围有一层棱形或扁平细胞围绕。

从青春期开始到绝经前,卵巢在形态和功能上发生的周期性变化称为卵巢周期(ovarian cycle)。

1. 卵泡的发育及成熟 青春期以后,在垂体促性腺激素的作用下,卵泡开始发育,周围的单层棱形细胞变为复层立方形细胞,细胞质中出现颗粒,称为颗粒细胞。颗粒细胞继续分裂,在细胞群中渐渐形成空隙,称为卵泡腔,腔内的液体称为卵泡液。在卵泡发育过程中,位于卵泡周围的卵巢间质逐渐分化成卵泡内膜和卵泡外膜。此时的卵泡称为生长卵泡。生育期每月发育一批(3~11 个)卵泡,经过征募、选择,一般只有一个优势卵泡可完全发育成熟,并排出卵子,在女性一生中,只有 400~500 个卵母细胞发育成熟,其余绝大多数发育到一定程度后自行退化,形成闭锁卵泡。成熟卵泡(图 2-1)体积显著增大,直径可达 20 mm 左右,卵泡腔增大,卵泡液急骤增加,卵泡移行向卵巢表面突出。其结构从外向内依次为:① 卵泡外膜;② 卵泡内膜;③ 颗粒细胞;④ 卵泡腔;⑤ 卵丘;⑥ 放射冠;⑦ 透明带;⑧ 卵细胞。

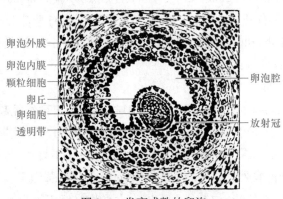

卵泡外膜 —
卵泡内膜 —
颗粒细胞 —
卵丘 —
卵细胞 —
透明带 —
— 卵泡腔
— 放射冠

图 2-1 发育成熟的卵泡

重点考点:排卵日的计算

2. 排卵(ovulation) 成熟卵泡突出于卵巢表面,卵泡膜和卵巢包膜发生溶解和破裂,卵细胞及其周围的透明带、放射冠一起被排出的过程称排卵。排出的卵细胞称为卵子。排卵多发生在下次月经来潮前 14 天左右。卵子可由两侧卵巢轮流排出,也可由一侧卵巢连续排出。卵子排出后,经输卵管伞部捡拾进入输卵管,并借输卵管壁蠕动以及黏膜纤毛活动等协同作用,循管腔向子宫侧运行。

3. 黄体形成及退化 排卵后,卵泡液流出,卵泡腔塌陷,血管破裂出血,凝成血块而形成血体。残存于卵泡的颗粒细胞及卵泡内膜细胞体积变大,并在黄体生成素(LH)刺激下黄素化,形成颗粒黄体细胞和卵泡膜黄体细胞,周围有卵泡外膜包绕,形成黄体。排卵后 7~8 天黄体发育达最高峰,直径为 1~2 cm,外观色黄。

若排出的卵子受精,黄体则转变为妊娠黄体,至妊娠 3 个月末才退化。若卵子未受精,黄体在排卵后 9~10 天开始退化,黄体细胞萎缩变小,逐渐由结缔组织所代替,组织纤维化,外观色白称白体。

正常排卵周期黄体功能仅限于 14 天左右,黄体衰退后月经来潮,卵巢中又有新的卵泡发育,开始新的周期。

（二）卵巢功能

卵巢是女性性腺,其功能主要为产生卵子并排卵和分泌女性激素,分别称为卵巢的生殖和内分泌功能。

卵巢合成分泌的甾体激素有雌激素(estrogen)、孕激素(progesterone)和少量雄激素(androgen)。它们的基本结构与胆固醇相似,属类固醇激素。类固醇激素在体内酶的作用下可以相互转化。正常妇女卵巢激素的分泌随卵巢周期而变化。

1. 雌激素 主要由发育中卵泡的颗粒细胞、卵泡内膜细胞和排卵后的黄体细胞产生,基本结构为雌烷核,如雌二醇(E2)、雌酮(E1)和雌三醇(E3)。雌激素的活性以雌二醇最强,雌酮次之,雌二醇与雌酮可相互转化,再进一步形成代谢产物雌三醇,雌三醇与葡糖醛酸结合后失去活性,经尿和粪便排出。其生理作用如下述。

（1）对子宫的作用:使子宫发育,肌层变厚,提高子宫平滑肌对催产物质的敏感性;使子宫内膜增生;使子宫颈口松弛,宫颈黏液分泌增加,质变稀薄,拉丝度变长,有利于精子的通过;使子宫颈变软,有利于分娩时子宫颈的扩张。

（2）对输卵管的作用:促进输卵管发育,加强输卵管节律性收缩的振幅。

（3）对卵巢的作用:协同卵泡刺激素(FSH)促进卵泡发育。

（4）对阴道的作用:使阴道上皮细胞增生和角化,使黏膜变厚并增加细胞内糖原含量,维持阴道酸性环境,增强局部的抵抗力。

（5）对外生殖器的作用:使阴唇发育、丰满、色素加深。

（6）对乳房的作用:使乳腺导管增生,乳头、乳晕着色;促进其他第二性征的发育。

（7）代谢作用:促进水钠潴留;促进肝高密度脂蛋白合成,抑制低密度脂蛋白合成,降低循环中胆固醇水平,有利于防止冠状动脉硬化;促进钙盐及磷盐在骨质中沉积,以维持正常骨质。

（8）对下丘脑和垂体的作用:产生正、负反馈的调节作用。

2. 孕激素 主要由排卵后的黄体细胞产生,基本结构为孕烷核,如孕酮(P)。孕酮在肝代谢成孕二醇及其他代谢产物,并与葡糖醛酸结合,经尿和胆汁排出。其生理作用如下。

（1）对子宫的作用:使子宫平滑肌松弛,降低子宫平滑肌对缩宫素的敏感性,抑制子宫收缩,有利于受精卵在子宫腔内生长发育;使增生期子宫内膜转化为分泌期内膜,为受精卵着床做好准备;使子宫颈口闭合,黏液减少、变稠,拉丝度减少,阻止细菌和精子进入子宫腔。

（2）对输卵管的作用：使输卵管收缩减弱，蠕动减慢，并调节受精卵的运行。

（3）对阴道的作用：使阴道上皮细胞脱落加快。

（4）对乳房的作用：在已有雌激素影响的基础上，促进乳腺腺泡发育成熟。

（5）对体温调节中枢的作用：兴奋下丘脑体温调节中枢，使排卵后基础体温上升0.3~0.5℃。临床上可以此作为排卵日期的判断。

（6）对代谢的作用：促进水与钠的排泄。

（7）对下丘脑和垂体的作用：产生负反馈的调节作用。

孕激素与雌激素有协同和拮抗作用。一方面，孕激素在雌激素作用的基础上，可促使生殖器官和乳房发育，为妊娠准备条件，两者有协同作用；另一方面，雌激素和孕激素又有拮抗作用，表现在子宫舒缩、输卵管蠕动、宫颈黏液稀稠、阴道上皮细胞角化和脱落，以及水钠潴留与排泄等方面。

3. 雄激素 妇女体内的雄激素主要来自肾上腺皮质，基本结构为雄烷核，如睾酮（T），卵巢的间质细胞和门细胞也能分泌少量睾酮。雄激素是合成雌激素的前体，也是维持女性正常生殖功能的重要激素。其生理作用如下。

（1）拮抗雌激素，减缓子宫及其内膜的生长及增殖，抑制阴道上皮的增生和角化。

（2）促进阴蒂、阴唇和阴阜的发育，促进阴毛和腋毛的生长。

（3）可使基础代谢率增加，促进蛋白质的合成，促进肌肉的生长。

（4）刺激骨髓中红细胞的增生，并参与造血功能。

（5）在性成熟期前，促使长骨骨基质生长和钙的保留；性成熟后可导致骨骺的关闭，使生长停止。

第三节　子宫内膜的周期性变化及月经

（一）子宫内膜的周期性变化

卵巢的周期性变化使女性生殖器官发生一系列周期性变化，尤以子宫内膜的周期性变化最显著。

子宫内膜在结构上分为基底层和功能层。基底层直接与子宫肌层相连，不受卵巢激素变化的影响，在月经期不发生脱落。其表面的功能层受卵巢激素的影响呈周期性变化，月经期坏死脱落。以一个正常的 28 天月经周期为例，其周期性改变可分为 3 期。

1. 增生期（proliferative phase）　月经周期的第 5~14 天。与卵巢周期中的卵泡期相对应。在雌激素的作用下，子宫内膜重新再生修复并长出新的功能层。表现为内膜增厚，腺体增多，血管增生延长弯曲呈螺旋状。此期内膜增厚至 3~5 mm。

2. 分泌期（secretory phase）　月经周期的第 15~28 天。与卵巢周期中的黄体期相对应。黄体形成后，在雌激素、孕激素作用下，子宫内膜进一步增厚，可达 10 mm 并呈海绵状。腺上皮细胞增生，出现分泌现象（细胞质中含有许多分泌颗粒，腺腔内含大量的分泌物）。螺旋小动脉继续增生也更弯曲，血管管腔也扩张。间质水肿、疏松。此时，子宫内膜已为受精卵的着床、发育准备好条件。如卵子未受精，在月经周期的第 25~28 天,卵巢黄体萎缩,雌激素和孕激素分泌量减少,子宫内膜失去激素的支持,腺上皮开始变性,间质水肿消失,内膜变薄,螺旋小动脉受压,血流不畅。

3. 月经期　月经周期的第 1~4 天。此期体内雌激素、孕激素水平下降,子宫肌层收缩,螺旋小动脉持续痉挛,内膜组织缺血变性、坏死,变性坏死的内膜剥脱与血液相混形成月经。

（二）月经生理及月经期卫生

1. 月经生理　月经(menstruation)是指伴随卵巢周期性变化而出现的子宫内膜周期性的脱落及出血。

（1）月经初潮(menarche)：第一次月经来潮称月经初潮。年龄一般在 11~18 岁,大多在 13~14 岁,月经初潮的迟早主要受遗传、营养、体质、地理环境等因素影响。近年来,月经初潮年龄有提前趋势。

重点考点：月经定义及生理

（2）月经周期(menstrual cycle)：出血的第 1 天为月经周期的开始,两次月经第 1 天的间隔时间称一个月经周期,一般为 28~30 天,提前或延后 3~5 天仍属正常。月经周期长短因人而异,但每位女性的月经周期有各自的规律性。

（3）月经期及月经量：每次月经持续时间称为月经期,一般为 2~7 天,大多为 3~5 天,一般第 2~3 天最多;月经量为一次月经的总失血量,正常月经量为 30~50 ml,超过 80 ml 为月经量过多。具体多少很难统计,临床上常通过每天换月经垫次数粗略估计量的多少。

（4）月经血的特征：月经血一般呈暗红色,除血液外,还有子宫内膜碎片、宫颈黏液及脱落的阴道上皮细胞。由于月经血中含有前列腺素和来自子宫内膜的大量纤维蛋白溶酶,纤维蛋白溶酶可溶解纤维蛋白,故月经血的主要特点是不凝固,呈液体状态,若出血多时,可有些小的凝血块。

（5）月经期的症状：月经属生理现象,一般月经期无特殊症状。但由于月经期盆腔充血及前列腺素的作用,有些女性可有下腹及腰骶部下坠感,个别可有轻度神经系统不稳定症状(如头痛、失眠、精神抑郁、易激动)、胃肠功能紊乱(如食欲不振、恶心、呕吐、便秘或腹泻)等,但一般并不严重,不影响女性的工作和学习。

2. 月经期卫生　月经期子宫颈口松弛,身体抵抗力弱,要注意卫生,保持外阴清洁;禁止盆浴、坐浴、性交、游泳及阴道检查,以免引起生殖器官感染。保持精神愉快,防寒保暖,忌食辛辣食品,避免剧烈运动。

第四节　其他生殖器官的周期性变化

（一）阴道黏膜的周期性变化

在月经周期中,阴道黏膜随着雌激素、孕激素的变化而发生周期性改变,尤其在阴道上段更明显。排卵前,阴道上皮在雌激素的影响下,底层细胞增生,逐渐演变为中层与表层细胞,使阴道上皮增厚;表层细胞出现角化,以排卵期最明显;细胞内富有糖原,糖原经寄生在阴道内的阴道杆菌分解成乳酸,使阴道内保持一定酸度,可以防止致病菌的繁殖。排卵后,在孕激素的作用下,主要为表层细胞脱落;临床上常借助阴道脱落细胞的变化了解体内雌激素水平和有无排卵。

(二) 宫颈黏液的周期性变化

重点考点：
宫颈黏液的
周期性变化

在卵巢激素的影响下，宫颈黏液的理化性质有明显的周期性改变。月经干净后，体内雌激素水平低，子宫颈管分泌的黏液量很少；随着雌激素水平不断提高，宫颈黏液至排卵期分泌量增加，质稀薄、透明，拉丝度可达 10 cm 以上；此时，子宫颈外口松弛呈圆形，出现所谓"瞳孔"现象，有利于精子通过。若将黏液做涂片检查，干燥后可见羊齿植物叶状结晶，这种结晶在月经周期第 6~7 天开始出现，到排卵期最为典型。排卵后，受孕激素影响，黏液分泌量逐渐减少，质地变黏稠而混浊，拉丝度差，易断裂。涂片检查时结晶逐步模糊，至月经周期第 22 天左右完全消失，而代之以排列成行的椭圆体。根据宫颈黏液的周期性变化，可了解当时的卵巢功能。

(三) 输卵管的周期性变化

雌激素促进输卵管发育及输卵管肌层的节律性收缩振幅，使得黏膜上皮纤毛细胞生长，体积增大，非纤毛细胞分泌增加。孕激素则能增加输卵管的收缩速度，减少输卵管的收缩频率，抑制黏膜上皮纤毛细胞的生长，减低分泌细胞分泌黏液的功能。雌激素、孕激素的协同作用，保证受精卵在输卵管内的正常运行和营养。

子宫颈、阴道黏膜和输卵管在排卵前及排卵后的变化见表 2-1。

表 2-1　子宫颈、阴道黏膜、输卵管排卵前和排卵后的变化

女性生殖器官	项目	排卵前	排卵后
子宫颈	黏液分泌量 性状 拉丝度 子宫口 黏液涂片 精子通过	增加 稀薄、透明 可达 10 cm 以上 瞳孔状 羊齿植物叶状结晶 有利	减少 黏稠、混浊 拉丝度差，易断裂 关闭 椭圆体 阻止
阴道黏膜	上皮细胞	增生、角化	脱落
输卵管	纤毛细胞 非纤毛细胞 节律性收缩	生长、体积增大 分泌增加 加强	抑制生长 分泌减少 增加速度、减少频率

第五节　月经周期的调节

月经周期的调节主要是通过下丘脑、垂体、卵巢的激素作用实现的。下丘脑－垂体－卵巢轴（HPOA）是一个完整而协调的神经内分泌系统，它的每个环节均有其独特的神经内分泌功能，并且相互调节、相互影响（图 2-2）。HPOA 的主要生理功能是控制女性生育、维持正常月经周期和性功能，因此又称性腺轴。

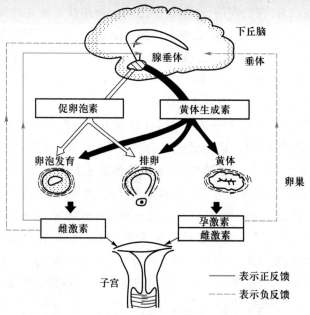

图 2-2　下丘脑 – 垂体 – 卵巢轴的相互关系

（一）下丘脑对垂体的调节

下丘脑的神经内分泌细胞分泌促性腺激素释放激素（GnRH），即促卵泡素释放激素（FSH-RH）和黄体生成素释放激素（LH-RH）。通过下丘脑与脑垂体之间的门静脉系统进入腺垂体，使之分泌产生促性腺激素。

（二）垂体对卵巢的调节

腺垂体接受促性腺激素释放激素的调节，合成并释放的促性腺激素有促卵泡素（FSH）和黄体生成素（LH），两者均属糖蛋白激素，其共同作用促使卵泡发育成熟和排卵，形成黄体，并使卵巢分泌性激素。

FSH 在少量 LH 的协同作用下，促使卵泡发育及成熟，并分泌雌激素。LH 在 FSH 的共同作用下，促使成熟卵泡排卵和黄体形成，并分泌孕激素与雌激素。

（三）卵巢激素的反馈调节

卵巢分泌的雌激素、孕激素对下丘脑和垂体具有反馈调节作用。

1. 雌激素　雌激素对下丘脑产生负反馈和正反馈两种作用。在卵泡期早期，一定水平的雌激素负反馈作用于下丘脑，抑制 GnRH 释放，并降低垂体对 GnRH 的反应性，从而实现对垂体促性腺激素脉冲式分泌的抑制。在卵泡期晚期，随着卵泡的发育成熟，当雌激素的分泌达到阈值并维持 48 h 以上，雌激素即可发挥正反馈作用，刺激 LH 分泌高峰，在黄体期，协同孕激素对下丘脑有负反馈作用。

2. 孕激素　在排卵前低水平的孕激素可增强雌激素对促性腺激素的正反馈作用。在黄体期，高水平的孕激素对促性腺激素的脉冲分泌产生负反馈抑制作用。

（四）性周期的调节

月经周期的调节是相当复杂的过程。下丘脑分泌的 GnRH 作用于腺垂体，使腺垂体分泌 FSH 和 LH,它们作用于卵巢,使之产生周期性变化并分泌雌激素及孕激素。这些激素反过来影响下丘脑及腺垂体的分泌功能,称为反馈作用。卵巢激素对下丘脑及腺垂体的反馈又称为长反馈;垂体激素亦可影响下丘脑激素的分泌,称为短反馈。产生促进作用的称为正反馈,产生抑制作用的称为负反馈。雌激素既有正反馈又有负反馈作用,孕激素具有负反馈作用。

月经周期的前半期,在 FSH 和少量 LH 作用下卵泡发育及成熟,雌激素水平逐渐升高,作用于子宫内膜使之产生增生期变化。当卵泡发育成熟,雌激素水平达高峰时,对下丘脑、腺垂体进行正反馈调节,腺垂体分泌的 FSH 和 LH 达高峰,促使卵巢排卵和黄体形成,随着黄体的进一步发育成熟,分泌大量的雌激素及孕激素,一方面使增生期子宫内膜变为分泌期子宫内膜,另一方面对下丘脑、腺垂体的负反馈作用使 FSH 和 LH 下降。当腺垂体分泌受到抑制,FSH 和 LH 下降,黄体萎缩退化,雌激素、孕激素水平急剧下降,子宫内膜失去激素的支持而发生坏死、剥脱、出血,成为月经。在卵巢性激素减少的同时,解除了对下丘脑的抑制,下丘脑得以再度分泌有关释放素,于是又开始另一个新的周期,如此反复循环。

下丘脑、垂体与卵巢激素彼此相互依存,又相互制约,调节着正常的月经周期。其他内分泌腺如甲状腺、肾上腺等与月经周期的调节亦有密切关系,而所有这些生理活动均受大脑皮质调控。

知识链接 ▌

月经调节激素的周期性变化(图 2-3)

1. 促卵泡素(FSH)的变化　在月经来潮时,血中 FSH 开始略有上升,在卵泡期的前半期维持在较低水平,至卵泡期后半期,随着卵泡的发育,E2 分泌量增加,FSH 略有下降,至排卵前 24 h,出现低值,随即迅速上升。24 h 后自最高值直线下降,黄体期维持在较低水平,月经来潮前达最低值,月经期开始再度上升。

2. 黄体生成素(LH)的变化　卵泡期的前半期,血中 LH 含量较低,此后逐渐上升,至排卵前 24 h 左右与 FSH 同时出现一个陡峭的高峰,且较 FSH 峰值更高,于 24 h 后自最高值骤降。在黄体期,LH 维持在较低水平,但较 FSH 略高。黄体后期也逐渐下降,至月经前达最低水平。LH 在月经期处于低水平。

3. 雌激素的变化　在卵泡开始发育时,雌激素分泌量很少,至月经第 7 天卵泡分泌雌激素量迅速增加,于排卵前(月经周期的第 13 天左右)形成一高峰,然后又下降。在黄体发育过程中,雌激素的分泌又逐渐增多,在排卵后 7~8 天黄体成熟时,形成又一高峰,但第二高峰较平坦,随着黄体的萎缩退化,雌激素水平迅速下降,在月经前达最低水平。

4. 孕激素的变化　卵泡期卵泡不分泌孕酮。排卵前,卵泡在 LH 排卵峰的作用下开始分泌少量孕酮,于排卵后孕激素分泌量开始增加,在排卵后 7~8 天黄体成熟时,分泌量达最高峰,以后逐渐下降,到月经来潮时回复到排卵前水平。

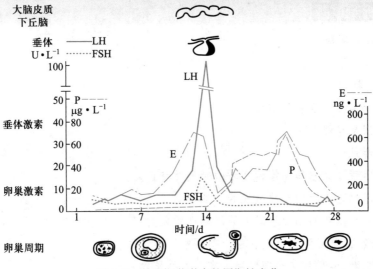

图 2-3　月经调节激素的周期性变化

本章小结

1. 月经　指伴随卵巢的周期性排卵,子宫内膜出现周期性脱落及出血。

2. 月经周期　相邻两次月经第 1 天间隔的时间为一个月经周期,一般为 28~30 天。月经期及月经量　每次月经持续时间为月经期,一般为 2~7 天,大多为 3~5 天;每次月经的总失血量为月经量,正常月经量为 30~50 ml。

3. 月经血特点　月经血呈暗红色,由于纤维蛋白溶酶的溶解作用,月经血不凝固。

4. 卵巢的功能　产生并排出卵子(卵泡的发育及成熟、排卵、黄体的形成及退化),合成并分泌激素(雌激素、孕激素、雄激素)。排卵一般发生在下次月经前 14 天。

5. 雌激素、孕激素的生理功能见表 2-2。

表 2-2　雌激素、孕激素的生理功能

作用对象	雌激素	孕激素
子宫	促进子宫发育,增强子宫肌对催产素的敏感性	抑制子宫收缩,降低妊娠子宫对催产素的敏感性
子宫内膜	使子宫内膜增生	分泌期变化
子宫颈	使子宫颈管松弛,黏液增多稀薄、拉丝长,黏液涂片见羊齿状结晶	使子宫颈口闭合,黏液减少、黏稠,拉丝易断,黏液涂片见成排的椭圆细胞
输卵管	促进其发育,增强其节律性收缩	抑制其节律性收缩
阴道	使上皮增生角化,糖原增加,保持酸性环境	加快上皮细胞脱落
乳房	促进乳腺管增生	促进乳腺腺泡发育
下丘脑	正、负反馈调节,控制脑垂体促性腺激素分泌	负反馈作用,影响脑垂体促性腺激素分泌
其他	促进体内水钠潴留,骨中钙沉着	促进体内水、钠排泄,使基础体温升高,可作为监测排卵的重要指标

一、名词解释

性腺轴　月经初潮　月经周期　月经期　月经量

二、简答题

1. 女性第二性征有哪些特点?

2. 何谓围绝经期?

3. 何谓月经?

4. 试述黄体体积和功能达高峰的时间及特征。

5. 试述生育年龄妇女雌激素的周期性变化。

6. 试述有排卵的妇女孕激素的周期性变化。

7. 雌激素、孕激素在生理作用上有哪些协同作用?

8. 雌激素、孕激素在生理作用上有哪些拮抗作用?

(钱一分)

第二篇　生理产科

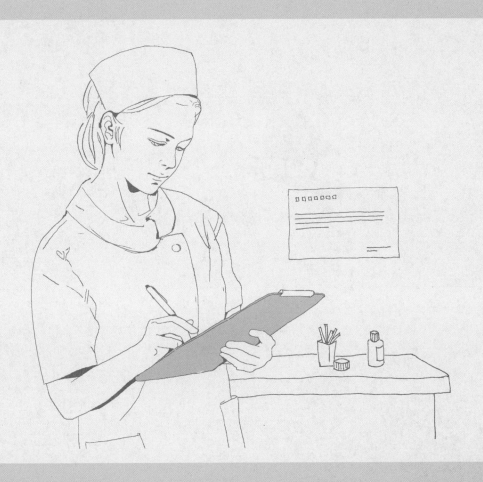

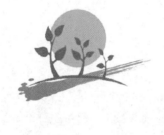

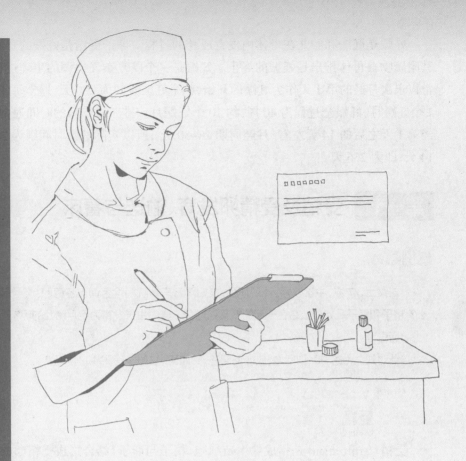

第三章 妊娠生理

导读课件　　　　思维导图

学习目标

1. 掌握妊娠定义、胎儿附属物的组成及功能；妊娠期母体生殖系统、血液、循环及泌尿系统的变化特点。

2. 熟悉胚胎和胎儿的发育特征及生理特点；妊娠期母体的生理和心理变化。

3. 了解受精及受精卵的发育、输送与着床；胎儿附属物的形成及胎儿生理特点。

4. 会解释妊娠的机制；会正确说出各妊娠月胎儿的发育特征；会描述胎儿附属物的功能。

5. 培养护生良好的职业素质和行为习惯；具有关爱、尊重孕产妇意识；具有与孕产妇及其家属进行良好沟通的能力。

妊娠是胚胎和胎儿在母体内发育成长的过程。卵子受精是妊娠的开始,胎儿及其附属物自母体排出是妊娠的终止。妊娠是一个既复杂又协调的生理过程,临床上常以末次月经的第 1 天作为妊娠的开始,整个妊娠时间为 280 天,通常每 4 周定义为 1 个妊娠月,妊娠全过程为 40 周,约 10 个妊娠月。排卵或受精的时间通常在末次月经第 1 天之后的 14 天左右(月经周期 28~30 天),所以实际妊娠时间则为 280 天减去 14 天,即为 266 天。

第一节 受精及受精卵发育、输送与着床

案例导入

> 刘女士,27 岁,中学教师,计划怀孕,夫妇双方来医院门诊咨询。咨询问:怀孕前应注意什么? 精子和卵子是如何结合在一起的? 又如何在子宫内生长发育为足月胎儿的呢?
> 请思考:
> 针对刘女士的一系列问题,应如何回答,又如何对其进行解释和指导呢?

一、受精

受精(fertilization)是指成熟生殖细胞(精子与卵子)结合形成受精卵的过程。受精后的卵子称受精卵或孕卵,受精卵的形成标志着新生命的诞生。

(一)卵细胞的输送

卵子又称卵细胞,含有 22 条常染色体和 1 条 X 性染色体,是次级卵母细胞。成熟卵泡排卵时,卵子由卵巢排出,经输卵管伞端进入输卵管内,停留在壶腹部和峡部连接处等待受精。当排出的次级卵母细胞未能和精子结合时,则在 24 h 内退化。

(二)精子获能

精液射入阴道内,精子离开精液经子宫颈管进入子宫腔,与子宫内膜接触后,子宫内膜白细胞产生 α、β 淀粉酶解除精子顶体膜结构上的"去获能因子"(即覆盖在精子头部外表面的一层糖蛋白);此时的精子获得了穿过透明带与卵子结合的能力,称精子获能。获能的主要部位是子宫和输卵管。

(三)受精

卵子从卵巢排出,经输卵管伞部进入输卵管内,停留在壶腹部与峡部连接处等待受精。正常成年男性一次射精的精子数目可达(3~5)×10⁸ 个,到达输卵管壶腹部的精子有 300~500 个,但只有 1 个精子能与卵子结合,而其他精子的辅助作用是必不可少的。当精子与卵子相遇,精子顶体外膜破裂释放出顶体酶,溶解卵子外围的放射冠和透明带,称顶体反应。借助酶的作用,精子穿过放射冠和透明带。精子头部与卵子表面接触时,精子头侧面的细胞膜与卵子细胞膜融合,随即精子的细胞核和细胞质进入卵子内,并使透明带结构发生变化,从而阻止其他精子穿过透明带,保证了正常的单精子受精。已获能的精子穿过卵母细胞透明带为受精的开始,卵原核与精原核融

合为受精过程的完成。受精发生在排卵后 12 h 内,整个受精过程约需 24 h(图 3-1)。

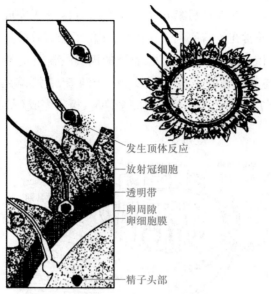

图 3-1　精子顶体反应与受精

精子含 22 条常染色体和 1 条 X 性或 Y 性染色体,它进入卵细胞后通过两性原核的融合,形成 1 个二倍体的受精卵,恢复 46 条染色体,完成受精过程。性染色体是 XX 的胚胎发育成女性,XY 的胚胎则发育成男性。

二、受精卵的发育与植入

(一)受精卵的发育与输送

受精后 2 h 受精卵开始有丝分裂,其形成多个子细胞,分裂过程称为卵裂。受透明带限制,子细胞虽增多,但并不增大,适应在狭窄的输卵管腔中移动。受精后约 30 h 受精卵为双细胞阶段,以后平均约 12 h 分裂 1 次。约在受精后 72 h 受精卵即发育成一个由 12~16 个细胞组成的实心细胞团,形如桑葚,称为桑葚胚,形成早期囊胚。

受精卵分裂发育的同时,借助输卵管平滑肌的蠕动和上皮纤毛的推动作用,向子宫腔方向移动,约在受精后第 4 天,早期囊胚进入子宫腔,在子宫内继续分裂、发育,形成晚期囊胚(图 3-2)。

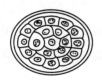 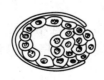 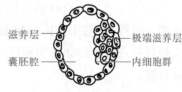

a. 桑葚胚(受精后第 3 天);b. 早期囊胚(受精后第 4 天);c. 晚期囊胚(受精后第 6~7 天)

图 3-2　桑葚胚与囊胚

（二）植入

晚期囊胚逐渐侵入子宫内膜的过程称为植入，又称着床。

1. 植入时间　植入在受精后第6~7天开始，于11~12天完成。
2. 植入部位　通常在子宫底和子宫体部，多位于子宫后壁。
3. 植入过程　植入时，透明带消失，囊胚的极端滋养层先与子宫内膜接触，分泌蛋白水解酶，溶解与其接触的子宫内膜形成一个缺口，囊胚陷入缺口并逐渐埋入其中，囊胚全部植入子宫内膜功能层后缺口完全修复，植入完成（图3-3）。

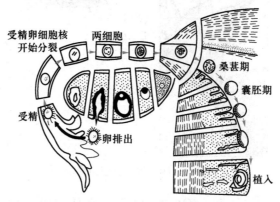

图3-3　排卵、受精、卵裂与植入过程

植入应具备的条件：① 透明带消失；② 囊胚滋养层必须分化出合体滋养层细胞；③ 囊胚和子宫内膜同步发育并相互配合；④ 孕妇体内有足够量的孕酮。此外，受精后24 h，受精卵产生早孕因子，该因子能抑制母体淋巴细胞的活性，防止囊胚被母体排斥。

知识链接

生化妊娠知多少？

正常妊娠是精卵结合后，受精卵借助输卵管作用回到子宫里着床，而生化妊娠是指受精卵未成功回到子宫或者回到子宫未成功着床。主要是由于胚胎质量问题、卵巢黄体功能下降、子宫病变3个原因导致胚胎未能着床成功。生化妊娠时，B超看不到子宫内有妊娠囊，人血绒毛膜促性腺激素值较低，一般不会超过50天便自然流产。

三、囊胚的发育与分化

（一）细胞滋养层与合体滋养层的形成

在植入过程中，与子宫内膜接触的滋养层迅速增殖和增厚并分化为内、外两层。内层由排列整齐的单层立方细胞组成，称细胞滋养层。外层细胞之间的界限不清，称合体滋养层。

（二）胚盘、羊膜腔和卵黄囊的形成

受精后第2周，内细胞群也增殖分化形成内、外两胚层，靠近滋养层的一层柱状细胞为外胚层，靠近中央的一层立方细胞为内胚层，两层紧贴在一起形成一个圆盘状

的结构,称胚盘。胚盘是人体的始基。继之,在外胚层的近滋养层侧出现一个腔称羊膜腔,腔壁为羊膜,外胚层构成羊膜腔的底。内胚层的周缘向下延伸形成一个囊称卵黄囊,内胚层构成卵黄囊的顶(图 3-4a)。

(三) 胚外中胚层与胚外体腔的形成

羊膜腔与卵黄囊形成的同时,胚泡腔内出现松散分布的细胞称胚外中胚层。这些细胞先充满整个胚泡腔,之后细胞间出现腔隙,并逐渐融合成一个大腔称胚外体腔。胚外中胚层覆盖在滋养层内面和卵黄囊、羊膜腔的外面,羊膜腔顶壁与滋养层之间由胚外中胚层连接起来,称体蒂(图 3-4b)。体蒂是脐带的始基。

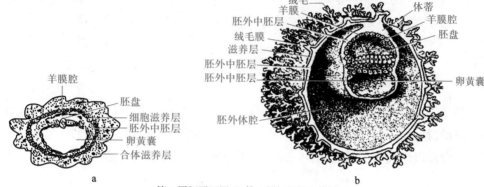

a. 第 2 周胚平面图;b. 第 3 周初胚的立体切面

图 3-4 囊胚的进一步发育与分化

(四) 三胚层形成

受精后第 3 周,胚盘外胚层细胞开始增殖并逐渐形成胚内中胚层,胚盘由 3 个胚层组成,以后由 3 个胚层分化形成人体的各种组织和器官。

四、蜕膜的形成

受精卵植入后,分泌期子宫内膜血液循环更加丰富,腺体分泌更旺盛,内膜进一步增厚,称蜕膜。根据蜕膜与囊胚的位置关系,将蜕膜分为底蜕膜、包蜕膜、壁蜕膜 3 部分(图 3-5)。

1. **底蜕膜** 是受精卵着床部位的子宫蜕膜,位于囊胚极端滋养层与子宫肌层之间,以后发育成为胎盘的母体部分。

2. **包蜕膜** 覆盖在囊胚表面的蜕膜。随囊胚发育逐渐突向子宫腔,由于蜕膜高度伸展,缺乏营养而逐渐退化变薄,在妊娠14~16 周因羊膜腔明显增大,使包蜕膜和壁蜕膜相贴近,子宫腔消失。包蜕膜与壁蜕膜逐渐融合,至分娩时这两层已无法分开。

3. **壁蜕膜** 除底蜕膜及包蜕膜以外覆盖子宫腔表面的蜕膜,又称真蜕膜。

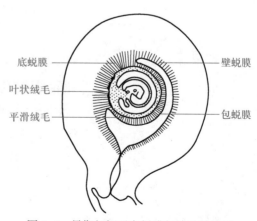

图 3-5 早期妊娠子宫蜕膜与绒毛的关系

案例导入

> 陈女士,26 岁,公务员,现停经 56 天,诊断为早期妊娠。非常关心子宫腔内胎儿的生长,想了解每个阶段胎儿的生理特点。
>
> 请思考后向其解释:
>
> 1. 各妊娠月胎儿有何特点?
>
> 2. 胎儿的生理特点有哪些?

一、胚胎、胎儿发育特征

胚胎、胎儿发育一般以 4 周为一个孕龄单位。受精后 8 周(妊娠 10 周)内的人胚称为胚胎,是主要器官结构分化时期;受精后 9 周(妊娠 11 周)起称为胎儿,是各器官进一步发育逐渐成熟的时期(图 3-6)。不同阶段胎儿的发育情况见表 3-1。

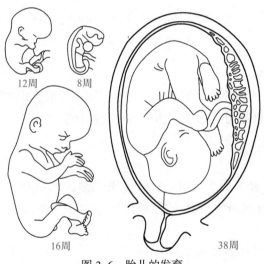

12周　8周

16周　38周

图 3-6　胎儿的发育

知识链接

胚胎及胎儿外形特征

一泡二盘三胚层,四柱五弓肢芽生,
六周脐成七指现,八周颜面似人形,
三月已能分性别,四月可感胎儿动,
五月生毛始吞咽,六月眉甲肤皱红,
七月睑开睫毛生,八月睾丸下降中,
九月嗅味体渐丰,十月毛脱足月生。

表 3-1 不同阶段胎儿的发育情况

胎龄 (妊娠周)	发育特征	顶臀长 / cm	身长 / cm	体重 / g
4 周末	神经管形成,可以辨认胚盘与体蒂	—	—	—
8 周末	胚胎初具人形,头约占整个胎体的一半。能分辨出眼、耳、鼻、口,四肢已具雏形。B 型超声检查可见早期心脏形成并有搏动	—	—	—
12 周末	外生殖器已发育,部分可辨出性别;颈明显,胎儿四肢可活动	6~7	9	14
16 周末	胎儿已开始有呼吸运动,头皮长出毛发,耳竖起,皮肤菲薄深红色,无皮下脂肪,可确定性别,部分孕妇自觉胎动	12	16	110
20 周末	皮肤暗红出现胎脂,全身覆盖毳毛;用听诊器或木质听筒可经腹壁听到胎心音;出生后有心搏、呼吸、排尿及吞咽功能	16	25	320
24 周末	各器官均已发育,皮下脂肪开始沉积,胎体瘦,皮肤呈皱缩状;出生后可有呼吸,但生存能力差	21	30	630
28 周末	皮下脂肪少,皮肤粉红略皱,眼睛半张开,出现假睫毛。如早产若加强护理,出生后可以存活。但因肺部发育尚不完善,易发生新生儿呼吸窘迫综合征	25	35	1 000
32 周末	皮肤浅红光滑,面部毳毛已脱落,指甲平齐指尖。此期出生者若注意护理,可以存活	28	40	1 700
36 周末	胎体丰满,毳毛减少,皮下脂肪发育良好,面部皱纹消失,生活能力良好。此期出生者基本可以存活	32	45	2 500
40 周末	胎儿已成熟,皮下脂肪丰满,皮肤粉红色,指(趾)甲已超过指(趾)端。男性睾丸已下降,女性大、小阴唇发育良好,出生后哭声响亮,四肢活动好,吸吮力强,能很好存活	36	50	3 400

胎儿生长发育与生理特点

知识链接

胎儿身长、体重计算公式

临床根据妊娠月份估算胎儿身长和体重,或用新生儿身长或体重作为判断胎儿月份的依据,公式如下:

妊娠 20 周前:胎儿身长(cm)= 妊娠月数的平方

　　　　　　体重(g)= 妊娠月份的立方×2

妊娠 20 周后:胎儿身长(cm)= 妊娠月数×5

　　　　　　体重(g)= 妊娠月份的立方×3

胎儿体重 = 子宫底高度(厘米数)× 腹围(厘米数)+500 g

二、胎儿生理特点

（一）循环系统

胎儿的营养供给和代谢产物排出均由脐血管经胎盘、母体来完成。

1. 解剖特点

（1）脐动脉 2 条：内含来自胎儿含氧量较低的混合血液，经胎盘与母血进行物质交换。出生后闭锁，与相连的腹下动脉成为腹下韧带。

（2）脐静脉 1 条：内含来自胎盘含氧量较高、营养较丰富的血液，进入胎体后供胎儿生长发育。出生后闭锁为肝圆韧带，脐静脉的末支静脉导管生后闭锁为静脉韧带。

（3）卵圆孔：位于左、右心房之间，于出生后数分钟开始关闭，多在出生后 6 个月完全闭锁。

（4）动脉导管：位于肺动脉和主动脉弓之间，出生后闭锁为动脉韧带。

2. 血液循环特点

（1）来自胎盘的血液进入胎儿体内分 3 支：一支与门静脉汇合入肝，一支直接入肝，此两支血液经肝静脉入下腔静脉；另一支经静脉导管直接入下腔静脉。下腔静脉是混合血，有来自脐静脉含氧量较高的血液，也有来自胎儿下半身含氧量较低的血液。

（2）卵圆孔位于左右心房之间，其开口处正对下腔静脉入口，下腔静脉进入右心房的血液，绝大部分经卵圆孔入左心房。上腔静脉进入右心房的血液，流向右心室，随后进入肺动脉。

（3）肺循环阻力较大，肺动脉血液绝大部分经动脉导管入主动脉，仅 10% 血液经肺静脉入左心房。左心房血液进入左心室，继而进入主动脉到达全身后，经腹下动脉再经脐动脉进入胎盘，与母血进行交换。由此可见，胎儿体内无纯动脉血，而是动、静脉混合血。进入心、肝、头部及上肢的血液含氧量较高及营养较丰富；注入肺及身体下半部的血液含氧量及营养较少（图 3-7）。

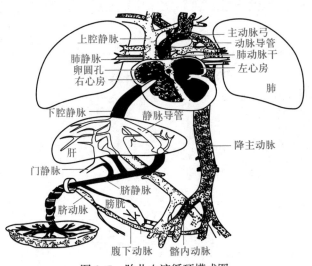

图 3-7　胎儿血液循环模式图

（二）血液系统

1. 红细胞及血红蛋白生成　胎儿血循环约于受精后 3 周建立,其红细胞生成主要来自卵黄囊。妊娠 10 周肝是红细胞的主要生成器官,以后骨髓、脾逐渐有造血功能。妊娠足月时骨髓产生 90% 红细胞。红细胞生成素于妊娠 32 周大量产生,故妊娠 32 周后的早产儿及妊娠足月儿的红细胞均增多,约为 6.0×10^{12}/L。胎儿红细胞的生命周期仅为成人的 2/3(即 80 天),故需不断生成红细胞。血红蛋白在原红细胞、幼红细胞和网织红细胞内合成,包括原始血红蛋白、胎儿血红蛋白和成人血红蛋白。在妊娠前半期均为胎儿血红蛋白,至妊娠最后 4~6 周,成人血红蛋白增多,至临产时胎儿血红蛋白仅占 25%。含胎儿血红蛋白的红细胞对氧有较高亲和力,与红细胞膜通透性增加有关。

2. 白细胞生成　妊娠 8 周以后,胎儿血循环中出现粒细胞。妊娠 12 周胸腺、脾产生淋巴细胞,成为抵御病原菌感染及对抗外来抗原的防线。妊娠足月时白细胞计数可高达 $(15~20) \times 10^9$/L。

（三）呼吸系统

胎儿期胎盘代替呼吸功能,母儿血液在胎盘进行气体交换。胎儿出生前需完成呼吸道(包括气管直至肺泡)、肺循环及呼吸肌的发育。B 型超声于妊娠 11 周可见胎儿胸壁运动,妊娠 16 周时出现呼吸运动,30~70 次 /min,时慢时快,有时也很平稳,具有使肺泡扩张及生长的作用。若发生胎儿窘迫时,出现大喘息样呼吸运动。

（四）消化系统

1. 胃肠道　妊娠 11 周时小肠有蠕动,至妊娠 16 周胃肠功能基本建立,胎儿能吞咽羊水,吸收水分、氨基酸、葡萄糖及其他可溶性营养物质,同时排出尿液控制羊水量。

2. 肝　胎儿肝内缺乏许多酶,不能结合因红细胞破坏产生的大量游离胆红素。少部分游离胆红素在肝内结合,经胆道排入小肠氧化成胆绿素。胆绿素的降解产物导致胎粪成黑绿色。胎粪内含肠道上皮脱落细胞、分泌液及吞入羊水中的胎毛与胎脂。

（五）泌尿系统

妊娠 11~14 周时胎儿肾已有排尿功能,于妊娠 14 周胎儿膀胱内已有尿液,从妊娠中期起,羊水的主要来源是胎儿尿液。

（六）内分泌系统

胎儿甲状腺于妊娠第 6 周开始发育,是胎儿最早发育的内分泌腺。妊娠 12 周已能合成甲状腺激素。胎儿肾上腺发育良好,其重量与胎儿体重之比明显超过成人,其与胎儿肝、胎盘、母体共同完成雌三醇的合成。妊娠 12 周胎儿胰腺分泌胰岛素。若胎儿的母亲为糖尿病病人,血糖控制不良时,高血糖刺激胎儿胰岛素分泌增加,形成高胰岛素血症,后者具有拮抗糖皮质激素促进肺泡 Ⅱ 型细胞表面活性物质合成及释放的作用,使胎儿肺表面活性物质产生及分泌减少,胎儿肺成熟延迟,新生儿易患呼吸窘迫综合征。

（七）生殖系统

1. **男性生殖器官**　胎儿睾丸约在妊娠第 9 周开始分化发育,至妊娠 14~18 周形成细精管。有睾丸后刺激间质细胞分泌睾酮,促使中肾管发育,支持细胞产生中肾旁管抑制物质,中肾旁管退化。外阴部 5α- 还原酶使睾酮衍化为二氢睾酮,外生殖器向男性分化发育。睾丸于临产前降至阴囊内。

2. **女性生殖器官**　胎儿卵巢在妊娠 11~12 周开始分化发育,缺乏中肾旁管抑制物质,使中肾旁管系统发育,形成阴道、子宫、输卵管。外阴部缺乏 5α- 还原酶,外生殖器向女性分化发育。

（八）神经系统

胎儿大脑随妊娠进展逐渐发育;胚胎期脊髓已长满椎管,但随后生长缓慢。妊娠 6 个月开始,脑脊髓和脑干神经根的髓鞘形成,但主要发生在出生后一年内。妊娠中期胎儿内、外及中耳已形成,妊娠 24~26 周胎儿在子宫内已能听见一些声音。妊娠 28 周胎儿眼对光开始出现反应,但对色彩及形象的视觉出生后才逐渐形成。

第三节　胎儿附属物的形成及功能

案例导入

刘女士,27 岁,妊娠 20 周,因感冒来医院产科门诊,询问用药物治疗感冒是否对胎儿有所影响。护士解释说,现在胎儿基本成形,胎儿的附属物也已形成,胎盘的屏障也在发挥作用了,选择合适的药物进行治疗对胎儿的影响比较小。

请思考:

1. 胎儿附属物有哪些?

2. 胎盘的功能有哪些?

重点考点:
胎儿附属物
的组成

胎儿附属物包括胎盘、胎膜、脐带和羊水,它们对维持胎儿在子宫内的生命及生长发育起重要作用。

一、胎盘

胎盘是母体与胎儿间进行物质交换的器官,是胚胎与母体组织的结合体,由羊膜、叶状绒毛膜和底蜕膜构成(图 3-8)。

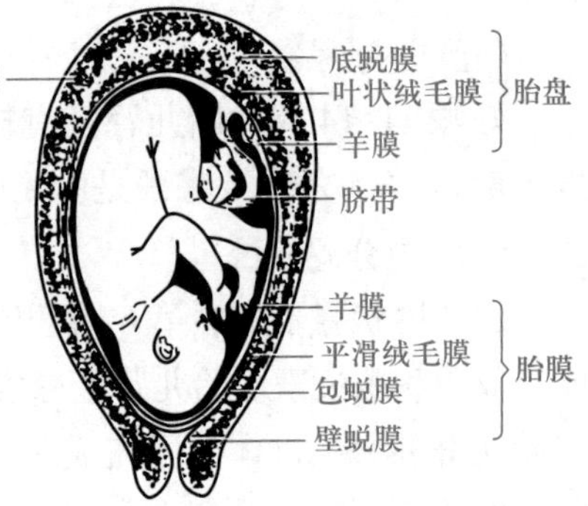

（一）胎盘的形成

1. **羊膜**　附着在绒毛膜板表面,构成胎盘的胎儿部分,是胎盘的最内层。羊膜是胚胎时期羊膜腔扩大的囊壁,光滑,无血管、神经及淋巴,具有一定弹性的半透明薄膜。正常羊膜厚 0.05 mm。羊膜具有分泌和吸收羊水的功能。

图 3-8　胎儿及其附属物

2. **叶状绒毛膜** 是胎盘的主要结构,构成胎盘的胎儿部分。晚期胚泡着床后,滋养层细胞迅速分裂增殖,滋养层和衬附于其内面的胚外中胚层共同组成绒毛膜。滋养层表面长出许多毛状突起,称绒毛。绒毛发育历经 3 个阶段(图 3-9、图 3-10)。

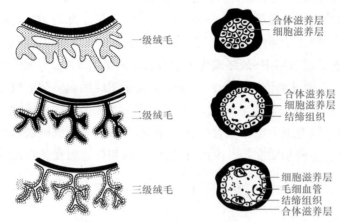

图 3-9 各级绒毛及横断面微细结构

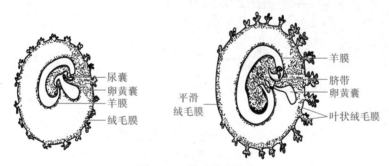

图 3-10 绒毛膜的演变

胎儿附属物的形成与功能

(1) 一级绒毛:由表面的合体滋养层和内部的细胞滋养层构成,是最早的绒毛。

(2) 二级绒毛:绒毛继续生长,胚外中胚层长入一级绒毛内分化为绒毛间质,称为二级绒毛。

(3) 三级绒毛:约受精后第 3 周末,胚胎血管长入二级绒毛的绒毛间质内,胎儿胎盘循环建立,称为三级绒毛。三级绒毛分为叶状绒毛膜和平滑绒毛膜。① 叶状绒毛膜:构成胎盘的主要部分(与底蜕膜相接触的绒毛,营养丰富发育良好,反复分支生长繁茂称叶状绒毛膜);② 平滑绒毛膜:构成胎膜的主要部分(与包蜕膜接触的绒毛,血供匮乏,绒毛逐渐萎缩退化称平滑绒毛膜)。

3. **底蜕膜** 为胎盘的母体部分,来自胎盘附着部位的子宫内膜,占妊娠足月胎盘的很小部分。

(二)胎盘血液循环

从绒毛膜板伸出的绒毛干,逐渐分支形成初级绒毛干、次级绒毛干和三级绒毛干。绒毛干表面的合体滋养细胞溶解邻近的蜕膜组织与其内小血管,形成许多间隙,称绒毛间隙。

绒毛间隙内充满母体血。叶状绒毛膜的绒毛分为两种,大部分绒毛末端悬浮于充满母体血的绒毛间隙中,称游离绒毛;少数绒毛像树根样扎入底蜕膜中,起固定作用,故称固定绒毛。固定绒毛末端的细胞滋养层细胞增殖,穿越合体滋养层并向外蔓延覆盖绒毛间隙的底蜕膜表面,与底蜕膜共同形成绒毛间隙的底,称蜕膜板。从此板向绒毛膜方向伸出一些蜕膜间隔,一般不超过胎盘全层厚度的 2/3,将胎盘母体面分成 20 个左右肉眼可见的胎盘小叶。每个绒毛干中均有脐动脉和脐静脉,随着绒毛干一再分支,脐血管越来越细,最终成为毛细血管进入绒毛末端,与绒毛间隙中的母体血进行物质交换,胎儿血液以每分钟约 500 ml 流量流经胎盘。孕妇血液经底蜕膜螺旋小动脉穿过蜕膜板进入绒毛间隙,再经开口的底蜕膜螺旋小静脉返回孕妇体内。母体和胎儿血液隔着绒毛毛细血管壁、绒毛间质及绒毛表面细胞层,靠渗透、扩散和细胞选择力进行各种物质交换。由此可见,胎儿血和母体血在各自血管内流动互不相混(图 3-11)。

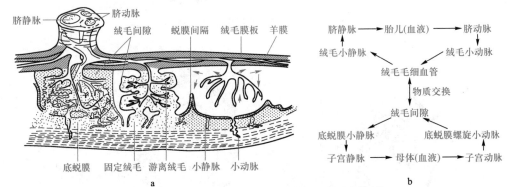

a. 胎盘剖面结构及循环模式图;b. 胎盘循环与物质交换图解

图 3-11　胎盘血液循环

(三)胎盘屏障

胎儿血与母体血在胎盘内进行物质交换所通过的结构,称胎盘屏障,又称胎盘膜。胎儿发育后期,由于细胞滋养层在许多部位消失以及合体滋养层在一些部位仅为一薄层细胞质,故胎盘屏障变薄。胎儿血与母体血隔着合体滋养细胞无核区胞质、合体滋养层的基膜、绒毛间质、绒毛毛细血管基膜和毛细血管内皮细胞 5 层组成的薄膜(又称血管合体膜),更有利于母儿之间的物质交换。

(四)足月胎盘的大体结构

胎盘从妊娠 6~7 周开始形成,12 周末完全形成。足月胎盘呈圆形或椭圆形,重450~650 g(胎盘重量受母体血及胎儿血影响较大),直径 16~20 cm,厚 1~3 cm,中间厚,边缘薄,质地柔软。

胎盘分为母体面和胎儿面。胎盘的胎儿面呈灰蓝色,被覆光滑半透明的羊膜,脐动脉、脐静脉从脐带附着处呈放射状分支向四周分布,直达胎盘边缘。胎盘母体面与子宫壁紧贴,表面呈暗红色,看似粗糙,由蜕膜间隔分成 20 个左右胎盘小叶(图 3-12)。

（五）胎盘功能

胎盘是维持胎儿在子宫内营养发育的重要器官，有着复杂的生理功能。在胎盘内物质交换的部位主要在血管合体膜，可通过简单扩散、易化扩散、主动转运等多种形式进行。胎盘主要有以下功能。

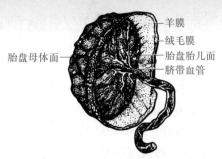

图 3-12　足月胎盘的大体结构

重点考点：胎盘有哪些功能

1. **气体交换**　母体子宫动脉血氧分压（PO_2）为 95~100 mmHg，绒毛间隙中的 PO_2 为 40~50 mmHg，而胎儿脐动脉血 PO_2 于交换前为 20 mmHg。在母体与胎儿之间，O_2 及 CO_2 是以简单扩散方式进行交换，经绒毛与绒毛间隙的母体血进行交换后，胎儿脐静脉 PO_2 为 30 mmHg 以上。脐静脉中 PO_2 升高并不多，因胎儿血红蛋白对 O_2 的亲和力强，可从母体血中获得充分的 O_2。母体子宫动脉血二氧化碳分压（PCO_2）为 32 mmHg，绒毛间隙中的血 PCO_2 为 38~42 mmHg，胎儿脐动脉血 PCO_2 为 48 mmHg，较绒毛间隙稍高，且 CO_2 通过血管合体膜的扩散速度比 O_2 通过快 20 倍左右，故 CO_2 容易通过血管合体膜进入绒毛间隙，并直接向母体迅速扩散。因此，胎盘取代了胎儿呼吸系统的功能。当母体循环血量减少，PO_2 降低或胎盘循环发生障碍时，可使胎儿获 O_2 明显不足而发生胎儿窘迫。

2. **供给营养**　胎儿生长发育所需的营养，由母体经胎盘供给。葡萄糖是胎儿热能的主要来源，以易化扩散方式通过胎盘。胎儿体内的葡萄糖均来自母体。胎儿血中氨基酸浓度高于母体血，以主动运输方式通过胎盘。脂肪酸能以简单扩散方式较快地通过胎盘。电解质及维生素多数以主动运输方式通过胎盘。胎盘中含有多种酶，如氧化酶、还原酶、水解酶等，可将复杂化合物分解为简单物质，如将蛋白质分解成氨基酸、脂质分解为自由脂肪酸等；也能将简单物质合成后供给胎儿，如将葡萄糖合成糖原，氨基酸合成蛋白质，脂肪酸合成胆固醇等。免疫球蛋白 G（IgG）分子量较大，却能通过胎盘，可能与血管合体膜表面有专一受体有关。因此，胎盘代替了胎儿消化系统的功能。

3. **排泄废物**　胎儿代谢产物如尿素、尿酸、肌酐、肌酸等，经胎盘排入母体血，再由母体排出体外，相当于胎儿出生后肾的功能。

4. **防御功能**　胎盘屏障主要由合体滋养层、基膜、绒毛内结缔组织、毛细血管基膜及内皮组成。胎盘的防御功能主要表现为：一般细菌或更大的病原体不能通过完整的绒毛，使胎儿免受某些病原体的侵害；另外，母体血中免疫抗体 IgG 能通过胎盘，胎儿从母体得到抗体，使其获得被动免疫力。但胎盘的防御功能是不完全的，各种病毒如风疹病毒、巨细胞病毒等，以及分子量小、对胎儿有害的药物，均可通过胎盘屏障到达胎儿体内，影响胎儿发育，导致胎儿畸形甚至死亡。结核杆菌、弓形体、衣原体、支原体、梅毒螺旋体可先在胎盘部位形成病灶，破坏绒毛结构，而后进入胎体感染胎儿。

5. **合成功能**　胎盘具有活跃的合成物质的能力，主要合成激素和酶。合成的激素有蛋白激素和类固醇激素两大类。蛋白激素有人绒毛膜促性腺激素、人胎盘催乳素等。类固醇激素有雌激素、孕激素等。合成的酶有缩宫素酶、耐热性碱性磷酸酶等。

（1）人绒毛膜促性腺激素（HCG）：由合体滋养细胞分泌的一种糖蛋白激素。受精后第 6 天受精卵滋养层形成时，开始分泌微量 HCG。着床后用特异 HCG-β 抗血清能在母体血中测出。在妊娠早期分泌量每 2 天增长 1 倍，至妊娠 8~10 周血清浓度达最高峰，为 50~100 KU/L，持续 1~2 周后迅速下降，妊娠中晚期血清浓度仅为峰值的 10%，持续至分娩，于产后 2 周内消失。HCG 与垂体产生的 FSH、LH、促甲状腺激素（TSH）一样，均由 α、β 两个亚基组成。而 HCG 的 β 亚基有其特异性，故临床利用 HCG-β 亚基的特异抗血清，测定母体血清中 HCG-β 亚基。由于 HCG 为水溶性，易被吸收进入母体血，在受精后 10 天左右可用放射免疫测定法（RIA）自母体血清中测出，成为诊断早孕最敏感方法之一。

HCG 的主要功能：① HCG 作用于月经黄体，延长黄体寿命，使黄体增大成为妊娠黄体，增加黄体激素的分泌以维持妊娠；② HCG 有与 LH 相似的生物活性，与尿促性素（HMG）合用能诱发排卵；③ HCG-β 亚基有促卵泡成熟活性，促甲状腺活性及促睾丸间质细胞活性；④ HCG 能抑制淋巴细胞的免疫性，作为激素屏障保护滋养层不受母体的免疫攻击。

知识链接

HCG 的正常值

HCG 的正常值在不同时期是不一样的。没有怀孕时，女性的 HCG 小于 3.1 U/L；怀孕 1 周，HCG 大于 5 U/L；怀孕 30 天，HCG 大于 100 U/L；怀孕 40 天，HCG 大于 2 000 U/L。当合并有滋养细胞疾病时，HCG 大于 10 万 U/L。HCG 主要是由妊娠滋养细胞产生，但如果合并有妊娠滋养细胞疾病、生殖细胞肿瘤，还有其他恶性肿瘤，如肺、肾上腺和肝肿瘤也会产生 HCG。所以 HCG 在不同的时期，数值是不一样的。

（2）人胎盘催乳素（HPL）：由合体滋养细胞分泌。于妊娠 5~6 周用放射免疫测定法可在母体血中测出，随妊娠进展和胎盘逐渐增大，其分泌量持续增加，至妊娠 34~36 周达高峰（母体血中值为 5~15 mg/L，羊水中值为 0.55 mg/L），并维持至分娩。于产后迅速下降，在产后 6~7 h 即测不出。HPL 的主要功能有：① 与胰岛素、肾上腺皮质激素协同作用于乳腺腺泡，促进腺泡发育，刺激乳腺上皮细胞合成乳蛋白，为产后泌乳做好准备；② 有促胰岛素生成作用，使母体血胰岛素水平增高，增加蛋白质合成；③ 通过脂解作用以游离脂肪酸作为能源，抑制对葡萄糖的摄取，使多余葡萄糖运送给胎儿，成为胎儿的主要能源，也成为蛋白合成的能源。

（3）雌激素：为类固醇激素。雌激素于妊娠期明显增多，主要来自胎盘及卵巢的妊娠黄体。妊娠早期，主要由黄体产生雌二醇和雌酮。妊娠 10 周后，胎盘接替妊娠黄体产生更多量雌激素，至妊娠末期雌二醇及雌酮量为非妊娠妇女的 100 倍，雌三醇量为非妊娠妇女的 1 000 倍，24 h 尿中排出量为 15~30 mg。

雌激素生成过程：胎盘使母体内的胆固醇转变为孕烯醇酮后，经胎儿肾上腺的胎儿带合成硫酸脱氢表雄酮(DHAS),接着经胎儿肝内 16α- 羟化酶形成 16α- 羟基硫酸脱氢表雄酮(16α-OH-DHAS),再经胎盘合体滋养细胞内硫酸酯酶作用,去硫酸根形成 16α-OH-DHA,随后经胎盘芳香化酶作用成为 16α- 羟基雄烯二酮,最后形成游离雌三醇。可见雌激素是由胎儿、胎盘共同产生,故称胎儿 – 胎盘单位。测定尿中雌三醇值可判断胎儿、胎盘功能。

(4) 孕激素:为类固醇激素。妊娠早期由卵巢妊娠黄体产生,自妊娠 8~10 周后胎盘合体滋养细胞是产生孕激素的主要来源。随妊娠进展,母体血中孕酮值逐渐增高,其代谢产物为孕二醇,24 h 尿排出 35~45 mg。孕激素与雌激素共同参与妊娠期母体各系统的生理变化。在雌激素、孕激素作用下,使生殖器官发育,维持妊娠正常进行,并促使乳房发育。

(5) 缩宫素酶:由合体滋养细胞产生的一种糖蛋白,能使缩宫素发生裂解,随妊娠进展而逐渐增多,其生物学意义尚不十分明了,主要使缩宫素分子灭活,起到维持妊娠的作用。胎盘功能不良时,血中缩宫素酶活性降低,见于死胎、妊娠期高血压疾病、胎儿生长受限。

(6) 耐热性碱性磷酸酶(HSAP):由合体滋养细胞分泌。妊娠 16~20 周母体血中可测出此酶。随妊娠进展而增多,直至胎盘娩出后下降,产后 3~6 天内消失。动态测其数值可作为胎盘功能检查的一项指标。

二、胎膜

胎膜主要由平滑绒毛膜和羊膜组成,其次平滑绒毛膜外围的包蜕膜和壁蜕膜也参与胎膜的组成。平滑绒毛膜至妊娠晚期与羊膜紧密相贴,但能与羊膜分开。胎膜内层为羊膜,与覆盖胎盘、脐带的羊膜层相连。妊娠 14 周末,羊膜与绒毛膜的胚外中胚层相连封闭胚外体腔,羊膜腔占据整个子宫腔并随妊娠进展而逐渐增大。胎膜含有类固醇激素代谢所需的多种酶,故和类固醇激素代谢有关。胎膜含多量花生四烯酸(前列腺素前体)的磷脂,且含有能催化磷脂生成游离花生四烯酸的溶酶体,故胎膜在分娩发动上起一定作用。

三、脐带

体蒂是脐带的始基,胚胎及胎儿借助脐带悬浮于羊水中。脐带是连接胎儿与胎盘的条索状器官,脐带一端连于胎儿腹壁的脐轮,另一端附着于胎盘胎儿面。妊娠足月胎儿的脐带长 30~100 cm,平均约 55 cm,直径 0.8~2.0 cm,表面被羊膜覆盖呈灰白色。脐带断面中央有一条管腔较大、管壁较薄的脐静脉;两侧有两条管腔较小、管壁较厚的脐动脉。血管周围为含水量丰富的胶样结缔组织(称华通胶),有保护脐血管的作用。由于脐血管较长,使脐带常呈螺旋状迂曲。脐带是母体与胎儿之间氧气输送,营养物质供应和代谢产物排出的重要通道。若脐带受压致使血流受阻时,可危及胎儿生命。

四、羊水

充满在羊膜腔内的液体称羊水。羊水不是静止的,而是与周围组织保持着动态

重点考点:
脐带的长度,
脐带里面的
血管组成

平衡,在妊娠不同时期,羊水来源及组成也明显不同。

（一）羊水的来源

妊娠早期的羊水,主要是母体血清经胎膜进入羊膜腔的透析液。当胚胎血循环形成后,水分和小分子物质还可经尚未角化的胎儿皮肤漏出。此时羊水成分除蛋白质含量及钠浓度偏低外,与母体血清及其他部位组织间液成分极相似。妊娠中期以后,胎儿尿液是羊水的重要来源。妊娠 11~14 周时,胎儿肾已有排泄功能,于妊娠 14 周发现胎儿膀胱内有尿液,胎儿尿液排至羊膜腔中,肌酐、尿素、尿酸值逐渐增高,此时期胎儿皮肤的表皮细胞逐渐角化,不再是羊水的来源。胎儿通过吞咽羊水使羊水量趋于平衡。

（二）羊水的吸收

羊水的吸收约 50% 由胎膜完成。胎膜在羊水的产生和吸收方面起重要作用,尤其是贴覆在壁蜕膜上的部分,其吸收功能远超过覆盖胎盘的羊膜。妊娠足月胎儿每天吞咽羊水 500~700 ml,经消化道进入胎儿血循环,形成尿液再排至羊膜腔中,故消化道也是吸收羊水的重要途径。此外,羊水还可通过脐带和胎儿角化前皮肤吸收。

（三）羊水的交换与平衡

羊水在羊膜腔内并非静止不动,而是不断进行液体交换,以保持羊水量的相对恒定。母儿间的液体交换主要通过胎盘,每小时约 3 600 ml。母体与羊水的交换主要通过胎膜,每小时约 400 ml。羊水与胎儿的交换量较少,主要通过胎儿消化道、呼吸道、泌尿道以及角化前皮肤等。

（四）羊水量、性状及成分

1. 羊水量　妊娠 8 周时为 5~10 ml,妊娠 10 周时约 30 ml,妊娠 20 周时约 400 ml,妊娠 38 周时约 1 000 ml,此后羊水量逐渐减少。妊娠 40 周时羊水量约 800 ml。过期妊娠时,羊水量明显减少,可减少至 300 ml 以下。

2. 羊水性状及成分　妊娠足月时羊水相对密度为 1.007~1.025,呈中性或弱碱性,pH 约为 7.20,内含水分 98%~99%,1%~2% 为无机盐及有机物质。妊娠早期羊水为无色澄清液体。妊娠足月羊水略混浊,不透明,羊水内常悬有小片状物,包括胎脂、胎儿脱落上皮细胞、毳毛、毛发、少量白细胞、白蛋白、尿酸盐等。羊水中含大量激素(雌三醇、孕酮、皮质醇、前列腺素、人胎盘催乳素、人绒毛膜促性腺激素、雄烯二酮、睾酮等)和酶(溶菌酶、乳酸脱氢酶等)。羊水中酶含量较母体血清中明显增高。

（五）羊水的功能

1. 保护胎儿　胎儿在羊水中自由活动,不致受到挤压,防止胎体畸形及胎肢粘连;保持羊膜腔内恒温;适量羊水避免子宫肌壁或胎儿对脐带直接压迫所致的胎儿窘迫;有利于胎儿体液平衡,若胎儿体内水分过多可通过形成尿液排至羊水中;宫缩时,尤在第一产程初期,羊水接受宫缩压力并使压力均匀分布,避免胎儿局部受压。

2. 保护母体　妊娠期,可减少胎动所致的不适感;临产后,前羊水囊扩张子宫颈口及阴道;破膜后,羊水润滑和冲洗阴道,减少疼痛感和感染机会。

第四节 妊娠期母体的生理与心理变化

案例导入

> 陈女士,28 岁,已婚,因"停经 42 天,恶心、呕吐、胃肠不适 2 天"今来产科门诊,查尿 HCG (+),诊断为早孕。
>
> 请思考:
>
> 1. 陈女士在她的整个妊娠期里,身体会出现什么样的生理变化?
>
> 2. 陈女士在心理上又会有什么样的变化呢?

妊娠期母体为了适应胎儿生长发育的需要,在胎盘产生激素的参与下,在神经内分泌的影响下,孕妇体内各系统发生一系列适应性的变化。了解妊娠期母体的变化,有助于做好妊娠期保健工作,有利于母儿安全度过妊娠期。

一、生殖系统的变化

(一) 子宫

1. **子宫体** 逐渐增大变软。子宫增大最初受内分泌激素的影响,以后的子宫增大则因子宫腔内压力的增加所致。有以下几个方面的改变。

(1) 子宫的体积与形状:子宫由非妊娠时(7~8)cm × (4~5)cm × (2~3)cm 增大至妊娠足月时 35 cm × 25 cm × 22 cm。妊娠早期,子宫呈球形或椭圆形且不对称,受精卵着床处的子宫壁明显突出。妊娠 12 周以后,增大的子宫渐呈均匀对称并超出盆腔,可在耻骨联合上方触及。妊娠晚期的子宫呈不同程度右旋,与乙状结肠在盆腔左侧占据有关。

(2) 子宫腔容量与子宫重量:非妊娠期子宫腔容量约 5 ml,至妊娠足月约 5 000 ml,增加 1 000 倍。子宫重量非妊娠时约 50 g,至妊娠足月约 1 000 g,增加 20 倍,增加的主要原因是子宫肌细胞肥大,细胞质内充满具有收缩活性的肌动蛋白和肌质球蛋白,为临产后子宫阵缩提供物质基础。子宫各部的增长速度不一。子宫底部于妊娠后期增长最快,子宫体部含肌纤维最多,子宫下段次之,子宫颈最少,以适应临产后子宫阵缩,子宫阵缩由子宫底部向下递减,促使胎儿娩出。

(3) 子宫肌壁厚度:非妊娠时约 1 cm,于妊娠中期逐渐增厚达 2.0~2.5 cm,至妊娠末期又逐渐变薄为 1.5 cm 或更薄,可经腹壁较容易触及胎体。

(4) 子宫收缩:自妊娠 12~14 周起,子宫出现不规则无痛性收缩,可由腹部检查时触及,孕妇有时自己也能感觉到。其特点为稀发和不对称,尽管其强度及频率随妊娠进展而逐渐增加,但宫缩时子宫腔内压力不超过 5~25 mmHg,持续时间不足 30 s,不规则,无疼痛感觉,称为 Braxton Hicks 收缩,是一种生理性宫缩,不引起子宫颈扩张。

(5) 子宫动脉与子宫血流量:子宫动脉由非妊娠时的弯曲状至妊娠足月时变直,以适应胎盘内绒毛间隙血流量增加的需要。妊娠足月时子宫血流量为 450~

妊娠期母体的身心变化

650 ml/min，较非妊娠时增加 4~6 倍，其中 5% 供肌层，10%~15% 供子宫蜕膜层，80%~85% 供胎盘。宫缩时子宫血流量明显减少。

2. 子宫峡部　位于子宫体与子宫颈之间最狭窄的部位。非妊娠时长约 1 cm，妊娠后变软，妊娠 10 周时子宫峡部明显变软。妊娠 12 周以后，子宫峡部逐渐伸展、拉长、变薄，扩展成为子宫腔的一部分，临产后可伸展至 7~10 cm，成为软产道的一部分，称为子宫下段。

3. 子宫颈　妊娠早期，黏膜充血及组织水肿，致使子宫颈肥大变软呈紫蓝色。子宫颈管内腺体肥大，分泌黏液增多，形成黏稠的黏液栓堵塞子宫颈口，以防细菌侵入，有保护子宫腔免受外来感染的作用。接近临产时，子宫颈管变短并出现轻度扩张。子宫颈的主要成分为胶原丰富的结缔组织，不同时期会重新分配，使妊娠期子宫颈关闭维持至足月，分娩期子宫颈扩张，产褥期子宫颈复旧。由于子宫颈鳞状、柱状上皮交界部受雌激素影响而外移，子宫颈外口周围表面呈鲜红色似糜烂面，称假性糜烂。

（二）卵巢

妊娠期略增大，无排卵及卵泡发育。一侧卵巢可见妊娠黄体。妊娠黄体于妊娠 6~7 周前产生雌激素及孕激素，以维持妊娠的继续。黄体功能约于妊娠 10 周完全由胎盘取代，黄体开始萎缩。

（三）输卵管

妊娠期输卵管管壁充血，随子宫增大而伸长，但肌层并不增厚。黏膜上皮细胞变扁平，在基质中可见蜕膜细胞，有时黏膜呈蜕膜样改变。

（四）阴道

妊娠期黏膜变软，充血水肿呈紫蓝色。皱襞增多，伸展性增加。阴道脱落细胞增加，分泌物增多常呈白色糊状。阴道上皮细胞糖原含量增加，产生乳酸增多，使阴道分泌物 pH 降低，不利于一般致病菌生长，有利于防止感染，但孕妇易患外阴阴道念珠菌病。

（五）外阴

妊娠期外阴部皮肤增厚，大、小阴唇色素沉着，大阴唇内血管增多及结缔组织变松软，伸展性增加，会阴厚而软，弹性增加，有利于分娩时胎儿的通过。小阴唇皮脂腺分泌增多。由于增大子宫的压迫，盆腔及下肢静脉回流受阻，部分孕妇可有外阴静脉曲张，产后多自行消失。

二、乳房的变化

乳房于妊娠早期开始增大，充血明显。孕妇自觉乳房发胀或偶有刺痛，随着乳腺增大，皮下浅静脉明显可见。由于乳腺腺泡增生致使乳腺增大并出现结节。乳头、乳晕出现色素沉着，乳头增大易勃起。乳晕外围的皮脂腺肥大形成散在的结节状小隆起，称蒙氏结节。妊娠期间胎盘分泌大量雌激素刺激乳腺腺管发育，分泌大量孕激素刺激乳腺腺泡发育。此外，垂体催乳激素、人胎盘催乳素以及胰岛素、皮质醇、甲状腺素等激素的共同参与使乳腺发育完善。但并无乳汁分泌，这与大量雌激素、孕激素抑制乳汁生成有关。妊娠末期尤其在接近分娩期挤压乳房时,可有少许黄色稀薄液体溢出,称初乳。产后胎盘娩出,雌激素、孕激素水平迅速下降,催乳素迅速释放并维持一定水平,乳腺开始分泌乳汁;同时,新生儿吸吮乳头,通过神经反射,腺垂体释放催乳素与催产素促进乳汁分泌和控制腺泡、输乳管收缩,乳汁开始持续分泌和排放。

三、循环系统的变化

(一) 心脏

妊娠后期因膈肌升高,心脏向左上方移位,更贴近胸壁,心尖搏动左移 1~2 cm,心浊音界稍扩大。心脏移位使大血管轻度扭曲,加之血流量增加及血流速度加快,在多数孕妇的心尖区可闻及 Ⅰ~Ⅱ 级柔和吹风样收缩期杂音,产后逐渐消失。心率于妊娠晚期休息时每分钟增加 10~15 次。

(二) 心排血量

心排血量约自妊娠 10 周开始增加,以满足胎儿生长发育的需要。至妊娠 32~34 周达高峰,左侧卧位测量心排血量较未妊娠时约增加 30%,每次心排血量平均约为 80 ml,持续此水平直至分娩。临产后,特别在第二产程期间,心排血量显著增加。

(三) 血压

在妊娠早期及中期血压偏低,在妊娠晚期血压恢复或稍升高,一般收缩压无变化,舒张压因外周血管扩张、血液稀释及胎盘形成动静脉短路而轻度降低,使脉压稍增大。孕妇正常血压应低于 140/90 mmHg。孕妇体位影响血压,坐位高于仰卧位。

(四) 静脉压

妊娠不影响上肢静脉压。于妊娠 20 周开始,逐渐增大的子宫压迫下腔静脉使血液回流受阻。左侧卧位能解除子宫的压迫,改善静脉回流。由于下肢、外阴及直肠静脉压增高,加之妊娠期静脉壁扩张,孕妇容易发生下肢、外阴静脉曲张和痔。

若孕妇长时间仰卧位,增大的子宫压迫下腔静脉,可导致回心血量减少,心搏量降低,血压下降,称为仰卧位低血压综合征。左侧卧位能解除右旋子宫对下腔静脉的压迫,改善子宫胎盘之间的血液循环,有利于母婴双方的健康。因此,妊娠中晚期鼓励孕妇左侧卧位休息。

四、血液的改变

(一) 血容量

循环血容量于妊娠 6~8 周开始增加,至妊娠 32~34 周达高峰,增加 40%~45%,平均增加 1 450 ml,维持此水平直至分娩。血容量增加包括血浆及红细胞增加,血浆约增加 1 000 ml,红细胞约增加 450 ml,血浆增加多于红细胞增加,使血液稀释,称生理性贫血。妊娠期血液生理性稀释有助于增加子宫和其他器官的供血量,有利于胎儿在子宫内的生长发育。

(二) 血液成分

1. 血细胞　由于血液稀释,红细胞计数约为 3.6×10^{12}/L,血红蛋白值约为 110 g/L,血细胞比容从未妊娠时 0.38~0.47 降至 0.31~0.34。孕妇储备铁约 0.5 g。白细胞从妊娠 7~8 周开始轻度增加,至妊娠 30 周达高峰,为 $(5~12) \times 10^9/L$,有时可达 $15 \times 10^9/L$,主要为中性粒细胞增多。血小板数目无明显改变。

2. **凝血因子** 妊娠期血液处于高凝状态。凝血因子Ⅱ、凝血因子Ⅴ、凝血因子Ⅶ、凝血因子Ⅷ、凝血因子Ⅸ、凝血因子Ⅹ增加,妊娠晚期凝血酶原时间及部分孕妇凝血活酶时间轻度缩短,凝血时间无明显改变。血浆纤维蛋白原含量比非妊娠妇女增加50%,于妊娠末期可达 4.5 g/L,故血液处于高凝状态。由于血液的高凝状态,减少了分娩时出血的危险,但血栓形成的风险增加,血栓脱落易发生肺栓塞及弥散性血管内凝血,故产后应鼓励产妇尽早活动。另外,纤维蛋白原的增加还可改变红细胞表面负电荷,使红细胞出现钱串样叠连,故红细胞沉降率加快,为正常的 4~5 倍。

3. **血浆蛋白** 由于血液稀释,血浆蛋白从妊娠早期开始降低,至妊娠中期为 60~65 g/L,主要是白蛋白减少,约为 35 g/L,以后持续此水平直至分娩。

五、泌尿系统的变化

由于孕妇及胎儿代谢产物增多,肾负担过重。妊娠期肾增大约 1 cm,肾血浆流量(RPF)及肾小球滤过率(GFR)于妊娠早期均增加,以后在整个妊娠期间维持高水平,RPF 比非妊娠时约增加 35%,GFR 约增加 50%。由于 GFR 增加,肾小管对葡萄糖重吸收能力不能相应增加,约 15% 孕妇饭后可出现糖尿,应注意与真性糖尿病相鉴别。

妊娠早期,由于增大的子宫压迫膀胱,致其容量减少引起尿频;妊娠中期,子宫体超出盆腔,尿频症状消失;妊娠末期,当胎先露入盆后,孕妇可再次出现尿频,部分孕妇可出现尿失禁。

受孕激素影响,泌尿系统平滑肌张力降低。自妊娠中期肾盂及输尿管轻度扩张,输尿管增粗及蠕动减弱,尿流缓慢,且右侧输尿管受右旋妊娠子宫压迫致输尿管有尿液反流现象,故孕妇易患急性肾盂肾炎,以右侧多见。建议孕妇取左侧卧位休息,鼓励多饮水、勤排尿,预防感染。

六、呼吸系统的变化

妊娠期间胸廓改变主要表现为胸廓横径及前后径加宽使周径加大。孕妇于妊娠中期耗氧量增加 10%~20%,而肺通气量约增加 40%,使动脉血 PO_2 升高达 92 mmHg,PCO_2 降至 32 mmHg,有利于供给胎儿所需的氧及排出胎儿血中的二氧化碳。妊娠晚期,子宫增大使膈肌上升,膈肌活动度减少,胸廓活动度相应加大,以胸式呼吸为主,这样气体交换仍可保持不变。妊娠期呼吸次数无明显变化,每分钟不超过 20 次,但呼吸较深。妊娠期上呼吸道黏膜增厚,轻度充血水肿,使局部抵抗力减低,容易发生上呼吸道感染。

七、消化系统的变化

受大量雌激素影响,孕妇齿龈充血、水肿、肥厚,易发生齿龈出血。由于孕激素影响,妊娠期胃肠平滑肌张力降低,蠕动减弱,贲门括约肌松弛,胃内酸性内容物可反流至食管下部产生"烧心"感。胃酸及胃蛋白酶分泌量减少。胃排空时间延长,容易出现上腹部饱满感。肠蠕动减弱,出现便秘。由于子宫对下腔静脉的压迫,影响下肢静脉及盆腔静脉回流,常引起痔疮或使原有痔疮加重。肝功能无明显改变。胆囊排空时间延长,胆道平滑肌松弛,胆汁稍黏稠易淤积,妊娠期间可诱发胆石症。

八、皮肤的变化

妊娠期垂体分泌促黑素细胞激素增加,使黑色素增加,导致孕妇乳头、乳晕、腹白线、外阴等处出现色素沉着。在面颊部有不规则蝶状褐色斑,俗称妊娠黄褐斑,产后逐渐消退。随妊娠子宫的逐渐增大,孕妇腹壁皮肤张力增大,加之肾上腺皮质于妊娠期间分泌糖皮质激素增多,该激素分解弹力纤维蛋白,使弹力纤维变性、断裂,部分孕妇腹部甚至大腿、臀部等处出现不规则平行微凹陷的条纹,称妊娠纹。初产妇呈紫红色或淡红色。由于弹力纤维断裂处的真皮层变薄,上面覆盖一层薄薄的表皮,通过表皮可见真皮层毛细血管的颜色,因此呈紫色或淡红色。产后弹性纤维断裂处的结缔组织增生修复,看不到真皮层毛细血管的颜色,故经产妇妊娠纹呈银白色。

九、内分泌系统的变化

(一)垂体

妊娠晚期腺垂体明显增生肥大。

1. 促性腺激素　在妊娠早期,先由妊娠黄体继而又由胎盘分泌大量雌激素及孕激素,对下丘脑及腺垂体的负反馈作用,使促性腺激素分泌减少,故妊娠期间卵巢内的卵泡不再发育成熟,也无排卵。

2. 催乳激素　从妊娠 7 周开始增多,随妊娠进展逐渐增量,妊娠足月分娩前达高峰,约 150 µg/L,为非妊娠妇女 15 µg/L 的 10 倍。催乳激素有促进乳腺发育,为产后泌乳做准备及促进泌乳的作用。分娩后若不哺乳,于产后 3 周内降至非妊娠时水平,哺乳者则多在产后 80~100 天或更长时间才降至非妊娠时水平。

(二)甲状腺

妊娠期由于腺组织增生和血运丰富,甲状腺比非妊娠时增大约 65%。血中的甲状腺激素虽增多,但游离甲状腺素并未增多,故孕妇无甲状腺功能亢进表现。孕妇与胎儿体内的促甲状腺激素均不通过胎盘,而是各自负责自身甲状腺功能的调节。

(三)肾上腺皮质

1. 皮质醇　妊娠期肾上腺皮质束状带分泌的皮质醇增多 3 倍,约 75% 与肝产生的皮质类固醇结合球蛋白结合,15% 与白蛋白结合。血循环中皮质醇虽大量增加,但仅有 10% 为起活性作用的游离皮质醇,故孕妇无肾上腺皮质功能亢进表现。

2. 醛固酮　妊娠期球状带分泌的醛固酮增加 4 倍,仅有 30%~40% 为起活性作用的游离醛固酮,故不致引起过多水钠潴留。

3. 睾酮　网状带分泌的睾酮略有增加,表现为孕妇阴毛及腋毛增多、增粗。

十、新陈代谢的变化

(一)基础代谢率(BMR)

基础代谢率于妊娠早期稍下降,妊娠中期逐渐增高,至妊娠晚期可增高 15%~20%。

(二) 体重

妊娠 12 周前体重无明显变化。妊娠 13 周起体重平均每周增加 350 g,直至妊娠足月时体重平均增加 12.5 kg,包括胎儿、胎盘、羊水、子宫、乳房、血液、组织间液及脂肪沉积等。

(三) 糖代谢

妊娠期胰岛功能旺盛,分泌胰岛素增多,使血循环中的胰岛素增加,故孕妇空腹血糖值稍低于非妊娠妇女,做糖耐量试验时血糖增高幅度大且恢复延迟。妊娠期间注射胰岛素后降血糖效果不如非妊娠妇女,提示靶细胞有拮抗胰岛素的功能,或因胎盘产生胰岛素酶破坏胰岛素,故妊娠期间胰岛素需要量增多。

(四) 脂肪代谢

妊娠期肠道吸收脂肪能力增强,血脂增高,脂肪积存较多。妊娠期能量消耗多,糖原储备减少。如能量消耗过多则动用大量脂肪,使血中酮体增加而发生酮血症。

(五) 蛋白质代谢

孕妇对蛋白质的需要量增加,呈正氮平衡状态。孕妇体内储备的氮除供给胎儿生长发育及子宫、乳房增大的需要外,还为分娩期消耗做准备。

(六) 水代谢

妊娠期身体水分平均约增加 7 L,水钠潴留与排泄形成适当比例而不引起水肿。至妊娠末期组织间液可增加 1~2 L。

(七) 矿物质代谢

胎儿生长发育需要大量钙、磷、铁。妊娠期间约需储存钙 40 g,胎儿骨骼生长发育需储存钙 30 g,绝大部分是妊娠最后 2 个月内积累,因此,早产儿常缺钙。应于妊娠最后 3 个月补充维生素 D 及钙,以提高血钙值。胎儿造血及酶合成需要较多的铁,孕妇储存铁量不足,需补充铁剂,否则会因血清铁值下降发生缺铁性贫血。

十一、骨骼、关节及韧带的变化

骨质在妊娠期间一般无改变。部分孕妇自觉腰骶部及肢体疼痛不适,可能与松弛素使骨盆韧带及椎骨间的关节、韧带松弛有关。妊娠晚期由于增大的子宫使孕妇的重心向前移,为保持身体平衡,孕妇头部与肩部应向后仰,腰部向前挺,形成典型孕妇姿势。

十二、心理的变化

妊娠期可以看作是家庭发展的一个阶段。妊娠虽然是一种自然的生理现象,但对妇女及其家庭而言,仍是一生中一件独特的事件,是一项挑战,是家庭生活的转折点。孕妇及家庭成员的心理活动会随着妊娠的进展而有不同的改变。

（一）妊娠期常见的心理变化

1. 妊娠早期　情绪不稳定,依赖性增强。妊娠后,孕妇体内的激素水平发生明显的变化,约有半数妇女会出现头晕、乏力、嗜睡、食欲不振、恶心、呕吐等早孕反应,早孕反应使孕妇较易产生心理波动,很难保持愉快、平静的情绪,而出现烦躁、委屈等不良情绪。

有些孕妇有阴道出血史、保胎史、习惯性流产史、不良产史、服药史、接触计算机、家庭装修、吸烟、饮酒等情况,这些往往使孕妇紧张、焦虑,担心流产,担心胎儿畸形。

总之,妊娠早期孕妇的主要心理问题是情绪不稳定,容易接受暗示,依赖性增强。

2. 妊娠中期　孕妇逐渐适应,情绪趋于稳定。随着早孕反应种种不适逐渐减轻和消失,孕妇的身体随之好转,食欲大增,情绪进入平稳阶段,睡眠恢复正常。特别是出现了胎动,对准妈妈来说是一种莫大的安慰。在这一阶段,通过生活、工作和休息的适当调整,保证良好的心理状态非常重要。

这段时期身体外形虽然发生了很大的变化,体重有所增加,腹部渐渐隆起,可以感觉到胎动,孕妇对妊娠导致的生理、心理变化逐渐适应,情绪趋于稳定,但感知觉、智力水平、反应能力可能会略有下降,而抵御各种不良刺激的能力却会增强。

3. 妊娠晚期　精神压抑,容易紧张、焦虑。在这段时期里,胎儿迅速生长发育,体重增长较快,外形变化更为显著,孕妇活动笨重,妊娠水肿、妊娠高血压、妊娠糖尿病等并发症也容易发生,容易发生睡眠障碍、疲倦、便秘、食欲减退等健康问题,孕妇的心理负担加重,主要是想象和猜测孩子,担心孩子的健康、性别、长相,害怕早产、临产、分娩,对丈夫更加依赖,希望得到更多的关心,对如何做好一个母亲而激动不安、心中茫然。

这段时期孕妇情绪不稳定,精神上感到压抑,容易出现紧张、焦虑、忧郁、易哭、易激惹等不良情绪。

（二）妊娠期女性的心理发展

大量研究表明,情绪不良的孕妇容易发生异常妊娠和分娩期并发症。如孕妇心境不良可导致胎儿脑血管收缩,重者可致大脑畸形。严重焦虑的孕妇,恶心、呕吐、流产、早产发生率均增高。

分娩过程中过度紧张、恐惧可使子宫收缩乏力,导致产程延长。因此,需要帮助孕妇消除不良情绪,保持心情愉悦。心理学家认为,妊娠期孕妇为接受新生命的诞生,维持其自身及家庭的功能完整性,必须完成4项妊娠期母性心理发展任务。

1. 确保安全　孕妇通过各种途径寻求有关妊娠、分娩的知识,以达到顺利、安全地度过妊娠期和分娩期的目的,如获取有关营养、活动、性生活及避免意外伤害的知识等。

2. 接受孩子　在妊娠初期,孕妇可能会表现为不愿接受妊娠这一事实,但随着胎动的出现,感觉到孩子的存在,逐渐接受了孩子,并努力寻求他人对孩子的接受和认可。在此过程中,丈夫是关键人物,他的支持和接受,使孕妇更顺利地完成妊娠期心理发展任务和形成母亲角色的认同。

3. 学会奉献　孕妇自从准备承担母亲角色后即开始学习,并可能为满足孩子的需要而忽略或推迟自身需要的满足,将孩子的需求放在首位,学会为孩子而奉献。在这段时期,孕妇特别需要丈夫及家人的支持和关心,来减轻其所承受的生理和心理的负担。

4. 融为一体　随着妊娠的进展,尤其是胎动出现以后,孕妇和胎儿逐渐建立起亲密的感情。孕妇想象着自己孩子的模样,通过抚摸腹部、对着腹部讲话等行为表现自己对胎儿的情感,这种情绪及行为将为其日后与新生儿建立良好情感奠定基础。

在线讨论

云课堂在线参与正常妊娠期妇女的健康教育方案讨论。

本章小结

1. 受精及受精卵的发育、输送与着床　受精发生在排卵后 12 h 内,整个受精过程约需 24 h;植入是指胚泡逐渐埋入子官内膜的过程,植入的部位多在子宫体后壁;胚泡植入后的子官内膜称蜕膜,分为底蜕膜、包蜕膜和壁蜕膜。

2. 胚胎、胎儿发育特征及胎儿生理特点　受精后 8 周内称为胚胎,9 周后称为胎儿;8 周末 B 超下有心脏搏动,16 周末可确定性别,40 周末胎儿成熟,各项指征发育完善,需重点掌握。

3. 胎儿附属物的形成及功能　包括胎盘、胎膜、脐带、羊水。胎盘由底蜕膜、叶状绒毛膜、羊膜构成,功能有气体交换、供给营养、排泄废物、防御功能、合成功能;胎膜由羊膜、平滑绒毛膜、包蜕膜、壁蜕膜构成;足月妊娠脐带长 30~100 cm,内有 2 条脐动脉,1 条脐静脉;足月妊娠羊水量为 800~1 000 ml,羊水有保护胎儿、保护母体的功能。

4. 妊娠期母体的变化　① 妊娠期生殖系统变化的主要特点:子宫体逐渐增大变软,子宫颈及阴道黏膜呈紫蓝色;子宫峡部由非妊娠时 1 cm,临产后伸展至 7~10 cm,成为软产道的一部分,称子宫下段。② 妊娠期血液循环系统的主要变化:血容量及心排血量于妊娠 32~34 周达高峰;生理性血液稀释,从而出现生理性贫血;妊娠晚期血压稍升高,但正常应低于 140/90 mmHg;孕妇长时间仰卧位,可发生仰卧位低血压综合征。③ 妊娠期泌尿系统的变化特点:约 15% 孕妇饭后可出现生理性糖尿,孕妇易患急性肾盂肾炎,以右侧多见。

孕妇在妊娠早期、妊娠中期、妊娠晚期、分娩期会出现不同的心理变化,并做好确保安全、接受孩子、学会奉献、融为一体 4 项任务。

一、名词解释

受精　妊娠　植入　胚胎　仰卧位低血压综合征

二、简答题

1. 简述胎盘的功能。

2. 简述羊水的功能。

3. 请描述40周末胎儿的特点。

4. 妊娠期母体生殖系统、血液循环系统、泌尿系统各有哪些变化?

5. 为什么孕妇易患右侧急性肾盂肾炎?

三、案例分析

某孕妇第一胎为男孩,孩子有遗传疾病,医生建议再次妊娠时,要鉴定胎儿性别,如果是女孩就继续妊娠,反之就要终止妊娠。

请问:

1. 妊娠多少周可以确定胎儿性别?

2. 该孕妇若怀的是女孩,顺利到达了40周,请描述胎儿的特点有哪些?

（李　玲）

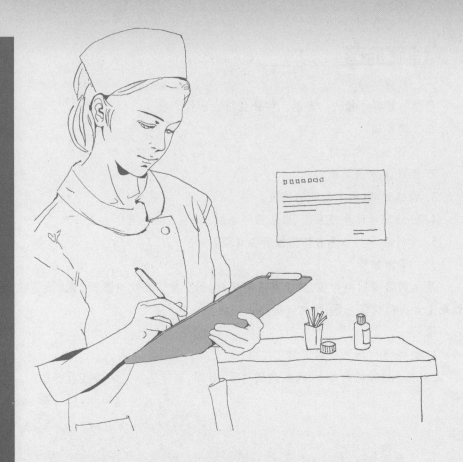

第四章　妊娠诊断

导读课件　　　思维导图

学习目标

1. 掌握早、中、晚期妊娠的诊断。

2. 掌握胎产式、胎先露、胎方位的定义及判定。

3. 会利用所学知识对早期妊娠妇女进行健康指导。

4. 培养护生良好的职业素质和行为习惯；具有关爱、尊重孕产妇的意识；具有与孕产妇及其家属进行良好沟通的能力。

根据妊娠不同时期特点,临床上将妊娠全过程分为 3 个时期,妊娠 13 周末以前称早期妊娠,妊娠 14~27 周末称中期妊娠,妊娠 28 周及以后称晚期妊娠。

第一节 早期妊娠诊断

案例导入

刘女士,25 岁,因"停经 46 天,自觉乏力、嗜睡 1 周,恶心、呕吐 3 天"来院就诊。结婚 1 年,未采取避孕措施,平素月经规律,末次月经在 1 月 10 日。

请思考:

1. 依据上述病史材料,为明确诊断,还需进行哪些相关检查?

2. 如果刘女士确诊早孕,作为一名护士,如何对其进行早期妊娠健康指导?

（一）病史

询问孕妇年龄、月经史、婚育史;有无病毒感染史、"感冒"史、毒物或放射线接触史;了解用药情况;询问有无其他慢性疾病史、手术史、遗传病家族史。

（二）症状

1. 停经　停经是妊娠最早的症状。月经周期规律且有性生活的育龄期妇女,月经过期 10 天或以上,应首先考虑妊娠的可能。若停经已达 8 周,则妊娠的可能性更大。评估末次月经情况及停经时间。停经非妊娠特有症状,应与药物、精神、环境因素等引起的闭经相鉴别。哺乳期妇女虽月经未来潮,亦有可能再次妊娠。

2. 早孕反应　约半数孕妇于停经 6 周左右出现晨起恶心、呕吐、食欲减退、偏食、乏力、嗜睡等现象,称早孕反应,部分孕妇有情绪改变。多于妊娠 12 周左右自行消失。可能与妊娠后体内 HCG 分泌增多,胃酸分泌减少及胃排空时间延长有关。评估孕妇是否有早孕反应及其出现时间、程度等。

3. 尿频　因前倾增大的子宫压迫膀胱引起,至妊娠 12 周左右,增大的子宫超出盆腔升入腹腔,不再压迫膀胱,尿频症状自然消失。评估孕妇是否出现尿频症状及其严重程度。

4. 乳房变化　受雌激素、孕激素影响,自妊娠 8 周起,乳房逐渐增大。孕妇自觉乳房轻度胀痛、乳头刺痛,检查见乳头及乳晕着色,乳晕周围皮脂腺增生,出现深褐色蒙氏结节。

（三）体征

妊娠 6~8 周时,妇科检查可见阴道黏膜及子宫颈阴道部充血,呈紫蓝色。子宫增大、变软,双合诊检查子宫峡部极软,感觉子宫体与子宫颈似不相连,称黑加征（Hegar sign）。至妊娠 8 周时,子宫约为非妊娠子宫的 2 倍,至妊娠 12 周时,子宫约为非妊娠子宫的 3 倍,在耻骨联合上方可触及子宫底。

（四）辅助检查

1. 妊娠试验　受精卵着床后,滋养细胞分泌 HCG 进入孕妇血液并经尿液排出。

可用放射免疫法测定孕妇血 HCG 含量,协助诊断早期妊娠。临床多用早早孕诊断试纸法检测孕妇尿液,若结果为阳性,结合临床表现可诊断早期妊娠。阴性结果应于 1 周后复测。

2. 超声检查

（1）B 型超声检查:是诊断早期妊娠快速而准确的方法。估计胎龄,停经 4~5 周时,经阴道 B 型超声可见子宫腔内有圆形或椭圆形妊娠囊;妊娠 6 周时,在妊娠囊内可见胚芽及原始心管搏动;妊娠 14 周时,通过测量胎儿头臀长度可较准确地估计妊娠周,矫正预产期。胎儿颈后透明层厚度(NT)和胎儿鼻骨等指标可作为妊娠早期染色体疾病筛查的指标。妊娠 9~14 周,可排除无脑儿等严重胎儿畸形。

（2）彩色多普勒超声检查:可见胎儿心脏区彩色血流,可确诊为早期妊娠、活胎。

3. 宫颈黏液检查　宫颈黏液黏稠、量少、拉丝度差,涂片干燥后光镜下仅见排列成行的椭圆体,无羊齿植物叶状结晶,早期妊娠的可能性较大。

4. 基础体温测定　每天清晨(夜班工作者休息 6~8 h 后)醒来,未行任何活动之前,测量体温 5 min(测口腔温度),并记录于基础体温单上,按天连成曲线。如果出现发热、感冒、用药等情况,在体温单上注明。具有双相型体温的妇女,停经后高温相持续 18 天以上不下降者,可能为早期妊娠;高温相持续 3 周以上,则早期妊娠的可能性更大。

知识链接

影响优生的不良因素

1. 早期妊娠妇女尽量少去公共场所,尤其是在传染病流行季节,以防感染。

2. 家中不宜养猫、狗等宠物,防止弓形虫和病毒感染。

3. 避免接触放射线、汞、铅、有机磷农药等有害物质,禁用有毒化妆品。

4. 禁忌吸烟、饮酒、吸毒,同时尽量避免被动吸烟。

5. 孕妇用药需慎重,最好不用,若必须用药,应在医生的指导下进行,避免胎儿畸形。

6. 原则上禁止性生活,以防流产及感染。

第二节　中、晚期妊娠诊断

案例导入

　　王女士,27 岁,妊娠 28 周,来门诊常规产检。体格检查:体温 36.6℃,脉搏 85 次 /min,呼吸 18 次 /min,血压 130/90 mmHg,双下肢脚踝轻微水肿,近日来便秘,夜间发生小腿肌肉痉挛。产科检查:子宫底高度 25 cm,腹围 86 cm,胎位为枕左前位(LOA),胎心率 140 次 /min。

　　请思考:

　　1. 请问王女士出现了哪些妊娠期症状?

　　2. 针对这种情况,作为一名护士,你应该如何对该孕妇进行指导?

（一）病史

询问孕妇早期妊娠过程，了解胎动出现时间、胎动情况，有无阴道流血、流液、头痛、眼花、视物不清、水肿、胸闷、心悸、气短等异常情况。

（二）症状

有早期妊娠的经过，自觉腹部逐渐增大，孕妇感觉到胎动、扪到胎体、听到胎心音。

（三）体征

1. 子宫增大　随妊娠进展，子宫逐渐增大。通过手测或尺测子宫底高度（表4-1，图4-1），可初步判断子宫大小、胎儿大小及妊娠周，以及子宫大小与妊娠周数是否相符。孕妇脐耻距离、单胎、多胎、羊水量、胎儿发育情况等均可影响子宫底高度。

表 4-1　不同妊娠周数的子宫底高度

妊娠周数	手测子宫底高度	尺测子宫底高度 /cm
12 周末	耻骨联合上 2~3 横指	
16 周末	脐耻之间	
20 周末	脐下 1 横指	18(15.3~21.4)
24 周末	脐上 1 横指	24(22.0~25.1)
28 周末	脐上 3 横指	26(22.4~29.0)
32 周末	脐与剑突之间	29(25.3~32.0)
36 周末	剑突下 2 横指	32(29.8~34.5)
40 周末	脐与剑突之间或略高	33(30.0~35.3)

2. 胎动　胎儿的躯体活动称胎动。妊娠18~20周，孕妇开始自觉有胎动，每小时3~5次，下午和夜间胎动较为活跃。妊娠周数越大，胎动越活跃，妊娠32~34周达高峰，但妊娠38周后胎动逐渐减少。妊娠28周后，2 h 胎动计数不少于10 次为正常。详细了解孕妇胎动出现时间、次数等。腹壁薄且松弛的孕妇，在腹壁可见胎动。

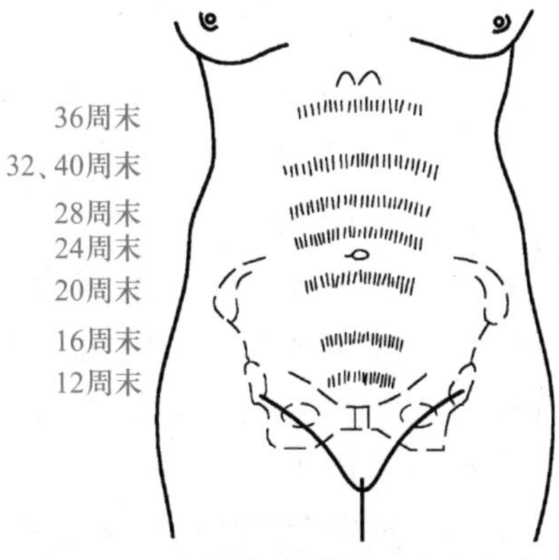

3. 胎心音　妊娠12周时，用多普勒胎心听诊仪在孕妇腹壁可听到胎心音，妊娠18~20周，用普通听诊仪在孕妇腹壁可以听到胎心音，呈双音，第一音和第二音相接近，似钟表的"滴答"声，速度较快，每分钟110~160次。监测胎心音变化并判断是否正常。注意与子宫杂音、脐带杂音及腹主动脉音相鉴别。

4. 胎体　妊娠20周以后，腹部检查可触及子宫内的胎体；妊娠24周以后，用四步触诊法可以区分胎头、胎背、胎臀和胎儿肢体的位置，从而判断胎产式、胎先露及胎

图 4-1　不同妊娠周数的子宫底高度

（图中标注）
36 周末
32、40 周末
28 周末
24 周末
20 周末
16 周末
12 周末

妊娠中晚期
诊断

胎动计数的
方法

胎心听诊术

61

重点考点：
不同妊娠周
数的子宫底
高度

重点考点：
胎动出现的
时间、频率

重点考点：
胎心音出现
的时间、频率

第四章　妊娠诊断

方位。经阴道用手轻触并轻推胎头,胎儿头圆而硬,感觉胎儿浮动又回弹,称为浮球感,也称浮沉胎动感。

（四）辅助检查

1. B 型超声检查　可显示胎儿数目、胎方位、胎先露、胎产式、胎儿发育情况、胎心搏动、羊水量、胎盘位置及其与子宫颈内口的关系,可测定胎头双顶径、头围、股骨长度、腹围等以判断胎儿生长发育情况,妊娠 18~24 周,可观察胎儿有无结构畸形。

2. 彩色多普勒超声检查　可探测胎心音、胎动音、脐带血流音及胎盘血流音。可评估子痫前期风险及胎儿贫血程度。

知识链接

胎儿结构畸形筛查

在妊娠 18~24 周,通过超声检查对胎儿各器官进行系统筛查,能够发现严重致死性畸形,如无脑儿、严重脑膨出、单腔心、严重开放性脊柱裂、严重胸腹壁缺损并内脏外翻、致死性软骨发育不良等疾病。妊娠中期胎儿畸形的产前超声检出率为50%~70%。

第三节　胎姿势、胎产式、胎先露、胎方位

案例导入

陈女士,28 岁,妊娠 24 周,来院行产前检查。产科检查:胎心率 145 次 /min,胎心音位于左上腹,子宫底部触及圆而硬胎体部分。

请思考:

1. 如何判断胎先露?

2. 为明确胎儿在子宫内位置,除胎先露外,还需了解哪些信息?

（一）胎姿势

胎儿在子宫内的姿势,称胎姿势,也称胎势。正常的胎姿势为胎头俯屈,颏部贴近胸壁,脊柱略前弯,四肢屈曲交叉于胸腹部前方,胎儿体积及表面积均明显缩小,整个胎体成为头端小、臀端大的椭圆形。

（二）胎产式

胎体纵轴与母体纵轴的关系,称胎产式。两纵轴平行者称为纵产式,占妊娠足月分娩总数的 99.75%(图 4-2)。两纵轴垂直者称横产式,仅占妊娠足月分娩数的0.25%。两纵轴交叉称斜产式,是暂时的,在分娩过程中大多数转为纵产式,极少数转为横产式。

（三）胎先露

最先进入骨盆入口的胎儿部分,称胎先露。纵产式有头先露和臀先露,横产式为肩先露。因胎头俯屈程度的不同,头先露可分为枕先露、前囟先露、额先露和面

先露(图4-3)。因入盆的先露部分不同,臀先露可分为混合臀先露、单臀先露、膝先露和足先露(图4-4)。偶可见头先露或臀先露与胎手或胎足同时入盆,称复合先露(图4-5)。横产式最先进入骨盆的是胎儿肩部,称肩先露。

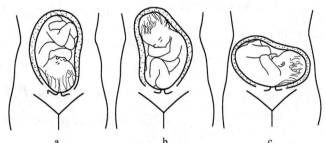

a　　　　　　　　b　　　　　　　　c
a. 纵产式(头先露);b. 纵产式(臀先露);c. 横产式(肩先露)

图4-2　胎产式

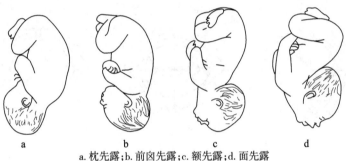

a　　　　b　　　　c　　　　d
a. 枕先露;b. 前囟先露;c. 额先露;d. 面先露

图4-3　头先露的种类

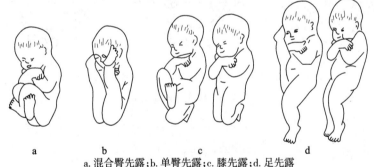

a　　　　b　　　　c　　　　d
a. 混合臀先露;b. 单臀先露;c. 膝先露;d. 足先露

图4-4　臀先露的种类

(四) 胎方位

胎儿先露部的指示点与母体骨盆的关系称胎方位,简称胎位。枕先露以枕骨、面先露以颏骨、臀先露以骶骨、肩先露以肩胛骨为指示点。根据指示点与母体骨盆前、后、左、右、横的关系而构成不同的胎位(表4-2)。枕前位时,胎头枕骨位于母体骨盆的左前方,应为枕左前位,余依此类推(图4-6)。

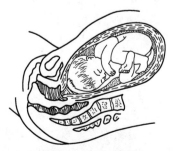

图4-5　复合先露

表 4-2 胎产式、胎先露、胎方位的关系及种类

胎产式	胎先露		胎方位
纵产式 (99.75%)	头先露 (95.75%~97.75%)	枕先露 (95.55%~97.55%)	枕左前(LOA)、枕左横(LOT)、枕左后(LOP)
			枕右前(ROA)、枕右横(ROT)、枕右后(ROP)
		面先露 (0.2%)	颏左前(LMA)、颏左横(LMT)、颏左后(LMP)
			颏右前(RMA)、颏右横(RMT)、颏右后(RMP)
	臀先露 (2%~4%)		骶左前(LSA)、骶左横(LST)、骶左后(LSP)
			骶右前(RSA)、骶右横(RST)、骶右后(RSP)
横产式	肩先露 (0.25%)		肩左前(LScA)、肩左后(LScP)
			肩右前(RScA)、肩右后(RScP)

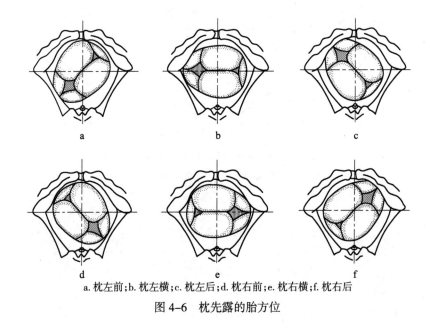

a. 枕左前；b. 枕左横；c. 枕左后；d. 枕右前；e. 枕右横；f. 枕右后

图 4-6 枕先露的胎方位

知识链接

胎 位 异 常

　　最常见的胎位异常为头先露位置异常、臀先露及肩先露。胎位异常可能与胎头入盆受阻、胎儿活动范围增大及子宫畸形等因素有关。胎位异常是造成难产的常见因素。

在线讨论

　　云课堂在线参与妊娠早、中、晚期妇女的健康教育方案的讨论。

本章小结

1. 根据妊娠不同时期特点,临床上将妊娠全过程分为 3 个时期,妊娠 13 周末以前称早期妊娠,妊娠 14~27 周末称中期妊娠,妊娠 28 周及以后称晚期妊娠。不同妊娠时期在临床表现及辅助检查方面均有不同特点。掌握早期妊娠的临床表现和辅助检查方法;中、晚期妊娠不同妊娠周的子宫底高度,自觉胎动时间、胎心音听诊时间及其正常值范围。

2. 因胎儿在子宫内的位置和姿势不同,可分为不同的胎产式、胎先露和胎方位。

目标测试题

一、名词解释

早孕反应 黑加征 基础体温 胎动 胎心音 胎姿势 胎产式 胎先露 胎方位

二、简答题

1. 简述早期妊娠的临床表现。

2. 简述早期妊娠诊断辅助检查内容。

3. 简述中、晚期妊娠的临床表现。

三、案例分析

王女士,25 岁,因"停经 48 天,食欲减退 1 周,恶心、呕吐 3 天"来院就诊。平素月经规律。入院检查:体温 36.5℃,脉搏 82 次/min,呼吸 18 次/min,血压 125/85 mmHg。产科检查:阴道壁及子宫颈充血,呈紫蓝色,子宫增大、变软。

请问:

1. 为明确诊断,还应进行哪些辅助检查?

2. 如何向该妇女进行健康指导?

(张景春)

护考直击

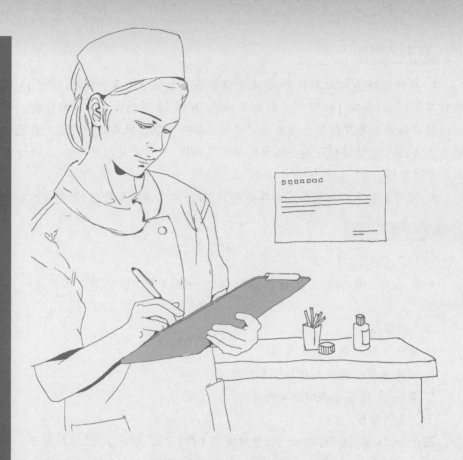

第五章　妊娠期监护

导读课件

思维导图

学习目标

1. 掌握产前检查的时间与次数、推算预产期的方法和产科检查。

2. 熟悉首次产前检查的病史、全身检查和辅助检查；复诊产前检查的病史、全身检查、辅助检查。

3. 了解产科门诊的布局、设备、诊室和管理；分娩的准备。

4. 会利用所学知识对正常妊娠期妇女进行产前检查。

5. 培养护生良好的职业素质和行为习惯；具有关爱、尊重孕妇的意识；具有与孕妇及其家属进行良好沟通的能力。

妊娠期监护包括对孕妇的定期产前检查、指导孕妇营养和用药、对胎儿宫内情况的监护、及时发现和处理异常情况、保障孕妇和胎儿的健康直至分娩。

围产医学是研究在围产期内对孕产妇及围产儿卫生保健的一门科学,对降低围产期母儿死亡率和缺陷儿出生率、保障母儿健康具有重要意义。我国现阶段的围产期指从妊娠满 28 周(即胎儿体重 ≥ 1 000 g 或身长 ≥ 35 cm)至产后 1 周。围产期死亡率是衡量产科及新生儿科质量的重要指标。

第一节 产前检查

案例导入

> 宋女士,30 岁,平素月经规律。停经 6 周时确诊为早期妊娠。此后自觉腹部逐渐隆起。现妊娠 20 周,前来进行产前检查。
>
> 请思考:
> 针对宋女士的情况,你认为应进行哪些产前检查呢?

规范的产前检查能够及早防治妊娠并发症或合并症,及时发现胎儿异常,评估孕妇及胎儿的安危,确定分娩时机和分娩方式,保障母儿安全。

一、产前检查的时间、次数及妊娠周

合理的产前检查时间及次数不仅能保证妊娠期保健的质量,也能节省医疗卫生资源。针对发展中国家无合并症的孕妇,WHO 于 2016 年建议产前检查次数至少 8 次,分别为:妊娠 <12 周、20 周、26 周、30 周、34 周、36 周、38 周和 40 周。根据我国《孕前和孕期保健指南(2018)》,目前推荐的产前检查妊娠周分别是:妊娠 6~13^+6 周,14~19^+6 周,20~24 周,25~28 周,29~32 周,33~36 周,37~41 周(每周 1 次)。有高危因素者,可酌情增加次数。

二、初次产前检查的内容和方法

应详细询问病史,进行系统的全身检查、产科检查和必要的辅助检查。

(一)病史

1. 年龄　年龄过小者易发生难产;35 岁以上的初孕妇易并发妊娠期高血压疾病和产力异常等,新生儿遗传缺陷病的发生率也明显升高。

2. 职业　接触放射性、有毒、有害物质的孕妇,可能诱发流产、死胎或胎儿畸形,应做进一步的检查,如血常规,肝、肾功能检查等。

3. 推算预产期(expected date of confinement,EDC)　仔细询问末次月经(last menstrual period,LMP),进行预产期的推算。推算方法为:按末次月经第 1 天算起,月份减 3 或加 9,日数加 7。如末次月经第 1 天为 2018 年 9 月 1 日,则预产期为 2019 年 6 月 8 日。农历日期应为月份减 3 或加 9,日数加 15 或换算成公历后再推算预产

妊娠早期
检查

重点考点:
产前检查的
时间

妊娠中晚期
检查

期。推算的预产期与实际分娩日期可能相差 1~2 周。若孕妇记不清末次月经日期，在哺乳期月经未来潮而妊娠或月经周期不规则者，应根据早孕反应开始出现的时间、胎动开始时间、子宫底高度及 B 型超声检查结果（胎囊大小、头臀长度、胎头双顶径、股骨长度）推算预产期。

4. 月经史及孕产史　应询问月经初潮年龄、月经周期等。月经周期的长短会影响预产期的推算，若月经周期延长，预产期应相应推迟。初产妇应了解妊娠次数、流产史。经产妇应了解分娩次数、分娩方式、有无难产史、有无死胎死产史、有无产后出血史，了解新生儿出生时的情况。

5. 既往史　了解孕妇妊娠前有无心脏病、高血压、糖尿病、血液病、肝病、肾病等，了解妊娠期做过何种手术。

6. 本次妊娠经过　了解早孕反应的发生时间及程度，有无胎动及胎动开始的时间，有无病毒感染、毒物接触及用药史，有无阴道流血、头痛、头晕、腹痛及下肢水肿等症状。了解孕妇的饮食营养、职业状况、工作环境、活动与休息，以及大、小便情况。

7. 家族史　了解家族有无高血压、糖尿病、结核病、双胎妊娠及其他遗传疾病等。

8. 丈夫健康状况　着重了解健康状况及有无遗传疾病等。

（二）全身检查

观察孕妇发育、营养和精神状态；注意身高及步态，身高 145 cm 以下者常伴骨盆狭窄。测量体重，妊娠晚期体重每周增加不超过 500 g，超过者多有水肿或隐性水肿；计算体重指数（body mass index，BMI），BMI= 体重（kg）/ [身高（m）]²，评估营养状况。测量血压，正常孕妇血压不应超过 140/90 mmHg。检查重要器官（如心、肺、肝等）有无病变。检查乳房发育情况、乳头大小、有无乳头凹陷。检查脊柱和下肢有无畸形。行妇科检查了解生殖道发育情况及有无畸形。

（三）辅助检查

首次产前检查应进行必要的辅助检查，如血常规和血型（包括 ABO 血型和 Rh 血型）、尿常规、肝功能、肾功能、空腹血糖、乙型肝炎病毒表面抗原筛查、梅毒螺旋体筛查、人类免疫缺陷病毒（HIV）筛查、心电图及 B 型超声检查。

三、复诊产前检查的内容和方法

复诊产前检查是为了了解上次产前检查后有无不适，以便及时发现和处理妊娠期的各种异常情况，确定孕妇和胎儿的健康状况，并指导每次检查后的注意事项。

（一）询问病史

询问孕妇有无异常情况出现，如阴道流血、头痛、眼花、头晕、胎动异常、下肢水肿、阴道分泌物异常等；询问饮食、睡眠、运动，以及大、小便情况。

（二）全身检查

测量体重和血压，检查有无水肿及其他异常。

（三）产科检查

产科检查包括腹部检查、骨盆测量、阴道检查、肛门指诊检查和绘制妊娠图。

1. 腹部检查　孕妇排尿后,仰卧于检查床上,头部稍垫高,暴露腹部,双腿略屈曲稍分开,使腹肌放松。检查者站在孕妇的右侧。

(1) 视诊:观察孕妇腹部的形状及大小,有无水肿、妊娠纹及手术瘢痕等。腹部过大、子宫底过高者,可能是巨大胎儿、多胎妊娠或羊水过多;腹部过小、子宫底过低者,可能是胎儿生长受限或妊娠周推算错误等;腹部两侧向外膨出、子宫底位置较低者,可能是肩先露;若为尖腹(腹部向前突出)或悬垂腹(腹部向下悬垂),可能伴有骨盆狭窄。

(2) 触诊:包括测量子宫底高度和腹围、四步触诊法。

1) 测量子宫底高度和腹围:用软尺进行测量。子宫底高度是从子宫底至耻骨联合上缘中点的距离;腹围是平脐部绕腹一周的数值。

2) 四步触诊法:其目的是检查子宫大小、胎产式、胎先露、胎方位及胎先露是否衔接(图 5-1)。做前三步时,检查者面向孕妇头端;做第四步时,检查者面向孕妇足端。

四步触诊

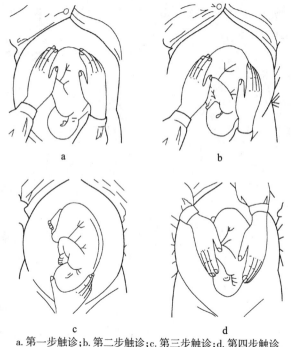

a. 第一步触诊;b. 第二步触诊;c. 第三步触诊;d. 第四步触诊

图 5-1　四步触诊法

第一步:检查者双手置于子宫底部。首先手测子宫底高度,推断子宫大小与妊娠周是否相符。然后用双手指腹相对交替轻推,分辨子宫底部的胎儿部分。圆而硬、有浮球感者为胎头,宽而软、形状不规则者为胎臀。

第二步:检查者双手手掌分别置于腹部左右两侧,一手固定,另一手轻轻深按检查,两手交替进行,分辨胎背和胎儿四肢的位置。平坦饱满者为胎背,同时判断胎背向前、向后还是朝向侧方;高低不平、可变形的部分为胎儿肢体。

第三步:检查者右手拇指与其余 4 指分开,置于耻骨联合上方,握住胎先露部,分辨是胎头还是胎臀,并左右推动以确定是否衔接。能推动者表示尚未衔接,不能推动者表示已衔接。

重点考点:
四步触诊法
的操作方法

第四步：检查者双手分别置于胎先露部的两侧，沿骨盆入口方向向下深按，再次核对胎先露部的诊断是否正确，同时确定其入盆程度(浮动、半固定、固定)。

(3) 听诊：胎心音在靠近胎背处听得最清楚。妊娠 24 周以前，胎心音多在脐下正中或偏左、右听到；妊娠 24 周后，枕先露时胎心音在孕妇脐左(或右)下方听到；臀先露时胎心音在孕妇脐左(或右)上方听到；肩先露时胎心音在靠近孕妇脐部下方听得最清楚(图 5-2)。在听诊胎心音时应注意与其他杂音(如脐带杂音、子宫杂音、腹主动脉音等)进行辨别。

2. 骨盆测量 骨盆的大小及形态对分娩有直接的影响，因此产前检查时可进行骨盆测量，判断胎儿能否顺利经阴道分娩。骨盆测量分为骨盆外测量和骨盆内测量。

(1) 骨盆外测量(external pelvimetry)：根据骨盆外测量的径线值可对骨盆大小及其形态作出间接判断。用骨盆测量器测量以下径线(图 5-3)。

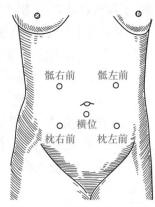

图 5-2 不同胎位胎心音的听诊部位

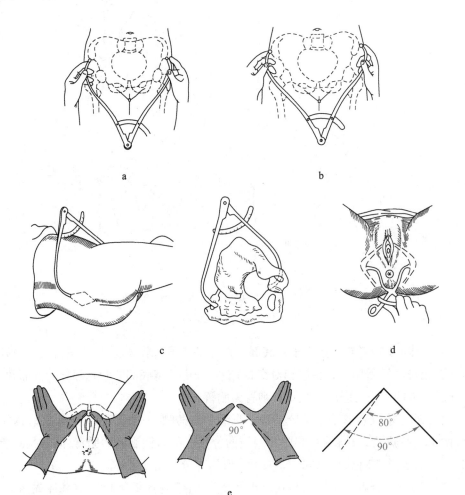

a. 测量髂棘间径；b. 测量髂嵴间径；c. 测量骶耻外径；d. 测量坐骨结节间径；e. 测量耻骨弓角度

图 5-3 骨盆外测量

1）髂棘间径（interspinal diameter，IS）：孕妇取仰卧位，双腿伸直。测量两髂前上棘外缘的距离，正常值为23~26 cm。

2）髂嵴间径（intercrestal diameter，IC）：孕妇取仰卧位，双腿伸直，测量两髂嵴外缘最宽的距离，正常值为25~28 cm。

以上两条径线可间接推测骨盆入口横径的长度。

3）骶耻外径（external conjugate，EC）：孕妇取左侧卧位，左腿屈曲，右腿伸直，测量耻骨联合上缘中点至第5腰椎棘突下的距离，正常值为18~20 cm。第5腰椎棘突下相当于腰骶部米氏菱形窝的上角（也相当于髂嵴后连线中点下1~1.5 cm处）。骶耻外径可间接推测骨盆入口前后径长度，是骨盆外测量中最重要的径线。骶耻外径值与骨质厚薄有关，测得的骶耻外径值减去1/2尺桡周径（围绕右侧前臂下端尺骨茎突及桡骨茎突测得的周径）值，即相当于骨盆入口前后径值。

4）坐骨结节间径（intertuberous diameter，IT）：即出口横径（transverse outlet，TO）。孕妇取仰卧位，双腿弯曲，双手抱膝，使髋关节和膝关节屈曲。测量两坐骨结节内侧缘的距离，正常值为8.5~9.5 cm。若此径线值小于8 cm，应测量出口后矢状径。

5）出口后矢状径（posterior sagittal diameter of outlet）：孕妇取左侧卧位（或膝胸卧位），测量坐骨结节间径中点至骶尾关节的距离，正常值为8~9 cm。检查者将戴指套的右手示指伸入孕妇肛门向骶骨方向，拇指放在孕妇体外骶尾部，两指共同触到骶尾关节。将骨盆出口测量器一端放于坐骨结节间径的中点，另一端放于骶骨尖端处，即可测出出口后矢状径。若出口后矢状径较长，可弥补偏小的坐骨结节间径。当出口后矢状径值与坐骨结节间径值之和大于15 cm时，表明骨盆出口狭窄不明显，足月胎儿可利用后三角娩出。

6）耻骨弓角度（angle of subpubic arch）：孕妇体位同测量坐骨结节间径的体位，检查者双手拇指指尖斜着对拢，置于耻骨联合下缘，两拇指平放在耻骨降支上面，测量两拇指之间的角度，即耻骨弓角度，正常为90°，小于80°为异常。此角度可反映骨盆出口横径的宽度。

（2）骨盆内测量（internal pelvimetry）：阴道测量骨盆内径能较准确地反映骨盆大小，适用于骨盆外测量异常者。妊娠24~36周，阴道松软且不易引起感染时进行。测量时，孕妇取膀胱截石位，外阴消毒后，检查者戴消毒手套并涂以滑润油，示指与中指放入阴道内检查。骨盆内测量的径线有以下3条（图5-4）。

1）对角径（diagonal conjugate，DC）：即骶耻内径，为耻骨联合下缘至骶岬上缘中点的距离，正常值为12.5~13 cm，此值减去1.5~2 cm，为骨盆入口前后径的长度。检查者一手的示指、中指伸入阴道，中指指尖触及骶岬上缘中点，示指上缘紧贴耻骨联合下缘，另一手标记此接触点。抽出阴道内手指，测量中指指尖至此接触点的距离，即为对角径。

2）坐骨棘间径（bi-ischial diameter，BD）：测量两侧坐骨棘间的距离，正常值约10 cm。检查者一手示指和中指放入阴道内，分别触及两侧坐骨棘，估计其间的距离。

3）坐骨切迹宽度（sciatic notch width，SNW）：即骶棘韧带宽度，为坐骨棘与骶骨下部之间的距离。将示指放入阴道内，置于骶棘韧带上移动，正常能容纳3横指。

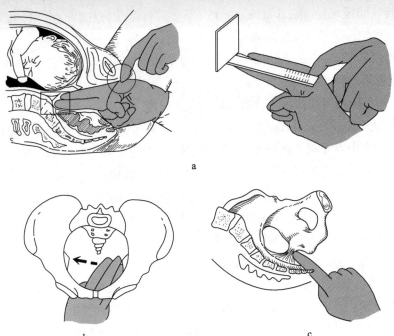

a. 测量对角径；b. 测量坐骨棘间径；c. 测量坐骨切迹宽度

图 5-4 骨盆内测量

3. 阴道检查 妊娠早期孕妇初次产前检查时,应进行阴道检查。若在妊娠 24 周以后进行初次检查,应同时测量对角径、坐骨棘间径及坐骨切迹宽度。妊娠最后 1 个月内及临产后,应尽量避免不必要的阴道检查;如有特殊情况,必须进行阴道检查时,应严格消毒后方可进行检查。

4. 肛门指诊检查 可了解胎先露部、骶骨前面弯曲度、坐骨棘间径、坐骨切迹宽度、骶尾关节活动度、胎先露部下降程度、宫口开大情况等。

5. 绘制妊娠图 将每次产前检查时所测量的血压、体重、子宫底高度、腹围、胎位、胎心率、B 型超声测得的胎头双顶径值、尿蛋白、尿雌激素 / 肌酐(E/C)比值等各项数据,分别记录于妊娠图上,绘制成曲线(图 5-5),用于对孕妇及胎儿进行连续动态观测,可及早发现孕妇和胎儿的异常情况。

(四) 辅助检查

1. 常规检查 血常规、血型、尿常规、肝功能、肾功能、糖耐量、宫颈细胞学检查和阴道分泌物检查。

2. 根据情况有选择地检查

(1) 心电图、乙型肝炎病毒抗原和抗体、血液生化、电解质测定等检查: 可用于妊娠合并症(如合并心脏病、肝炎等)的诊断。

(2) 超声检查: 用于胎位不清或胎心音听不清者;也可用于多胎妊娠、无脑儿的诊断等。

(3) 羊水检查: 对有死胎死产史、胎儿畸形史或家族有遗传疾病的孕妇,可进行唐氏筛查、检测甲胎蛋白、羊水细胞培养行染色体核型分析等检查。

(4) 血、尿雌三醇和人胎盘催乳素的测定: 了解胎盘功能。

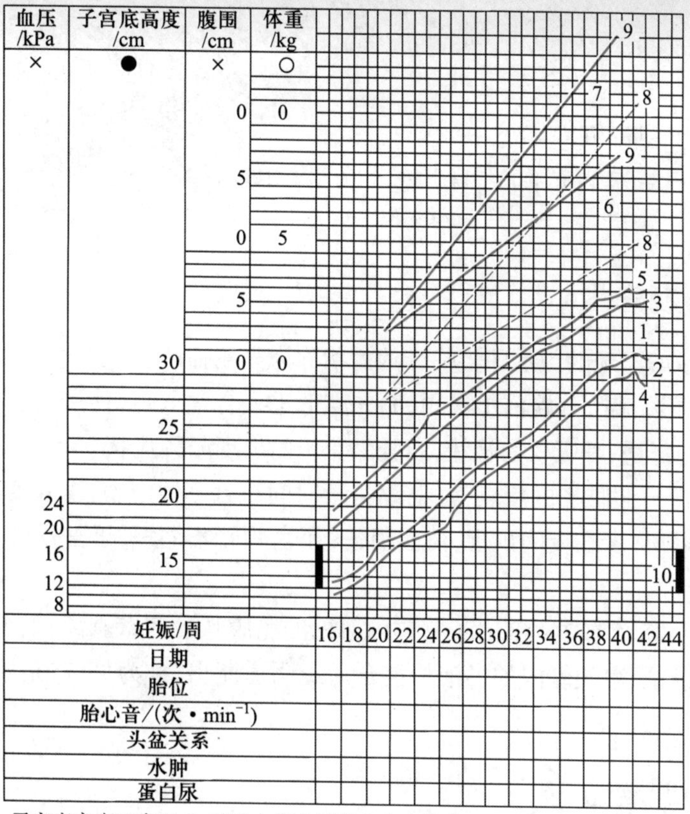

血压/kPa	子宫底高度/cm	腹围/cm	体重/kg
×	●	×	○

图表数值标注（纵轴）：体重 0、5、0、5、0；腹围 0、5、0；子宫底高度 30、25、20、15；血压 24、20、16、12、8。曲线编号：9、7、8、9、6、8、5、3、1、2、4、10。

妊娠/周	16	18	20	22	24	26	28	30	32	34	36	38	40	42	44
日期															
胎位															
胎心音/(次·min⁻¹)															
头盆关系															
水肿															
蛋白尿															

1. 子宫底高度正常区;2. 胎龄小样儿子宫底高度警戒区;3. 胎龄大样儿子宫底高度警戒区;4. 胎龄小样儿子宫底高度异常区;5. 胎龄大样儿子宫底高度异常区;6. 腹围正常区;7. 体重正常区;8. 腹围警戒线;9. 体重警戒线;10. 血压正常区。

图 5-5　妊娠图

（五）预约随访

进行妊娠期卫生宣教,预约下次复诊日期。

知识链接

唐 氏 筛 查

唐氏筛查是唐氏综合征产前筛选检查的简称。其目的是通过化验孕妇的血液,检测孕妇血清中甲胎蛋白、人绒毛膜促性腺激素和游离雌三醇的浓度,并结合孕妇的年龄、体重、妊娠周等方面来综合判断胎儿患唐氏综合征和神经管缺陷的危险系数。

第二节　分娩的准备

案例导入

丁女士,30岁,平素月经规律。经过系统的产前检查,妊娠期母儿状况正常。现妊娠39周,近2天来自觉排尿次数增多,并且孕妇开始担心分娩时可能发生的危险情况,比较焦虑,故前来进行产前检查。

请思考：

1. 丁女士的情况正常吗？

2. 作为一名护理人员，你应指导丁女士进行哪些分娩前的准备呢？

一、分娩先兆

分娩前孕妇出现的预示即将临产的症状称为先兆临产。

1. 胎儿下降感 分娩前 1~2 周，胎先露部进入骨盆入口，使子宫底下降，孕妇自觉上腹部较前舒适，呼吸较前轻快，膀胱因受压而出现尿频症状。

2. 假临产 假临产的特点为：宫缩持续时间短且不恒定，宫缩强度不增加，间歇时间长且不规则；多在夜间出现，清晨消失；子宫颈管不缩短，子宫颈口不扩张；镇静药物能抑制。

3. 见红 临产前 24~48 h，子宫颈内口处的胎膜从子宫壁剥离，毛细血管破裂出现少量出血，与子宫颈管内的黏液栓混合后经阴道流出，称为见红，是即将临产较为可靠的征象。

二、心理准备

1. 介绍相关知识，帮助孕妇消除无助感和陌生感，增强分娩的信心。

2. 鼓励孕妇提出问题，并纠正其错误的理解。

3. 耐心倾听孕妇诉说心中焦虑，使孕妇获得心理支持。

三、物品准备

1. 母亲物品 消毒卫生垫、胸罩、干净衣物、干净毛巾（分别用于日常卫生和乳房护理）。

2. 新生儿物品 准备质地柔软、吸水性和透气性好的尿布；准备柔软舒适、便于穿脱和无刺激性的纯棉衣物；还应准备婴儿包被、澡盆、围嘴、爽身粉、汤匙、婴儿沐浴液、消毒棉签、纱布等。

本章小结

1. 产前检查分为初次产前检查与复诊产前检查两部分。初次产前检查包括病史、全身检查、辅助检查；复诊产前检查包括询问病史、全身检查、产科检查和辅助检查。其中，产科检查包括腹部检查、骨盆测量、阴道检查、肛门指诊检查和绘制妊娠图。

2. 分娩准备包括分娩先兆、心理准备和物品准备。

附 1+X 母婴护理——妊娠期护理指导

一、妊娠期日常生活指导

妊娠期间,孕妇应注意自己的生活起居,良好的生活习惯能保证胎儿的健康生长。

(一)休息与睡眠

孕妇应保证每天 8 h 的睡眠,中午休息 1~2 h。从妊娠中期开始,孕妇应取左侧卧位休息,特别是妊娠晚期,左侧卧位是孕妇最佳的睡眠姿势。左侧卧位可以减轻妊娠子宫对孕妇子宫动脉的压迫,能有效维持正常子宫动脉的血流量,保证胎盘的血液供给,给胎儿提供生长发育所需的营养物质;左侧卧位还可以减轻妊娠子宫对下腔静脉的压迫,增加回心血量,继而使肾血流量增多,改善脑组织的血液供给,并且能预防或减轻妊娠期高血压疾病的发生和发展;左侧卧位还可以改善子宫的右旋程度,从而减轻子宫血管张力,增加胎盘血流量,改善胎儿的供氧状态,有利于胎儿的生长发育。

(二)工作与活动

妊娠期坚持适量运动,如散步、做孕妇保健操等。妊娠早期的孕妇可以胜任日常的劳动和工作,但要劳逸结合。妊娠中期后的孕妇一般可坚持工作,但要注意适当增加休息时间。妊娠期应避免的工作包括:重体力劳动;需要频繁弯腰或上下楼梯的工作;接触对胚胎有毒性或有致畸危险的化学物质或放射性物质的工作;剧烈冲击或振动可能波及腹部的工作;中途无法休息或高强度的流水线工作;长时间站立的工作;寒冷或高温环境下的工作等。

知识链接

《女职工劳动保护特别规定》中关于妊娠期工作的规定

国务院颁布的《女职工劳动保护特别规定》中第五条规定:"用人单位不得因女职工怀孕、生育、哺乳降低其工资、予以辞退、与其解除劳动或者聘用合同。"第六条规定"女职工在孕期不能适应原劳动的,用人单位应根据医疗机构的证明,予以减轻劳动量或者安排其他能够适应的劳动。对怀孕 7 个月以上的女职工,用人单位不得延长劳动时间或者安排夜班劳动,并应当在劳动时间内安排一定的休息时间。怀孕女职工在劳动时间内进行产前检查,所需时间计入劳动时间。"

(三)饮食

孕妇的饮食应富含热量、蛋白质、微量元素和维生素,适量的脂肪和糖类,易于消化。食物种类应新鲜、多样化、搭配合理、粗细兼备,以普通米和面、优质蛋白、新鲜的水果及蔬菜为主。注重食物的质量,尽量做到不偏食。食物应采用正确的烹饪方法,避免营养丢失。妊娠期注意监测和控制体重,避免营养过剩(引起巨大胎儿)或微量元素过剩(引起中毒反应);正常情况下,妊娠早期孕妇的体重共增长 1~2 kg,妊娠中、晚期孕妇每周体重增长 0.3~0.5 kg(不应超过 0.5 kg)。

孕期营养之
叶酸的补充

第五章 妊娠期监护

孕妇应避免饮用过多、过浓的茶水(茶叶中含有茶碱,茶碱具有兴奋作用,可使胎动频繁);不宜过量喝饮料(饮料中大多含有咖啡因或可乐定等生物碱,可影响胎儿大脑、心、肝等器官的正常发育);不宜过量饮酒(酒中含有乙醇,可通过胎盘进入胎儿体内,影响胎儿大脑发育,影响维生素和微量元素的吸收)。孕妇应避免食用寒凉、活血化瘀或可能导致滑胎的食物如螃蟹、甲鱼、山楂、薏米等。避免食用未煮熟的鱼、肉、蛋和腌制、烟熏、烧烤食物等。

(四) 个人卫生

妊娠期间,大量的雌激素可引起孕妇牙龈肥厚、充血水肿,触之易出血。孕妇要坚持早晚刷牙、经常漱口,防止细菌在口腔内繁殖;注意使用软毛牙刷。

孕妇应勤洗澡,洗澡宜淋浴或擦浴,避免盆浴。洗澡水不可过冷或过热,不宜热水浴或桑拿(高温可损伤胎儿的中枢神经系统)。勤换内衣,内衣宜选择透气性和吸湿性好的纯棉制品。每天清洗外阴部,若出现瘙痒、分泌物有异味等不适症状,应及时去医院就诊。

(五) 衣着

孕妇的衣着应宽松舒适、穿脱方便、质地柔软、样式简单、寒暖适宜,以纯棉制品最好。不宜穿紧身衣,不可紧束腰腹部,以免影响胎儿发育和活动。宜穿轻便、舒适的低跟鞋,不可穿高跟鞋,以免导致身体失衡和腰背痛。

(六) 乳房保健

孕妇应选用舒适、合身的胸罩,不宜束胸,以免影响呼吸和乳房发育。妊娠24周以后开始进行乳头擦洗,经常用清洁毛巾蘸温开水(忌用肥皂水、酒精)擦洗乳头,可使乳头皮肤坚韧,产后不易发生乳头皲裂。若有乳头内陷或平坦,应进行乳头牵拉练习和乳头伸展练习。

(七) 性生活指导

妊娠前3个月应避免性生活,以防流产;妊娠后3个月也需避免性生活,以免胎膜早破、早产和感染等。避免不洁的性生活,以防感染梅毒、艾滋病等。

(八) 避免感染

孕妇不宜饲养宠物,传染病流行季节避免到公共场所,以防病毒和弓形虫感染。病毒(如风疹病毒、带状疱疹病毒、流感病毒等)可通过胎盘进入胎儿体内,导致胎儿生长受限、智力缺陷、畸形等,甚至引起流产、死胎;弓形虫可通过宠物(如猫、狗)的唾液及粪便传播给孕妇,导致流产、胎儿畸形或影响胎儿眼和脑的发育。

(九) 避免接触毒物

1. 避免接触有害的理化因素　日常生活中存在很多对胎儿发育有害的物理因素(放射线、微波、电离辐射、高温、严寒、机械损伤等)和化学因素(汞、铝、镉、烟、酒等),这些理化因素可导致胚胎和胎儿发育畸形甚至死胎。

2. 药物　妊娠期间药物通过影响母体的代谢或直接通过胎盘而影响胚胎和胎儿的发育,导致胎儿发育畸形或功能障碍。从晚期囊胚着床开始至妊娠12周左右是药物导致胚胎或胎儿畸形最严重的时期。还应特别注意的是,胎儿的神经系统在整个妊娠期持续发育,故妊娠期应禁忌应用影响神经系统发育的药物如抗精神病药物、麻醉药物、氨基糖苷类药物等。

因此,孕妇用药时必须有明确的用药指征,必须遵医嘱用药,尽量避免联合用药或大剂量用药,尽量应用疗效肯定的药物,注意用药持续时间和药物的剂量。

药物对胎儿的危害性等级

根据药物对胎儿的致畸情况,将药物对胎儿的危害性等级分为以下5个级别。

A级药物:经临床对照研究,无法证实药物在妊娠期对胎儿有危害作用,对胎儿伤害的可能性最小,是无致畸性的药物。如适量的维生素。

B级药物:经动物实验研究,未见对胎儿有危害;无临床对照研究,未得到有害证据。可以在医生的观察下使用,如青霉素、红霉素、地高辛、胰岛素等。

C级药物:动物实验研究证明对胎儿有不良影响,但没有临床对照研究,只在充分权衡药物对孕妇的益处、对胎儿的潜在利益和对胎儿的危害情况下谨慎使用。如庆大霉素、异烟肼、异丙嗪等。

D级药物:有足够证据证明对胎儿有危害性。只有在孕妇患严重疾病或有生命威胁但其他药物又无效时才可以使用。如硫酸链霉素。

X级药物:动物和人类实验已证实可导致胎儿畸形,妊娠期间禁忌使用。如甲氨蝶呤、己烯雌酚等。

在妊娠前12周,不宜使用C、D、X级药物。

(十) 胎教

胎教是根据胎儿各感觉器官生长发育的实际情况,有目的、有计划、有针对性、积极主动地给予适当合理的信息刺激,使胎儿建立起条件反射,进而促进胎儿的大脑机能、感觉机能、躯体运动机能及神经系统机能的成熟。从妊娠4个月起,根据胎儿发育的特点,通过音乐、语言、抚摸等形式,主动给胎儿有益的信息刺激,有利于促进胎儿身心健康和智力发育。

二、妊娠期心理护理

(一) 早期妊娠心理护理

妊娠早期半数孕妇会出现早孕反应,应告知孕妇妊娠是一个正常的生理过程,要保持良好的心境,为人处事始终以平稳、开朗的态度。应鼓励孕妇诉说心中的疑虑,给予相关知识宣教,鼓励孕妇阅读保健资料。告诉孕妇应及时和家人尤其是丈夫进行沟通,指导准爸爸要关心、爱护准妈妈,营造适应孕妇的家庭生活氛围,使孕妇保持心情轻松、愉快。

(二) 中期妊娠心理护理

孕妇早孕反应消失,身体状况较为稳定,可能会导致精神上的松懈。应定期提供心理咨询,鼓励孕妇诉说内心的顾虑和想法,耐心解答孕妇提出的疑问,告知妊娠期所发生的生理变化在分娩后均会逐渐恢复到正常状态。向孕妇及其丈夫宣教妊娠期保健的相关知识,增强其自我照顾的能力。

(三) 晚期妊娠心理护理

传授孕妇沟通技巧,使其能主动进行心理调节,消除其因体形改变、身体不适而产生的不良情绪。通过知识宣教消除孕妇的焦虑和恐惧,减轻其精神紧张和压力。做好分娩的心理准备和物品准备,可有效缓解孕妇的紧张情绪。让孕妇参加"孕妇学校",或开展分娩知识讲座,使孕妇了解分娩的相关知识,进行分娩配合的训练,可有效减轻孕妇的心理压力。指导孕妇做一些自己感兴趣的事情,如听优美的轻音乐、做手工物件等,可转移孕妇的注意力。

家人要多以良好的情绪和积极的态度鼓励和支持孕妇的日常活动,给予孕妇情感支持,使孕妇心中有所依托。完善社会支持系统,实现社区、家庭护理干预。

有条件的医院,可开设产科心理咨询门诊,对心理健康状况较差的孕妇进行个体化心理咨询和治疗,及时消除其心理障碍和不良情绪。

三、妊娠期保健操

孕妇做妊娠期保健操要根据自身状况灵活把握,时间以 30 min 为宜。应选择安静、清洁、舒适、方便休息的场所进行。妊娠期保健操可减轻妊娠期和分娩期身体的不适;伸展会阴体肌肉及韧带,促进自然分娩;强健肌肉,利于产后身体快速恢复。

(一) 妊娠早期开始做的保健操

1. 腿部运动 孕妇用手扶住椅背,左腿固定,右腿做 360° 的水平转动,做后还原;然后右腿固定,左腿做 360° 的水平转动。

2. 腰部运动 孕妇用手扶住椅背,慢慢吸气的同时立起足尖,双手用力按压在椅背上,使身体重心集中在椅背上,腰部伸直使下腹部紧靠椅背,然后慢慢呼气的同时双手放松,双足还原。

(二) 妊娠 3 个月后开始做的保健操

1. 盘腿坐式运动 孕妇平坐于垫子或床上,双小腿一前一后平行交接,注意双小腿不可重叠,双膝远远分开。

2. 盘坐运动 孕妇平坐于垫子或床上,背部挺直,双足足跟并拢、双膝分开,双手轻放在双膝上,双手慢慢用力向下按压膝盖,然后双手放开。此运动应配合呼吸进行,每呼吸 1 次按压 1 次,反复进行 2~3 min。

(三) 妊娠 6 个月后开始做的保健操

1. 骨盆与背摇摆运动 孕妇仰卧于垫子或床上,双臂伸直放于身体两侧,手掌平放在垫子或床上,双腿屈曲并分开与肩同宽,用双臂、双肩和双足的力量慢慢抬起背部和臀部,再并拢双膝,收缩臀部肌肉;然后将双膝分开,再慢慢放下背部和臀部。重复进行 3~5 次。

2. 骨盆倾斜运动 孕妇取跪姿,将双手和双膝支撑于垫子或床上并稍分开,双臂、大腿与床面垂直,进行背部与腹部的缩摆运动。

3. 脊柱伸展运动 孕妇取仰卧位,双手抱住双侧膝关节下缘使双膝弯曲,头部与双臂向前伸展,使脊柱、背部和臀部肌肉弯曲呈"弓"字形,将头贴近胸部,然后放松,慢慢恢复到仰卧姿势。

四、妊娠期常见问题及其处理

1. 尿频　妊娠早期尿频是因为子宫增大压迫膀胱所致;分娩前1~2周尿频是因为胎先露部下降压迫膀胱所致。指导孕妇及时排尿。

2. 恶心、呕吐　与早孕反应有关。指导孕妇清淡饮食、少食多餐,忌油腻食物,忌空腹或过饱;给予精神鼓励和支持;必要时遵医嘱口服维生素 B_6 10 mg,每天 3 次。呕吐频繁者,应考虑为妊娠剧吐,需住院治疗。

3. 便秘　与妊娠子宫和胎先露部压迫肠道下段以及肠蠕动减弱、排空时间延长致水分被肠壁吸收有关。指导孕妇养成按时排便的习惯。每天清晨饮 1 杯温开水,多吃含纤维素多且易消化的新鲜蔬菜、水果等,坚持每天进行适度运动。必要时在医生指导下应用开塞露、甘油栓等轻泻药;禁忌使用峻泻药和灌肠。

4. 痔疮　与妊娠子宫压迫痔静脉或便秘导致痔静脉回流受阻、直肠静脉压升高有关。指导孕妇多吃蔬菜、水果,少吃辛辣食物,温水坐浴,必要时遵医嘱使用轻泻药。

5. 腰背痛　妊娠期间关节韧带松弛,妊娠子宫前突使躯体重心后移、腰椎前突,导致孕妇背部肌肉处于长时间紧张状态而出现腰背痛。指导孕妇休息时睡硬板床、腰背部垫枕头,穿平底鞋,尽量避免弯腰动作,必要时卧床休息、局部热敷或遵医嘱服用镇痛药物。

6. 下肢水肿　妊娠晚期孕妇常有踝部和小腿下半部水肿,休息后消退,为生理现象。指导孕妇避免久站或久坐,休息时取左侧卧位、下肢垫高15°。若下肢水肿明显,休息后不消退,应及时就诊。

7. 下肢肌肉痉挛　与缺钙有关。妊娠晚期多见。肌肉痉挛多发生在小腿腓肠肌,多在夜间发作并能迅速缓解。指导孕妇从妊娠 16 周开始,增加钙和维生素 D 的摄入量。注意下肢保暖,避免疲劳。

8. 下肢、外阴静脉曲张　与妊娠子宫压迫下腔静脉致股静脉压增高有关。指导孕妇避免长时间站立或行走,穿弹力裤或弹力袜,绑弹性绷带;休息时适当垫高下肢,以利于静脉回流。

9. 贫血　妊娠期因孕妇对铁的需求量增多,故自妊娠 16 周开始补充铁剂以预防贫血。若已发生贫血,需查明原因,若为缺铁性贫血,可遵医嘱每天口服硫酸亚铁 0.6 g,同时口服维生素 C 以促进铁的吸收。适当增加含铁丰富食物的摄入,如动物肝、蛋黄、瘦肉等。

10. 仰卧位低血压　妊娠晚期,若孕妇长时间处于仰卧位,妊娠子宫压迫下腔静脉,使回心血量减少、心排血量减少,出现低血压。指导孕妇平时休息时多取左侧卧位。若发生仰卧位低血压,应及时改为侧卧位。

11. 白带增多　与妊娠期性激素水平升高有关,应排除念珠菌、阴道毛滴虫等引起的感染。指导孕妇保持外阴清洁,穿棉质内裤,但严禁阴道冲洗。

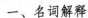
目标测试题

一、名词解释

围产期

二、简答题

1. 简述四步触诊法的操作方法。

2. 简述骨盆外测量的径线名称、测量方法和正常值。

三、案例分析

已婚女性,28岁。停经6周左右出现恶心、晨起呕吐等症状,妊娠12周消失;妊娠20周时自觉胎动。现妊娠24周,如约前来进行产前检查。

请问:作为一名产科门诊护士,你应协助医生进行哪些产前检查?

（王雪芹）

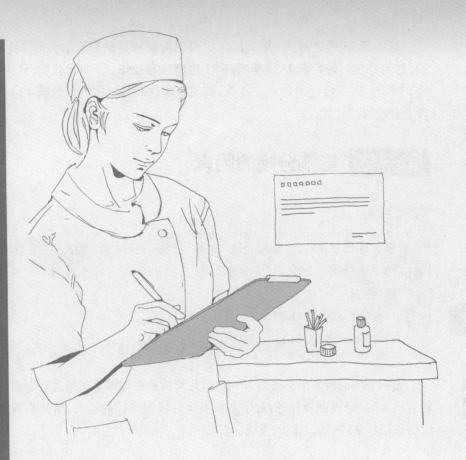

第六章　正常分娩

导读课件

思维导图

学习目标

1. 掌握正常分娩的影响因素、临产诊断、分娩机制、各产程的临床表现和助产要点。

2. 熟悉导乐分娩的工作内容、分娩体位的选择、非药物分娩镇痛的方法。

3. 能运用枕先露的分娩机制，对产程的进展进行综合判断；具备初步辨识产程异常的能力。

4. 具有良好的沟通能力，敬畏生命，关爱产妇。

妊娠满 28 周(196 天)及以上,胎儿及其附属物自临产开始到由母体娩出的全过程,称为分娩。妊娠满 28 周至不满 37 足周(196~258 天)期间分娩,称为早产;妊娠满 37 周至不满 42 足周(259~293 天)期间分娩,称为足月产;妊娠满 42 周(294 天)及以上分娩,称为过期产。

重点考点:
分娩的相关
定义

第一节 影响分娩的因素

案例导入

李女士,30 岁,孕 $_1$ 产 $_0$(G_1P_0),妊娠 39 周行产前检查时被告知胎儿发育正常,体重 3 000 g 左右,李女士询问护士,她能否正常分娩。

请思考:

1. 李女士能正常分娩吗?

2. 有哪些因素可影响正常分娩?

影响分娩的
因素—产力

影响分娩的因素包括产力、产道、胎儿及精神心理因素。当这些因素均正常且能相互适应时,分娩则顺利进行,反之将发生分娩困难。近年来,精神心理因素在分娩中的作用越来越受到人们的重视。

一、产力

将胎儿及其附属物从母体子宫内逼出的力量,称为产力,包括子宫收缩力、腹肌及膈肌收缩力、肛提肌收缩力,其中子宫收缩力为主力,其他为辅助力。

重点考点:
正常宫缩的
特点

(一)子宫收缩力

子宫收缩力简称宫缩,是临产后的主要产力,它是一种规律的、阵发性的收缩,贯穿于分娩全过程。临产后的宫缩能使子宫颈管消失、子宫颈口扩张、胎儿下降。正常宫缩具有节律性、对称性、极性及缩复作用的特点。

1. 节律性 节律性是临产后宫缩的重要标志。正常宫缩是子宫体平滑肌不随意、有规律、伴有疼痛的阵发性收缩。每次宫缩由弱渐强(进行期),维持一段时间(极期),随后由强减弱(退行期),直至消失进入间歇期,阵缩如此反复出现,直至分娩全程结束(图 6-1)。

宫缩的特征

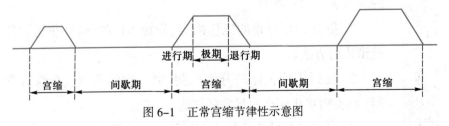

图 6-1 正常宫缩节律性示意图

产程刚开始时,宫缩持续约 30 s,间歇 5~6 min。随着产程进展,宫缩持续时间逐渐延长,间歇时间逐渐缩短,宫口开全(10 cm)后,宫缩持续时间可长达 60 s,间歇期仅 1~2 min。宫缩强度也随产程进展逐渐增加,宫腔压力由临产初期的 25~30 mmHg,至第一产程末增加至 40~60 mmHg,第二产程宫缩极期可高达 100~150 mmHg,但间歇期宫腔压力仅为 6~12 mmHg。宫缩时子宫肌壁血管及胎盘受压,子宫血流量减少;宫缩间歇期,子宫肌肉恢复松弛,子宫肌壁和胎盘血流恢复。宫缩的节律性有利于胎儿适应分娩过程,不发生缺氧性损害。

2. 对称性和极性　正常宫缩起自两侧子宫角部,以微波形式迅速向子宫底中线集中,左右对称,然后以 2 cm/s 速度向子宫下段扩散,约需 15 s 均匀协调地遍及整个子宫,此为子宫收缩的对称性(图 6-2)。宫缩以子宫底部最强、最持久,向下逐渐减弱,子宫底部收缩力的强度几乎达到子宫下段的 2 倍,此为子宫收缩的极性。

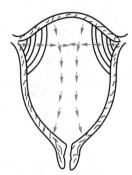

图 6-2　宫缩的对称性

3. 缩复作用　宫缩时,子宫体部肌纤维缩短变宽,间歇期肌纤维放松,但不能完全恢复到原来的长度,而较原来略短,经过反复收缩,肌纤维越来越短,这种现象称为缩复作用。随着产程进展,缩复作用使子宫腔容积逐渐缩小,结合宫缩的对称性和极性,迫使胎先露下降,子宫颈管缩短、消失与宫口扩张。

(二)腹肌及膈肌收缩力

腹肌及膈肌收缩力(即腹压)是第二产程娩出胎儿的重要辅助力量。当宫口开全后,宫缩时先露部压迫盆底组织及直肠,反射性地引起排便动作,产妇主动屏气。此时,产妇腹肌及膈肌收缩,腹压增高,配合子宫收缩力,促使胎儿娩出。第三产程,增高的腹压还有助于已剥离的胎盘尽快娩出,减少产后出血的发生。在宫口未开全前,过早使用腹压容易造成产妇疲劳和子宫颈水肿,导致产程延长。

(三)肛提肌收缩力

当宫口开全后,胎先露部压迫盆底组织,引起肛提肌收缩。它的收缩有助于胎先露进行内旋转、仰伸及胎儿娩出。胎儿娩出后,当胎盘降至阴道时,肛提肌收缩力能协助胎盘娩出。

二、产道

产道是胎儿娩出的通道,分为骨产道和软产道两部分。

(一)骨产道

骨产道即真骨盆,在分娩过程中骨产道变化较小。为了理解分娩时胎先露部通过骨产道的过程,通常将骨盆腔分为 3 个假想平面(详见第一章第一节),其大小及形状与分娩是否顺利密切相关。

(二)软产道

软产道是由子宫下段、子宫颈、阴道及骨盆底软组织构成的弯曲管道。

1. 子宫下段的形成　子宫下段由非妊娠时的子宫峡部(约 1 cm)伸展形成。妊娠 12 周后,子宫峡部逐渐伸展,成为子宫腔的一部分,妊娠晚期逐渐拉长形成子宫下段,临产发动伴随规律宫缩,子宫下段进一步拉长至7~10 cm,成为软产道的一部分。因缩复作用,临产后的子宫体肌壁越来越厚,子宫下段肌壁因被扩张牵拉,越来越薄,子宫上、下段的肌壁薄厚不同,在子宫体与子宫下段之间形成一环形隆起,称为生理性缩复环(图6-3)。正常情况下腹部不易见到此环。

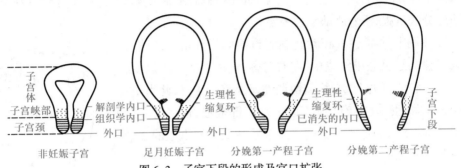
影响分娩的
因素—产道

图6-3 子宫下段的形成及宫口扩张

重点考点:
分娩期子宫
颈的变化

2. 子宫颈的变化

(1) 子宫颈软化成熟:由于雌激素、前列腺素、缩宫素等激素及炎症细胞因子的作用,子宫颈间质中胶原蛋白分解、胶原纤维重新排列,透明质酸及含水量明显增加;同时,硫酸表皮素量下降,使子宫颈软化成熟。

(2) 子宫颈管消失:产前子宫颈管长2~3 cm,初产妇较经产妇稍长。临产后由于规律宫缩及缩复作用的牵拉,加之胎先露部下降及前羊膜囊的压迫扩张作用,致使子宫颈内口向上、向外扩张,子宫颈管呈漏斗形,并逐渐缩短消失。初产妇子宫颈管先消失,子宫颈口后扩张;经产妇的子宫颈管消失与宫口扩张通常同时进行(图6-4)。

(3) 子宫颈口扩张:临产前,初产妇子宫颈外口仅容一指尖,经产妇可容一指。临产后,胎先露部衔接使前羊水于宫缩时不能回流,子宫下段处胎膜与蜕膜分离,向子宫颈管突出形成前羊膜囊,协助宫口扩张。胎膜多在宫口近开全时自然破裂,破膜后,胎先露部直接压迫子宫颈,使宫口扩张更明显。

3. 骨盆底、阴道及会阴的变化 临产后前羊膜囊及胎先露的下降可使阴道上部扩张。破膜后,胎先露直接压迫骨盆底,使软产道下段形成一个向前弯曲的筒状通道,前壁短后壁长,阴道外口朝向前方,阴道黏膜皱襞展平,阴道扩张加宽。肛提肌向下及向两侧扩展,肌纤维拉长,会阴体由5 cm厚变薄为2~4 mm,以利于胎儿通过。阴道及骨盆底的结缔组织和肌纤维在妊娠期增生肥大,血管变粗,血运丰富,组织变软,具有更好的伸展性。分娩时,会阴体虽能承受一定的压力,但若分娩时保护不当,极易造成会阴裂伤。

三、胎儿

分娩能否顺利,除产力和产道等因素影响外,还取决于胎儿大小、胎位及有无造成分娩困难的胎儿畸形。

1. 胎儿大小 胎儿大小是决定分娩难易的重要因素之一,胎儿过大可致胎头径线过大,即使骨盆大小正常,也可因相对性头盆不称而造成难产。胎头是胎体中最大、最硬的部分,也是胎儿通过产道最困难的部分。

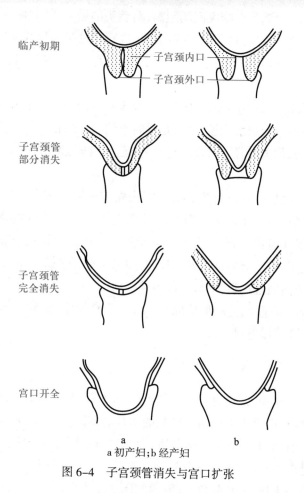

图6-4 子宫颈管消失与宫口扩张

（1）胎头颅骨：由两块顶骨、额骨、颞骨及一块枕骨构成。颅骨间的膜状缝隙称为颅缝，额骨与顶骨之间为冠状缝，两顶骨之间为矢状缝，顶骨与枕骨之间为人字缝，颞骨与顶骨之间为颞缝，两额骨之间为额缝。两颅缝交界处的较大空隙为囟门，位于胎头前方的囟门呈菱形，为前囟（大囟门）；位于胎头后方的囟门呈三角形，为后囟（小囟门）（图6-5）。囟门和矢状缝是确定胎位的重要标志。囟门和颅缝均有软组织覆盖，使骨板有一定的活动余地，胎头也有一定的可塑性。分娩过程中，颅骨可轻度移位、重叠使头颅变形，体积缩小，有利于胎头娩出。过熟儿的胎头偏大，颅骨较硬，胎头不易变形，可能造成难产。

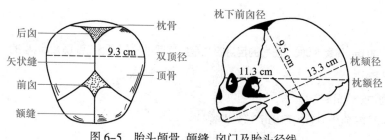

图6-5 胎头颅骨、颅缝、囟门及胎头径线

（2）胎头径线

1）双顶径：为两侧顶骨隆突间的距离，是胎头的最大横径（图6-5）。临床上常用超声检测双顶径的数值用以判断胎儿的大小，妊娠足月时平均约 9.3 cm。

2）枕额径：为鼻根上方至枕骨隆突间的距离，胎头以此径衔接，妊娠足月时平均约 11.3 cm。

3）枕下前囟径：又称小斜径，为前囟中央至枕骨隆突下方相连处之间的距离，胎头俯屈后以枕下前囟径通过产道，妊娠足月时平均约 9.5 cm。

4）枕颏径：又称大斜径，为颏骨下方中央至后囟顶部间的距离，妊娠足月时平均约 13.3 cm。

2. 胎位　产道是一纵行管道，纵产式（头先露或臀先露）时，胎体纵轴与骨盆轴相一致，胎儿容易通过产道。头先露时，因分娩过程中胎头颅骨重叠，使胎头变形、周径变小，有利于胎头娩出。臀先露时，胎臀较胎头周径小而软，软产道不能充分扩张，头颅娩出时无变形机会，导致胎头娩出困难。横产式（肩先露）时，胎体纵轴与骨盆轴垂直，足月活胎不能通过产道，对母儿的威胁极大。

3. 胎儿畸形　有些胎儿畸形造成某一部位发育异常，如脑积水、联体儿等，由于胎体或胎头过大而难以通过产道。

四、精神心理因素

影响分娩的
因素—精神
心理因素

分娩对于产妇来说，是一种持久且强烈的应激源，既可以使产妇产生生理上的应激，又可以产生精神心理上的应激。产妇的精神心理因素能够影响机体内部的平衡、适应力和健康。因此，助产人员必须关注产妇精神心理因素对分娩的影响。

分娩应激是产妇对内、外环境中各种因素作用于身体时所产生的非特异性反应。生理应激表现为心率加快、呼吸急促、肺内气体交换不良等，心理应激常表现为焦虑、恐惧、抑郁。上述应激反应可导致子宫收缩乏力、宫口扩张缓慢、胎先露下降受阻、产程延长等不良后果。有资料证明，获取分娩的知识越多，对分娩有正确认识和理解的产妇，自信心较高，其焦虑、恐惧、抑郁的程度较轻。此外，安静、舒适、优美的环境，先进的医疗设备，优质的护理服务，良好的支持系统，既往的成功经历等都会增强产妇的信心，使产妇能主动参与分娩过程。

第二节　枕先露的分娩机制

案例导入

身长 50 cm、体重 3 000 g 左右的足月胎儿是如何通过产道，顺利完成分娩过程的？

请思考：

1. 何为分娩机制？

2. 胎儿在娩出过程中，经历了哪些步骤？

分娩机制是指胎儿先露部通过产道时，为了适应产道的形状与大小被动地进行一系列适应性转动，以其最小径线通过产道的全过程。包括衔接、下降、俯屈、内旋转、仰伸、复位、外旋转、胎儿娩出等动作。不同的胎方位有其不同的分娩机制。临床上枕先露占95.55%~97.55%，以枕左前位最为多见，故以枕左前位分娩机制为例叙述。

重点考点：
分娩机制的
主要过程

分娩机制

　　1. 衔接　胎头双顶径进入骨盆入口平面，颅骨最低点接近或达到坐骨棘水平，称为衔接（入盆）（图6-6）。胎头取半俯屈状态，以枕额径进入骨盆入口平面，因枕额径（平均11.3 cm）大于骨盆入口前后径（平均11 cm），故胎头矢状缝衔接于骨盆入口右斜径上，胎头枕骨位于母体骨盆左前方。初产妇多在预产期前1~2周内胎头衔接，经产妇多在分娩开始后胎头衔接。若初产妇已临产而胎头尚未衔接，应注意有无头盆不称或其他异常的可能。

图6-6　衔接

87

　　2. 下降　胎头沿骨盆轴前进的动作称为下降，是胎儿娩出的首要条件。下降动作贯穿于分娩的全过程，与其他动作相伴随。下降动作呈间歇性，宫缩时胎头下降，宫缩间歇时胎头稍回缩。初产妇因宫口扩张缓慢和软组织阻力大，胎头下降速度较经产妇慢。能促使胎先露部下降的因素有：① 宫缩时通过羊水传导压力，促使胎儿下降。② 宫缩时子宫底直接压迫胎臀。③ 宫缩时胎体伸直伸长，有利于压力的传递。④ 腹肌、膈肌收缩，压力经子宫传至胎儿。临床上将胎头下降程度作为判断产程进展的重要标志。

　　3. 俯屈　胎头以枕额径进入骨盆腔后，继续下降至骨盆底时，处于半俯屈状态的胎头枕部遇肛提肌阻力，借杠杆作用进一步俯屈，使胎头衔接时的枕额径（11.3 cm）俯屈为枕下前囟径（9.5 cm）（图6-7），变胎头衔接时的枕额周径（平均34.8 cm）为枕下前囟径周径（平均32.6 cm），以最小周径适应产道形态，有利于胎头继续下降。

　　4. 内旋转　胎头为适应中骨盆的形状大小而在骨盆腔内旋转的动作，称为内旋转。当胎头俯屈下降时，枕部最先与盆底肛提肌接触，肛提肌收缩时，促使胎头枕部向前（盆底观即逆时针）旋转45°（图6-8），使胎头矢状缝与中骨盆和骨盆出口平面前后径相一致，以适应中骨盆出口平面前后径大于横径的特点，有利于胎头下降。胎头于第一产程末完成内旋转动作。

　　5. 仰伸　胎头完成内旋转后，俯屈的胎头继续下降至阴道外口。宫缩和腹压迫使胎头下降，而肛提肌收缩又将胎头向前推进，在两者的合力作用下使胎头沿骨盆轴下段向下向前的方向前进。第二产程宫口开全后，胎头经拨露后着冠；胎头枕骨下部达耻骨联合下缘时，以耻骨弓为支点，胎头逐渐仰伸，胎头的顶、额、鼻、口、颏相继娩出（图6-9）。当胎头仰伸时，胎儿双肩沿左斜径进入骨盆入口。

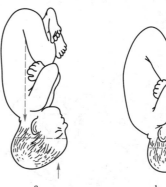

a. 枕额径；b. 枕下前囟径

图6-7　俯屈

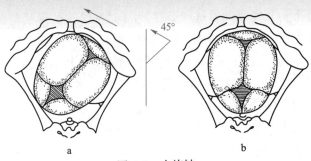

图 6-8 内旋转

6. 复位及外旋转　胎头内旋转时,胎肩并未发生旋转,此时,胎头与胎肩形成一定的扭曲角度。胎头娩出时,胎儿双肩径沿骨盆入口左斜径下降。胎头娩出后,为使胎头与胎肩部恢复正常关系,胎头枕部向左旋转45°,称为复位。此时,胎儿双肩在骨盆腔内继续下降。为适应中骨盆及骨盆出口平面前后径大于横径的特点,胎儿前(右)肩向前向中线旋转45°,使胎儿双肩径转成与骨盆出口前后径相一致的方向,胎头枕部在骨盆腔外继续向左旋转45°,以保持胎头与胎肩的垂直关系,称为外旋转(图6-10、图6-11)。

7. 胎儿娩出　胎头完成外旋转动作后,胎儿前(右)肩在耻骨弓下先娩出,胎体稍侧屈,随即后(左)肩从会阴前缘娩出(图6-12)。胎儿双肩娩出后,胎体及胎儿下肢随之取侧位顺利娩出。至此,胎儿娩出过程全部完成。

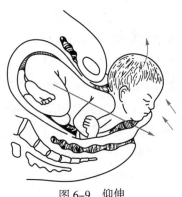

图 6-9　仰伸

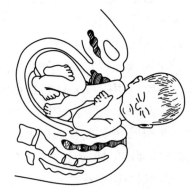

图 6-10　胎头外旋转

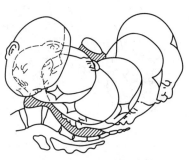

图 6-11　胎头娩出过程

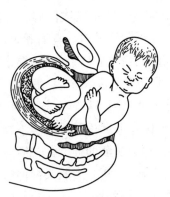

图 6-12　胎肩娩出

上述的分娩机制应被视为一个连续的过程,下降是贯穿于始终的动作,胎先露部的各种适应性转动都是伴随着下降而逐渐完成,每个动作并没有完全的界限,在经产妇尤为明显。这一系列动作,大部分是在产道内完成的,接产过程中只能看到仰伸、复位及外旋转、胎儿娩出的动作。所以助产人员只有熟练掌握分娩机制,才能正确判断与处理分娩过程中所出现的异常问题。

第三节 临产与产程分期

案例导入

> 李女士,30岁,G_1P_0,妊娠39周,今晨如厕时发现有少量血性黏液,无异常感觉,上午12:00自感腹部规律阵痛,来院查宫口扩张2 cm,收入院待产。
>
> 请思考:
>
> 1. 临产和先兆临产有何区别?
> 2. 李女士处于总产程的哪一个阶段?

一、临产

临产开始的标志是规律且逐渐加强的子宫收缩,持续时间约30 s,间歇5~6 min,并伴有进行性子宫颈管消失、宫口扩张和胎先露部下降。应用强镇静药物不能抑制宫缩。

重点考点:
临产的诊断
和产程分期

二、总产程及产程分期

分娩全过程即总产程,指从规律宫缩开始至胎儿、胎盘娩出的全过程,临床上分为如下3个产程。

第一产程(first stage of labor):又称子宫颈扩张期,指从规律宫缩开始到子宫颈口开全(10 cm)。第一产程又分为潜伏期和活跃期:① 潜伏期为宫口扩张的缓慢阶段,初产妇一般不超过20 h,经产妇不超过14 h。② 活跃期为宫口扩张的加速阶段,可在宫口开至4~5 cm即进入活跃期,最迟至6 cm才进入活跃期,直至宫口开全(10 cm)。此期宫口扩张速度应≥0.5 cm/h。

第二产程(second stage of labor):又称胎儿娩出期,指从宫口开全至胎儿娩出。未实施硬膜外麻醉者,初产妇最长不应超过3 h,经产妇不应超过2 h;实施硬膜外麻醉镇痛者,可在此基础上延长1 h,即初产妇最长不应超过4 h,经产妇不应超过3 h。值得注意的是,第二产程不应盲目等待至产程超过上述标准方才进行评估,初产妇第二产程超过1 h即应关注产程进展,超过2 h必须由有经验的医生进行母胎情况全面评估,决定下一步的处理方案。

第三产程(third stage of labor):又称胎盘娩出期,指从胎儿娩出到胎盘娩出。一般为5~15 min,不超过30 min。

先兆临产和
临产的诊断

第六章 正常分娩

第四节　正常分娩期的护理

案例导入

> 李女士,30 岁,G₁P₀,妊娠 39 周,因腹部阵痛 4 h 入院。产科检查:子宫底高度 33 cm,腹围 96 cm,枕左前位(LOA),胎心率 130 次 /min,宫缩 40~50 s,间歇 4 min,宫口扩张 2 cm。
>
> 请思考:
>
> 1. 目前李女士产程进展是否顺利?
>
> 2. 制定相应的护理措施。

一、第一产程的临床表现及助产经过

【临床表现】

1. 规律宫缩　开始后,出现伴有疼痛的子宫收缩,称为"阵痛"。产程开始时,宫缩持续时间较短(约 30 s),强度较弱,间歇期较长(5~6 min);随着产程进展,宫缩持续时间逐渐延长至 50~60 s,强度逐渐增加,间歇期逐渐缩短至 2~3 min;当宫口近开全时,宫缩持续时间可达 60 s 或更长,间歇期缩短为 1~2 min。

2. 宫口扩张　是临产后规律宫缩的结果,临产后宫缩越来越频繁且逐渐增强时,子宫颈管逐渐缩短直至消失,子宫口逐渐扩张直至开全。宫口扩张的规律是先慢后快,宫口开全时子宫颈边缘消失,子宫下段和阴道形成宽阔的筒腔,有利于胎儿顺利通过产道。

3. 胎头下降　胎头下降程度是决定胎儿能否顺利经阴道分娩的重要观察指标。潜伏期内,胎头下降不明显;进入活跃期后,胎头下降加快,平均每小时下降 0.86 cm。正常情况下宫口扩张与胎头下降应同步进行,一般初产妇宫口近开全时胎先露部应达到坐骨棘水平以下,但部分产妇宫口扩张与胎头下降并不同步,破膜后胎头才迅速下降,此现象多见于经产妇。

4. 胎膜破裂　简称破膜。胎先露部衔接后,将羊水阻断,分为前、后两部分,在胎先露部前面的羊水称为前羊水,约 100 ml,形成的前羊膜囊称为胎胞。宫缩时胎胞楔入子宫颈管内,有助于扩张子宫口。胎先露进一步下降,使前羊膜囊内的压力逐渐增加,当压力增加至一定程度时,胎膜自然破裂。胎膜破裂表现为阴道流液,正常羊水为无色、无味、略显混浊的液体,可混有胎脂。正常情况下,破膜大多发生在第一产程末期宫口近开全时。破膜后胎先露部能直接压迫子宫颈,可反射性增强子宫收缩,促进产程进展。

【护理评估】

1. 健康史　根据产前检查记录,全面了解待产妇的一般情况,包括结婚年龄、生育年龄、妊娠前体重、妊娠期体重增长情况、身高、营养情况、既往疾病史、过敏史、月经史、婚育史、分娩史等。重点评估本次妊娠的经过,包括末次月经、预产期,妊娠期

有无阴道流血、流液,有无内外科并发症等。评估宫缩出现的时间、强度及频率,记录胎方位、胎先露、骨盆测量值及胎心情况。

2. 身体状况

(1) 一般情况:观察生命体征,临产后产妇的脉搏、呼吸可能有所增快,宫缩时血压常升高 5~10 mmHg。评估产妇腹壁皮肤的张力情况,有无下肢水肿及水肿程度。评估产妇的进食和睡眠情况。

(2) 疼痛:询问产妇对疼痛的感受,观察产妇的反应,了解疼痛的部位及程度。根据产妇状态和认知水平选择不同的疼痛评估工具,如数字评分法、文字描述评定法、面部表情疼痛评定法等进行疼痛评估及结果评价。

(3) 胎儿宫内情况:胎心率是产程中极为重要的观察指标。正常胎心率是110~160 次/min。胎心率的变化可反映胎儿宫内状态,可通过听诊器听取或使用电子胎心监护仪进行胎心监测。

(4) 产程进展情况

1) 观察子宫收缩:可通过触诊和胎心监护仪观察子宫收缩的频率、持续时间和强度。产程中必须连续定时观察并记录宫缩的持续时间、间歇时间和强度,掌握宫缩的规律,指导产程进行。

2) 评估宫颈扩张及胎先露部的下降:宫口扩张和胎头下降的速度和程度是产程观察的两个重要指标。宫口扩张直径以厘米或横指计算。以胎头颅骨最低点与坐骨棘平面之间的关系标明胎头下降程度,胎头颅骨最低点平坐骨棘平面时,以"0"表示;在坐骨棘平面上 1 cm 时,以"-1"表示;在坐骨棘平面下 1 cm 时,以"+1"表示,其余依此类推(图 6-13)。

重点考点:
胎先露下降程度的判定

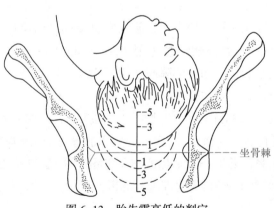

图 6-13　胎先露高低的判定

(5) 胎膜情况:了解胎膜是否破裂。阴道检查时,如胎膜未破,在胎先露的前方可触及前羊膜囊;如胎膜已破,可直接触及胎先露部,推动胎先露部有羊水流出。

3. 心理 - 社会状况

(1) 心理状况:由于第一产程时间较长,子宫收缩痛加上对分娩的担心和害怕使产妇尤其是初产妇容易产生焦虑、恐惧、紧张等不良情绪,由于子宫收缩痛影响进食和休息,甚至出现恶心、呕吐等消化道症状,使产妇精力和体力严重消耗,导致宫缩乏力影响产程进展。

（2）产妇的支持系统：评估产妇的年龄、产次、婚姻情况、社会经济地位、文化层次等资料。了解产妇对于丈夫、父母等社会支持系统的期望值。评估产妇可能得到的社会支持系统。

4. 辅助检查　通过胎心监护仪、B 超、胎儿头皮血等进行检查，评估胎儿在子宫内的安危情况。并做好血、尿常规，凝血常规，肝、肾功能，心电图等各项必备的检查。

【常见护理诊断 / 合作性问题】

1. 疼痛　与临产后子宫收缩、宫口扩张有关。
2. 焦虑　与缺乏相关经验、担心分娩结局有关。
3. 舒适度改变　与子宫收缩、陌生环境、心理紧张等因素有关。

【护理目标】

1. 产妇能正确应对分娩阵痛并能主动配合医护人员，促进产程进展。
2. 产妇情绪保持稳定，对分娩有信心。
3. 产妇舒适感增加。

【护理措施】

1. 入院护理　产妇入院后助产人员应主动热情接待，根据产妇状态适当介绍分娩区的环境及制度。结合产前检查，记录采集病史，完成待产记录书写，如有异常，应及时联系医生处理。协助产妇完成必要的检查及遵医嘱留取化验标本。

2. 监测生命体征　每隔 4~6 h 测量血压、脉搏 1 次，若发现血压异常或妊娠期高血压疾病者，应酌情增加测量次数，并给予相应处理。

3. 观察产程进展

（1）监测胎心：用听诊器或超声多普勒仪在宫缩间歇时听胎心音。潜伏期每隔 1~2 h 听胎心 1 次，活跃期宫缩较频时，每隔 15~30 min 听胎心 1 次，每次听诊 1 min。此方法简单有效，但不能分辨胎心的瞬间变化，不能识别胎心率变异以及胎心率与宫缩、胎动的关系，容易忽略胎心的早期改变。

用胎心监护仪描记胎心曲线。将测量胎心的探头置于胎心音最响亮的部位，宫缩的探头置于子宫底下 2~3 横指，以腹带固定于腹壁上，连续观察胎心率的变异及其与宫缩、胎动的关系。若宫缩过后胎心率不能迅速恢复，或胎心率 <110 次 /min 或 >160 次 /min，均提示胎儿缺氧，应立即查找原因并给予产妇吸氧、改为左侧卧位等处理，并通知医生。

（2）观察宫缩：产程中必须连续定时观察宫缩，每隔 1~2 h 观察 1 次，连续观察 3 次宫缩并记录。

1）触诊法：最简单的方法是助产人员将手掌放于产妇腹壁子宫体近子宫底处，触诊宫缩时子宫体部隆起变硬、宫缩间歇时松弛变软，观察并记录宫缩间歇时间、持续时间及强度。判断有明显的主观性，无法量化。

2）仪器监测：用电子胎心监护仪描记宫缩曲线，可测出宫缩的强度、频率及持续时间，是反映宫缩比较客观的指标。临床上最常用的是外监护，适用于第一产程的任

重点考点：
监测胎心

何阶段,将宫缩压力探头固定在产妇腹壁子宫体近子宫底处,可连续描记 40 min,必要时可延长描记时间或重复监测。

(3) 宫口扩张和胎头下降程度的判断:临床通过阴道检查或肛门检查判断宫口扩张或胎先露下降程度,检查后绘制产程图,记录宫口扩张曲线和胎头下降曲线,观察产程进展,指导产程的处理。

在严格消毒后,戴无菌手套,用示指、中指轻轻伸入阴道内,可直接触清子宫口四周边缘,准确估计子宫颈管消退、宫口扩张、胎膜破裂、胎先露部及其位置。若先露为头,还能了解矢状缝及囟门的位置,确定胎方位。适用于肛门检查不清、宫口扩张及胎头下降程度不明、怀疑脐带脱垂或脐带先露、轻度头盆不称经试产 4 h 产程进展缓慢者。一般初产妇潜伏期每 4 h 1 次、活跃期每 2 h 1 次,经产妇或宫缩频繁者间隔时间应酌情缩短。严格消毒后的阴道检查并不增加感染机会,可代替肛门检查。

(4) 胎膜破裂的处理:一旦发现破膜,应立即听胎心,观察羊水的性状、颜色及流出量,并记录破膜时间。破膜后应注意保持外阴清洁,垫消毒会阴垫。若胎头未入盆或为臀先露,应抬高臀部,防止脐带脱垂。破膜超过 12 h 尚未分娩者,遵医嘱给予抗生素预防感染。

4. 一般护理　以促进舒适,缓解疼痛为主。

(1) 提供良好的环境:尽量保持环境安静整洁,维持适宜的室内温度与湿度。有条件时可按家庭式布置,允许家人陪伴,减少产妇对陌生环境的紧张感。

(2) 补充能量和水分:鼓励产妇少量多次进食,进食易消化高热量的清淡食物,注意摄入足量水分,必要时静脉补液支持,以维持产妇良好的体力。

(3) 活动与休息:临产后胎膜未破、宫缩不强时,鼓励产妇在室内适当活动,以促进宫缩,利于宫口扩张和胎头下降。初产妇宫口近开全或经产妇宫口扩张达 4 cm 时应左侧卧位休息;胎膜已破、胎先露部尚未入盆者应抬高臀部卧床休息。

(4) 清洁卫生:协助产妇擦汗、更衣,及时更换污染的床单,保持外阴部清洁、干燥。

(5) 排尿与排便:临产后为避免膀胱充盈影响宫缩及胎头下降,应鼓励产妇 2~4 h 排尿 1 次,必要时给予导尿。产妇有便意,需判断直肠是否有大便和宫颈扩张的程度,排便时需有人陪伴。

(6) 减痛护理:评估产妇疼痛程度,根据具体情况选择合适的减轻疼痛的方法。非药物镇痛为首选,可指导产妇宫缩时调整呼吸的方法,或通过谈话、听轻音乐等转移注意力,或按摩、以拳头压迫酸胀的腰骶部;宫缩间歇时注意放松休息,保存体力;鼓励产妇说出疼痛的感受,条件许可时允许家属陪伴。必要时遵医嘱配合应用药物镇痛。

5. 心理护理　助产人员应安慰产妇,讲解分娩是正常的生理过程,增强产妇对自然分娩的信心;加强与产妇的沟通,耐心回答产妇的问题,及时提供产程进展的情况;指导产妇采取良好的应对措施,密切配合助产人员,以便顺利分娩。有条件可提供家庭分娩室,允许丈夫或家人在分娩过程中陪伴,安抚产妇,增加产妇安全感。

重点考点:
胎膜破裂的
护理

WHO 关于第一产程的相关推荐建议(表 6-1)

表 6-1　WHO 关于第一产程的相关推荐建议

第一产程	内容	推荐分类
潜伏期和活跃期的定义	潜伏期是以伴有疼痛的宫缩和子宫颈不同程度变化为特征的时期,包括子宫颈不同程度容受和子宫口缓慢扩张到 5 cm 以下。活跃期以伴有阵痛的规律宫缩、子宫颈容受和子宫口从 5 cm 快速扩张到开全为特征	推荐
会阴部备皮(剃除阴毛)	不推荐阴道分娩前常规备皮	不推荐
入产房后灌肠	不推荐为了减少催产药物使用而灌肠	不推荐
阴道指诊检查	对于低危产妇推荐每 4 h 进行 1 次阴道指诊检查评估活跃期进展	推荐
产程中间断进行胎心听诊	对于健康的产妇,推荐在产程中间断使用多普勒超声或胎心听诊器听诊胎心	推荐
产妇活动和姿势	鼓励低危产妇在产程中适当活动并采用直立体位	推荐

【护理评价】

1. 产妇疼痛有无不同程度的减轻。

2. 产妇焦虑是否缓解,能否主动配合医护人员。

3. 产妇不适感有无减轻。

二、第二产程的临床表现及助产经过

【临床表现】

1. 规律宫缩加强　宫口开全后,宫缩较第一产程增强,可持续 1 min 或以上,间歇期仅为 1~2 min。

2. 产妇屏气　当胎头下降至盆底并压迫直肠时,产妇出现排便感,不自主地向下屏气,使用腹压,协同宫缩迫使胎儿进一步下降。

3. 胎头拨露　当胎头下降至骨盆出口时,会阴逐渐膨隆、变薄、胎头于宫缩时露出阴道口,间歇期又回缩至阴道内,这种现象称胎头拨露(图 6-14)。

4. 胎头着冠　随着产程进展,胎头露出的部分逐渐增多,直至双顶径越过骨盆出口,宫缩间歇期胎头不再回缩,称为胎头着冠(图 6-15)。此时,会阴极度扩张变薄,应注意保护会阴。

5. 胎儿娩出　产程继续进展,胎头枕骨从耻骨联合下露出后开始仰伸、复位及外旋转,接着前肩、后肩、胎体相继娩出,并伴有后羊水流出,子宫迅速缩小,子宫底降至脐平,第二产程结束。

经产妇的第二产程短,有时仅需数分钟,即可完成全部过程,因而上述临床经过不易截然分开。

重点考点:
胎头拨露及
胎头着冠

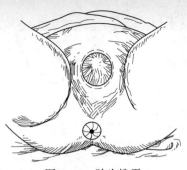

图 6-14　胎头拨露

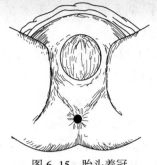

图 6-15　胎头着冠

【护理评估】

1. 健康史　详细了解第一产程进展情况，了解产妇和胎儿的安危情况。

2. 身体状况　评估宫缩的持续时间；密切观察胎心变化情况；评估产妇能否正确运用腹压；观察胎先露下降、胎头拨露及着冠情况；评估会阴部条件，结合胎儿大小，判断是否需要会阴切开术。

3. 心理－社会状况　产妇常因阵痛、体力消耗过大、担心难产、担心新生儿畸形或性别不符合自己的理想而感到焦虑、恐惧和无助。评估产妇目前心理状态，有无焦虑、紧张、恐惧等情绪；评估产妇对社会支持系统的期望值。

4. 辅助检查　用胎心监护仪监测胎心率基线与宫缩的变化，如有异常及时报告医生处理。

【常见护理诊断／合作性问题】

1. 知识缺乏：缺乏正确使用腹压的知识。

2. 焦虑　与担心分娩是否顺利和胎儿健康有关。

3. 有母婴受伤的危险　与可能的会阴裂伤、新生儿产伤有关。

【护理目标】

1. 产妇能正确运用腹压，积极配合分娩过程。

2. 产妇情绪稳定，增强顺利分娩的信心。

3. 产妇未发生会阴裂伤，新生儿没有发生头颅血肿等产伤。

【护理措施】

1. 严密观察产程及监测胎心　第二产程宫缩频而强，密切观察胎头下降情况，同时严密监测有无胎儿急性缺氧表现，勤听胎心，每隔 5~10 min 1 次，必要时用胎心监护仪监测。若发现第二产程延长或胎心异常，应通知医生行阴道检查，尽早结束分娩。

2. 接产准备　初产妇宫口开全、经产妇宫口扩张 6 cm 且宫缩规律有力时，助产人员应将产妇送到分娩室做好接产准备。目前，国内大部分医院采用平卧位（截石位）分娩。

让产妇仰卧于产床上，双腿屈曲分开，露出外阴部，消毒液消毒外阴部 2~3 次，顺序是：小阴唇、大阴唇、阴阜、大腿内上 1/3、会阴和肛门周围（图 6-16）。铺无菌巾于产妇臀下。检查接产及新生儿抢救所有用品无误后，助产人员按无菌操作规程行外科刷手、戴无菌手套、穿手术衣,打开产包,铺好无菌巾,准备接产。

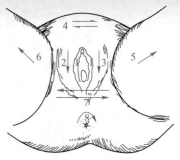

图 6-16　外阴消毒顺序

3. 指导产妇屏气用力　宫口开全后,指导产妇正确屏气用力是缩短第二产程的关键。正确的用力方法是:产妇取半坐卧位,双腿屈曲外展,双足蹬在产床上,双手握住产床把手。宫缩时,嘱产妇深吸气后屏住,然后紧闭双唇如排大便样向下屏气用力,时间尽可能长,中间可短暂换气后再次屏气。宫缩间歇时,嘱产妇全身肌肉放松。宫缩再现时重复上述动作,直至胎头着冠。此时以免胎头娩出过快致使会阴撕裂,应让产妇张口哈气,宫缩间歇时稍向下用力使胎儿缓慢娩出。

4. 接产

（1）接产要领:保护好会阴,协助胎头俯屈,使胎头以最小径线于宫缩间歇时缓慢通过阴道口,正确娩出胎肩,预防会阴撕裂。

（2）接产步骤

重点考点:
指导产妇屏
气用力

1）保护会阴:综合会阴条件（会阴体长度及弹性）、胎儿大小、胎心情况、产程进展等,评估是否需要进行会阴切开术。保护会阴从阴唇后联合紧张时开始,直至胎肩娩出为止。方法:助产人员站在产妇右侧,右肘支在产床上,右手拇指与其余 4 指分开,掌内垫以无菌纱布,利用手掌大鱼际肌顶住会阴部;每当宫缩时应向上向内方托压会阴部,同时左手应适度下压胎头枕部,协助胎头俯屈（图 6-17）。宫缩间歇时,右手稍放松,以免压迫过久过紧导致会阴水肿。

重点考点:
保护会阴

2）协助胎头仰伸:当胎头枕部在耻骨弓下露出时,左手按分娩机制协助胎头仰伸（图 6-18）。此时,若宫缩强,应嘱产妇宫缩时呼气解除腹压,在宫缩间歇时稍向下屏气用力,使胎头缓慢娩出,以免宫缩过强造成会阴撕裂。

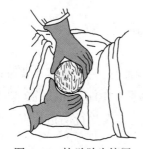

图 6-17　协助胎头俯屈

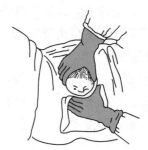

图 6-18　协助胎头仰伸

3）挤出口鼻内的黏液和羊水:胎头娩出后,右手仍应注意保护会阴,左手自鼻根向下颏挤出口鼻腔内的黏液和羊水。

4）协助胎头复位、外旋转:枕左前位时,枕部转向产妇左侧;枕右前位时,枕部转向产妇右侧,使胎儿双肩径与骨盆出口前后径相一致。

5）娩出胎肩:左手向下轻压胎儿颈部,使前肩自耻骨联合下自然滑出（图 6-19）,

随后上托胎颈,使后肩自会阴体前缘缓慢娩出(图6-20)。

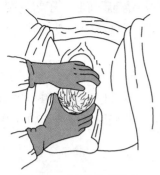

图6-19 协助前肩娩出

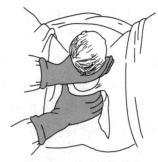

图6-20 协助后肩娩出

6) 娩出胎体及下肢:双肩娩出后,右手离开会阴部,双手协助胎体及下肢以侧卧位娩出,后羊水随之流出。记录胎儿娩出时间。将聚血盆置于产妇臀下,以计出血量。

7) 脐带绕颈的处理:胎头娩出后,检查有无脐带绕颈。若发现脐带绕颈1周且较松时,用手将脐带沿胎肩上推(图6-21)或沿胎头下滑(图6-22);若脐带绕颈2周以上或过紧时,松解脐带,用两把止血钳将其一段夹住,从中间剪断脐带(图6-23),注意避免损伤胎儿颈部,后再协助胎肩娩出。

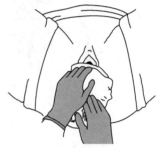

图6-21 上推绕颈的脐带

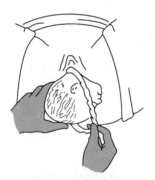

图6-22 下滑绕颈的脐带

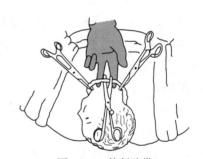

图6-23 剪断脐带

【护理评价】

1. 产妇能否正确使用腹压,胎儿能否顺利娩出。
2. 产妇情绪是否稳定,分娩过程中能否积极配合。
3. 产妇有无严重会阴裂伤,新生儿有无产伤。

三、第三产程的临床表现及助产经过

【临床表现】

1. 子宫收缩 胎儿娩出后,子宫底下降至脐平,宫缩暂停,产妇顿感轻松,数分钟后宫缩再现,子宫体变硬,子宫呈球形。

2. 胎盘剥离及娩出　由于子宫腔容积突然明显缩小，附着于子宫壁的胎盘不能相应缩小与子宫壁发生错位而剥离，剥离面出血形成胎盘后血肿。子宫继续收缩，血肿不断增大，胎盘剥离面积越来越大，最终完全剥离，剥离后的胎盘随着宫缩及助产人员的协助而娩出。

（1）胎盘剥离征象：① 子宫体收缩变硬呈球形，剥离的胎盘降至子宫下段，子宫下段被扩张，子宫体被推向上，子宫底上升达脐上（图6-24）。② 阴道口外露的一段脐带自行延长。③ 阴道少量流血。④ 用手掌尺侧在产妇耻骨联合上方轻压子宫下段时，子宫体上升而外露的脐带不再回缩。

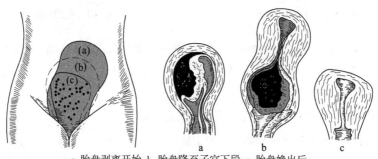

a.胎盘剥离开始；b.胎盘降至子宫下段；c.胎盘娩出后

图6-24　胎盘剥离征象

（2）胎盘娩出方式：胎盘娩出有两种方式。① 胎儿面娩出式：胎盘从中央开始剥离，而后向周围剥离扩大。其特点是胎盘胎儿面先排出，随后见少量阴道流血，这种方式多见。② 母体面娩出式：胎盘从边缘开始剥离，血液沿剥离面流出，其特点是先有较多量阴道流血，后见胎盘母体面娩出，这种方式少见。

3. 阴道流血　由于胎盘与子宫壁分离所致。正常分娩的出血量一般不超过300 ml。

【护理评估】

1. 健康史　了解第一和第二产程的分娩经过以及产妇、新生儿的情况。

2. 身体状况

（1）产妇：胎盘娩出前，注意评估阴道出血量、色、性状；评估有无胎盘剥离征象。胎盘娩出后，检查胎盘、胎膜是否完整，判断有无胎盘或胎膜残留，评估软产道裂伤情况。产妇在产房观察2 h期间，重点评估产妇的血压、脉搏、子宫收缩、阴道出血量等情况。

（2）新生儿：对新生儿进行Apgar（阿普加）评分，评估有无新生儿窒息及其程度。评估新生儿健康状况，以及身长、体重、体表有无畸形等。

3. 心理－社会状况　观察产妇对新生儿健康状况、性别、外貌的反应，了解家属对产妇及其新生儿的关怀程度。评估产妇的精神状态，能否接受新生儿性别，评估亲子间的互动。

【常见护理诊断／合作性问题】

1. 潜在并发症：产后出血、新生儿窒息。

2. 有母儿依恋关系改变的危险　与产后疲惫、会阴伤口疼痛有关。

【护理目标】

1. 住院期间未发生产后出血及新生儿窒息情况。

2. 产妇接受新生儿并开始亲子间的互动。

【护理措施】

(一) 新生儿护理

第三产程的
护理措施

1. 清理呼吸道　新生儿娩出后用预热的毛巾擦干新生儿身体并注意保暖。用吸耳球或吸痰管清除咽部和鼻腔内的黏液和羊水,确保在第一次呼吸前将呼吸道清理干净,避免吸入性肺炎的发生。当确认呼吸道黏液和羊水已吸净,而新生儿仍未啼哭时,接产者应给予触觉刺激,如轻抚背部或轻弹足底使新生儿啼哭。新生儿大声啼哭表示呼吸道已经通畅。

2. 新生儿阿普加(Apgar)评分　用以判断新生儿有无窒息及窒息的严重程度,以新生儿娩出后 1 min 时的心率、呼吸、肌张力、喉反射及皮肤颜色 5 项体征为依据,每项为 0~2 分(表 6-2),满分为 10 分。8~10 分属正常新生儿;4~7 分为轻度窒息,又称青紫窒息,缺氧较严重,需清理呼吸道、行人工呼吸、吸氧等处理;0~3 分为重度窒息,又称苍白窒息,为严重缺氧,需紧急抢救。对窒息的新生儿,应在出生后 5 min、10 min 时再次评分,直至连续 2 次评分 ≥ 8 分。

1 min 评分反映胎儿在子宫内的情况;5 min 及以后的评分反映复苏效果,与新生儿的预后密切相关。阿普加评分以呼吸为基础,皮肤颜色最灵敏,心率是最后消失的指标。临床恶化的顺序:皮肤颜色→呼吸→肌张力→喉反射→心率;复苏有效时的恢复顺序:心率→喉反射→皮肤颜色→呼吸→肌张力,肌张力恢复越快,预后越好。

表 6-2　新生儿阿普加评分法

体征	评分		
	0 分	1 分	2 分
心率	无	<100 次/min	≥ 100 次/min
呼吸	无	慢,不规则	规则,哭声响亮
肌张力	瘫软	四肢稍屈曲	四肢活动活跃
弹足底或插鼻管反应	无反应	有些动作,如皱眉	哭,打喷嚏
皮肤颜色	青紫、苍白	躯体红润,四肢青紫	全身红润

3. 脐带处理　目前提倡晚断脐。用两把血管钳在距脐带根部 15~20 cm 处钳夹脐带,中间剪断,用 75% 乙醇消毒脐根及周围,在距脐根 0.5 cm 处用无菌粗线结扎第一道,再在第一道结扎线外 0.5 cm 处用无菌粗线结扎第二道(注意必须扎紧脐带以防出血,又要避免过度用力导致脐带断裂),在第二道结扎线外 0.5 cm 处剪断脐带,挤出残余血液,用 0.5% 聚维酮碘溶液或 75% 乙醇消毒脐带断面(注意消毒时药液不可接触新生儿皮肤,以免皮肤灼伤),以无菌纱布覆盖,再用脐带布包裹。目前常用气门

芯、脐带夹、血管钳等方法替代双重脐带结扎法(图6-25)。

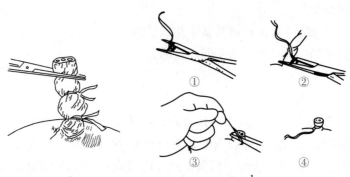

a. 气门芯胶管套扎法;b. 双重棉线结扎法

图6-25 脐带结扎方法

4. 一般护理　与产妇一同确认新生儿的性别;在新生儿记录单上盖新生儿的足印和母亲拇指印;对新生儿做详细的体格检查;系以标明母亲姓名、住院号、床号和新生儿性别、体重、出生时间的手腕带和包被标牌;用抗生素眼药水滴眼以防结膜炎的发生;产后30 min内将新生儿抱至母亲怀里进行第一次吸吮。护理过程中应注意新生儿保暖及安全。

(二) 产妇护理

1. 协助胎盘娩出　正确判断胎盘剥离征象,当确认胎盘已完全剥离后,助产人员于宫缩时将左手拇指置于子宫前壁,其余四指置于子宫后壁,揉按子宫底;同时右手轻拉脐带并向外牵引,协助胎盘娩出(图6-26)。当胎盘娩出至阴道口时,接产者双手捧住胎盘,向一个方向旋转并缓慢向外牵拉,协助胎盘、胎膜完整剥离、娩出(图6-27)。在此期间,若发现胎膜部分断裂,可用血管钳夹住断裂上端的胎膜,继续原方向旋转,直至胎膜完全娩出。切忌过早用手按揉及挤压子宫底或牵拉脐带,以免造成脐带断裂、胎盘胎膜残留,甚至子宫内翻等并发症。

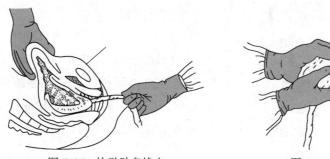

图6-26 协助胎盘娩出

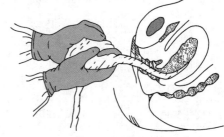

图6-27 协助胎膜娩出

2. 检查胎盘、胎膜　将胎盘铺平,先检查胎盘母体面,注意胎盘小叶有无缺损,测量胎盘直径与厚度。然后将脐带提起,检查胎膜是否完整,并检查胎盘胎儿面边缘是否有断裂的血管,以便及时发现副胎盘(图6-28)。若疑有副胎盘、胎盘小叶或大部分胎膜残留,应在无菌操作下徒手取出残留组织。若确认仅少许胎膜残留,可给予子宫收缩药,待其自然排出。

3. 预防产后出血 胎盘、胎膜娩出后,应立即按摩子宫刺激其收缩以减少出血。对有产后出血史或易发生宫缩乏力的产妇,可在胎儿前肩娩出时静脉注射缩宫素 10~20 U,也可在胎儿前肩娩出后立即肌内注射缩宫素 10 U,加强宫缩,促进胎盘迅速剥离减少出血。

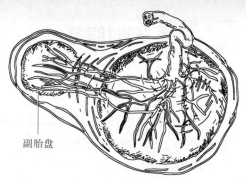

副胎盘

图 6-28 胎盘、副胎盘

4. 检查软产道 胎盘娩出后,应仔细检查软产道,如有裂伤,应立即按解剖关系逐层缝合。

重点考点:
产后 2 h 护理

5. 产后 2 h 护理 产后 2 h 又称为第四产程,是产后出血最常发生的时期。产妇应继续留在产房内密切观察。

(1) 清洁、舒适:及时为产妇更换清洁床单、衣裤和会阴垫,注意保暖。

(2) 饮食、饮水:产后及时补充水分,进食清淡易消化、营养丰富的食物,帮助产妇恢复体力。

(3) 专科观察:应注意观察产妇的体温、脉搏、呼吸、血压及一般情况;检查子宫收缩情况及子宫底高度,揉按子宫以查子宫腔内是否有积血;注意观察阴道出血量,外阴、阴道有无血肿;膀胱是否充盈等。

6. 心理护理 帮助产妇接受新生儿,鼓励产妇和新生儿进行目光接触,触摸或搂抱新生儿,建立母子感情。

【护理评价】

1. 产妇有无发生产后出血;新生儿有无发生窒息或窒息是否得到及时抢救。

2. 产妇是否接受新生儿并与之进行目光交流、皮肤接触。

知识链接

WHO 关于新生儿保健的相关推荐建议(表 6-3)

表 6-3　WHO 关于新生儿保健的相关推荐建议

保健内容	推荐内容	推荐分类
常规口鼻吸引	对于出生时羊水清亮且生后已建立自主呼吸的新生儿,不推荐采用口鼻吸引	不推荐
母婴皮肤接触	没有合并症的新生儿应在生后 1 h 内与母亲进行皮肤接触,以预防低体温和促进母乳喂养	推荐
母乳喂养	在母儿临床状况稳定且准备好的情况下,所有新生儿,包括能够母乳喂养的低出生体重儿,生后均应尽早放到母亲胸前尽早开奶	推荐
洗澡	洗澡应推迟至出生 24 h 后。如果由于文化习俗原因不能推迟至 24 h 后,至少也应推迟至 6 h 后	推荐

第五节 产时服务

案例导入

张女士,26岁,初产妇,规律宫缩3 h入待产室分娩。产妇自诉疼痛难忍,焦躁不安,助产人员建议张女士考虑导乐陪伴分娩。

请思考:

1. 导乐陪伴分娩的优点有哪些?

2. 还有哪些方法可以帮助张女士放松心情、减轻疼痛?

一、自由体位分娩

阴道分娩是胎头通过骨产道各平面完成分娩机制,顺利娩出的过程。产程中胎儿要承受产力、胎儿自身重力、羊水产生的浮力。产妇体位的改变可以影响到胎儿受力的变化。

自由体位
分娩

《中国正常分娩临床实践指南》指出:产程中运用运动和体位改变可对分娩产生更积极的效果,应促使产妇采取更舒适、更符合生理的体位。分娩过程中,若母儿状况均良好,可鼓励产妇采取自由体位分娩,如侧卧位、半卧位、坐位、站位、蹲位、手膝位等。可结合各自产房的具体分娩器械情况、产妇的舒适度及助产人员观察的便利,采取不同的分娩体位。

1. 侧卧位 产妇侧卧于产床,屈髋屈膝,臀与膝盖放松。可在两腿之间或背部放枕头。此体位骶骨不受压,骨盆出口相对较大。

2. 半卧位 产妇半卧于产床,上身与床夹角大于45°。枕后位或胎儿窘迫时不宜采用。

3. 坐位 产妇上半身垂直或前倾坐于产床上,或椅子、分娩球上。借助重力优势,促进胎儿下降。

4. 站位 产妇站立,上身倾靠在支持物上,可同时左右摆动骨盆。此体位可增大骨盆入口,借助重力优势,促进产程进展。

5. 蹲位 产妇双脚站于床上或地板,双手握住床栏,或在陪伴者协助下采取低蹲或半蹲。可促进产妇向下用力的欲望,同时增大骨盆出口径线,促进胎儿下降。

6. 手膝位 产妇双膝跪于床上或地板上(地板铺床垫或膝盖戴护膝),身体前倾,双掌或双拳着地支撑自己。该体位利于枕后位胎儿的旋转,有效缓解产妇腰部不适。

自由体位可以改善骨盆、骨骼排列,增加骨盆径线;利用重力作用,促进产程;改善子宫－胎盘血流,增加胎儿氧供;促进舒适,适当缓解产痛;缓解产妇恐惧不安的心情。在产程进展顺利、母婴安全的前提下,可以由产妇自愿选择自由体位。若在体位改变过程中,出现产妇疼痛加剧,胎心异常,或出现任何产科指征时,应及时采取有效干预措施。

二、导乐陪伴分娩

导乐源于 Doula, Doula 是一个希腊词, 原意为一个有分娩经历的妇女, 帮助一个正在分娩的妇女。现指一位经过培训和有经验的人, 在产妇分娩前后持续提供生理、心理、情感上的帮助, 使产妇顺利完成分娩过程。

20 世纪 90 年代, 世界卫生组织专家、上海第一妇婴保健院王德芬教授最先将"导乐"引入中国。导乐陪伴分娩是以产妇为中心的"一对一"服务模式, 给予产妇充分的安全和依赖感, 可有效减轻产妇分娩疼痛, 明显消除产妇的产时紧张情绪。专业、耐心的导乐陪伴可以让产妇安心。

(一) 导乐陪伴分娩的优点

1. 提高顺产率, 降低剖宫产率。
2. 降低产后出血等并发症。
3. 缩短产程。
4. 提高孕产妇、新生儿生活质量。
5. 减少产后抑郁的发生。

(二) 导乐的基本要求

1. 有接产经验或生育经验并经过培训考核的女性。
2. 有爱心、耐心和责任心。
3. 有良好的适应能力, 善于与不同类型的人沟通交流。
4. 能及时提供各种非药物性分娩镇痛方法供产妇知情选择。
5. 动作轻柔、态度温和, 有鼓励、帮助产妇排解焦虑紧张的能力。

(三) 导乐陪伴分娩的工作内容

1. **产前** 导乐在产前来到产妇身边, 与产妇进行接触, 了解她的心理状态, 向她介绍分娩知识, 介绍临产及产程进展的相关信息, 了解产妇的一般情况及心理状态, 与产妇建立情感交流, 陪伴产妇及其家属熟悉医院环境。

2. **产时** 向产妇讲解分娩的生理过程, 为产妇进行心理疏导, 树立产妇对分娩的信心, 帮助产妇采取减痛措施, 减轻疼痛, 细心观察产妇, 给予生活照顾, 及时与医护人员进行有效沟通。

(1) 第一产程: 指导产妇放松, 采取舒适体位, 避免长时间仰卧。宫缩间歇期引导产妇全身放松, 鼓励进食、饮水, 定时排尿; 宫缩时帮助产妇使用呼吸、按摩等方法减痛, 避免产妇过早使用腹压。

(2) 第二产程: 及时告知产妇产程进展, 给予精神上的鼓励。指导产妇正确使用腹压。为产妇实施生活护理, 如进食、饮水、擦汗等。

(3) 第三产程: 与产妇共同分享喜悦, 鼓励产妇配合助产人员或医生完成胎盘娩出、会阴伤口缝合等操作。帮助产妇与新生儿进行早接触、早吸吮等。

三、分娩镇痛

分娩时的剧烈疼痛可导致产妇体内一系列的神经内分泌反应, 使产妇发生血管收缩、子宫胎盘血流量减少、酸中毒等,对产妇和胎儿产生不良影响,因此良好的分娩镇痛非常有意义。

目前,临床常见的分娩镇痛方法包括非药物分娩镇痛法和药物分娩镇痛法。WHO 提倡非药物分娩镇痛法。

（一）非药物分娩镇痛法

1. 心理学镇痛法——拉美兹分娩镇痛法　法国产科医生拉美兹(Lamaze)1951年首先提出呼吸法无痛分娩,至今仍被广泛采用。拉美兹分娩镇痛法包括妊娠期教育、镇痛呼吸法、按摩法及压迫法等。具体方法是首先给孕妇讲解分娩的生理过程,消除产妇的顾虑;然后训练产妇在产程中的呼吸方法。① 第一产程宫缩开始时,均匀地腹式深呼吸,随着宫缩增强,逐渐加深呼吸,宫缩间歇期恢复正常呼吸。② 宫口近开全时,在宫缩开始时表浅呼吸,宫缩消失前张口轻呼气,喘气样,不用腹压。③ 第二产程宫缩开始时,先深吸气,然后屏气用腹压,宫缩停止后深呼气,产妇放松全身肌肉。除指导产妇呼吸外,产程中助产人员还可指导产妇吸气时从下腹部两侧抚触到中央,呼气时由中央到两侧,帮助按摩产妇腰骶部酸胀处,以减轻产痛。

2. 其他方法　导乐陪伴分娩、音乐疗法、水中分娩、自由体位分娩等。

（二）药物分娩镇痛法

1. 理想的药物分娩镇痛标准　① 对产妇和胎儿的副反应小。② 药物作用可靠,起效快,便于给药。③ 不影响子宫收缩和产妇运动。④ 能满足整个产程的镇痛要求。⑤ 产妇清醒,分娩过程中能有效配合。

至今为止,尚无一种能完全镇痛且又对母儿健康无任何影响的镇痛药物,大多数镇痛药对胎儿的呼吸和循环中枢有抑制作用。

2. 药物分娩镇痛法的适应证　① 无剖宫产适应证。② 无硬膜外禁忌证。③ 产妇自愿。

3. 药物分娩镇痛法的禁忌证　① 产妇拒绝。② 凝血功能障碍、接受抗凝治疗期间。③ 局部皮肤感染或全身感染未控制。④ 难治性低血压及低血容量、显性或隐性大出血。⑤ 子宫收缩乏力、产程进展缓慢。⑥ 对所用药物过敏。⑦ 已经过度镇静。⑧ 伴严重的基础疾病,如神经系统疾病、呼吸系统疾病、心血管疾病等。

4. 分娩镇痛的给药方法　① 连续硬膜外镇痛。② 产妇自控硬膜外镇痛。③ 腰椎–硬膜外联合阻滞。④ 微导管连续蛛网膜下腔麻醉镇痛。⑤ 氧化亚氮吸入镇痛等。

本章小结

1. 产力、产道、胎儿及精神心理因素均正常且相互适应,胎儿方能顺利娩出。宫缩是临产后的主要产力;产道分为骨产道和软产道两部分;胎儿因素包括胎儿大小、胎位以及有无畸形;焦虑、恐惧、抑郁是最常见的心理应激反应。

2. 胎儿通过衔接、下降、俯屈、内旋转、仰伸、复位及外旋转、胎体娩出等一连串适应性转动,以其最小径线通过产道。下降动作贯穿于分娩全过程。

3. 临产诊断是规律且逐渐加强的子宫收缩,持续时间约 30 s,间歇 5~6 min。总产程分为 3 个产程,第一产程又称子宫颈扩张期;第二产程又称胎儿娩出期;第三产程又称胎盘娩出期。

4. 第一产程除给予生活护理外,重点是定时评估并记录宫缩、胎心、宫口扩张、胎先露下降及胎膜破裂情况,观察产程进展。第二产程需指导产妇正确使用腹压,同时密切观察宫缩、胎心和胎头下降程度,接产时注意保护会阴。第三产程应协助胎盘、胎膜完整娩出,并仔细检查软产道,预防产后出血;新生儿娩出后首先清理呼吸道,满 1 min 时行阿普加评分;产后 2 h 产妇应在产房内严密观察。

5. 自由体位分娩、导乐陪伴分娩以及分娩镇痛等产时服务可帮助产妇消除紧张心理、减轻分娩疼痛,安全度过分娩期。

目标测试题

一、名词解释

分娩　早产　足月产　过期产　分娩机制　衔接　下降　生理性缩复环　临产　胎头拨露　胎头着冠

二、简答题

1. 子宫收缩力的特点。

2. 接产要领。

3. 指导产妇屏气用力的方法。

4. 胎盘剥离征象。

5. 产后 2 h 的观察内容。

三、案例分析

1. 刘女士,G_1P_0,25 岁,因腹部阵痛 2 h 入院。产科检查:枕左前位(LOA),胎心率 145 次 /min,宫缩 30~40 s,间歇 4~5 min,宫口开大 1 cm,可扪及前羊水囊。

请问:

(1) 刘女士处于产程的哪个阶段?

(2) 制定相应的护理措施。

2. 刘女士,G_1P_0,25 岁,规律宫缩 16 h 分娩一女婴,新生儿出生后无哭声,呼吸不规则,四肢活动好,躯干皮肤红润而四肢青紫,喉反射存在。

请问:

(1) 新生儿阿普加评分应得几分?

(2) 新生儿无哭声应该如何处理?

(秦清荣)

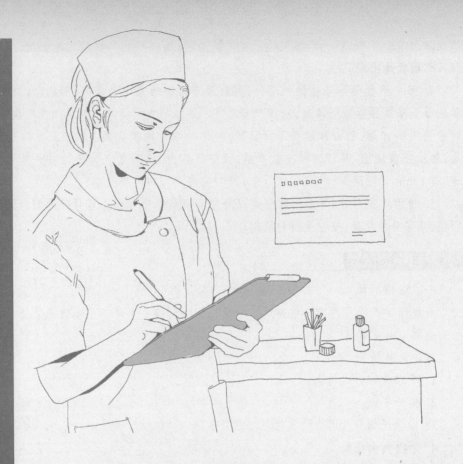

第七章　正常产褥

导读课件　　　思维导图

学习目标

1. 掌握产褥期定义、子宫复旧、恶露分类、会阴护理及乳房的护理。

2. 熟悉正常产褥期妇女生理变化、心理调适分期、护理评估、护理诊断和护理措施。

3. 了解正常产褥期妇女的护理目标和护理评价。

4. 会利用所学知识对正常产褥期妇女进行护理评估,列出护理诊断并实施相应的护理措施。

5. 培养护生良好的职业素质和行为习惯;具有关爱、尊重产妇和新生儿的意识;具有与产妇及其家属进行良好沟通的能力。

产妇全身各器官(除乳腺外)从胎盘娩出至恢复或接近正常未妊娠状态所需的一段时期,称为产褥期,一般为 6 周。

第一节 产褥期妇女的生理变化

案例导入

> 刘女士,27 岁,2 天前顺利分娩一男婴,无发热及腹痛情况。阴道排出血性恶露,无异味,有少量乳汁分泌。尿量较多。
>
> 请思考:
>
> 1. 刘女士的情况正常吗?
>
> 2. 作为一名护理人员,你如何对其进行健康指导呢?

一、生殖系统

(一) 子宫

妊娠期子宫的变化最大,产褥期恢复也最明显。胎盘娩出后,子宫逐渐恢复至未妊娠状态的过程,称为子宫复旧,一般为 6 周。子宫复旧的主要变化为子宫体肌纤维缩复和子宫内膜再生。

1. 子宫体肌纤维缩复　子宫复旧不是子宫肌细胞数目减少,而是子宫肌细胞体积缩小;这是由于子宫肌细胞胞质中蛋白质被分解,胞质减少,而使子宫肌细胞体积逐渐缩小。裂解的蛋白和代谢产物由肾排出体外,随着子宫肌纤维不断缩复,子宫体积逐渐缩小,产后 1 周缩小至约妊娠 12 周大小;产后 10 天,子宫底降至骨盆腔内,在腹部扪不到子宫底;产后 6 周恢复到非妊娠大小。同时,子宫重量也逐渐减小,分娩后子宫重量约为 1 000 g,产后 1 周时约为 500 g,产后 2 周时约为 300 g,产后 6 周时恢复到未妊娠重量,为 50~60 g。

2. 子宫内膜再生　胎盘和胎膜从子宫蜕膜海绵层分离娩出后,残留的部分蜕膜变性、坏死、脱落,随恶露由阴道排出。子宫内膜基底层开始生长出新的功能层,对整个子宫创面进行修复。约于产后 3 周,除胎盘附着处以外,子宫腔表面内膜均由新生内膜覆盖。胎盘附着处的内膜完全修复,需在产后 6 周。

3. 子宫血管变化　胎盘娩出后,螺旋动脉和静脉窦压缩变窄,形成血栓,出血量减少至停止,最终被机化吸收。若在新生内膜修复期间,胎盘附着面因复旧不良出现血栓脱落,可引起晚期产后出血。

4. 子宫下段及子宫颈变化　子宫下段在肌纤维缩复作用下恢复至未妊娠时的子宫峡部。

胎盘娩出后的子宫颈松软、充血、水肿、壁薄,子宫颈外口呈袖口状皱起。产后 2~3 天子宫口仍能通过 2 指;产后 1 周子宫颈恢复正常外形,子宫口仅容指尖;产后 10 天后完全闭合,产后 4 周子宫颈完全恢复到正常形态。由于分娩损伤,常在子宫颈

产褥期子宫
复旧的特点

子宫复旧
(图)

重点考点:
子宫体肌纤
维的缩复

外口 3 点和 9 点处有轻度裂伤,从而使初产妇的子宫颈外口由产前的圆形,变为产后的"一"字形横裂,使子宫颈呈唇形。

（二）外阴及阴道

外阴由于分娩时高度伸展而出现轻度水肿,水肿于产后 2~3 天自行消退。会阴部血液循环丰富,会阴伤口均可在产后 3~4 天内愈合。处女膜在分娩时被撕裂,形成残缺不全的痕迹,称为处女膜痕。阴道壁在分娩时因扩张而松弛,肌张力也随之下降,黏膜皱襞消失,阴道黏膜及周围组织水肿。产褥期内阴道壁肌张力开始逐渐恢复,阴道腔逐渐缩小,阴道黏膜皱襞约在产后 3 周重新出现,但阴道的紧张度至产褥期结束时也不能完全恢复到未妊娠时的状态。

（三）盆底组织

盆底肌肉及筋膜在分娩时过度伸展致弹性减弱,且常伴有部分肌纤维断裂。产后 1 周内,盆底组织水肿消失,盆底组织张力开始逐渐恢复,在产褥期若能坚持做产后健身操或适当运动,盆底肌肉有可能恢复至接近未妊娠时的状态,反之很少能恢复。若盆底组织有严重断裂未及时修复或过早参加重体力劳动,可致阴道前后壁膨出,甚至子宫脱垂。

（四）输卵管、卵巢的变化

未哺乳者平均于产后 10 周左右恢复排卵,月经一般于产后 6~10 周恢复;哺乳者平均于产后 4~6 个月恢复排卵及月经,而有的妇女在哺乳期月经一直不来潮。产后月经恢复较晚者,首次月经来潮之前往往已有排卵,因此哺乳期妇女虽无月经来潮也有妊娠可能。妊娠期输卵管被牵拉变长、充血、水肿,产后逐渐恢复原状。

知识链接

何 为 暗 胎

许多产妇认为,哺乳期间不来月经,也不会怀孕,喂奶是最好的简便易行的"避孕方法",因而不用再采用避孕措施。这种想法是错误的。

女性分娩后,月经周期和卵巢排卵功能的恢复因个体差异,表现不同,如有的女性,产后 28 天就开始排卵,一个月就来月经。而有的女性,特别是给孩子哺乳的妇女,恢复排卵和月经周期的时间要晚一些。但无论早晚,总要先排卵,后来月经。

如果在产后第一次排卵时,未采取任何避孕措施,也就是在分娩后还未来月经,就已经怀孕,即为"暗胎"。

二、乳房

产后乳房的主要变化是泌乳。分娩后,产妇血中雌激素、孕激素、人胎盘催乳素水平急剧下降,解除了对垂体催乳素的抑制,垂体催乳素含量升高,乳房开始泌乳。垂体催乳素是泌乳的基础,但乳汁分泌量的多少与哺乳时吸吮刺激有关,因为吸吮动作可反射地产生更多垂体催乳素和缩宫素,从而促使乳汁分泌和排出,所以吸吮是保持乳腺不断泌乳的关键,而不断排空乳房则是维持乳汁持续分泌的一个重要条件,因此提倡产后尽早(尤其在新生儿出生后半小时内)吸吮授乳。此外,乳汁分泌还与乳房的发育,产妇的营养、休息、睡眠、情绪及健康状况关系紧密。所以,保证产妇产后丰富的营养、充足休息和睡眠以及避免精神刺激,对产后泌乳尤为重要。

胎盘娩出后,产妇便进入哺乳期。产后 2~3 天,乳房开始分泌少量浑浊的淡黄色乳汁,称为初乳,量少(2~20 ml)、质稠,内含较多蛋白质及矿物质,脂肪及糖类较少,极易消化,是新生儿早期理想的天然食物。初乳持续 7 天后,逐渐转为过渡乳,过渡乳蛋白质含量逐渐减少,脂肪及糖类含量逐渐增多。产后 14 天分泌的乳汁为成熟乳,呈白色,蛋白质及矿物质的含量较初乳少。初乳及成熟乳均含有大量免疫抗体,尤其是分泌型 IgA,可提高新生儿的抵抗力,故应提倡母乳喂养。大多数药物可经母血进入乳汁中,因此哺乳期用药时,应注意药物对新生儿有无不良影响。

重点考点:
乳汁的分类
及特点

三、血液循环系统

胎盘娩出后,子宫胎盘血循环停止,加上子宫缩复,使大量血液从子宫进入体循环;妊娠期过多的组织间液回吸收也进入体循环,在产褥期最初 72 h 内,产妇的血容量明显增多,血容量增多 15%~25%,特别是产后 24 h 内,心脏负荷最重,患有心脏病的产妇容易出现心力衰竭。血容量于产后 2~3 周恢复至未妊娠状态。生理性贫血于产后 2~6 周纠正。产褥早期血液仍处于高凝状态,有利于血栓形成,减少产后出血量。纤维蛋白原、凝血酶、凝血酶原在产后 2~4 周恢复正常。红细胞计数及血红蛋白值也日渐增多,在产褥早期白细胞总数仍较高,可高达(15~30)×10⁹/L,中性粒细胞增多,淋巴细胞减少,产后 2 周恢复正常。血小板数增多,红细胞沉降率于产后 3~4 周降至正常。产后心脏恢复正常位置,静脉曲张及水肿也逐渐消失。

四、消化系统

妊娠期胃肠肌张力、蠕动力减弱,产后约需 2 周恢复正常;胃酸分泌减少,需在产后 1~2 周恢复正常。产后 1~2 天内产妇常感口渴,喜进汤食,但食欲不佳,以后逐渐好转。产褥期由于卧床时间长而活动少,加之腹肌和盆底肌松弛,肠蠕动减弱,产妇容易发生便秘。

五、泌尿系统

妊娠期体内潴留的大量水分产后主要由肾排出,因而产后 1 周内尿量明显增多。妊娠期发生的肾盂及输尿管生理性扩张于产后 2~8 周恢复正常。子宫复旧的代谢产物经肾排出,因此产后尿中氨基酸、肌酸、肌酐等明显增多,约需 1 周恢复正常。在分娩过程中,由于膀胱受压导致膀胱黏膜充血、水肿、肌张力降低,对膀胱内压的敏感性降低,加上会阴伤口疼痛,产后腹壁松弛,不习惯床上排尿、器械助产、区域阻滞麻醉等诸多原因,易发生尿潴留,而导致泌尿系统感染,尤其是产后 24 h 内。

六、内分泌系统

产褥期内分泌系统的变化为:与维持妊娠有关的激素减少,与维持泌乳及排乳有关的激素增加。雌激素、孕激素水平急剧下降,1 周后降至未妊娠时水平。人胎盘催乳素由于半衰期短,产后 6 h 已不能测出。垂体催乳素在体内的含量与是否哺乳有关,哺乳者含量较非妊娠时高,不哺乳者在产后 2 周降至未妊娠水平。其他内分泌腺在妊娠期均有体积增大及功能改变,于产褥期逐渐恢复至未妊娠状态。

七、腹壁

妊娠期腹壁皮肤受子宫膨胀影响,部分弹力纤维断裂,腹直肌也有不同程度的分离,因此产后腹壁明显松弛,腹壁紧张度恢复需在产后 6~8 周。妊娠期出现的下腹正中线色素沉着,在产褥期逐渐消退。孕妇腹壁上的紫红色新妊娠纹在产后变成永久性银白色妊娠纹。

第二节　产褥期妇女的心理调适

案例导入

> 王女士,27 岁,正常分娩后第 7 天。表现食欲不振、情绪低落、经常低声哭泣,家人很是不解。
>
> 请思考:
>
> 1. 王女士出现了什么问题?
>
> 2. 针对这种情况,作为一名责任护士你应该如何帮助她呢?

一、产褥期妇女的心理变化

妊娠和分娩是女性一生的重大改变,产妇会出现一系列复杂的心理变化。当分娩顺利,新生儿健康,性别理想时,产妇会很兴奋和愉快,因兴奋而难以入眠。在分娩过程异常,出现新生儿畸形、产伤以及新生儿窒息等时,产妇会很悲痛、忧伤、焦虑,从而影响身体恢复,甚者可以出现产后忧郁(指从分娩至产后 7 天内出现的一过性哭泣或忧郁状态),出现这种心理反应的产妇占 50%~70%,此现象病程短暂,预后良好。严重者可发展为产后抑郁症。因此在产褥期应注意产妇的情绪变化,出现异常及时给予处理。

知识链接

产后抑郁知多少

产后抑郁是抑郁症的一种,英文缩写 PDD,很多产妇发生抑郁是在产后 2 周,也有在产后 3~4 个月发作的,产后抑郁的发病率高达 20%。产后抑郁的 8 大特征为:① 烦躁,② 沮丧,③ 疲惫不堪,④ 多愁善感,⑤ 多疑,⑥ 厌食,⑦ 失眠,⑧ 多次想结束自己的生命。以上 8 个特征中符合 5 个就可诊断为产后抑郁。产后抑郁妇女可通过以下方式缓解:① 改变心态,② 与人沟通,③ 家人关怀,④ 咨询医生。患产后抑郁后不要惊慌,勇敢面对,尽早治疗才是关键。

二、影响产褥期妇女心理变化的因素

1. 产妇的一般情况　产妇的年龄和身体状况影响产褥期妇女的心理调适。

(1) 年龄：年龄小于 18 岁的妇女，由于本身在生理、心理及社会等各方面发展尚未成熟，在母亲角色的学习上会遇到很多困难，影响其心理适应。年龄大于 35 岁的妇女，虽然心理及社会等方面发展比较成熟，但体力和精力下降，容易出现疲劳感，在事业和母亲角色之间的转换上也会面临更多的冲突，对心理适应有不同程度的影响。

(2) 产妇的身体状况：产妇在妊娠时的体格是否健康、妊娠过程中有无出现并发症、是否手术产都会影响产妇的身体状况，对心理适应也会发生不同程度的影响。

2. 产妇对分娩经历的感受　产妇对分娩过程的感受与产妇所具有的分娩知识、对分娩的期望、分娩方式及分娩过程获得的支持有关。当产妇对在产房的期望与实际的经历有较大差异时，会影响其日后的自尊。

3. 社会支持　社会支持系统不但提供心理支持，同时也提供物质资助。稳定的家庭经济状况、亲朋好友的帮助，特别是家人的理解与帮助，有助于产妇的心理适应，使其更能胜任照顾新生儿的角色。

三、产褥期妇女的心理调适

产后，产妇需要从妊娠期及分娩期的不适、疼痛及焦虑中恢复，需要接纳家庭新成员及新家庭，这一过程称为产褥期心理调适。

一般把产褥期的心理调适分为 3 个时期。

1. 依赖期　产后 1~3 天。这一时期产妇的很多需要是通过别人来满足，如对孩子的喂奶、关心、沐浴等。产妇多表现为用语言表达对孩子的关心，较多地谈论自己妊娠和分娩的经历及感受。每对夫妇可能对分娩都有一个计划，如想经阴道分娩、尽量少用药物等，如果实际的分娩与计划相距甚远，在产后就有一种失落的感觉。较好的妊娠和分娩的经历、满意的产后休息、丰富的营养及较早较多地与孩子接触使产妇较快地进入第 2 期。在依赖期，丈夫与家人的关心帮助、医务人员的关心指导都极为重要。

2. 依赖—独立期　产后 3~14 天。这一时期产妇表现出较为独立的行为，改变依赖期中接受特别照顾和关心的状态，并开始学习和练习护理自己的孩子，亲自喂奶而不要帮助。但这一时期也容易产生压抑，可能因为分娩后的产妇感情脆弱、太多的母亲责任、由新生儿出生而产生爱的被剥夺感及痛苦的妊娠和分娩过程、糖皮质激素和甲状腺素处于低水平等因素造成。由于这一压抑的情感和参与新生儿的护理使得产妇极其疲劳，这种疲劳又可加重压抑。压抑的情感往往不通过语言而通过行为表达，如产妇哭泣、对周围漠不关心、拒绝哺乳及护理新生儿等。此时，及时护理和指导、帮助，能纠正这种压抑，如加倍地关心产妇并让其家人也参与关心，提供婴儿喂养和护理知识；耐心指导并帮助产妇喂养和护理自己的孩子；鼓励产妇表达自己的心情并与其他产妇交流等均有助于提高产妇的自信心和自尊感，促进其接纳孩子、接纳自己，缓解抑郁状态。

产褥期妇女
心理调适

在这一期结束的时候,产妇能把护理孩子当作自己生活内容的一部分,并能解决许多孩子喂养和护理中的问题,从疲劳中恢复。

3. 独立期　产后2周至1个月。这一时期,新家庭形成,产妇和其家庭逐渐变成一个系统,相互作用从而形成新的生活型态。夫妇俩人甚至加上孩子共同分享快乐和责任,恢复分娩前的家庭生活模式。在这一期,产妇及其丈夫往往会承受很多压力,如兴趣与需要的背离、事业与家庭间的矛盾,哺育孩子、承担家务及维持夫妻关系中各自角色的扮演等。

第三节　产褥期妇女护理

案例导入

> 陈女士,28岁,G_1P_1,2天前顺利分娩一健康男婴,乳房有轻度胀痛,无红肿及硬结,有少量乳汁分泌;会阴左侧侧切,外阴部肿痛,恶露颜色鲜红,量中等,无臭味,子宫底高度位于脐下3横指。产妇主诉睡眠不好,孩子一哭就醒,对喂奶有畏惧感。
>
> 请思考:
> 1. 针对上述情况做出何护理诊断?
> 2. 如何对其实施护理?

【护理评估】

1. 健康史　详细询问产妇产前检查、分娩情况、用药史等,评估妊娠前产妇的身体健康状况;评估妊娠期有无妊娠期并发症等;特别注意分娩过程中出现的异常情况及处理经过,如产后出血量、会阴撕裂、新生儿出生后的 Apgar 评分等。

2. 身体状况

(1) 一般情况

1) 体温:产妇的体温大多数在正常范围内。如产程延长或过度疲劳时,体温在产后 24 h 略有升高,但不超过 38℃。产后 3~4 天乳房充盈膨胀,并有硬的结节,腋下淋巴结肿大,血管、淋巴管极度充盈,乳房胀痛明显,体温可达 37.8~39℃,称为泌乳热,持续 4~16 h 即可恢复正常,不属病态。

2) 脉搏:产褥期产妇的脉搏在正常范围内或略缓慢,一般为 60~70 次 /min,与产妇卧床休息及子宫胎盘血循环停止有关,产后 7~10 天恢复正常。若脉搏较快,应注意有无出血、感染或心脏病的可能。

3) 呼吸:产后腹压降低,膈肌下降,妊娠期的胸式呼吸变为胸腹式呼吸,使呼吸深而慢,14~16 次 /min。

4) 血压:产褥期产妇的血压一般较稳定,变化不大。妊娠期高血压疾病产妇产后血压有较大幅度降低。产后出血者应定时测量血压。

5) 宫缩痛:在产褥早期(产后 1~2 天),由于子宫阵发性剧烈收缩而引起的下腹疼痛,称为产后宫缩痛。多见于经产妇,哺乳时由于反射性催产素分泌增多疼痛可加

重点考点:
产褥期生命
体征的特点

重。持续 2~3 天自行缓解。

6) 其他：由于分娩过程中进食少、休息欠佳、消耗体力等，分娩后产妇可感到极度疲劳，表现为饥饿、口渴、嗜睡等；产褥早期，皮肤汗腺排泄功能旺盛，排出大量汗液，尤其在夜间睡眠及睡觉初醒时出汗更明显，此为生理反应，不属病态，多于产后 1 周左右自行好转。

(2) 生殖系统

1) 子宫：每天应在同一时间，检查子宫底高度、软硬度及有无压痛，以了解子宫复旧情况。评估前先让产妇排空膀胱，嘱其平卧于床上，双膝稍屈曲，腹部放松。先按摩子宫使其收缩后，评估者一手置于耻骨联合上方，另一手在脐部轻轻按压子宫底，测量子宫底高度。胎盘娩出后，子宫圆而硬，位于腹部的中央，子宫底位于脐下 1 指。正常产后子宫圆而硬。若子宫偏向一侧应考虑是否有膀胱充盈。产后 24 h 由于子宫颈外口升至坐骨棘水平，致使子宫底上升至平脐，以后每天下降 1~2 cm，产后 10 天子宫底降入骨盆腔内，在耻骨联合上方扪不到子宫底。产后 6 周子宫恢复至非妊娠时的正常大小。若子宫收缩好，则可以扪及硬、圆、光滑的块状物；若子宫软、不能如期复原则提示子宫收缩乏力或子宫复旧不良。

2) 会阴：应认真评估会阴部是否有红、热、痛、水肿等，有会阴切口者还需观察切口有无渗血、分泌物、硬结等。初产妇在最初 3 天内切口处可有水肿，活动时有疼痛，3~5 天后或拆线后自然缓解。

3) 恶露：产后随子宫蜕膜，特别是胎盘附着处蜕膜的脱落，含有血液、坏死蜕膜、宫颈黏液等组织经阴道排出，称恶露。根据其颜色、内容物及时间不同，将其分为下列 3 种。① 血性（红色）恶露：内含大量血液、颜色鲜红而得名，量多，有小血块及少量胎膜和坏死蜕膜组织。血性恶露持续至产后 3 天内，子宫出血量开始逐渐减少，而浆液增多，逐渐转为浆液恶露。② 浆液恶露：淡红色，内含坏死蜕膜组织、宫颈黏液、宫腔渗出物、少量红细胞、白细胞和细菌，呈浆液状。浆液恶露持续产后 4~14 天，开始逐渐减少，白细胞增多，逐渐转为白色恶露。③ 白色恶露：白色，黏稠，内含大量白细胞、坏死蜕膜组织、表皮细胞及细菌等，持续 3 周左右干净。

评估恶露时，要注意颜色、量、气味等。一般在按压子宫底同时观察恶露情况。正常恶露具有血腥味，但无臭味，持续 4~6 周，总量为 250~500 ml，具有个体差异。若子宫复旧不全或子宫腔内残留胎盘、胎膜或合并感染时，恶露可增多，持续时间延长并有臭味，应及时予以处理。

(3) 排泄：产后 2~3 天，由于机体排出妊娠时潴留的液体，产妇往往多尿。但因分娩过程中膀胱受压使其黏膜充血、水肿，肌张力降低，加之会阴伤口疼痛，产妇容易发生排尿困难及尿潴留。产后应重视评估膀胱充盈情况及第 1 次排尿，正常情况下，产后 4~6 h 内应排尿，若产后 4 h 未排尿或第 1 次排尿尿量少，应鼓励产妇饮水后再次评估膀胱充盈情况，防止因膀胱充盈妨碍有效的子宫收缩，导致产后出血。此外，由于在分娩过程中进食少、脱水，加之产后肠蠕动减弱、腹壁肌松弛、卧床休息等，产妇在产后 1~2 天内多不排大便，注意评估是否发生产后便秘。

（4）乳房

1）乳头：评估有无乳头平坦、内陷及乳头皲裂。

2）乳房胀痛：评估乳房胀痛的原因，若触摸乳房时有坚硬感，并有明显触痛，提示产后哺乳延迟或没有及时排空乳房。若产妇乳房出现局部红、肿、热、痛时，或有痛性结节，提示患有乳腺炎。

3）乳汁的质量：产后 3 天每次哺乳可吸出 2~20 ml 初乳，呈淡黄色，质稠，过渡乳和成熟乳呈白色。乳量是否充足主要评估两次喂奶之间婴儿是否满足、安静；婴儿尿布 24 h 是否尿湿 6 次以上，排 2~4 次软大便；体重增长是否理想等内容。

（5）母乳喂养产妇的评估：有无影响母乳喂养的生理因素、心理因素及社会因素等。通过观察喂养动作，判断是否掌握了喂养技能。

（6）下肢静脉血栓：由于产后疲倦、伤口疼痛等导致产妇长时间卧床，同时产后血液处于高凝状态，导致下肢静脉血流缓慢，血液容易淤积在静脉内，导致静脉血栓。表现为患侧下肢体表温度下降，感觉麻木，肢体有肿胀感。下肢静脉血栓发生率较低，但一旦发生，影响产妇的生命安全。

（7）产褥中暑：产褥期因高温环境使体内余热不能及时散发，引起中枢性体温调节功能障碍的急性热病，称为产褥中暑，表现为高热，水、电解质紊乱，循环衰竭和神经系统功能损害。产褥中暑与旧习俗怕产妇"受风"而关闭门窗，包头盖被，导致居室环境处于高湿、高温环境，影响产妇出汗散热有关。

（8）其他改变

1）体重减轻：产后由于胎儿、胎盘的娩出，羊水的流失及产时失血，产妇体重约减轻 6 kg。产后第 1 周，因为子宫复旧，恶露、汗液及尿液的大量排出，体重又下降 4 kg 左右。

2）疲乏：由于产程中的不适及用力，产后医务人员的频繁观察，护理新生儿及哺乳导致睡眠不足，使得产妇在产后最初几天感到疲乏，表现为精神不振，自理能力降低及不愿亲近孩子。

3）产后压抑：主要表现为易哭、易激惹、忧虑、不安，有时喜怒无常，一般 2~3 天后自然消失，有时可持续达 10 天。

3. 心理－社会状况　产后心情低落是产妇在产后 2~3 天内出现的轻度或中度的情绪反应，发生率较高，30%~75% 的产妇会出现不同程度的心情低落，表现为心境不稳、易激惹、流泪、广泛性焦虑、睡眠和食欲减退。产后心情低落的症状比较轻，持续时间短，数天内可自行缓解，但仍有 20% 左右的产后心情低落可能发展为产后抑郁。

4. 相关检查　除进行产后常规体检外，必要时进行血常规及尿常规检查、药物敏感试验等。产后留置导尿管者需做尿常规检查，以了解有无泌尿系统感染。

【常见护理诊断／合作性问题】

1. 有尿潴留或便秘的危险　与产时损伤、活动减少及不习惯床上排尿或排便有关。

2. 舒适改变　与子宫复旧、产后宫缩、会阴部切口疼痛、褥汗、乳房胀痛等有关。

3. 母乳喂养无效　与母乳供给不足及喂养技能不熟练有关。

4. 有感染的危险　与分娩时损伤、会阴切开、防御功能下降等有关。

【护理目标】

1. 产妇4 h内未发生尿潴留。

2. 产妇舒适感增加。

3. 产妇住院期间母乳喂养成功。

4. 产妇住院期间未发生感染。

【护理措施】

1. 产后2 h内护理　产后2 h内产妇极易发生严重并发症(如产后出血、产后心力衰竭等),处理好此期非常重要,故应在分娩室严密观察产妇。在分娩室除协助产妇早期哺乳外,应注意观察血压、脉搏、子宫收缩情况;注意阴道流血量,为准确评估出血量置聚血盆于产妇臀下收集出血;并注意观察子宫底高度、膀胱充盈情况等。若发现子宫收缩乏力,应按摩子宫并肌内注射子宫收缩药,以加强子宫收缩。若出现阴道流血量不多,但子宫收缩不良、子宫底上升情况,提示子宫腔内有积血,应挤压子宫底排出子宫腔内积血,并加强子宫收缩。若产妇自觉肛门坠胀,多有阴道后壁血肿,应行肛门检查,并给予及时处理。若产后2 h产妇一切正常,将产妇和新生儿送回病房。

2. 一般护理

(1) 休养环境:休养室应安静整洁,空气流通,室内保持一定的湿度和温度,床铺整洁、干燥,及时更换会阴垫、衣服、被单等。夏季不应关闭门窗,以防高温导致产褥中暑;冬季要注意保暖,预防产妇感冒,避免新生儿着凉。

产褥期妇女的护理措施

115

重点考点:
产后2 h的护理

知识链接

母婴同室的重要性

① 有利按需哺乳。② 有利母亲乳汁分泌。③ 有利母婴增进感情。④ 有利母亲护理婴儿。⑤ 有利婴儿获得免疫力。⑥ 有利母亲健康。

(2) 观察生命体征:每天测体温、脉搏、呼吸及血压。若体温超过38℃,应加强观察,查找原因,并向医生报告。产后脉搏略缓慢,每分钟60~70次,产后1周恢复正常,若脉搏过快要警惕产后出血。产后腹压降低,膈肌下降,由妊娠期的胸式呼吸变为胸腹式呼吸,呼吸深慢,每分钟14~16次。血压在产褥期较平稳,但妊娠期高血压疾病病人产后要注意血压的恢复情况。此外,若产妇出现口渴、多汗、心悸、恶心、胸闷、四肢无力等症状,伴有低热,应警惕产褥中暑。

(3) 活动与休息:产后应及早下床活动,自然分娩产妇,产后6~12 h可下床轻微活动,产后24 h可在室内自由走动,产后24 h后,鼓励产妇早期下床活动及做产后保健操。剖宫产产妇可推迟至48 h后下床活动。适当活动可改善血液循环,利于子宫复旧、恶露排出、大便通畅;同时还能增进食欲,促进盆底肌张力恢复。产褥期不宜站立过久,少做蹲位及手提重物等使腹压增加的动作,防止子宫脱垂。卧床休息时注意经常变换体位,避免因习惯性仰卧而造成子宫后倾。

(4) 饮食:产后1 h鼓励产妇进流质饮食或清淡半流质饮食,产后24 h产妇可进清淡易消化食物,以后可进普通饮食。食物应富含高蛋白、高热量、高纤维素。少食多餐,多进汤类饮食,以利于乳汁分泌,同时增加蔬菜、水果,以利于补充维生素及铁剂。哺乳者每天可多增加1~2餐,以保证泌乳的需要。推荐补充铁剂3个月。

重点考点:
产后排尿与
排便护理

(5) 排尿与排便:产后产妇尿量明显增加,应鼓励产妇尽早排尿。若产后4 h未排尿者,应鼓励产妇坐起排尿,解除怕排尿引起疼痛的顾虑。也可选用下列方法:① 用温水冲洗外阴或按摩膀胱,用温水冲洗尿道外口以诱导排尿。下腹正中放置热水袋,按摩膀胱,刺激膀胱逼尿肌收缩。② 针刺关元、气海、三阴交、阴陵泉等穴位。③ 肌内注射新斯的明0.5~1 mg或加兰他敏2.5 mg,以兴奋膀胱逼尿肌,促进排尿。④ 上述方法无效时应导尿,必要时留置导尿管1~2天,并使用抗生素预防感染。产妇应多食蔬菜并及早下床活动,以防便秘。若发生便秘,可口服轻泻药,也可外用开塞露或肥皂水灌肠。

重点考点:
产后会阴护
理要点

3. 会阴护理　保持会阴清洁、干燥,每天2~3次以0.05%聚维酮碘液擦洗外阴。会阴水肿者,可用50%硫酸镁溶液或95%乙醇湿热敷,产后24 h红外线灯照射外阴。会阴伤口有硬结者,可用95%乙醇溶液湿热敷或用大黄、芒硝外敷。会阴部有缝线者,应每天检查伤口有无渗血、红肿、硬结、压痛及分泌物等,如有异常及时报告医生。嘱产妇向会阴切口对侧卧位(健侧卧位),勤换会阴垫,保持会阴部清洁。会阴部有血肿者,若血肿较小,可采用湿热敷或红外线灯照射,若血肿较大,则应切开引流。正常伤口一般产后3~5天拆线,若切口感染或愈合不佳,可提前拆线并定时换药,同时遵医嘱使用抗生素。会阴部伤口疼痛明显或产妇主诉有肛门坠胀感,则应及时检查,排除阴道壁或会阴部血肿。产后4周内禁止盆浴,应行淋浴。每天用温水从前向后清洗外阴,应用清洁卫生巾,每天更换内裤。

4. 子宫复旧护理　产后24 h内应特别注意产妇子宫收缩情况,观察阴道出血量,尤其在产后2 h内,应观察和按摩子宫以加强子宫收缩,从而防止产后出血。每天在同一时间产妇排空膀胱后平卧于床上,按摩子宫,使其收缩,手测子宫底高度,了解子宫复旧情况。应观察恶露的量、颜色、性状、气味等。若子宫复旧不良,恶露的量增多,颜色加深,应加强子宫收缩或给予子宫收缩药;若合并感染,恶露的颜色污秽且有腐臭味,子宫有压痛,应给予抗生素抗感染治疗。

5. 乳房护理

(1) 一般护理:哺乳前,母亲应洗手后用温开水清洁乳房和乳头,切忌用肥皂或乙醇擦洗,以免皮肤干燥、皲裂。选择适合自己哺乳的姿势(如坐式、侧卧式等)进行哺乳,每次哺乳前柔和地按摩乳房(图7-1),刺激泌乳反射。哺乳时,将乳头和大部分乳晕放在新生儿舌头的上方,用一手扶托乳房,以防乳房堵住新生儿鼻孔;新生儿吸空一侧乳房,再吸吮另一侧乳房;下次哺乳时交换,轮流喂哺,以保证两侧乳房大小一致。若吸不完时,应用吸奶器将剩余乳汁吸出,以免乳汁淤积影响乳汁分泌,并预防输乳管阻塞及两侧乳房大小不一等情况;若吸吮不成功,则指导产妇挤出乳汁喂养。哺乳时间可根据新生儿的需要或母亲乳胀情况按需哺乳。哺乳后佩戴合适棉制胸

产褥期乳房
护理

罩,以利乳房位置固定。每次哺乳后,应把新生儿抱起轻轻拍背 1~2 min,排出胃内空气以防新生儿吐奶。哺乳期以 10~12 个月为宜,母乳多时可适当延迟,最长不超过 2 年。若乳量确实不足,应及时添加合适比例的牛奶。

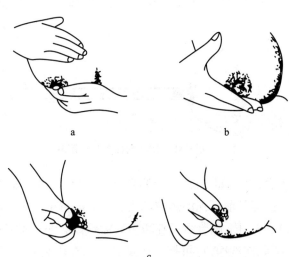

a.一手托住乳房,另一手轻按乳房作旋转式按摩;b.一手托住乳房,
上下左右抖动;c.拇指、示指及中指捏住乳头进行牵拉

图 7-1 乳房按摩

(2) 平坦及凹陷乳头护理:产前应纠正,如没有纠正或纠正不良者,哺乳时,可先用吸奶器吸引乳头或用手不断捏牵乳头,引起泌乳反射,使乳头立起不再回缩,即让新生儿吸吮。如一时无法纠正者,可用玻璃罩间接哺乳或将乳汁挤出后用勺子喂给新生儿。有些产妇的乳头凹陷,一旦受到刺激乳头呈扁平或向内回缩,婴儿很难吸吮到乳头,可指导产妇做乳头伸展和乳头牵拉练习。

1)乳头伸展练习:将两示指平行放在乳头两侧,慢慢地由乳头向两侧外方拉开,牵拉乳晕皮肤及皮下组织,使乳头向外突出。接着将两示指分别放在乳头上侧和下侧,将乳头向上、向下纵形拉开。此练习重复多次,做满 15 min,每天 2 次。

2)乳头牵拉练习:用一只手托住乳房,另一只手的拇指和中指、示指抓住乳头向外牵拉重复 10~20 次,每天 2 次,每次 10~15 min。

3)用吸奶器或注射器抽吸乳头使其直立。制备和应用注射器护理凹陷乳头(图 7-2)。另外,指导孕妇从妊娠 7 个月起佩戴乳头罩,对乳头周围组织起到稳定作用。柔和的压力可使内陷的乳头外翻,乳头经中央小孔保持持续突起。指导产妇改变多种喂奶姿势和使用假乳套以利婴儿含住乳头,也可利用吸奶器进行吸引。在婴儿饥饿时可先吸吮平坦一侧,因此时婴儿吸吮力强,容易吸住乳头和大部分乳晕。

(3) 乳房胀痛及乳腺炎护理:产后 3 天乳房乳汁外流不畅,乳房过度充盈、输乳管阻塞致乳房出现硬结、胀痛;应尽早哺乳,按需哺乳,增加哺乳次数或按摩乳房(一手托起乳房并固定,另一手由乳房根部向乳头方向循环按摩,时间为 10~15 min,然后双手置于乳房两侧由基底部向乳头挤压,乳汁即可流出),大多可预防乳房胀痛。轻度乳腺炎在哺乳前用热毛巾湿热敷乳房 3~5 min 并按摩。哺乳时先吸吮患侧乳房。每次哺乳应充分吸空乳汁,应增加哺乳次数。乳房肿胀时,产妇佩戴合适的具有支托性的胸罩,可减轻乳房充盈时的沉重感;还可用中药散结通乳。

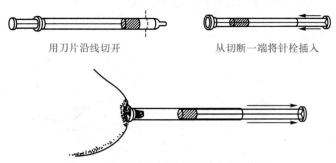

用刀片沿线切开　　　　　　　　从切断一端将针栓插入

图 7-2　制备和应用注射器护理凹陷乳头

(4) 乳头皲裂护理:初产妇多见,由于哺乳方法不当,乳头上过度使用肥皂水擦洗等。轻者可继续哺乳,哺乳前可先湿热敷乳头 3~5 min,再挤出少量乳汁使乳晕变软,哺乳时先吸吮皲裂轻的一侧,哺乳后可在皲裂处涂敷蓖麻油铋糊剂(次碳酸铋和蓖麻油等量混合),下次哺乳前洗净,也可挤出少量乳汁涂在皲裂处。皲裂严重者可用玻璃乳罩间接哺乳;或用吸奶器将乳汁吸出喂哺新生儿,保证母乳喂养,乳头也可得到休息有利于愈合;也可用乳头罩间接哺乳;在皲裂处涂抗生素软膏或 10% 复方苯甲酸酊,下次哺乳前洗净。

(5) 退乳护理:因病或其他原因不哺乳者或终止哺乳者应及早退乳。最简单的退乳方法是停止哺乳,不排空乳房,不推荐雌激素或溴隐亭退乳。退乳的方法有:① 停止哺乳,少进汤汁,佩戴紧身胸罩,避免刺激乳头,冰敷乳头,但产妇会感到乳房胀痛,2~3 天后疼痛可减轻,泌乳逐渐减少;② 生麦芽 60~90 g,水煎当茶饮,每天 1 剂,连服3~5 天;③ 芒硝 250 g 分装于两纱布袋内,外敷双侧乳房,湿硬时更换;④ 维生素 B₆200 mg 口服,每天 3 次,共 5~7 天。

(6) 催乳护理:若乳汁不足,应鼓励产妇树立哺乳信心;保证充足的睡眠、休息,合理的饮食;保持精神愉快;纠正哺乳方法,按需哺乳、夜间哺乳,以促进乳汁分泌。也可采用下列方法催乳:① 针刺少泽、乳根、足三里、合谷、膻中等穴位;② 服用中药,水煎服,以促进乳汁分泌;③ 用中成药催乳,如催乳饮。

知识链接

母乳的冷藏、解冻和加热

1. 母乳的冷藏

(1) 吸出的母乳应存放于经消毒的密封奶瓶或储奶袋中。

(2) 乳汁吸出后马上放入冰箱或冰包冷藏。

(3) 冷冻乳汁不能超过容器体积的 3/4。

(4) 解冻后的乳汁不能再次冰冻。

2. 母乳的解冻和加热

(1) 最好的解冻方法:提前从冷冻室里取出放在冷藏室里解冻。

(2) 把乳汁放在室温条件下，或者 37℃ 的温水里解冻。

(3) 解冻的母乳可以在冰箱里存放 10 h。

6. 母乳喂养指导

(1) 母乳喂养优点：母乳营养丰富、易被婴儿消化吸收；可按需供给，喂哺方便、经济；婴儿吸吮时的肌肉运动有助于面部正常发育，且可预防因奶瓶喂养引起龋齿；直接吸吮乳头取得乳汁，不会污染，温度适宜；母乳中含有丰富的抗体，可减少婴儿疾病的发生；母乳喂养有利于婴儿大脑发育；母乳喂养有利于子宫复旧，减少产后出血；降低母亲患乳腺癌、卵巢癌的危险性；母乳喂养时，婴儿与母亲皮肤的接触，有助于母婴间的感情联系，对婴儿建立和谐、健康的心理有重要作用。

(2) 母乳喂养一般护理

1) 营养需要：哺乳期内产妇的营养需要量远远超过妊娠期，正常发育的婴儿体重增加很快，4 个月内可增长为出生时的一倍。由此可见，母乳喂养的婴儿需从母亲方面吸取大量的营养素，才能满足其生长发育及健康的需要。分娩后为补充分娩过程的体力消耗及促进乳汁分泌，产妇应多吃高热量、高蛋白质、高维生素和富含矿物质的食物。每位产妇供给的能量以保证其每天能分泌 750~850 ml 乳汁为宜，每天需要的热量约 2 100 KJ (500 Kcal)，但总量不要超过 8 370~9 620 KJ/d (2 000~2 300 Kcal/d)；每天增加蛋白质 20 g；控制食物中总的脂肪摄入量，保持脂肪提供的热量不超过总热量的 25%，每天胆固醇的摄入量应低于 300 mg；补充足够的钙、铁、硒、碘等必需的无机盐；饮食中应有足够的蔬菜、水果及谷物；根据哺乳期营养需要增加的特点，合理、均衡地安排食谱，保证其自身的营养需要及分泌乳汁的质量。产妇应少量多餐，多喝汤类如鱼汤、骨头汤、猪蹄汤，不宜吃辛辣、刺激性食品。产妇营养过剩可造成产后肥胖，配合适当的锻炼以维持合理的体重。

2) 休息：充足的休息对保证乳汁分泌是十分重要的。嘱产妇要学会与婴儿同步休息，劳逸结合，生活要有规律。

(3) 母乳喂养方法指导

1) 哺乳姿势：一般有 4 种。

半躺式：在分娩后的前几天，产妇坐起来仍有困难，这时，以半躺式的姿势喂哺婴儿最为适合。把婴儿横倚着产妇的腹部，背后用枕头垫高上身，斜靠躺卧（图 7-3a）。

榄球式：在喂哺双胞胎时，或同时有另一位孩子想依偎着产妇时，这种姿势便尤为适合。婴儿躺在产妇的臂弯，臀部相对，有需要时可用软垫支撑，而产妇的下臂应托着婴儿背部。身子应稍微前倾，让婴儿靠近乳房。开始喂哺后，便可放松及将身体后倾。这种姿势能让婴儿吸吮下半部乳房的乳汁。

摇篮式：摇篮式喂哺最广为人知。婴儿的头部枕着产妇的手臂，腹部向内，而产妇的手应托着婴儿的臀部，方便身体接触（图 7-3b）。利用软垫或扶手支撑手臂，手臂的肌肉便不会因为抬肩过高而拉得绷紧。采用这种喂哺姿势时，垫高双脚有助于身体放松，如把脚放在脚踏上。

侧卧式：在晚上喂哺或想放松一下时，可采用这种姿势。产妇和婴儿都侧卧在床上，腹部相对，这样婴儿的口便会正对乳头。产妇的手臂及肩膀应平放在床垫上，只有头部以枕头承托（图7-3c）。产妇可用卷起的毛巾或类似物品垫着婴儿，让婴儿保持同一姿势。

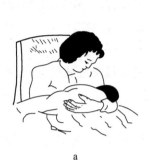
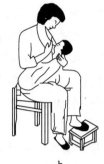
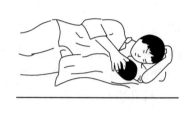

a. 半躺式；b. 摇篮式；c. 侧卧式

图7-3 哺乳姿势

2）哺乳的正确体位及托乳房的姿势：每次哺乳前产妇应洗净双手，用温水擦洗乳房和乳头，哺乳时，产妇及婴儿均应选择最舒适位置，婴儿的身体贴近产妇（胸贴胸、腹贴腹），脸向着乳房，头与身体在一条直线上，鼻头对着乳头，如果是新生儿则应托其臀部。产妇把四指并拢贴在乳房下的胸壁上，用示指托住乳房的底部，拇指轻轻放在乳房上方并挤压乳房，呈"C"字形，协助乳汁外溢，防止乳房堵住婴儿鼻孔。

3）婴儿含接姿势：哺乳时，先挤压乳晕周围组织，挤出少量乳汁以刺激婴儿吸吮，将乳头触及婴儿口唇，诱发觅食反射，当其嘴张大后，将乳头和大部分乳晕放入婴儿口中，使之完全含住乳头、乳晕并随即吸吮，下颌紧贴乳房（图7-4）。慢而深地吸吮，有时会暂停，能看到吞咽的动作和听到吞咽的声音。

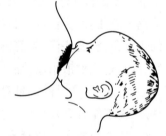

图7-4 婴儿正确的接乳姿势

4）正确的挤奶手法：挤奶前要清洗双手，用热毛巾敷一侧乳房3~5 min，一手置于乳房下托起乳房，另一手以小鱼肌按顺时针方向螺旋式按摩乳房。将容器靠近乳房。将拇指及示指放在乳晕上方距乳头根部2 cm处，两指相对，其他手指托住乳房。拇指和示指向胸壁方向轻轻下压，不可压得太深，否则将引起输乳管阻塞，压力应作用在拇指和示指间乳房下方的组织上，即必须压在乳房下方的乳窦上。沿乳头方向依次挤压所有的乳窦，挤压3~5 min后换另一侧乳房。为挤出足够的乳汁，持续时间应以20~30 min为宜。

（4）母乳喂养的时间：提倡早吸吮。于产后半小时内开始哺乳，第一次吸吮时要做到母婴皮肤接触，此时乳汁虽少，但通过新生儿的吸吮动作可刺激泌乳。原则是按需哺乳，废弃定时哺乳。产后1周内应指导产妇24 h内至少有8~12次哺乳，若婴儿长大，哺乳次数可略减少，一般3~4 h哺乳1次。产后哺乳时间从5~10 min开始，以后逐渐延长,但一般不超过 30 min,忌让婴儿含着乳头睡觉。

(5) 母乳喂养的注意事项:① 哺乳时使婴儿将大部分乳晕吸吮住,并防止鼻部被乳房压迫及头部与颈部过度伸展造成吞咽困难;② 哺乳时应两侧乳房交替哺乳,让婴儿吸空一侧乳房后再吸另一乳房;③ 哺乳结束时用示指轻轻向下推婴儿下颌,避免在口腔负压情况下拉出乳头而引起疼痛或皮肤损伤,挤出一滴母乳涂抹在乳头上,以防皲裂;④ 每次哺乳后,应将婴儿抱起轻拍背部 1~2 min,排出胃内空气,以防止吐奶(图 7-5);⑤ 哺乳后产妇佩戴合适棉制胸罩;⑥ 乳汁不足时,应及时补充按比例稀释的牛乳;⑦ 哺乳期以10 个月至 1 年为宜。

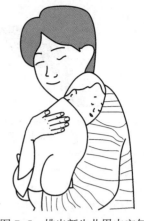

图 7-5　排出新生儿胃内空气

7. 健康教育

(1) 一般指导:告知产妇继续保证合理的营养,适当的活动和休息,产后 6~12 h 内即可起床轻微活动,于产后第 2 天可在室内活动。行会阴侧切或行剖宫产的产妇,可适当推迟活动时间。合理安排家务及婴儿护理,注意个人卫生和外阴清洁,保持良好的心境,适应新的家庭生活方式。

(2) 计划生育指导:为保证产妇身体康复,在产褥期内应禁止性生活,以防产褥感染。根据产后检查情况,恢复正常性生活,并指导产妇选择适当的避孕措施,产后 42 天起应采取避孕措施,一般不哺乳者可用药物避孕;哺乳者可采用工具避孕。

(3) 产褥期保健操:产褥期做保健操可以促进腹壁、盆底肌肉张力的恢复及加强,防止尿失禁、膀胱直肠膨出及子宫脱垂。应根据产妇的情况,由弱到强循序渐进地进行保健操练习。产后第 1 天在床上做被动运动,如进行双上肢的肌肉按摩。一般在产后第 2 天开始做产后保健操,每节操做 5~10 次,并配合呼吸进行,每 1~2 天增加一节(图 7-6)。出院后继续做保健操直至产后 6 周,6 周后应选择新的锻炼方式坚持锻炼。

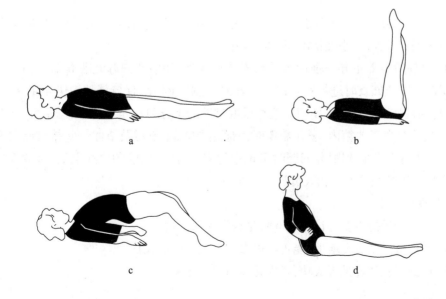

a

b

c

d

产后保健操

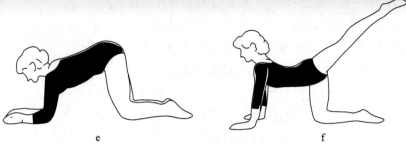

a.1、2 节深呼吸运动、缩肛；b.3 节伸腿动作；c.4 节腹背运动；
d.5 节仰卧起坐；e.6 节腰部运动；f.7 节全身运动

图 7-6　产褥期保健操

重点考点：
产后访视与
健康检查的
时间,内容

8. 产后检查　产后检查主要包括产后访视和产后健康检查两部分。

(1) 产后访视：由社区医疗保健人员在产妇出院后 3 天、产后 14 天、产后 28 天做 3 次产后访视，了解产妇及新生儿健康状况，内容包括：① 产妇的饮食、大便、小便、睡眠及精神情况，子宫复旧及恶露，哺乳情况，会阴伤口或腹部伤口愈合情况等。② 新生儿的哺乳、睡眠、大便、小便、预防接种、生长、发育等情况。

(2) 产后健康检查：产妇应于产后 42 天携带婴儿一起回分娩医院做产后健康检查，主要了解产妇全身各系统及生殖系统恢复情况，了解乳房乳汁分泌及婴儿喂养情况，以便及早发现异常，并给予指导和处理。检查内容如下。

1）了解产妇饮食、睡眠、大便、小便情况。

2）测量血压：必要时做尿常规、血常规检查，以了解产后心血管及肾功能情况，尤其妊娠期高血压疾病者更应对血压、尿蛋白、肾功能等进行监测。

3）妇科检查：会阴及阴道愈合情况，有无缝线遗留等；子宫颈有无裂伤、糜烂、瘢痕等；子宫位置、大小、软硬度及恢复情况；子宫旁组织及附件情况等。

4）乳房检查：检查乳房有无充盈肿胀，乳头有无皲裂，了解乳房泌乳情况等。

5）全身检查：主要检查心、肝、肾情况，如有妊娠合并症或分娩并发症者应做相关的检查。

6）婴儿检查：测量婴儿身长、体重、头围、囟门大小，检查婴儿心、肺、肝、脾情况，了解婴儿喂养及大便、小便情况，并给予相应指导。

9. 出院后喂养指导　强调母乳喂养的重要性，评估产妇母乳喂养知识和技能，对知识缺乏的产妇及时进行宣教；保证合理的睡眠和休息，保持精神愉快并注意乳房卫生，特别是哺乳母亲上班期间应注意摄取足够的水分和营养；上班的母亲可于上班前挤出乳汁存放于冰箱内，婴儿需要时由他人喂哺，下班后及节假日坚持自己喂养；告知产妇及家属如遇到喂养问题时可选用的咨询方法（医院的热线电话，保健人员、社区支持组织的联系方式和人员等）。

【护理评价】

1. 产妇产后能否及时排尿、排便，是否发生尿潴留。

2. 产妇舒适度有无增加，能否积极参与新生儿及自我护理。

3. 产妇母乳喂养是否成功，新生儿体重是否正常增长。

4. 产妇有无出现发热、疼痛、异常恶露等感染症状。

在线讨论 ————————

云课堂在线参与正常产褥期妇女的健康教育方案讨论。

▰▰ 本章小结

1. 产褥期是指胎盘娩出至产妇全身各器官(除乳腺外)恢复或接近正常非妊娠状态的一段时期,一般为6周。产褥期妇女变化最大的是子宫,子宫复旧主要表现为子宫体肌纤维的缩复、子宫内膜再生、子宫颈复原等;乳房产后开始泌乳,可分为初乳、过渡乳和成熟乳。

2. 产妇的心理调适一般要经历依赖期、依赖-独立期和独立期。

3. 产后24 h内体温可略升高,可出现泌乳热;子宫于产后10天降入骨盆腔内;产后恶露的量、颜色、内容物随时间而变化,可分为血性恶露、浆液恶露、白色恶露。还可出现产后宫缩痛、褥汗等。产褥期护理包括一般护理、预防并发症、乳房护理、心理护理和健康指导。其重点为产后2 h护理、子宫复旧、会阴护理及乳房护理。

▰▰ 目标测试题

一、名词解释

母婴同室　产褥期　子宫复旧　恶露　纯母乳喂养

二、简答题

1. 母乳喂养的方法及优点。

2. 产褥期会阴护理。

3. 产褥期尿潴留的护理。

4. 产褥期乳房的护理。

三、案例分析

1. 刘女士,G_1P_1,26岁。行会阴左侧切开术分娩一足月正常男婴,体重4 kg,身长53 cm。现产后第4天,会阴部肿胀、疼痛。检查见左侧切口红肿,有压痛和脓性分泌物。

请问:

(1) 该产妇发生了什么问题?

(2) 应实施哪些护理措施?

2. 陈女士,女,G_1P_1,4天前阴道分娩。护理评估:体温38.2℃,脉搏70次/min,血压100/60 mmHg。恶露呈浆液性,量中等,子宫底居中,脐下3指,硬。会阴切口:缝线3针,无红肿,轻微疼痛不适,乳房胀痛,有硬块,乳头红肿并有裂口,产妇不愿哺乳,要求退乳,新生儿哭闹不休。

请问:

(1) 请根据案例列举两个主要护理诊断。

(2) 应提供哪些护理措施?

(李　玲)

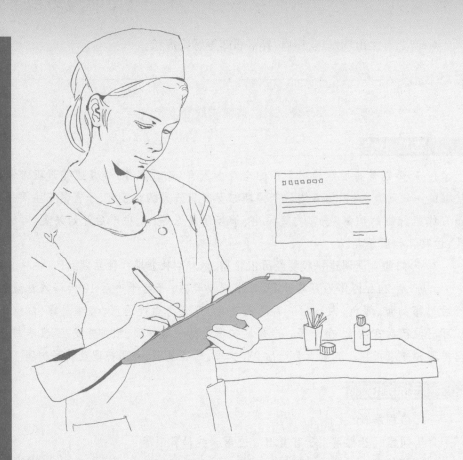

第八章　正常新生儿

导读课件

思维导图

学习目标

1. 掌握新生儿的概念,正常新生儿的护理措施。

2. 熟悉新生儿呼吸系统、循环系统、消化系统的特点。

3. 了解新生儿的分类。

4. 能利用所学知识对正常新生儿进行护理评估并实施相应的护理措施;能为新生儿及其家庭提供健康指导。

5. 培养护生良好的职业素质和行为习惯;具有关爱新生儿的意识;具有与新生儿家属进行良好沟通的能力。

正常足月新生儿是胎龄满 37 周至不满 42 周,体重 2.5~4.0 kg,身长 45~55 cm,无任何疾病和畸形的活产婴儿。新生儿期指从出生断脐至出生后 4 周内的过渡阶段。此阶段因新生儿各个系统及器官的生理功能尚未发育成熟,免疫功能低下,对外界适应能力差,是婴幼儿阶段发病率和死亡率最高的时期。因此,应加强新生儿期的科学护理和保健。

第一节　新生儿的分类

案例导入

> 王女士,孕妇,26 岁,于妊娠 38^{+3} 周分娩一健康女婴,体重 2.7 kg。在产后第 2 天护士查房时询问:"我还差两周才 40 周,孩子这个时候出生是不是属于早产? 我听说人家的孩子都八斤多,我这孩子的体重在正常范围吗?"
>
> 请思考:
> 1. 足月儿的孕龄是多少?
> 2. 如何根据体重对新生儿进行分类?

一、按胎龄分类

1. 足月儿　指胎龄(gestational age,GA)满 37 周至未满 42 周(37 周 ≤ GA<42 周或 259~293 天)的新生儿。

2. 早产儿　指胎龄未满 37 周(GA<37 周或 <259 天)的新生儿。

3. 过期产儿　指胎龄满 42 周以上(GA ≥ 42 周或 ≥ 294 天)的新生儿。

二、按出生体重分类

1. 正常出生体重儿　指出生体重(BW)为 2.5~4.0 kg 的新生儿(2.5 kg ≤ BW ≤ 4.0 kg 的新生儿)。

2. 低出生体重儿　指出生 1 h 内,体重不足 2.5 kg 的新生儿(BW<2.5 kg 的新生儿),不论是否足月或过期,其中大多数为早产儿和小于胎龄儿;凡体重不足 1.5 kg 者又称极低出生体重儿;不足 1 kg 者称超低出生体重儿或微小儿。

3. 巨大儿　指出生体重超过 4.0 kg 的新生儿(BW>4.0 kg 的新生儿),包括正常和有疾病者。

三、按出生体重和胎龄的关系分类

1. 适于胎龄儿　指出生体重处于同胎龄平均体重的第 10~90 百分位之间的新生儿。

2. 小于胎龄儿　指出生体重处于同胎龄平均体重的第 10 百分位以下的新生儿。

重点考点:
足月儿的概念

新生儿的分类

重点考点:
新生儿正常体重的范围

重点考点:
适于胎龄儿的概念

第八章　正常新生儿

3. 大于胎龄儿　指出生体重处于同胎龄平均体重的第 90 百分位以上的新生儿。

四、按出生后周龄分类

1. 早期新生儿　指出生后 1 周以内的新生儿,其发病率和死亡率较高,需加强监护和护理。

2. 晚期新生儿　指出生后 2~4 周末的新生儿,已适应体外生活,一般情况稳定,但仍需注意护理。

五、高危儿

高危儿指已经发生或可能发生危重情况而需要监护或救治的新生儿,常见于以下情况。① 母亲疾病史:母亲有糖尿病、感染、慢性心肺疾患、吸烟、吸毒或酗酒史,母亲为 Rh 阴性血型,过去有死胎、死产或性传播疾病史等。② 母孕史:母亲年龄 ≥ 40 岁或 <16 岁,妊娠期有阴道流血、妊娠高血压、先兆子痫、子痫、胎膜早破、胎盘早剥、前置胎盘等。③ 分娩史:难产、手术产、急产、产程延长、分娩过程中使用镇静和镇痛药物史等。④ 新生儿:窒息、多胎儿、早产儿、小于胎龄儿、巨大儿、宫内感染和先天畸形等。

第二节　正常足月新生儿的生理特点

案例导入

足月儿的特点

张女士,24 岁,正常分娩一女婴。产后第 5 天,家属给孩子换尿布时发现少量血性分泌物,张女士很紧张,急忙让家属抱着孩子到医院向护理人员询问缘由。

请思考:

1. 张女士的孩子发生了什么? 是否正常?

2. 如何给张女士及其家属解释此现象产生的原因?

一、外观特征

1. 皮肤　新生儿刚娩出时全身皮肤覆盖胎脂,皮肤红润、薄嫩,皮下脂肪丰满。毳毛少,可在面部鼻尖及鼻翼处见粟粒疹。

2. 头部　新生儿头部占身长的 1/4。头发分条清楚有光泽。刚出生时头部可因分娩时受到产道挤压,局部形成产瘤。耳软骨发育良好,耳舟成形、直挺。

3. 颈部　新生儿颈部短小。

4. 胸部　新生儿胸部窄小,乳晕清楚,可有乳腺结节,乳腺结节 >4 mm。新生儿胸围较头围小 1~2 cm。

5. 腹部　新生儿腹部略微隆起,脐轮处有结扎的脐带残端。

新生儿外表特征

6. 四肢　新生儿四肢呈屈曲状,四肢肌张力好。指(趾)甲达到或超过指(趾)端,足纹遍及整个足底。

7. 生殖器官　男婴睾丸已降至阴囊,女婴大阴唇遮盖小阴唇。

二、各系统生理特点

1. 呼吸系统　新生儿呼吸中枢发育不成熟,因肋间肌较薄弱,呼吸主要靠膈肌运动,以腹式呼吸为主;因新生儿需氧量多,呼吸浅而快,安静时为 40~60 次 /min,2天后降至 20~40 次 /min;呼吸节律常不规则。

2. 血液系统　新生儿出生后断脐时间对血细胞计数可产生一定的影响。足月新生儿出生时血红蛋白平均为 170 g/L(140~200 g/L),约 1 周后逐渐下降;出生时白细胞计数较高,为 $(15~20) \times 10^9$/L,5 天后接近婴儿水平,分类中以中性粒细胞为主;新生儿出生时血小板已达成人水平;因胎儿肝维生素 K 储存量少,肠道正常菌群未建立,合成维生素 K 少,凝血因子活性较低,故在新生儿出生后常规注射维生素 K_1。

3. 循环系统　新生儿娩出后结扎脐带,卵圆孔和动脉导管功能性关闭,循环动力学发生重大改变,完成了胎儿循环向成人循环的转变。新生儿心率波动范围较大,通常为 90~160 次 /min,平均 120~140 次 /min,且易受啼哭、吸吮、发热和睡眠等因素影响而发生波动。新生儿血流多集中分布于躯干、内脏,四肢供血较少,故四肢易发凉、发绀,在护理过程中应注意保暖。

4. 消化系统　新生儿胃容量较小,但消化道面积相对较大,管壁薄、通透性高,有利于吸收营养物质,但肠腔内各种毒素和病原体容易进入血液循环,引起过敏及中毒症状。新生儿吞咽功能完善,胃呈水平位,贲门括约肌较松弛,幽门括约肌较发达,哺乳后易发生溢乳甚至呕吐。因消化道分泌除胰淀粉酶外的其他消化酶,所以新生儿消化淀粉能力较差,不宜过早喂淀粉类食物。新生儿肝酶系统发育不成熟,是新生儿生理性黄疸及对某些药物解毒能力低下的主要原因之一。新生儿出生后 24 h 内可排出墨绿色糊状大便,是由消化道分泌物、吞咽的羊水和脱落的上皮细胞组成的,2~3天排完。若出生后 24 h 仍无胎粪排出,应检查有无消化道畸形。

5. 泌尿系统　新生儿肾小球滤过率低,浓缩功能差,易发生水、电解质功能紊乱。新生儿一般在生后 24 h 内排尿,尿液呈清亮、淡黄色,1 周内每天排尿次数可达 20 余次。如生后 48 h 仍未见排尿,需查明原因,是否存在泌尿系统畸形或摄入量不足等因素。新生儿输尿管较长,弯曲度较大,易因受压或扭转发生尿潴留或尿路感染。

6. 神经系统　新生儿大脑皮质尚未发育完善,兴奋性低,故睡眠时间长,一昼夜觉醒时间仅为 2~3 h。因大脑对下级中枢抑制较弱,神经髓鞘未完全形成,故新生儿动作慢而不协调。新生儿出生时已具备觅食、吸吮、握持、拥抱等原始神经反射,生后数月原始反射自然消失,若新生儿期原始反射减弱、消失或数月后仍存在,常提示有神经系统疾病。在新生儿期可出现克尼格征(Kernig sign)、巴宾斯基征(Babinski sign)呈阳性,腹壁反射、提睾反射则不稳定。

7. 体温调节　新生儿体温调节中枢发育不完善,体表面积相对较大,皮下脂肪

重点考点:新生儿消化系统的特点

少,保温能力差,容易散热,因此,体温可随外环境温度变化而波动,应注意保暖。当室温过高时,新生儿通过皮肤蒸发和出汗散热,如体内水分不足及散热不足,血液浓缩,可使体温升高而发生"脱水热";室温过低时则可引起低体温和硬肿症。"适中温度"又称中性温度,是指机体耗氧量最低,蒸发散热最少,新陈代谢最低,并能维持正常体温的最佳环境温度。

三、几种常见的特殊生理状态

重点考点:
新生儿特殊
生理状态

1. 生理性黄疸　50%~60% 的新生儿在出生后会因胆红素代谢特点导致高胆红素血症。表现为新生儿出生后 2~3 天出现皮肤黏膜黄染,4~5 天达高峰,7~10 天自然消退,最迟不超过 2 周,早产儿可延迟至 2~3 周消退,新生儿一般情况良好。

2. 生理性体重下降　新生儿出生数天内,因进奶量少、水分丢失多、胎粪排出等出现体重下降,下降 3%~9%,但一般不超过 10%,生后 7~10 天恢复到出生时体重。

3. 马牙　部分新生儿口腔上腭中线和齿龈部位常有黄白色、米粒大小的小颗粒,称牙龈粟粒点,是由上皮细胞堆积或黏液腺分泌物蓄积形成,俗称马牙,属正常现象,出生后数周可自行消退,切勿挑破,以免发生感染。

4. 螳螂嘴　新生儿两侧面颊部各有一隆起的脂肪垫,称颊脂体,俗称螳螂嘴,有利于吸吮乳汁。

5. 乳腺肿大和假月经　由于受到胎盘分泌的雌激素、孕激素影响,新生儿生后 4~7 天均可出现乳腺肿胀,如蚕豆或核桃大小,2~3 周自行消失,切忌挤压,以免感染。部分女婴生后 1 周内阴道可有少许血性分泌物,持续 1~2 天自然消失,无需特殊处理。

6. 新生儿红斑及粟粒疹　新生儿出生后 1~2 天,在头部、躯干及四肢常出现大小不等的多形性斑丘疹,称为新生儿红斑,1~2 天后自然消失。因皮脂腺堆积在鼻尖、鼻翼、颜面部形成小米粒大小黄白色皮疹,称为新生儿粟粒疹,脱皮后自然消失。

第三节　正常新生儿的护理

案例导入

> 产妇李女士,G₁P₁,妊娠 40 周顺产一女婴,产房观察 2 h 无异常,现送回产科病房。
>
> 请思考:
>
> 1. 作为李女士的责任护士,该如何对新生儿作入室评估?
>
> 2. 新生儿入室后应实施哪些护理措施?

【护理评估】

1. 健康史　重点询问分娩情况、用药史等相关资料,注意有无宫内缺氧、手术助产、新生儿窒息、损伤及畸形,分娩时是否使用镇静药和麻醉药,新生儿 Apgar 评分等。

2. 身体状况

(1) 一般情况：观察新生儿全身的发育情况、肌张力、哭声是否响亮等情况，检查时应注意保暖。

(2) 生命体征：新生儿体温（腋温）正常为 36.0~37.2℃，体温低于 36.0℃ 常见于室温过低、低体重儿或发生感染等情况。体温超过 37.5℃ 常见于保暖过度、脱水热或感染者；新生儿呼吸频率为 40~60 次 /min，呼吸减慢可见于分娩时不恰当使用了镇静药、麻醉药，呼吸增快可见于室温过高、感染等情况；新生儿心率较快，睡眠时平均心率为 120 次 /min，清醒可增至 140~160 次 /min，波动范围为 90~160 次 /min，若心率持续 ≥ 160 次 /min 或 ≤ 100 次 /min，应注意排除有无先天性心血管发育畸形等疾病。

(3) 身长和体重：评估身长、体重是否在正常范围。测量新生儿头顶最高点至足跟的距离即身长，出生后身长为 45~55 cm；体重宜在沐浴时裸体测量，足月儿体重为 2.5 kg~4 kg，体重 >4 kg 为巨大儿，体重 <2.5 kg 为低出生体重儿，相比正常体重儿更易发生各种并发症，应重点监测。

(4) 皮肤和黏膜：正常新生儿皮肤红润，观察皮肤有无青紫、苍白、黄染、水疱、皮疹及出血点等异常，有无海绵状血管瘤或色素不足等，观察口腔黏膜是否完整。

(5) 头面部：观察新生儿头颅外形、大小，有无产瘤、血肿及头皮破损等情况；检查囟门大小，有无凸出或凹陷；眼睛有无脓性分泌物；鼻翼有无扇动；口腔有无唇、腭裂；外耳道有无畸形等。

(6) 颈部：观察颈部的对称性、肌张力和活动度，有难产史的应注意查看有无胸锁乳突肌血肿等异常。

(7) 胸部：观察胸廓形态有无畸形，是否对称，有无三凹征；触诊双侧锁骨是否连续、对称；听诊心率是否正常，有无杂音；听诊肺部有无干湿啰音，呼吸音是否清晰。

(8) 腹部：观察腹部外形是否正常，脐带残端有无渗血、渗液；触诊肝、脾大小；听诊肠鸣音是否正常。

(9) 四肢及脊柱：观察四肢有无畸形，活动度是否正常，有无关节脱位等异常；检查脊柱发育是否正常。

(10) 肛门及外生殖器：检查肛门有无闭锁或肛裂；男婴睾丸是否降至阴囊，女婴大阴唇是否完全遮盖小阴唇等。

(11) 大、小便：小便一般在出生后 12~24 h 内排出，应记录第一次排尿的时间，观察尿量和颜色。记录第一次大便排出情况，若 24 h 后仍无胎粪排出，应检查有无肛门闭锁等肠道畸形。大便次数、性状能反映喂养情况和消化道情况，故每天更换尿布时还应观察大便的次数、量和性状。

3. 心理 - 社会状况　观察新生儿的家属与新生儿的相互反应，家庭成员是否与新生儿能够正确交流；观察新生儿的啼哭、表情等情绪反应。评估母亲与新生儿的沟通方式和效果，评估母亲是否有喂养及护理新生儿的能力。

4. 相关检查　应根据评估情况进行相关的检查，具体参见儿科护理教材。

【常见护理诊断 / 合作性问题】

1. 有窒息的危险　与吸入羊水、易溢乳和呕吐有关。

2. 体温调节无效　与体温调节功能不完善，环境温度过低或过高、包裹太厚（或太少）、脱水等有关。

3. 有感染的危险　与吸入羊水、脐带残端有开放的伤口和免疫功能不足有关。

4. 营养失调：低于机体需要量　与母乳喂养无效或乳汁分泌不足导致摄入量不足有关。

【护理目标】

1. 新生儿无窒息发生。

2. 新生儿能维持正常体温。

3. 新生儿无感染发生。

4. 成功实施母乳喂养，新生儿获得充足的营养。

【护理措施】

1. 保持呼吸道通畅　新生儿娩出后，立即清除口、鼻腔的黏液及羊水，以免发生窒息或吸入性肺炎。如新生儿在分娩时吞下较多羊水，出生后 1~2 天常出现呕吐，可将新生儿左右交替侧卧，使呼吸道分泌物、呕吐物引流通畅。哺乳后应将新生儿竖起拍嗝，取侧卧位，头偏向一侧，以免溢乳误吸而发生窒息。

2. 保暖　因新生儿体温调节功能差，出生后应立即擦干身体，减少热量丧失。保持体温在 36~37℃，每天测量体温 2 次。接触新生儿的手、仪器、物品等均应预热，护理操作时不要过分暴露新生儿。

3. 母婴同室

(1) 一般环境：房间温、湿度适宜，空气流通，室温在 24~26℃，相对湿度在 50%~60%。

(2) 安全措施

1）新生儿床应配有床围、床垫。

2）新生儿床上勿放尖锐物品、过烫热水袋等危险物品。

3）新生儿手腕、脚腕系上腕带，正确书写母亲姓名、住院号、新生儿性别等信息。每项有关新生儿的操作前后都应认真核对，无误后方可实施。

(3) 预防感染

1）严格探视制度：控制外界人员对新生儿带来的交叉感染，探视时间内只限一床一人探视。禁止患有呼吸道、胃肠道传染性疾病病人接触新生儿。

2）严格把关洗手环节：在房间内放置手部消毒溶液，要求医护人员或探访者接触新生儿前应消毒双手，切断传播途径。

3）做好新生儿物品的消毒工作：新生儿用过的一切布类用品清洗后，应高压消毒后再使用；每天为新生儿沐浴 1 次，做好新生儿脐部的护理。

4. 心理 - 社会护理　观察新生儿与家庭成员之间的相互反应，指导家庭成员通过各种途径与新生儿交流情感，如在喂哺过程中，母亲是否用眼神、声音、肢体等方面与新生儿进行交流。向家庭成员解释新生儿的语言和情感发育特点，让其尽快掌握与新生儿交流的技巧。

5. 免疫接种

（1）卡介苗：可预防结核病。在新生儿出生 12~24 h 后，无禁忌证时接种。若体重小于 2.5 kg 的早产儿、体温在 37.5℃ 以上的新生儿，伴有严重腹泻、呕吐、皮疹等患儿均应暂缓接种。接种卡介苗后，应向家属详细介绍卡介苗的反应，以免引起不必要的惊慌。

（2）乙肝疫苗：属于主动免疫。正常新生儿出生后 24 h 内进行第一次接种，右上臂三角肌肌内注射。出生后 1 个月、6 个月进行第二次和第三次接种。

6. 新生儿筛查　产后 72 h 采集新生儿足跟血，筛查有无先天性甲状腺功能低下、苯丙酮尿症等先天性疾病。

7. 出院指导　强调母乳喂养的重要性，鼓励母亲纯母乳喂养 4~6 个月。宣传婴幼儿保健常识，向家属介绍新生儿保暖、喂养、防感染、防意外、免疫接种等相关知识。指导家属掌握更换尿布、沐浴等育儿知识和技能，教给母亲识别新生儿异常情况的常识，提供育儿咨询的途径和平台，使家庭成员得到科学全面的育儿指导。

【护理评价】

1. 新生儿有无发生窒息。

2. 新生儿能否维持正常体温。

3. 新生儿有无感染发生。

4. 是否成功实施母乳喂养，新生儿是否获得充足的营养。

在线讨论 ─────────────────────

云课堂在线参与正常新生儿的护理方案讨论。

本章小结

1. 新生儿期指从出生后断脐至出生后 4 周内的过渡阶段，是婴幼儿阶段发病率和死亡率最高的时期。按胎龄分早产儿、足月儿、过期产儿；按出生体重分正常出生体重儿、低出生体重儿、巨大儿；按出生体重和胎龄的关系分适于胎龄儿、小于胎龄儿、大于胎龄儿；按出生后周龄分早期新生儿、晚期新生儿。

2. 新生儿有着独特的外观特征和特殊的生理状态，如生理性体重下降、生理性黄疸等。

3. 新生儿的护理措施包括母婴同室、新生儿日常护理、心理护理、免疫接种、新生儿筛查和出院指导。其重点为母婴同室、新生儿日常护理和出院指导。

附　1+X 母婴护理——正常新生儿护理

一、新生儿沐浴

新生儿的新陈代谢旺盛，容易出汗，大、小便次数多，因而新生儿娇嫩的皮肤很容易受到这些排泄物的刺激，如不及时清洗，皮肤就会成为病菌生长繁殖的地方，最终导致皮肤感染。因此,要经常给新生儿沐浴。一般在新生儿出生后第 2 天就可以沐浴了。冬季每天 1 次,夏季每天 1~2 次。经常沐浴有利于血液循环,帮助皮肤呼吸,还可以通过水的压力、温度等刺激起到锻炼身体的作用,促进新生儿的生长发育。

(一)沐浴准备工作

给新生儿沐浴前,首先要做好准备工作。

1. 物品准备　准备沐浴用的物品,如小浴盆(图 8-1)、沐浴和洗头的小毛巾、无泪洗发液、沐浴液或婴儿皂、润肤露或爽身粉等,沐浴后的用品应事先准备好,如大浴巾、干净尿布、衣裤、包被等。

2. 房间温度　将沐浴房间的温度调到 26~28℃。

3. 沐浴水的准备　新生儿皮肤娇嫩,为避免烫伤新生儿皮肤,给新生儿沐浴的水温应控制在 38~41℃。应先放冷水再放热水,然后用手背或手腕部试水温。因为这两个部位皮肤较敏感,可以感知水温是否适合新生儿,水温以不觉得烫为宜。也可以使用专门的水温计测量水温,使水温控制更加准确。

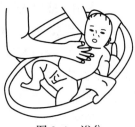

图 8-1　浴盆

(二)沐浴的具体方法

1. 脱衣　操作者坐在小椅子上,给新生儿脱去衣服,用大毛巾将新生儿的身体包裹好,让新生儿仰卧在操作者的左侧大腿上。

2. 洗脸　用左臂抱起新生儿,并用左肘部和腰部夹住新生儿的臀部和双下肢,左手托住头、颈部,用拇指和中指压住新生儿双耳,使耳郭盖住外耳道(图 8-2),防止洗脸水进入耳道引起炎症。用右手将一块小毛巾蘸湿后略挤一下开始洗脸,顺序为:眼→前额→颊部→嘴角→面部。擦过一只眼后要将毛巾换另一面,洗完脸后须将毛巾在水中清洗一下再擦洗其他部位。

3. 洗头　先给新生儿洗头,操作者用左手托住新生儿的头部和颈部,左手的拇指和中指从新生儿头的后面压住双耳,使耳郭盖住外耳道,以防止沐浴水流入耳道,再用右手为新生儿洗头。

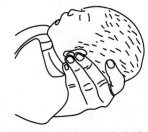

图 8-2　手托新生儿头并遮盖耳孔

新生儿洗发液应选用对眼睛无刺激性的产品,以免流入眼睛中引起疼痛。洗完后用清水冲洗干净,并用毛巾轻轻擦干头发。

4. 洗身体　头发清洗干净后,将新生儿放在干净的温水中,用前臂托住其上身,一只手抓住其臂部,使其在盆中呈半坐姿势,然后用另一只手持小毛巾蘸温水擦洗颈部、腋窝、胸腹部、上肢、下肢。清洗会阴部时应从前向后清洗,清洗男婴外阴时,应将男婴的包皮轻轻上翻,用水洗去积垢,以防发生包皮粘连;清洗女婴会阴时,应将大阴唇轻轻分开,用水冲洗其中的污垢,但不可用力擦洗。再将新生儿翻过来,使其趴在操作者的前臂上,擦洗后背和臀部。在新生儿身上涂适量新生儿沐浴液,在身体表面搓洗,再用温水将身上的沐浴液冲洗干净即可。

5. 擦干　冲洗干净后,将新生儿抱出放在干净的浴巾上,从头到脚迅速擦干,拍

新生儿沐浴

第二篇　生理产科

适量爽身粉,穿衣。

(三) 新生儿沐浴禁忌

1. 新生儿出现频繁呕吐、腹泻时暂时不要沐浴　以免因沐浴搬动新生儿致使呕吐加剧,造成误吸呕吐物。

2. 新生儿出现发热或热退 48 h 以内不建议沐浴　给发热的新生儿沐浴,容易使新生儿出现寒战,甚至有的还会发生惊厥;不恰当的沐浴有时会使皮肤毛孔关闭导致体温更高,有时又会使全身皮肤毛细血管扩张充血,致使新生儿身体的主要脏器供血不足。另外,发热后新生儿的抵抗力较低,沐浴容易遭受风寒引起再次发热,故主张热退 48 h 后再给新生儿沐浴。

3. 新生儿有皮肤破损时不宜沐浴　新生儿有皮肤损害,如脓疱疮、疖肿、烫伤、外伤等,不宜沐浴。因为皮肤损害的局部会有创面,沐浴会使创面扩散或受污染。

4. 新生儿吃奶后不应马上沐浴　若给新生儿喂奶后马上沐浴,会使较多的血液流向被热水刺激后扩张的表皮血管,而腹腔血液供应相对减少,从而影响新生儿的消化功能。其次,由于喂奶后新生儿的胃呈扩张状态,马上沐浴也容易引起呕吐。所以沐浴通常应在喂奶后 1~2 h 进行为宜。

5. 早产儿沐浴要谨慎　因早产儿发育不成熟,生活能力低下,皮下脂肪薄,体温调节功能差,容易因环境温度的变化出现体温波动。所以,早产儿要慎重选择沐浴时机。

二、新生儿抚触

新生儿抚触是操作者用双手对新生儿各部位皮肤进行有手法技巧的抚摸,将温和的刺激通过体表感受器传至中枢神经系统,产生良好生理效应的一种新生儿保健医疗技术。其目的是:① 促进胃泌素、胰岛素释放,增强食物吸收能力;② 促进新生儿血液循环和新陈代谢;③ 增强和改善新生儿睡眠状况,稳定情绪;④ 促进新生儿神经系统发育,有利于智力发展;⑤ 刺激淋巴系统,增强免疫力;⑥ 促进亲子关系,给新生儿安全感。新生儿抚触的方法包括抚触前准备、抚触手法、抚触后注意事项。

(一) 新生儿抚触前准备

1. 环境准备　室内温度在 26~28℃,湿度宜在 50%~60%。清洁、安静,冬天需开启暖空调或暖气,以防着凉。

2. 用物准备　无菌棉签、新生儿衣物、大浴巾、毛巾、尿布、新生儿润肤油(或橄榄油)。

3. 新生儿准备　无疾病的新生儿,早产儿无合并症。新生儿处于较安静、不累、不饿清醒状态,如喂奶前 30~60 min 或喂奶后 90 min。抚触时机可安排在沐浴后,夜晚睡觉前。

4. 操作者准备　着装整洁,修剪指甲,双手柔软温暖,去除手腕部饰物,以免伤及新生儿皮肤。同时,操作者应保持心情舒畅,充满爱意,用温和的语言和目光与新生儿交流。

(二) 抚触手法

1. 头面部抚触

(1) 面部：在手掌中倒适量新生儿润肤油，将双手搓热，用两手拇指指腹从新生儿前额中心处向外推压；两手拇指放于下颌中央，其余四指放在新生儿脸颊的两侧，指腹向外上方滑动至双耳下方，做微笑状。以上动作可放松面部肌肉，舒缓面部因吸吮、啼哭及长牙所造成的紧绷（图8-3）。

(2) 头部：一手托头，另一手指腹从前额发际向脑后滑动，至后下发际，停于耳后，换手抚触另一半（图8-4）。

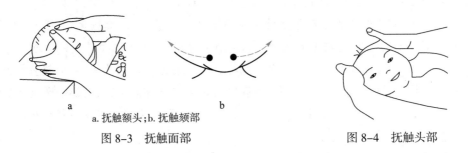

a. 抚触额头；b. 抚触颏部

图8-3 抚触面部　　　　　　　　　　图8-4 抚触头部

2. 胸部抚触　双手分别放在新生儿的两侧肋缘（胸部外下方），先是一只手向上滑至新生儿右肩，复原；换另一只手，方法同前。此动作可以顺畅呼吸循环（图8-5）。

3. 腹部抚触　双手示指和中指依次从新生儿右下腹、右上腹、左上腹、左下腹移动，呈顺时针方向画半圆。脐带未脱落的新生儿应避开脐部。此动作可以加强新生儿内排泄功能，有助排气，纾解便秘（图8-6）。

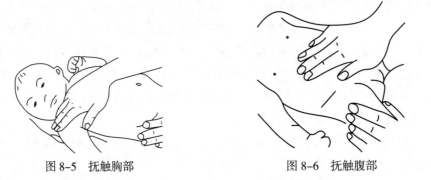

图8-5 抚触胸部　　　　　　　　　　图8-6 抚触腹部

4. 上肢抚触　双手握住新生儿的一只胳膊，从上臂到手腕分段轻轻挤捏，再按摩小手掌和每个小手指。换手，方法同前。此动作可增强手臂和手的灵活反应，增加运动协调功能（图8-7）。

5. 下肢抚触　从新生儿的大腿开始轻轻分段挤捏至膝、小腿、脚踝。然后按摩足底及足趾。此动作可增强腿和脚的灵活反应，增加运动协调功能（图8-8）。

6. 背部抚触　让新生儿俯卧于床上（注意保持新生儿呼吸顺畅），以脊柱为中心，双手轮流从新生儿头部开始沿颈顺着脊柱向下按摩，再用双手指尖轻轻从脊柱向两侧按摩。此动作可舒缓背部肌肉（图8-9）。

7. 臀部抚触 双手手掌放在新生儿臀部,做环形按摩(图 8-10)。

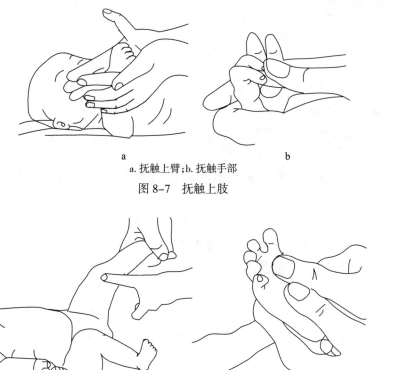

a. 抚触上臂;b. 抚触手部

图 8-7 抚触上肢

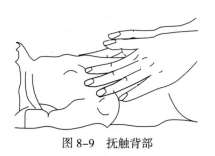

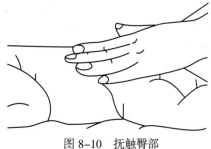

a. 抚触大、小腿;b. 按摩足底

图 8-8 抚触下肢

新生儿抚触

图 8-9 抚触背部

图 8-10 抚触臀部

(三)新生儿抚触注意事项

1. 抚触前准备应充分 房间温暖舒适,新生儿脱掉衣服,房间播放柔和音乐避免外界噪声干扰,时间最好是在新生儿沐浴后或睡觉前,喂奶 1 h 后。

2. 抚触时机合理 不能选择新生儿太饿或者太饱时间进行抚触,不能选择新生儿过于疲倦时进行抚触,当新生儿情绪不佳时应马上停止抚触。建议选择沐浴前或者午睡、晚睡之前进行抚触。

3. 抚触过程手法、力度要适宜 以皮肤微微发红为宜。切忌蛮横用力,以免损伤皮肤。

一、名词解释

正常足月新生儿　早产儿　新生儿期　假月经　生理性黄疸

二、简答题

1. 新生儿的特殊生理状态包括哪些?

2. 新生儿的日常护理。

3. 新生儿消化系统的生理特点。

三、案例分析

1. 产妇陈某,G_1P_1,妊娠40周顺产一女婴,在产房内观察2 h后无异常,现安返产科病房。

请问:

(1) 从哪几个方面评估新生儿正常与否?

(2) 如何对新生儿实施护理?

2. 李女士,女,G_1P_1,一天前经阴道分娩一女婴。新生儿目前一般情况良好,夜间哺乳4次,体温正常稳定,准备沐浴。小李夫妇已学过关于新生儿照护的相关知识和技能,迫切期望能付诸实践,亲自参与照料新生儿。

请问:

(1) 新生儿日常护理有哪些?

(2) 如何帮助小李夫妇学会照护新生儿?

(刘德芬)

第三篇 病理产科

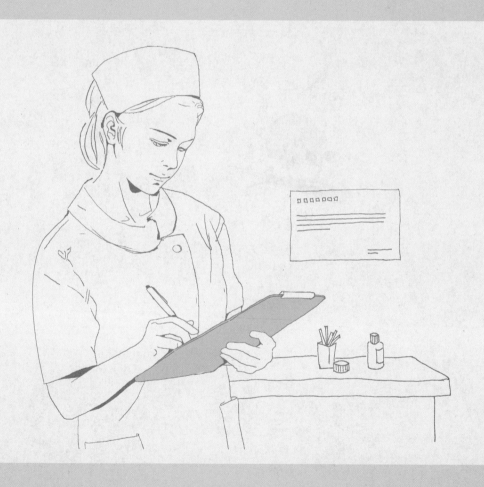

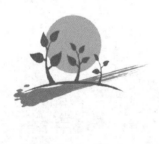

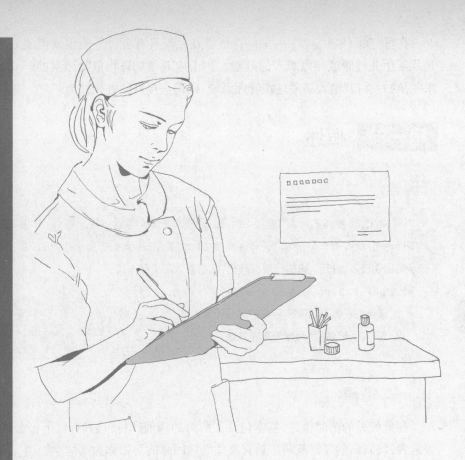

第九章　高危妊娠

导读课件　　　思维导图

学习目标

1. 掌握高危妊娠的范畴、处理原则。

2. 熟悉高危妊娠的护理评估内容和方法。

3. 了解高危妊娠母儿监护措施及临床意义。

4. 能够对高危妊娠的孕妇进行整体护理。

5. 培养护生养成良好的职业素质和行为习惯；具有关爱、尊重孕产妇的意识；具有与孕产妇及其家属进行良好沟通的能力。

高危妊娠（high risk pregnancy）是指妊娠期具有各种危险因素可能危害孕妇、胎儿及新生儿健康或导致难产的妊娠。护士应对孕妇进行危险因素的筛查，及时发现高危孕妇并将其纳入高危妊娠管理系统，以促进良好的妊娠结局。

第一节 概述

案例导入

孙女士，38岁，G_2P_0。因"停经29^{+2}周，阴道流血3 h"急诊入院。查体：体温36.4℃，血压85/50 mmHg，脉搏106次/min。子宫底高度28 cm，腹围91 cm。初步诊断为"前置胎盘"入院。该孕妇因辗转多地打工，未进行规律产检，此前曾人工流产1次。

请思考：

1. 该孕妇是否存在影响妊娠的高危因素？
2. 您认为该孕妇是否属于高危妊娠？

一、范畴

高危妊娠的范畴很广，基本包括了所有的病理产科，凡具有以下一个或一个以上因素者，均属高危妊娠范畴。具有高危妊娠因素的孕妇称为高危孕妇。

（一）孕妇自然状况、家庭及社会经济因素

孕妇年龄<16岁或≥35岁，妊娠前体重过轻或超重，身高<145 cm，孕妇受教育时间<6年，孕妇先天发育异常，家族中有遗传疾病。孕妇职业稳定性差、未做或晚做产前检查、居住条件差、未婚或独居、收入低。孕妇有吸烟、嗜酒、吸毒等不良嗜好。

（二）疾病因素

1. 孕妇有流产、异位妊娠或者异常分娩史　如复发性自然流产、异位妊娠、早产、死胎、死产、难产（包括剖宫产史）、新生儿死亡、新生儿溶血性黄疸、新生儿畸形、先天性疾病或遗传疾病等。

2. 妊娠并发症　如妊娠期高血压疾病、前置胎盘、胎盘早剥、羊水过多或过少、胎儿生长发育受限、过期妊娠、母儿血型不合等。

3. 各种妊娠合并症　如心脏病、高血压、肾病、肝炎、甲状腺功能亢进、血液病、性病、恶性肿瘤、生殖器发育异常、智力低下、病毒感染（风疹、巨细胞病毒感染）等。

4. 可能发生分娩异常者　如胎盘功能不全、胎位异常、骨盆异常、软产道异常、巨大胎儿、多胎妊娠等。盆腔肿瘤或曾有手术史等。

5. 接触有害物质伤害者　妊娠期接触大量放射线、化学性毒物，服用过对胎儿有影响的药物。

（三）心理因素

孕妇的心理因素，如焦虑、抑郁、恐惧、沮丧、悲哀等。

二、高危妊娠评分

为了早期识别高危孕妇,护士应根据修改后的 Nesbitt 评分指标(表 9-1)对孕妇进行评分。该评分指标的总分为 100 分,根据各种危险因素的分值进行减分,最后得分低于 70 分为高危妊娠范畴。特别注意,孕妇的情况会随着妊娠进展而变化,当出现新的高危因素时护士应重新进行评分。

表 9-1 修改后的 Nesbitt 评分指标

指标		评分	指标		评分
1. 孕妇年龄			骨盆狭小:临界		-10
	15~19 岁	-10		狭小	-30
	20~29 岁	0	先露异常史		-10
	30~34 岁	-5	剖宫产史		-10
	35~39 岁	-10	5. 妇科疾病		
	40 岁及以上	-20		月经失调	-10
2. 婚姻状况				不育史:少于 2 年	-10
	未婚或离婚	-5		多于 2 年	-20
	已婚	0		子宫颈不正常或松弛	-20
3. 产次				子宫肌瘤:>5 cm	-20
	0 产	-10		黏膜下	-30
	1~3 产	0		卵巢肿瘤(>6 cm)	-20
	4~7 产	-5		子宫内膜异位症	-5
	8 产以上	-10	6. 内科疾病与营养		
4. 过去分娩史			全身性疾病	急性:中度	-5
	流产 1 次	-5		重度	-15
	3 次以上	-30		慢性:非消耗性	-5
	早产 1 次	-10		消耗性	-20
	2 次以上	-20		尿路感染:急性	-5
	死胎 1 次	-10		慢性	-25
	2 次以上	-30		糖尿病	-30
	新生儿死亡 1 次	-10		慢性高血压:中度	-15
	2 次以上	-30		重度	-30
	先天畸形 1 次	-10		合并肾炎	-30
	2 次以上	-20		心脏病:心功能 Ⅰ~Ⅱ 级	-10
	新生儿损伤:骨骼	-10		心功能 Ⅲ-Ⅳ 级	-30
	神经	-20		心力衰竭	-30

指标		评分	指标		评分
贫血:血红蛋白 100~110 g/L		–5	内分泌疾病	垂体、肾上腺、甲状腺疾病	–30
	90~100 g/L	–10		营养:不适当	–10
	<90 g/L	–20		不良	–20
血型不合:ABO		–20		过度肥胖	–30
	Rh	–30			

第二节　高危妊娠的监护措施

案例导入

孙女士,38 岁,G_2P_0。因"停经 29^{+2} 周,阴道流血 3 h"急诊入院。查体:体温 36.4℃,血压 85/50 mmHg,脉搏 106 次 /min。子宫底高度 28 cm,腹围 91 cm。初步诊断为"前置胎盘"入院。该孕妇因辗转多地打工,未进行规律产检,此前曾人工流产 1 次。

请思考:

1. 孙女士询问孩子的安危,如何做好胎儿的监护?

2. 如何做好孙女士的监护?

对高危妊娠必须加强管理与监护,以减少对生命健康的威胁,采用科学的方法,最大限度地减少危险因素。高危妊娠的监护包括婚前、妊娠前的保健咨询工作,对不宜结婚或不宜生育者做好说服教育工作;妊娠前及妊娠早期的优生咨询及产前诊断工作;妊娠中期即开始筛查妊娠并发症或合并症;妊娠晚期监护及评估胎儿生长发育及安危情况,监测胎儿、胎盘功能及评估胎儿成熟度。

一、人工监护

1. 根据末次月经、早孕反应的时间、胎动出现的时间确定孕龄。

2. 测量子宫底高度及腹围,判断孕龄及估计胎儿大小,以了解胎儿宫内的发育情况。

3. 监护胎心率及胎动以判断胎儿宫内的状态,胎心听诊是临床普遍使用的最简单的方法。可用听诊器或多普勒胎心仪监测,判断胎心率是否正常。胎动计数是评估胎儿在宫内是否缺氧的方法之一,根据 12 h 胎动数判断是否正常。

4. 妊娠图动态监护,每次产前检查所测得的子宫底高度、腹围、血压、体重、胎头双顶径、胎心率等标记在妊娠图上并绘成曲线,观察妊娠动态变化。

二、仪器监护

(一) B 超检查

B 超检查可测量胎头双顶径、胸径、腹径、股骨长、胎盘定位、羊水量等,是观察胎儿发育情况的一种有效、可靠和简便方法,并可估计孕龄、预产期、胎儿体重,了解有无畸形及胎盘成熟度等。

（二）电子胎心监护

电子胎心监护（electronic fetal monitoring,EFM）可以连续观察并记录胎心率（fetal heart rate,FHR）的动态变化,还可以了解胎动、宫缩与胎心的关系,预测胎儿宫内储备能力。EFM包括内监护、外监护两种形式。

1. 胎心率的监测

（1）基线胎心率（FHR-baseline,BFHR）:是指在无胎动、无宫缩影响时,10 min 以上的胎心率平均值,从每分钟心搏次数及胎心率变异两方面进行估计。正常胎心率为 110~160 次 /min,如 >160 次 /min 或 <110 次 /min,历时 10 min,称心动过速或过缓。胎心率基线变异是指 BFHR 在振幅和频率上的不规则波动或小的周期性波动,又称为基线摆动,包括基线摆动幅度和摆动频率,幅度变动范围在 6~25 次 /min,摆动频率即 1 min 波动频数,正常为 ≥ 6 次 /min,提示胎儿在宫内有储备能力,是胎儿健康的表现,若胎心率变异消失或基线变平,提示储备能力的丧失（图 9-1）。

143

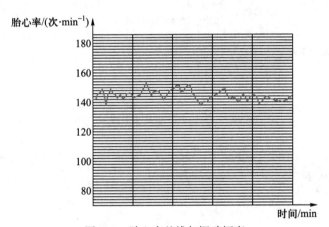

图 9-1 胎心率基线与摆动幅度

（2）胎心率一过性变化:是指受胎动、宫缩、触诊及声响等刺激,胎心率发生暂时性加快或减慢,随后又恢复到基线水平,称为胎心率的一过性变化,是判断胎儿安危的重要指标。胎心率一过性变化包括加速和减速两种情况。

1）加速:是指子宫收缩时胎心率增加 ≥ 15 次 /min、持续时间 >15 s,是胎儿情况良好的表现,其原因可能是胎儿躯干局部或脐静脉暂时受压（图 9-2）。散发的,短暂的加速是无害的。若脐静脉持续受压,则发展为减速。

2）减速:指宫缩时出现胎心率减慢,包括早期减速（early deceleration,ED）、变异减速（variable deceleration,VD）、晚期减速（late deceleration,LD）3 种。早期减速（图 9-3）指减速与子宫收缩几乎同时开始,不受体位或吸氧而改变,宫缩消失后胎心率恢复正常,减速下降幅度 <50 次 /min,时间短,恢复快。这是宫缩时胎头受压,脑血流量一时性减少所致。变异减速（图 9-4）是指宫缩开始后胎心率不一定减慢,减速与宫缩的关系并不是恒定的。但出现后下降迅速,下降幅度大（>70 次 /min）,持续长短不一,恢复也迅速。一般认为是子宫收缩时脐带受压兴奋迷走神经所致。晚期减速(图9-5)指减速发生在宫缩开始后一段时间(多在高峰后)出现胎心率减慢,但下降缓慢,下降幅度 <50 次 /min,持续时间长,恢复亦缓慢。它的出现一般认为是胎盘功能不良、胎儿缺氧的表现,应对胎儿的安危予以高度注意。

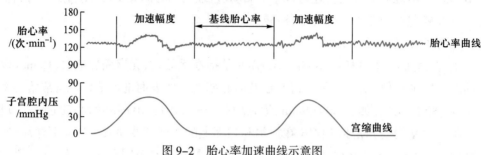

图 9-2　胎心率加速曲线示意图

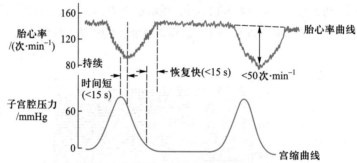

图 9-3　胎心率早期减速曲线示意图

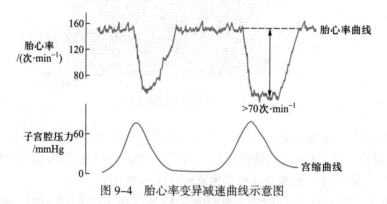

图 9-4　胎心率变异减速曲线示意图

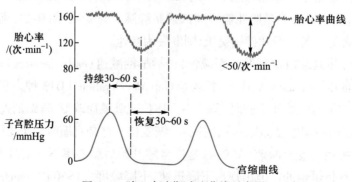

图 9-5　胎心率晚期减速曲线示意图

2. 预测胎儿宫内储备能力

(1) 无应激试验(non-stress test, NST): 指在无宫缩、无外界负荷刺激下, 用电子胎心监护仪进行胎心率与胎动的观察和记录, 以了解胎儿储备能力。方法为孕妇取坐位或侧卧位, 一般监护 20 min, 由于胎儿存在睡眠周期, NST 可能需要 40 min 或更长时间。正常情况下, 将结果分为 NST 反应型和 NST 无反应型。① NST 反应型: 监护时间内出现 2 次或以上的胎心加速, 妊娠 32 周前, 加速在基线水平上 ≥ 10 次 /min, 持续时间 ≥ 10 s, 已证明对胎儿正常宫内状态有足够的预测价值。在胎心率基线正常、变异正常且不存在减速的情况下, 电子胎心监护达到 NST 反应型即可。② NST 无反应型: 指超过 40 min 没有足够的胎心加速。

(2) 缩宫素激惹试验(oxytocin challenge test, OCT): 又称宫缩应激试验(contraction stress test, CST)。其原理为用缩宫素诱导宫缩并用电子胎心监护仪记录胎心率变化, 了解胎盘于宫缩时一过性缺氧的负荷试验测定胎儿的储备能力。通常在妊娠 28~30 周开始, 也是分娩过程中常用的监测方法。结果判读: OCT 阴性指无晚期减速或明显的变异减速; OCT 阳性指 50% 以上的宫缩后出现晚期减速; 可疑阳性指间断出现晚期减速或明显的变异减速; 可疑过度刺激指宫缩 >5 次 /10 min 或每次宫缩持续时间 >90 s 时出现胎心减速; 不满意的 OCT/CST 指宫缩频率 <3 次 /min 或出现无法解释的图形。

3. 羊膜镜检查 羊膜镜是在胎膜完整时插入子宫颈管观察羊膜及羊水情况的器械。应用羊膜镜观察羊水性状, 可以早期发现胎儿缺氧, 达到监护胎儿的目的。当羊水呈黄色、黄绿色、褐绿色时, 提示胎儿有不同程度的缺氧。死胎时羊水呈棕色、紫色或暗红色混浊状。

4. 胎儿生物物理监测 根据电子胎心监护 NST 结果及 B 型超声监测的胎儿呼吸运动(FRM)、胎动(FM)、肌张力(FT)及羊水量(AFV) 4 项内容综合分析评分, 以判定胎儿有无急慢性缺氧的产前监测方法。根据 Manning 评分法来估计胎儿缺氧表现(表 9-2), 共 5 项指标, 每项 2 分, 满分 10 分, 能够比较准确反映胎儿是否缺氧。0 分提示有急、慢性缺氧, 2 分提示有急性缺氧伴慢性缺氧, 4 分提示有急性缺氧或慢性缺氧, 6 分提示有可疑急、慢性缺氧, 8 分为急性或慢性缺氧的可能性小。

表 9-2 Manning 评分法

指标	2 分(正常)	0 分(异常)
无应激试验(20 min)	≥ 2 次胎动伴胎心率加速 ≥ 15 次 /min, 持续 ≥ 15 s	<2 次胎动, 胎心率加速 <15 次 /min, 持续 <15 s
胎儿呼吸运动(30 min)	≥ 1 次, 持续 ≥ 30 s	无, 或持续 <30 s
胎动(30 min)	≥ 3 次躯干和肢体活动(连续出现计 1 次)	≤ 2 次躯干和肢体活动, 肢体完全伸展
肌张力	≥ 1 次躯干和肢体伸展复屈, 手指摊开合拢	无活动, 肢体完全伸展, 或伸展缓慢, 部分复屈
羊水量	羊水最大暗区垂直直径 ≥ 2 cm	无或羊水最大暗区垂直直径 <2 cm

三、实验室监护

(一)胎盘功能检查

1. 孕妇雌三醇(E3)测定 一般测孕妇 24 h 尿 E3 含量,正常值为 52.1 μmol(15 mg),34.7~52.1 μmol(10~15 mg)为警戒值,<34.7 μmol(10 mg)为危险值,若妊娠晚期连续多次测得此值 <34.7 μmol(10 mg),提示胎盘功能低下。

2. 孕妇血清游离雌三醇(E3)测定 正常足月妊娠该值临界值为 40 nmol/L,若每周连续测定 2~3 次,E3 值均在正常范围说明胎儿情况良好;若发现 E3 值持续缓慢下降可能为过期妊娠;下降较快者可能为重度妊娠期高血压疾病或胎儿生长受限;急骤下降或下降 50% 以上时说明胎儿有宫内死亡危险。

3. 孕妇血清胎盘催乳素(HPL)值测定 该值足月妊娠 <4 mg/L 或突然下降50%,提示胎盘功能低下。

4. 孕妇血清妊娠特异性 β1 糖蛋白测定 若该值于足月妊娠 <100 mg/L,提示胎盘功能障碍。

5. 脐动脉血流 S/D 值 通过测定妊娠晚期脐动脉收缩末期峰值(S)与舒张末期峰值(D)的比值,可以反映胎盘等血流动力学改变,正常妊娠晚期 S/D 值 <3,若 S/D 值 ≥ 3 为异常,应及时处理。

(二)胎儿成熟度检查

除正确推算妊娠周、测量子宫大小及腹围、B 超测量胎儿双顶径外,可抽取羊水做羊水分析,判断不同器官的成熟度。

1. 卵磷脂 / 鞘磷脂(L/S)比值 该比值 ≥ 2 提示胎儿肺成熟。

2. 泡沫试验或羊水震荡试验 两管均有完整的泡沫环,提示肺成熟。

3. 磷酸酰甘油(PG)测定 >3% 提示肺成熟。

(三)胎儿缺氧程度检查

1. 胎儿头皮血 pH 测定 正常 pH 为 7.25~7.35,pH 为 7.21~7.24 时提示胎儿可疑轻度酸中毒,pH ≤ 7.20 则提示胎儿有严重酸中毒存在。

2. 胎儿血氧饱和度(FSO$_2$)测定 用于监测胎儿氧合状态和胎儿酸碱平衡状态,是诊断胎儿窘迫、预测新生儿酸中毒的重要指标。若 FSO$_2$<30%,应立即采取干预措施。

(四)胎儿先天性疾病或遗传疾病的检查

对高风险生育先天遗传缺陷患儿的孕妇应进行产前诊断,又称为宫内诊断或出生前诊断,指在出生前应用影像学、生物化学、细胞遗传学及分子生物学等技术,了解胎儿在宫内的发育情况。产前诊断的方法包括非侵袭性检查和侵袭性检查,前者包括孕妇血清与尿液成分检测、超声检查、X 线检查、CT 检查、磁共振检查等,后者包括羊膜腔穿刺术、绒毛穿刺取样、经皮脐血穿刺术、胎儿组织活检等。

(五)化验室检查

检查血常规、尿常规、肝功能、肾功能、出凝血时间、血小板计数、血型、血糖及糖耐量。必要时应查红细胞计数、血浆黏稠度以及凝血酶原、血纤维蛋白原等。

第三节 高危妊娠妇女的护理

案例导入

> 孙女士,38 岁,G_2P_0。因"停经 29^{+2} 周,阴道流血 3 h"急诊入院。查体:体温 36.4℃,血压 85/50 mmHg,脉搏 106 次/min。子宫底高度 28 cm,腹围 91 cm。初步诊断为"前置胎盘"收入院。
>
> 请思考:
>
> 1. 你作为孙女士的责任护士,应如何对孙女士实施整体护理?
>
> 2. 孙女士非常担心孩子的安危,应如何做好心理护理?

高危妊娠妇女的护理是围产保健工作的重点,做好系统管理有助于母儿健康,有效地降低发病率、死亡率和伤残率。

【护理评估】

1. 健康史 了解孕妇月经史、生育史、既往史、家族史等,妊娠期是否用过可能对胎儿生长发育有影响的药物、有无接受过放射线检查、是否有过病毒性感染等。

2. 身心状况 了解孕妇年龄、身高、步态、体重等。检测孕妇血压情况,若血压 ≥ 140/90 mmHg 或比基础血压升高 30/15 mmHg 者为异常。评估有无心脏杂音及心功能。测量子宫底高度、腹围,判断是否与停经周数相符。根据孕妇的子宫底高度、腹围、B 型超声检查等估计胎儿体重。监测胎儿胎心率变化,指导孕妇学会自数胎动,12 h 胎动计数 <10 次或逐日下降超过 50% 者,或胎动计数明显增加后出现胎动消失,均提示胎儿有宫内窘迫。

3. 心理–社会状况 高危妊娠孕妇常担心自身和胎儿健康,容易产生焦虑、恐惧、悲哀等情绪,因为妊娠并发症或合并症的存在与继续维持妊娠相矛盾而感到烦躁无助。应全面评估高危妊娠孕妇的心理状态、应对机制及社会支持系统。

4. 辅助检查 具体内容详见本章第二节高危妊娠的监护措施。

【常见护理诊断 / 合作性问题】

1. 有母子受伤的危险 与高危因素导致胎儿血氧供应和 / 或利用异常有关。

2. 焦虑 / 恐惧 与担心自身及胎儿健康、妊娠出现不良结局有关。

3. 知识缺乏 缺乏妊娠期保健知识及胎儿评估等知识。

【护理目标】

1. 胎儿未出现宫内窘迫,母儿平安。

2. 孕妇对妊娠过程有理性的认知,既不放松警惕,又不过分担心,焦虑 / 恐惧减轻或消失。

3. 孕妇学会如何合理膳食、活动与休息、胎动计数等知识。

【护理措施】

1. 一般护理

(1) 卧床休息:一般建议孕妇取左侧卧位,改善肾及子宫胎盘血液循环。若孕妇有心脏病、阴道流血、早产、胎膜早破等,必要时绝对卧床。

(2) 增加营养:孕妇的健康及营养状态对胎儿的生长发育极为重要。与孕妇讨论食谱及烹饪方法,提出恰当的建议,增加营养,保证胎儿发育需要。若孕妇存在营养不良、贫血、胎盘功能减退、胎儿生长受限,应给予高蛋白、高能量饮食,并补充足够的维生素、矿物质和微量元素。对胎儿增长过快者则要控制饮食。

2. 针对病因的预防及护理

(1) 遗传疾病:积极预防、早期发现、及时处理。

(2) 妊娠并发症:及时发现高危人群,积极预防,早期发现,避免不良妊娠结局的发生。

(3) 妊娠合并症:加强妊娠期保健,增加产前检查次数和项目,定期监测合并症的病情变化,指导孕妇合理营养、活动与休息,遵医嘱给药,适时终止妊娠。

3. 病情观察及护理　指导孕妇加强产前检查,酌情增加检查的项目和次数。严密观察孕妇阴道流血、水肿、腹痛等症状和体征,观察胎儿生长发育是否正常、是否有宫内缺氧,及时做好母儿的病情观察与监护记录。

4. 健康教育　指导孕妇定期参加孕妇学校学习,通过有针对性的指导,帮助孕妇加强自我监护,提高其自我管理的能力。注意个人卫生,勤换衣裤。保持室内通风良好,空气清新。指导孕妇自测胎动。告知孕妇若出现胎动异常、阴道流血/流液、头晕、心悸等症状时应及时就诊。

5. 心理护理　引导孕妇积极应对健康相关问题,缓解其心理压力与焦虑、紧张的情绪。各种检查和操作之前向孕妇解释,提供指导,告知全过程及注意事项。鼓励和指导孕妇家人参与围产期保健,提供有利于孕妇倾诉和休息的环境。

6. 产科疾病的预防与处理

(1) 提高胎儿对缺氧的耐受力:如10%葡萄糖500 ml加维生素C 2 g静脉缓慢滴注,每天1次,5~7天为一个疗程。

(2) 间歇吸氧:每天2次,每次30 min,可以改善胎儿血氧饱和度。

(3) 预防早产:指导孕妇避免剧烈活动、精神紧张,预防胎膜早破、生殖道感染等。

(4) 适时终止妊娠:于适当的时间选择引产或剖宫产方式终止妊娠。对需要终止妊娠而胎儿成熟度较差者,可用糖皮质激素促进胎儿肺成熟。

(5) 分娩期护理:严密观察产程进展、胎心变化,必要时给予电子胎心监护、吸氧。经阴道分娩者应尽量缩短第二产程。做好抢救新生儿窒息的准备。如为早产儿或极低出生体重儿还需准备好暖箱,必要时转入儿科重症监护病房。

【护理评价】

1. 胎儿是否发生严重的宫内缺氧,母儿是否平安。

2. 孕妇能否与护士共同讨论自己及胎儿的安全,是否积极参与治疗与护理,焦虑/恐惧有无减轻或消失。

3. 孕妇能否描述妊娠期营养要求,能否合理安排活动与休息,是否学会计数胎动。

云课堂在线参与高危妊娠妇女的健康教育方案讨论。

本章小结

1. 高危妊娠的概念和范畴。

2. 高危妊娠的主要监护手段包括测量子宫底高度与腹围、胎动计数、电子胎心监护、B型超声检查、胎盘功能检查、胎儿成熟度检查、胎儿缺氧程度检查、胎儿先天性疾病或遗传疾病检查等。其中,电子胎心监护是产科常用的监护措施,可以了解胎心与胎动、宫缩间的关系,评估胎儿宫内安危和储备能力,了解胎儿有无缺氧和酸中毒情况。

3. 高危妊娠妇女的护理包括一般护理、针对病因的护理、病情观察、健康教育、心理护理、产科护理等几方面,通过健康教育指导孕妇了解自身情况,及时就医,通过心理护理缓解孕妇的紧张情绪,通过产科护理做好母儿健康的保障。

目标测试题

一、名词解释

高危妊娠

二、简答题

1. 高危妊娠监护的主要方法。

2. 电子胎心监护的意义。

3. 评估胎儿成熟度的方法。

三、案例分析

某孕妇,40岁,G₂P₀。因"头晕、视物模糊10 h"急诊入院。查体:体温36.4℃,血压170/100 mmHg,双下肢水肿(+++),子宫底高度28 cm,腹围91 cm,胎方位为枕左前位(LOA),胎心率125次/min。

请问:

(1) 该孕妇是否存在高危因素?

(2) 如何对该孕妇进行整体护理?

（王博巧）

护考直击

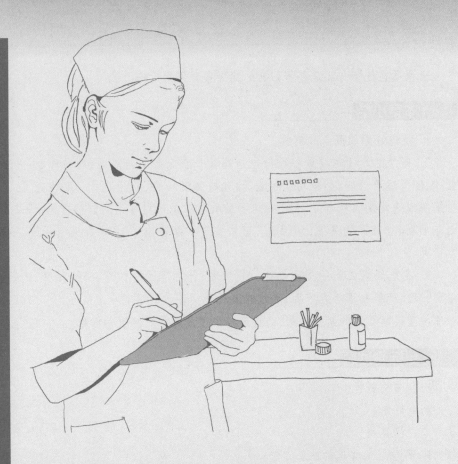

第十章　妊娠并发症

学习目标

导读课件　　　思维导图

1. 掌握流产、异位妊娠、前置胎盘、胎盘早剥、妊娠期高血压疾病、羊水量异常、妊娠剧吐、妊娠期肝内胆汁淤积症、胎膜早破、早产及过期妊娠等护理评估和护理措施。

2. 熟悉流产、异位妊娠、早产、胎膜早破、前置胎盘、胎盘早剥、妊娠期高血压疾病、羊水过多、羊水过少、过期妊娠的概念，流产、异位妊娠、胎膜早破、妊娠期高血压疾病的病理。

3. 了解流产、异位妊娠、早产、胎膜早破、前置胎盘、胎盘早剥、妊娠期高血压疾病的护理目标和护理评价。

4. 会利用所学知识对流产、异位妊娠、前置胎盘、胎盘早剥等大出血和子痫患者进行初步应急处理和配合抢救。

5. 关爱、尊重孕产妇和新生儿，保障母婴安全。

第一节　自然流产

案例导入

　　王女士,27 岁,G₂P₀,停经 60 天,阴道少量流血伴轻微下腹疼痛 2 天来院就诊,入院检查:阴道内有少量流血,色鲜红,宫口闭,子宫如妊娠 2 个月大。B 超检查:子宫腔内探及 60 天大小妊娠囊。妊娠试验(+)。

　　请思考:

　　1. 王女士的情况正常吗?

　　2. 作为一名护理人员,你如何对她进行健康指导呢?

一、流产概述

　　妊娠不满 28 周、胎儿体重不足 1.0 kg 而终止者,称为流产(abortion)。根据流产发生时间分为早期流产与晚期流产。发生于妊娠 12 周前者称早期流产,发生于妊娠 12 周至不足 28 周之间者称晚期流产。80% 以上为早期流产。在早期流产中,约 2/3 流产发生在月经期前,为隐性流产,也称为生化妊娠。此外,流产又分为自然流产和人工流产。

　　(一) 病因

　　流产的原因主要包括胚胎因素、母体因素、父亲因素和环境因素。

　　1. 胚胎因素　早期流产最常见的原因是胚胎或胎儿染色体结构或数目异常,占 50%~60%。染色体数目异常以常染色体三体居第一位,如 13 三体综合征、16 三体综合征、18 三体综合征和 21 三体综合征最常见,其次为 X 单体、三倍体、四倍体等。

　　2. 母体因素

　　(1) 全身性疾病:妊娠期患严重感染或急性传染病,严重心脏病、重度贫血、慢性高血压、肾炎等,可致流产。妊娠早期感染流感病毒、风疹病毒、巨细胞病毒、衣原体、弓形体、梅毒螺旋体等,可感染胎儿引起流产。

　　(2) 内分泌失调性疾病:黄体功能不全,因孕激素分泌不足,子宫内膜分泌期不全或早期妊娠后蜕膜反应不良,造成孕卵不易着床或着床后孕卵发育受到影响,从而引起流产。此外,甲状腺功能低下、多囊卵巢综合征和糖尿病等均可导致流产。

　　(3) 生殖器官异常:子宫畸形(如纵隔子宫、双子宫、双角子宫等)或子宫腔粘连或盆腔肿瘤(如黏膜下子宫肌瘤、肌壁间子宫肌瘤)等影响胚胎着床发育而导致流产;子宫颈内口松弛及子宫颈重度裂伤可引起胎膜早破而发生晚期流产。

　　(4) 机械性刺激:如性生活、跌倒、撞击、腹部手术等均可刺激子宫平滑肌收缩引起流产。

　　(5) 免疫功能异常:包括自身免疫功能异常和同种免疫功能异常。如母儿血型不合、抗精子抗体和抗子宫内膜抗体存在、封闭抗体不足等均为引起流产的因素。

3. 父亲因素　精子的染色体异常可引起自然流产。

4. 环境因素　过多接触有毒物质,如吗啡、烟草、酒精、砷、铅、汞、苯、放射线等可影响胚胎发育而导致流产。

（二）病理生理

流产发生于妊娠 8 周前,胚胎多已死亡,继而底蜕膜出血,使胚胎与子宫壁分离,血窦开放,引起阴道流血;已分离的胚胎组织刺激子宫收缩而引起腹痛。此时胎盘绒毛发育不成熟,与子宫蜕膜联系不牢固,妊娠物多能从子宫完全排出,出血不多。流产发生于妊娠 8~12 周,由于胎盘绒毛发育茂盛,与底蜕膜联系较牢固,胎盘绒毛不易完全从子宫壁剥离,使部分妊娠物残留在子宫腔内影响子宫收缩,造成出血不止,甚至发生失血性休克。流产发生于 12 周后,这时胎盘已完全形成,其流产过程与早产相似,先出现子宫收缩,然后排出胎儿及胎盘。

二、产科护理

【护理评估】

（一）健康史

详细询问病人年龄、孕产史、末次月经时间;了解妊娠期营养情况、有无阴道流血、腹痛等;了解有无遗传疾病、全身性疾病、内分泌失调性疾病;有无外伤或接触有毒物质等。

（二）身体状况

流产的主要症状是停经后阴道流血和腹痛。流产的发展过程及分类如下:

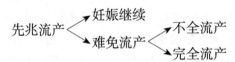

1. 先兆流产　妊娠 28 周前出现少量阴道流血,有轻微阵发性下腹痛或腰坠痛。妇科检查:子宫颈口未开,胎膜未破,无妊娠物排出,子宫大小与停经周数相符。经休息及治疗后,症状消失,妊娠可继续进行;若阴道流血增多或腹痛加剧,则发展为难免流产;若胚胎死亡且长时间未排出,则发展为稽留流产。

2. 难免流产　流产已不可避免。在先兆流产基础上,阴道流血量增多,阵发性腹痛加剧。妇科检查:子宫颈口已扩张,有时见胎囊堵于子宫颈口内,子宫大小与停经周数相符或略小。

3. 不全流产　由难免流产发展而来,妊娠物已部分排出体外,还有部分残留于子宫腔内或嵌顿于子宫颈口处,影响子宫收缩,可致大出血,甚至发生休克。妇科检查:子宫颈口已扩张,有持续性血液流出,有时尚可见胚胎组织堵塞于子宫颈口,子宫小于停经周数。

4. 完全流产　妊娠物已全部排出,阴道流血逐渐停止,腹痛随之消失。妇科检查:子宫颈口已关闭,子宫接近正常或略大。

5. 稽留流产　又称过期流产,指胚胎或胎儿已死亡滞留在子宫腔内,尚未及时自然排出。早孕反应消失,妊娠中期胎动消失,子宫不再增大反而缩小。无或有轻微阴道流血、腹痛症状。妇科检查：子宫颈口未开，子宫较停经周数小。稽留于子宫腔内过久的胚胎组织坏死、溶解，可释放凝血活酶进入血循环，消耗大量纤维蛋白原，可引起弥散性血管内凝血（DIC）。

6. 复发性流产　指与同一性伴侣自然流产连续发生 3 次或 3 次以上。每次流产多发生于同一妊娠月份。复发性流产多数为早期流产，少数为晚期流产。早期复发性流产原因常为染色体异常、黄体功能不全等。晚期复发性流产常见原因为子宫颈内口松弛、子宫畸形、子宫肌瘤等。

7. 流产合并感染　流产过程中，若阴道流血时间过长、有组织残留于子宫腔内或非法堕胎等，可能会造成子宫腔内感染。严重感染时可扩展到盆腔、腹腔乃至全身，并发盆腔炎、腹膜炎、败血症及感染性休克等。

各型流产的评估要点见表 10-1。

153

表 10-1　各型流产的评估要点

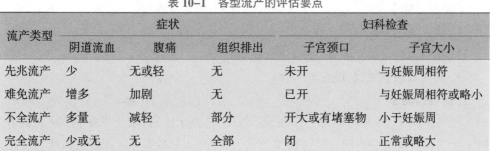

流产类型	症状			妇科检查	
	阴道流血	腹痛	组织排出	子宫颈口	子宫大小
先兆流产	少	无或轻	无	未开	与妊娠周相符
难免流产	增多	加剧	无	已开	与妊娠周相符或略小
不全流产	多量	减轻	部分	开大或有堵塞物	小于妊娠周
完全流产	少或无	无	全部	闭	正常或略大

（三）心理 - 社会状况

孕妇面对阴道流血而感到紧张、恐惧，同时胎儿安全也影响病人的情绪，不知所措。孕妇及其家人为妊娠结局而担忧、焦虑。倘若妊娠已失败且家人又不理解，病人更感悲伤、自责，甚至情绪低落等。

（四）相关检查

1. 血 HCG 测定　用免疫学方法进行，目前临床多用试纸法。为进一步了解流产的预后，多采用放射免疫测定法或酶联免疫吸附试验，进行 HCG 定量测定。

2. 孕酮测定　可以协助判断先兆流产的预后。

3. 超声检查　可显示有无妊娠囊、胎心、胎动、妊娠物多少等，有助于鉴别流产类型。

（五）临床治疗

1. 先兆流产　卧床休息，禁止性生活；黄体功能不全者，每天肌内注射黄体酮 20 mg，有利于保胎；治疗后若症状消失，B 超提示胚胎存活，可继续妊娠。若症状加重，B 超提示胚胎发育不良，表示流产已不可避免，需终止妊娠。

2. 难免流产　一经确诊，应尽早促使胚胎及胎盘组织完全排出。

3. 不全流产　一经确诊，无合并感染者，应立即配合医生行吸宫术或钳刮术，以清除子宫腔内残留组织，促进子宫收缩止血。阴道流血伴休克者，输液、输血同时，给予抗生素防止感染。

4. **完全流产**　妊娠物已全部排出，无感染征象，一般无需处理。

5. **稽留流产**　处理前应做凝血功能检查，及时促使胎儿和胎盘排出，防止发生 DIC。

6. **复发性流产**　在妊娠前对夫妇双方进行全面检查，以预防为主。子宫颈内口松弛者，应在未妊娠前进行子宫颈内口松弛修补术，如已妊娠者，在妊娠 12~14 周做子宫颈内口缝扎术。

7. **流产合并感染**　如阴道流血不多，待控制感染后行清宫术；阴道流血多者，在应用抗生素的同时用卵圆钳夹出子宫腔内大块残留组织，待感染控制后再彻底清宫。

【常见护理诊断／合作性问题】

1. **有感染的危险**　与阴道流血时间过长、子宫腔内有组织残留等有关。

2. **外周组织灌注无效**　与大量出血有关。

3. **焦虑**　与担心妊娠失败及害怕清宫术有关。

【护理目标】

1. 病人无感染征象。

2. 组织灌注量得到改善，生命体征稳定。

3. 病人焦虑感减轻，能配合治疗。

【护理措施】

1. **先兆流产病人的护理**　先兆流产病人应卧床休息，禁止性生活，减少刺激。护士应为其提供生活护理。遵医嘱给予适当镇静药、孕激素等。观察病人病情变化，有无阴道流血量增多，腹痛加重等。

2. **其他流产病人的护理**　观察病人面色、腹痛、阴道流血变化，监测生命体征，及时发现休克征象。做好终止妊娠准备，配合医生完成手术过程，同时开通静脉通道，做好输液、输血准备。有凝血功能障碍者应先积极纠正病人的凝血功能，再行引产或刮宫术。

3. **防止感染**　告知病人禁止盆浴及性生活，保持外阴清洁，防止感染。监测病人体温、血常规、阴道流血及分泌物性状，如有感染征象应及时报告医生，按医嘱给予抗感染处理。

4. **心理护理**　病人担心妊娠能否继续，常有焦虑表现，护士应向病人解释流产发生的原因，目前病情的进展情况，治疗和护理经过以及可能的预后，使病人能主动配合，并有助于减轻焦虑。护士应注意观察病人情绪变化，进行心理护理，使病人稳定情绪，增强保胎成功的信心。妊娠不能继续的病人因失去胎儿往往出现失落、伤心、愤怒、否认、内疚等情绪变化，护士应给予精神上的支持，鼓励病人表达内心的感受，鼓励其面对现实，积极配合治疗和护理。

5. **健康教育**　加强营养，预防贫血，增强机体抵抗力。与病人及家属共同讨论此次流产的原因，讲解流产相关知识，为再次妊娠做好准备。先兆流产者应告知卧床休息，阴道流血量增多、腹痛加重时，应及时到医院就诊。复发性流产的病人再次妊娠时应卧床休息，注意卫生，加强营养，禁止性生活等。保胎时间应超过以往流产的妊娠月份。

自然流产的护理措施

云课堂在线参与自然流产健康教育方案讨论。

【护理评价】

1. 出院时病人体温是否正常,血常规是否正常,有无出血、感染征象。

2. 病人生命体征是否平稳,有无出现失血性休克或休克是否被纠正。

3. 病人能否正确面对现实,情绪是否稳定,是否积极配合治疗。

第二节 异位妊娠

案例导入

> 李女士,27 岁,G₃P₁,停经 40 天,下腹剧痛送院就诊,平时月经规律。入院检查:面色苍白,神志尚清,血压 85/50 mmHg,全腹压痛及反跳痛,阴道有少量暗红色血液,子宫颈举痛明显,后穹隆饱满,右下腹压痛。后穹隆穿刺抽出不凝血 5 ml,尿 HCG 弱阳性。拟诊输卵管妊娠破裂并失血性休克。
>
> 请思考:
>
> 1. 引起输卵管妊娠的原因有哪些?
>
> 2. 如何对输卵管妊娠破裂并失血性休克病人施行急救护理?

一、并发症概述

异位妊娠(ectopic pregnancy)习称宫外孕,是指受精卵在子宫腔以外着床发育,是产科常见急腹症之一,若诊断不及时,可引起腹腔内出血,甚至失血性休克,危及病人生命。异位妊娠按发生部位不同可分输卵管妊娠、卵巢妊娠、宫颈妊娠、腹腔妊娠等,其中输卵管妊娠占 95% 左右(图 10-1)。本节主要阐述输卵管妊娠。

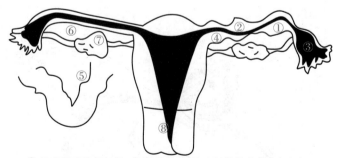

① 输卵管壶腹部妊娠;② 输卵管峡部妊娠;③ 输卵管伞部妊娠;
④ 输卵管间质部妊娠;⑤ 腹腔妊娠;⑥ 阔韧带妊娠;⑦ 卵巢妊娠;⑧ 宫颈妊娠

图 10-1 输卵管妊娠发生部位

(一)病因

凡是影响或妨碍受精卵进入子宫腔的因素,均可引起输卵管妊娠。

1. 慢性输卵管炎　是引起输卵管妊娠最常见的原因。输卵管慢性炎症时,输卵管管壁增厚,管腔狭窄、扭曲,黏膜纤毛缺损,或周围组织粘连等,造成输卵管蠕动减弱,影响或妨碍受精卵顺利进入输卵管,引起输卵管妊娠。

2. 输卵管发育异常　输卵管过长、肌层发育差、黏膜纤毛缺乏等,均可引起输卵管妊娠。

3. 输卵管手术史　输卵管绝育术后再通,输卵管修补术等,使输卵管手术部位形成瘢痕,管腔变狭窄,妨碍受精卵通过,从而引起输卵管妊娠。

4. 受精卵外游　受精卵经子宫腔或腹腔进入对侧输卵管,移行时间过长,受精卵增大,在输卵管着床,引起输卵管妊娠。

5. 其他　宫内节育器、输卵管周围肿瘤、子宫内膜异位症等,均可导致输卵管妊娠。

(二) 病理

输卵管妊娠时输卵管管腔狭窄、管壁薄,蜕膜发育差,不利于受精卵的生长发育。因此,当输卵管妊娠发展到一定阶段,必将引起以下病理变化。

1. 输卵管妊娠流产　多见于输卵管壶腹部妊娠,多数发生在妊娠 8~12 周。由于输卵管妊娠时管壁形成的蜕膜不完整,发育中的囊胚常向管腔突出,最终突破包膜而出血(图 10-2)。囊胚可与管壁分离,若整个囊胚剥离落入管腔并经输卵管逆蠕动排入腹腔,即形成输卵管妊娠完全流产,出血一般不多;若囊胚剥离不完整,有一部分仍残留于管腔,则为输卵管妊娠不完全流产,出血较多,甚至可发生大出血。

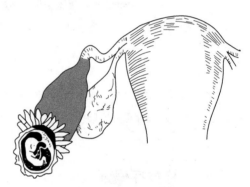

图 10-2　输卵管妊娠流产

2. 输卵管妊娠破裂　多发生于输卵管峡部妊娠,发病多在妊娠 6 周左右。囊胚生长时,绒毛侵蚀并穿透管壁的肌层及浆膜层,形成输卵管妊娠破裂(图 10-3)。常在短时间内大量出血,使病人出现休克。输卵管间质部妊娠少见,常于妊娠 3~4 个月破裂,出血凶猛,后果极其严重。

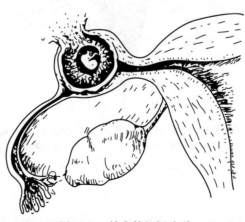

图 10-3　输卵管妊娠破裂

3. 陈旧性宫外孕　输卵管妊娠发生流产或破裂后,重者出现失血性休克,轻者出血逐渐停止,胚胎死亡或被吸收,长期反复出血形成血肿与周围组织发生粘连,形成包块,临床上称为陈旧性宫外孕。

4. 继发性腹腔妊娠　输卵管妊娠流产或破裂后,胚胎从输卵管排入腹腔,大部分死亡,但偶尔也有存活者。若胚胎存活,绒毛组织可种植于腹腔和盆腔脏器、大网膜上或阔韧带内,继续生长发育,称为继发性腹腔妊娠。

5. 持续性异位妊娠　输卵管妊娠若保守性手术治疗,可由于术中未完全清除妊娠物,或残留有存活的滋养细胞继续生长,导致术后 β-HCG 不下降或反而上升,称为持续性异位妊娠。

输卵管妊娠类似于正常妊娠,在妊娠黄体分泌的激素作用下,子宫体稍增大变软,子宫内膜呈蜕膜样变。若胚胎死亡,滋养细胞活力消失,蜕膜发生退行性变,自子宫腔剥离而发生阴道流血。蜕膜剥离完整者,随阴道流血排出三角形蜕膜管型;蜕膜剥离不完整者,则可呈碎片排出。排出的组织无绒毛结构,镜检无滋养细胞。

重点考点:
输卵管妊娠
的病理

157

二、产科护理

【护理评估】

(一)健康史

询问月经史,末次月经时间,应避免将不规则阴道流血误认为末次月经。高度重视不孕症、绝育术后、放置宫内节育器、盆腔炎、输卵管复通术后等高危因素病人。

(二)身体状况

1. 症状

(1) 停经:多数病人停经 6~8 周后有不规则阴道流血,但输卵管间质部妊娠停经时间较长。有些病人因月经过期,误将不规则的阴道流血视为月经而主诉无停经史。

(2) 腹痛:是输卵管妊娠病人就诊的最主要症状。输卵管妊娠流产或破裂前,引起一侧腹部隐痛或轻微酸胀感。当输卵管妊娠发生流产或破裂时,病人突感一侧下腹部撕裂样剧痛,常伴恶心、呕吐、肛门坠胀等。腹腔内出血不止,血流积聚于下腹甚至全腹,引起下腹甚至全腹部持续性疼痛,血液刺激膈肌,可引起肩胛部放射性疼痛及胸部疼痛。

重点考点:
异位妊娠评
估主要症
状、体征和
相关检查

(3) 阴道流血:胚胎死亡后,雌、孕激素下降,子宫蜕膜剥脱,引起不规则阴道流血,色暗红或深褐,量少呈点滴状,一般不超过月经量,可伴有蜕膜管型或蜕膜碎片排出。病灶消除后,阴道流血即可停止。

(4) 晕厥与休克:由于大量内出血及剧烈腹痛可引起病人晕厥或休克。休克程度取决于出血量和速度,出血量越多,速度越快,症状也越严重,但与阴道流血量不成正比。

异位妊娠的
临床表现

(5) 腹部包块:当输卵管妊娠流产或破裂后形成的血肿时间较长时,因血液凝固,逐渐机化变硬并与周围器官(子宫、输卵管、卵巢、肠管等)发生粘连而形成包块。

2. 体征

(1) 一般情况:大量出血时,可出现面色苍白、脉搏细速、血压下降等休克体征。体温一般正常,出现休克时略低,腹腔内血液吸收时体温略升高,但不超过 38℃。

第十章　妊娠并发症

（2）腹部检查：输卵管妊娠流产或破裂时，下腹部有明显压痛、反跳痛，尤以患侧为重，轻度腹肌紧张；出血多时，叩诊有移动性浊音；如出血时间较长可形成血凝块，在下腹部可触及软性肿块。

（3）盆腔检查：阴道有少量暗红色血液，子宫稍大变软，子宫一侧可触及包块并有压痛。输卵管妊娠流产或破裂时，可触及阴道后穹隆饱满，将子宫颈轻轻上抬或左右摇动时引起剧烈腹痛，称为宫颈举痛或摇摆痛，是输卵管妊娠的典型体征之一。腹腔内出血多时，子宫常有漂浮感。

（三）心理–社会状况

输卵管妊娠流产或破裂后，病人由于剧烈腹痛及腹腔内出血，害怕手术，担心自身生命安全，担心以后生育问题，表现出异常紧张、焦虑与恐惧的心理；可出现哭泣、自责、无助、抑郁等不良行为和情绪。

（四）相关检查

1. 阴道后穹隆穿刺　适用于怀疑有腹腔内出血的病人，是一种简单可靠的诊断方法。腹腔内血液易积聚于直肠子宫陷凹，即使出血量不多，也能经阴道后穹隆穿刺抽出。用长针头自阴道后穹隆刺入直肠子宫陷凹，抽出暗红色不凝血为阳性，说明腹腔内有积血。无内出血、内出血量少、血肿位置较高或直肠子宫陷凹有粘连时，可能抽不出血液，因而穿刺阴性也不能排除输卵管妊娠的存在。如有移动性浊音，可做腹腔穿刺。

2. 妊娠试验　是早期诊断异位妊娠的重要方法。血 β–HCG 测定灵敏度高、快速，异位妊娠阳性率一般可达 80%~90%，但阴性病人不能完全排除异位妊娠。

3. 彩色超声检查　阴道 B 型超声检查较腹部 B 型超声检查准确性高。检查见子宫腔内无妊娠物，子宫旁组织可有轮廓不清的液性或实性包块，若包块内有胚囊或胎心搏动则可确诊。

4. 腹腔镜检查　适用于输卵管妊娠尚未流产或破裂的早期病人和诊断有困难的病人。当腹腔内大量出血或伴有休克者，禁止做腹腔镜检查。早期异位妊娠病人，腹腔镜检查可见一侧输卵管肿大，表面呈紫蓝色，腹腔内无出血或有少量出血。

5. 子宫内膜病理检查　此方法目前很少使用。仅适用于阴道流血量较多的病人，主要排除宫内妊娠流产。将宫腔刮出物送病理检查，若仅见蜕膜未见绒毛者有助于异位妊娠诊断。

（五）临床治疗

异位妊娠治疗原则以手术治疗为主，其次为药物治疗。

1. 手术治疗　当病人出现休克症状时，在积极纠正休克的同时，及时手术。近年来，腹腔镜技术的发展，为异位妊娠的诊断和治疗开创了新的局面。但腹腔内有大量出血或伴有休克者，禁止选择腹腔镜手术。

2. 药物疗法　适用于早期输卵管妊娠、要求保存生育能力的年轻病人。药物治疗分为化学药物治疗和中药治疗。近几年来医学界成功报道过用化疗药物甲氨蝶呤治疗输卵管妊娠。在进行药物治疗期间严密观察病情，当发生急性腹痛或输卵管妊娠破裂症状，应立即手术治疗。

【常见护理诊断/合作性问题】

1. 恐惧　与担心自身安危及手术失败有关。

2. 有感染的危险　与反复出血、失血过多机体抵抗力下降有关。

3. 潜在并发症：失血性休克。

【护理目标】

1. 病人焦虑感减轻，能配合治疗。

2. 病人未出现发热等感染表现。

3. 病人未出现休克或休克症状缓解。

【护理措施】

1. 接受手术治疗病人的护理

(1) 病情观察及护理：严密监测病人面色、神志、生命体征，病情较轻者，按常规做好术前准备。对于腹痛加剧、肛门坠胀感明显、腹腔内出血量多已经出现休克的病人，护士应开通静脉通道，配血，积极配合医生纠正休克，按急诊手术迅速做好术前准备，以抢救病人生命。

(2) 心理护理：告知病人及家属病情及手术治疗的必要性，取得病人及家属信任及配合，尽量消除病人的焦虑、恐惧心理。术后与病人谈心，对于有生育愿望而本次妊娠失败的病人，通过交谈对病人进行心理疏导，帮助病人面对现实，讲解异位妊娠相关知识，减轻病人的顾虑，提高自我保健意识。

2. 接受期待疗法及药物治疗病人的护理

(1) 生活护理：指导病人卧床休息，避免增加腹压，减少异位妊娠破裂机会。保持大便通畅，排便、咳嗽时应轻缓。对无陪伴者，提供相应的生活护理。

(2) 病情观察：一旦出现病情变化，应及时通知医生并进行处理。

(3) 用药：遵医嘱为病人及时准确给药，注意观察病人用药反应。

(4) 饮食护理：指导病人加强营养，进食高热量、高蛋白、高维生素、易消化的饮食，尤其摄取富含铁和高蛋白的食物，如动物肝、豆类、鱼肉等，增强病人抵抗力。

(5) 心理护理：给病人和家属讲解异位妊娠的知识，树立病人治病的信心，积极配合医护人员进行治疗。

3. 健康指导　指导病人出院后注意休息，加强营养，保持外阴清洁，禁性生活一个月。积极防治盆腔炎等妇科疾病，减少宫腔操作。因输卵管妊娠病人约有少数可再次发生，因此告知病人再次妊娠时要及时就医，定期产前检查。

在线讨论

云课堂在线参与异位妊娠的健康教育方案讨论。

【护理评价】

1. 病人焦虑感是否减轻，能否配合治疗。

2. 病人体温是否正常，血常规是否正常，有无出血、感染征象。

3. 病人有无出现休克或休克症状是否被纠正。

第三节 前置胎盘

案例导入

某孕妇,27 岁,G₃P₀,停经 35 周,无痛性反复阴道多量流血 2 次入院。检查:面色苍白,血压 80/50 mmHg,脉搏 110 次 /min,子宫底高度为剑突下 2 横指,子宫软,臀位,胎心率 110 次 /min。B 超检查:提示胎盘全部覆盖子宫颈内口。诊断为"完全性前置胎盘、失血性休克"。

请思考:

1. 安全可靠的辅助检查是什么?

2. 如何对前置胎盘大出血者施行急救护理?

一、并发症概述

妊娠 28 周后,胎盘附着于子宫下段,胎盘下缘达到或覆盖子宫颈内口,位置低于胎儿先露部,称为前置胎盘(placenta praevia)。前置胎盘是妊娠晚期阴道流血的主要原因之一,其发生率国内报道为 0.24%~1.57%。若处理不当可危及母儿生命。

(一)病因

目前尚不清楚,其病因可能与下列因素有关。

1. 子宫内膜病变 多次流产、刮宫、剖宫产、感染等使子宫内膜损伤,可引起子宫内膜发育不良,受精卵植入后血液供应不足,为了摄取足够营养,使胎盘不断扩大面积,伸展到子宫下段,形成前置胎盘。

2. 受精卵发育迟缓 受精卵到达子宫腔时,滋养层尚未发育到具有着床的能力,则继续向下移走而植入于子宫下段,在此处生长发育形成前置胎盘。

3. 胎盘异常 多胎、巨大儿、副胎盘及膜状胎盘等均可使胎盘的面积过大,延伸至子宫下段接近子宫颈内口,形成前置胎盘。

(二)分类

根据胎盘边缘与子宫颈内口的关系,将前置胎盘分为 3 种类型(图 10-4)。

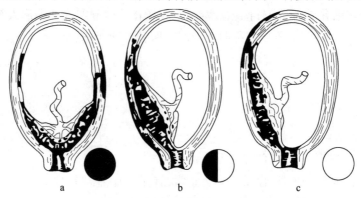

a. 完全性前置胎盘;b. 部分性前置胎盘;c. 边缘性前置胎盘

图 10-4 前置胎盘类型

1. 完全性前置胎盘　又称中央性前置胎盘。子宫颈内口全部被胎盘组织所覆盖。

2. 部分性前置胎盘　子宫颈内口部分被胎盘组织所覆盖。

3. 边缘性前置胎盘　胎盘附着于子宫下段,胎盘下缘到达子宫颈内口但不覆盖子宫颈内口。

二、产科护理

【护理评估】

（一）健康史

评估病人有无子宫内膜病变及损伤史,如剖宫产术、人工流产术、诊刮术及产褥感染等;还应询问妊娠晚期有无腹痛及阴道流血情况。

（二）身体状况

1. 症状

（1）无痛性阴道流血:妊娠晚期子宫下段逐渐拉长,临产后由于宫缩使子宫颈管消失而成为产道的一部分。附着于子宫下段及子宫颈内口的胎盘不能相应伸展而发生剥离,血窦破裂出血。因此,前置胎盘的典型症状是妊娠晚期或临产时,发生无诱因、无痛性反复阴道流血。

（2）阴道流血时间的早晚、反复发作的次数、流血量的多少与前置胎盘的类型有关:完全性前置胎盘初次出血的时间较早,约在妊娠 28 周,反复出血的次数频繁,量较多,有时一次大量阴道流血即可使病人陷入休克状态;部分性前置胎盘出血情况介于完全性前置胎盘和边缘性前置胎盘之间;边缘性前置胎盘初次出血发生较晚,多在妊娠 37~40 周或临产后,量也较少。由于出血,可继发贫血或感染,大量出血还可出现休克的症状。

2. 体征　腹部检查:子宫大小与停经月份相符;胎位、胎心清楚;胎先露高浮,且多为臀位;临产时检查,宫缩为阵发性,间歇期子宫可以完全放松,有时可在耻骨联合上方听到胎盘杂音。

（三）心理－社会状况

孕妇因突然出现阴道流血而感焦虑不安,担心自身及胎儿安危,更显紧张与恐惧。若家属盲目着急,病人更是惊慌失措,深感无助。

（四）相关检查

1. 血常规检查　检测血红蛋白及白细胞,了解贫血程度及有无继发感染。

2. B 型超声检查　准确率可达 95% 以上,是最安全、最有效的首选检查。根据胎盘边缘与子宫颈内口的关系可明确前置胎盘的类型,同时可了解胎儿情况。

3. 阴道检查　前置胎盘诊断明确,无需做阴道检查。若必须做阴道检查明确诊断或选择分娩方式,应在输液、输血及做好手术准备下进行。禁止做肛门检查。

4. 产后检查胎盘及胎膜　可见胎盘的前置部分有陈旧血块附着,呈黑紫色或暗红色,如这些改变位于胎盘的边缘,而且胎膜破口距胎盘边缘距离 <7 cm 则为前置胎盘。如行剖宫产术,术时可直接了解胎盘附着的部位并明确诊断。

重点考点:前置胎盘的类型

重点考点:前置胎盘护理评估的主要内容

161

前置胎盘的临床表现

（五）临床治疗

治疗原则：止血、纠正贫血、预防感染。

1. 期待疗法　目的是在保证母儿安全的前提下尽量延长妊娠周，提高围产儿的存活率。适用于妊娠不足 36 周或估计胎儿体重小于 2 000 g，胎儿存活，阴道流血量不多的孕妇。

2. 终止妊娠

（1）指征：① 孕妇大量出血致休克者，无论胎儿成熟与否，为了孕妇安全终止妊娠；② 出现胎儿窘迫或胎心异常等产科指征者；③ 阴道出血量多，短时间内不能分娩者。

（2）阴道分娩：仅适用于边缘性前置胎盘、枕先露、流血不多、估计在短时间内能结束分娩者。

（3）剖宫产：能迅速结束分娩，达到止血目的，是目前处理前置胎盘的主要手段。

【常见护理诊断 / 合作性问题】

1. 有感染的危险　与前置胎盘剥离面接近子宫颈口，细菌经阴道上行感染有关；与失血过多机体抵抗力下降有关。

2. 潜在并发症：失血性休克。

【护理目标】

1. 病人不出现发热等感染表现。

2. 病人出血被控制，血压、脉搏恢复正常，未出现休克或休克症状缓解。

【护理措施】

1. 期待疗法病人的护理

（1）绝对卧床休息，左侧卧位，间断吸氧，每次 30 min，每天 3 次。避免扩大剥离面，禁做肛门检查、阴道检查，减少刺激。

（2）按医嘱用药，如补血药、宫缩抑制剂、镇静药等。

（3）评估并记录生命体征，观察阴道流血的量、色、流血时间，准确记录出血量。

（4）监测胎儿宫内状态，指导孕妇正确计数胎动，按时听胎心。

2. 终止妊娠病人的护理　去枕平卧位，开放静脉，配血，做好术前准备，并做好母儿生命体征监护及抢救准备工作。

3. 预防产后出血和感染　胎儿娩出后及早使用子宫收缩药，以预防产后出血。加强会阴部护理，指导病人保持会阴部清洁。发现异常及时报告医生并配合处理。

4. 心理护理　向病人及其家属介绍前置胎盘的相关知识，配合治疗。同时允许家属陪伴，给予情感支持。

5. 健康教育

（1）注意月经期卫生，避免多产、多次刮宫、引产，减少子宫内膜损伤或子宫内膜炎。

（2）定期产前检查。妊娠期出血者，无论出血量多少均应就医，做到及时诊断，及时正确处理。

（3）病人出院后注意休息，保持外阴清洁，加强营养，多食含铁丰富的食物，以纠正贫血，增强抵抗力，预防感染的发生。

云课堂在线参与前置胎盘的护理措施方案讨论。

【护理评价】

1. 病人体温是否正常,血常规是否正常,有无感染征象。

2. 病人生命体征是否正常,是否出现失血性休克或休克是否被纠正,胎儿是否正常。

第四节 胎盘早剥

案例导入

> 某女,25 岁,妊娠 37 周,双胎妊娠,分别为枕左前位(**LOA**)和枕右前位(**ROA**)。于今晨 5 点出现腹痛、阴道多量流血,急诊入院。查体:脉搏 80 次 /min,血压 150/100 mmHg。腹部检查:腹部压痛,胎心率分别为 140 次 /min,146 次 /min,宫口未开。B 超检查:双顶径分别为 9.0 cm、8.9 cm,胎心规律,胎盘后有 2.1 cm×1.8 cm 血肿,胎盘功能 I 级,羊水约 10 cm。初步诊断:胎盘早剥。
>
> 请思考:
>
> 1. 分析此病人发生胎盘早剥的原因?
>
> 2. 该病人存在哪些护理诊断?

一、并发症概述

妊娠 20 周后或分娩期,正常位置的胎盘在胎儿娩出前,部分或全部从子宫壁剥离,称胎盘早剥(placental abruption)。胎盘早剥起病急、进展快,是妊娠晚期严重并发症之一。国内发病率为 0.46%~2.1%,国外发病率为 1%~2%。若处理不及时可危及母儿生命。

(一)病因

目前尚不清楚,其病因可能与下列因素有关。

1. **血管病变** 常见于严重妊娠期高血压疾病、慢性高血压、慢性肾病及全身血管病变时,远端毛细血管缺血坏死、破裂出血,致胎盘后血肿形成,使胎盘从子宫壁上剥离。

2. **机械性因素** 如摔伤,腹部受撞击、挤压,外转胎位术等,刺激子宫强烈收缩,而胎盘不能相应收缩,致使胎盘与子宫壁错位而分离。分娩时脐带过短,胎先露下降时过度牵拉脐带,也可引起胎盘早剥。

3. **子宫腔内压力骤降** 双胎妊娠第一胎儿娩出过快;羊水过多者突然破膜,羊水流出过快,都可造成子宫腔内压力突然下降,子宫收缩缩小,而胎盘不能相应缩小,与子宫壁错位剥离。

163

重点考点:
胎盘早剥的概念

重点考点:
胎盘早剥的常见病因及病理变化

第十章 妊娠并发症

4. **子宫静脉压突然升高** 妊娠晚期或分娩期,孕妇或产妇长时间仰卧位,使增大子宫压迫下腔静脉,回心血量减少,血压下降,而子宫静脉淤血,静脉压升高,导致底蜕膜静脉淤血破裂,引起胎盘早剥。

(二)病理

胎盘早剥的主要病理变化是底蜕膜出血,形成血肿,使胎盘自附着处剥离。根据是否有外出血将胎盘早剥分为 3 种类型(图 10-5)。

1. **显性出血** 又称外出血。当胎盘边缘部的底蜕膜出血时,血液冲破胎盘边缘,沿胎膜与子宫壁之间经子宫颈管向外流出。

2. **隐性出血** 又称内出血。当胎盘中央部的底蜕膜出血时,胎盘边缘仍附着于子宫壁或由于胎先露部固定于骨盆入口,使胎盘后血液不能外流,积聚在胎盘与子宫壁之间。

3. **混合性出血** 当隐性出血过多时,血液仍会冲开胎盘边缘,沿胎膜与子宫壁之间外流,形成混合性出血。

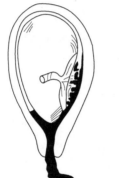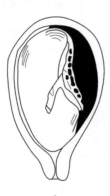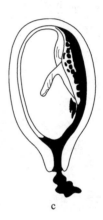

a. 显性出血;b. 隐性出血;c. 混合性出血
图 10-5 胎盘早剥出血的类型

隐性出血过多时,胎盘后血肿压力越来越大,血液可浸润子宫肌层,甚至子宫表面,引起肌纤维分离、断裂、变性,子宫失去收缩能力,子宫表面呈紫蓝色,称为子宫胎盘卒中。

胎盘早剥时,血液尚可透过羊膜渗入羊水中,形成血性羊水。剥离处的胎盘绒毛和蜕膜可释放组织凝血活酶,进入母体血液循环,激活凝血系统而引起弥散性血管内凝血(DIC),造成肺、肾等脏器缺血和功能障碍。胎盘早剥持续时间越长,促凝物质不断进入母血,激活纤维蛋白溶解系统,产生大量的纤维蛋白降解产物(FDP),引起继发性纤溶亢进,最终导致凝血功能障碍,使产后出血不止。

二、产科护理

【护理评估】

(一)健康史

评估孕妇既往有无慢性高血压、慢性肾炎等血管病变史;有无妊娠期高血压疾病、长时间仰卧、外伤史等；询问孕妇在妊娠晚期或临产时有无突然发生的腹部剧烈疼痛、阴道流血与头晕等不适情况。

（二）身体状况

胎盘早剥的临床特点是妊娠晚期突然出现持续性腹痛，伴或不伴有阴道流血。根据病情严重程度将胎盘早剥分为 3 度。

1. Ⅰ度　分娩期常见，多见于显性出血。胎盘剥离面积小，病人无腹痛或腹痛轻微，阴道流血量较少，无明显贫血体征。腹部检查：子宫大小与妊娠周相符，子宫软、无压痛或压痛不明显，胎位清楚，胎心率正常。产后检查见胎盘母体面有凝血块及压迹。

2. Ⅱ度　多见于隐性出血。胎盘剥离面为胎盘面积的 1/3 左右。突然发生的持续性腹痛、腰酸或腰背痛，少量阴道流血，但有贫血，贫血程度与显性出血量不相符。腹部检查：子宫大于妊娠周，子宫处于高张状态，有压痛，尤以胎盘附着处明显。宫缩有间歇，胎位清楚，胎儿尚存活。

3. Ⅲ度　多见于混合性出血。胎盘剥离面超过胎盘面积的 1/2，持续性腹痛剧烈，阴道流血量可多可少。病人可出现恶心、呕吐、面色苍白、脉搏细速、血压下降等休克征象，且休克程度与阴道流血量不成比例。有时可见血性羊水。腹部检查：子宫板状硬，压痛明显，胎位触不清楚，胎心消失。

重点考点：Ⅱ度、Ⅲ度胎盘早剥的身体状况评估内容

（三）心理 – 社会状况

孕妇感焦虑不安，担心自身及胎儿安危，紧张与恐惧。

（四）相关检查

1. B 型超声检查　B 型超声检查可见胎盘与子宫壁之间出现边缘不清的液性低回声区，胎盘异常增厚，或胎盘边缘裂开。可监测胎儿宫内情况。但超声检查阴性结果不能排除胎盘早剥。

2. 实验室检查　主要了解贫血程度与凝血功能。Ⅱ度、Ⅲ度病人应检测肾功能与二氧化碳结合力，并发 DIC 时做筛选试验（血小板计数、凝血酶原时间、血纤维蛋白原测定）。结果可疑者做纤溶确诊试验（凝血酶时间、优球蛋白溶解时间、血浆鱼精蛋白副凝试验）。

胎盘早剥的护理评估

（五）临床治疗

治疗原则：纠正休克、及时终止妊娠、防治并发症。

1. 纠正休克　对于休克的危重病人，抗休克治疗。

2. 及时终止妊娠　一旦确诊胎盘早剥，及时终止妊娠。

（1）阴道分娩：适用于显性出血为主，Ⅰ度病人，宫口开大，一般情况较好，估计短时间内能结束分娩者。

（2）剖宫产：适用于Ⅰ度胎盘早剥病人出现胎儿窘迫；Ⅱ度胎盘早剥病人不能短时间内分娩；Ⅲ度胎盘早剥，胎儿死亡，产妇病情恶化，不能立即分娩，破膜后产程无进展者。剖宫产取出胎儿、胎盘后立即注射子宫收缩药，按摩子宫。若发现为子宫胎盘卒中，在取出胎儿后子宫肌壁内注射子宫收缩药，并按摩子宫和用热盐水纱垫湿热敷子宫，预后往往较好。若出血不能控制考虑子宫切除。

（3）并发症的处理：积极治疗产后出血、凝血功能障碍、肾功能衰竭等并发症。

【常见护理诊断／合作性问题】

1. 潜在并发症：失血性休克、凝血功能障碍、产后出血、急性肾功能衰竭等。

2. 恐惧　与病情急、进展快，危及母儿生命有关。

3. 悲伤　与胎儿死亡及切除子宫有关。

【护理目标】

1. 病人未出现休克、凝血功能障碍、产后出血、急性肾功能衰竭或休克症状缓解。

2. 病人恐惧感减轻，情绪稳定。

3. 病人悲伤程度有所减轻。

【护理措施】

1. 病情监护　严密监测生命体征，面色、神志等，注意有无休克表现。观察腹痛性质及程度，子宫底高度，有无压痛，子宫硬度。观察阴道流血的时间、量。定时听胎心，注意胎动变化，间断吸氧，改善胎儿血供。观察 DIC 早期征象，及时发现并发症，立即报告医生。

2. 治疗配合　剖宫产者做好急诊手术的术前准备。阴道分娩时协助人工破膜，使羊水缓慢流出，用腹带裹紧腹部压迫胎盘，避免胎盘继续剥离。按医嘱静脉滴注缩宫素缩短第二产程。产程中严密观察心率、血压、子宫底高度、阴道流血量、胎儿宫内情况。做好阴道助产和抢救新生儿的准备。

3. 预防产后出血　胎儿娩出后立即使用子宫收缩药，严密观察，及时发现并处理 DIC 等，如经各种措施仍未能控制出血，子宫收缩不佳，须及时行子宫切除术。

4. 心理护理　由于胎盘早剥多起病急、发展快，对母儿危害大，应向病人家属解释病情，说明治疗方案，并告知手术必要性，取得治疗配合。

5. 健康指导　做好妊娠期保健，加强产前检查。积极防治妊娠期高血压疾病、慢性高血压、肾病等；休息时可以取左侧卧位，避免长时间仰卧；避免腹部外伤。

在线讨论

云课堂在线参与胎盘早剥的护理措施方案讨论。

【护理评价】

1. 病人是否出现各种并发症或并发症是否得到控制。

2. 病人心态是否平和，能否正视现实，有无恐惧感。

3. 病人悲伤程度有无减轻。

第五节 妊娠期高血压疾病

案例导入

王女士，28 岁，G_1P_0。因"停经 33^{+2} 周，下肢水肿 1 月余，头痛、头晕 3 天，视物模糊 2 h"入院。

病人平素月经规律，1 个月前下肢水肿，3 天前胸闷、头痛、头晕，2 h 前出现眼花、视物模糊，急诊入院。

查体：血压 160/110 mmHg，水肿（++），尿蛋白（++），胎心率 140 次 /min。

请思考：

1. 你认为该病人最可能的疾病是什么？
2. 她处于本病的哪个阶段？治疗原则是什么？
3. 应如何护理该病人？

一、并发症概述

妊娠期高血压疾病是妊娠期特有的疾病，发病率为 9.4%~10.4%。多数病例是在妊娠期出现一过性高血压、蛋白尿等症状，在分娩后即可消失。该病多发生在妊娠 20 周后至产后 24 h 内。主要表现为高血压、蛋白尿和水肿，严重者出现抽搐、昏迷，心、肾功能衰竭，甚至母儿死亡。本病是孕产妇和围产儿患病及死亡的主要原因之一。

（一）病因

1. 确切病因尚未明确　可能与以下因素有关。

（1）免疫机制：妊娠被认为是成功的自然同种异体移植，胎儿在妊娠期内不受排斥，主要是胎盘的免疫屏障作用、母体内免疫抑制细胞和免疫抑制物的作用，这种免疫平衡失调，可导致妊娠期高血压疾病发生。

（2）子宫 - 胎盘缺血缺氧学说：临床发现本病多发生于初孕妇、多胎妊娠、羊水过多者。该学说认为由于子宫张力过高，影响子宫血液循环，造成子宫 - 胎盘缺血缺氧所致。此外，全身血液循环障碍不能满足子宫胎盘供血，如孕妇有严重营养不良、慢性高血压、糖尿病等也易伴发本病。

（3）血管内皮细胞受损：细胞毒性物质和炎症介质可引起血管内皮损伤，当血管内皮细胞受损时，可诱发血小板聚集，并对血管紧张因子敏感，血管收缩致使血压升高，从而导致一系列的病理变化。

（4）遗传因素：妊娠期高血压疾病的家族多发性提示该病可能存在遗传因素。

（5）营养缺乏：研究发现，多种营养缺乏如以清蛋白减少为主的低蛋白血症，钙、镁、锌、硒等缺乏与先兆子痫的发生发展有关。对有高危因素的孕妇从妊娠 20 周起每天补钙 2 g 可降低妊娠期高血压疾病的发生率；维生素 E 和维生素 C 均为抗氧化剂,可减轻内皮细胞的损伤,若自妊娠 16 周开始每天补充维生素 E 400 mg 和维生素 C 100 mg,可使本病的发生率下降 18%。

重点考点:妊娠期高血压疾病的基本病理生理变化

2. 高危因素　① 初孕妇;② 孕妇年龄 ≤ 18 岁或 ≥ 35 岁;③ 有妊娠期高血压疾病病史及家族史、慢性高血压病史、慢性肾炎、糖尿病、营养不良、低社会经济状况等;④ 精神过度紧张致使中枢神经系统功能紊乱者;⑤ 寒冷季节或气温突变、高气压时节;⑥ 严重营养不良,如重度贫血、低蛋白血症;⑦ 体型矮胖者:即体重指数(BMI)[体重(kg)/ 身高(m)^2]>24 者;⑧ 子宫张力过高(如多胎妊娠、羊水过多、巨大儿及葡萄胎等)者。

(二) 病理生理

本病的基本病理生理变化是全身小动脉痉挛。由于全身小动脉痉挛,引起外周阻力增大,血管内皮细胞损伤,通透性增加,血液浓缩等一系列病理变化,临床可出现高血压、蛋白尿及水肿等症状。全身各组织器官因血流灌注减少、缺血缺氧而受到不同程度的损害,产生相应的变化。

1. 脑　脑血管痉挛导致脑组织缺氧、脑水肿,而出现头晕、头痛、呕吐,严重时可发生抽搐、昏迷等症状;脑血管痉挛时间较长可发生脑血栓;颅内压增高可导致脑出血、脑疝甚至死亡。

2. 肾　肾小动脉痉挛,使肾小球缺血、缺氧,血管壁通透性增加,血浆蛋白自肾小球漏出形成蛋白尿,蛋白尿的多少标志着妊娠期高血压疾病的严重程度。由于血管痉挛,肾血流量及肾小球滤过率下降,导致血浆尿酸浓度及肌酐值升高,肾功能损害严重时可致少尿及肾衰竭。

3. 肝　子痫前期可出现肝功能异常,各种转氨酶水平升高,血浆碱性磷酸酶升高。肝损害严重时可出现门静脉周围组织出血、坏死,肝包膜下血肿形成导致肝破裂,危及母儿的生命。

4. 心血管　冠状动脉痉挛,引起心肌缺血、间质水肿、心肌点状出血或坏死,心脏负担加重,导致心力衰竭、肺水肿。

5. 眼　眼底小动脉痉挛,导致局部组织缺血、水肿,导致眼花、视物模糊,眼底出血引起视网膜剥离,突然失明。

6. 胎盘　底蜕膜小动脉痉挛使胎盘血流量减少,胎盘缺血导致胎盘功能不全,出现胎儿生长受限、胎儿窘迫甚至死胎;严重时小动脉痉挛致使血管破裂,蜕膜坏死出血,形成胎盘后血肿导致胎盘早剥、子宫胎盘缺血,胎盘组织坏死后可释放组织凝血活酶,引起弥散性血管内凝血(DIC)。

7. 血液　由于全身小动脉痉挛,血管壁渗透性增加,血液浓缩,孕妇的血容量不能像正常孕妇那样增加,而使血细胞比容上升。另外,在妊娠期孕妇的血液已处于高凝状态,患妊娠期高血压疾病的重症病人可发生微血管病性溶血,主要表现为:血小板减少(<100 × 10^9/L),肝酶升高、溶血(也称 HELLP 综合征),反映凝血功能的严重损害及疾病的严重程度。

8. 内分泌及代谢　由于血浆孕激素转换酶增加,妊娠晚期盐皮质激素、去氧皮质酮升高可致钠潴留;以蛋白尿为特征的病变降低了血浆胶体渗透压,细胞外液可超过正常妊娠,引起水肿,但水肿与妊娠期高血压疾病的严重程度及预后关系不大。

二、产科护理

【护理评估】

（一）健康史

详细询问孕妇妊娠前及妊娠 20 周前有无高血压征象;是否存在妊娠期高血压疾病的诱发因素,既往病史中有无慢性肾炎、糖尿病等;此次妊娠后血压变化情况,是否伴有蛋白尿、水肿。注意询问孕妇有无头痛、视物模糊、上腹部不适等症状。

重点考点:妊娠期高血压疾病的类型及临床表现

（二）身体状况

1. 高血压情况　评估血压、蛋白尿、水肿程度及有无上腹部不适、头痛、视力改变等症状,以了解妊娠期高血压疾病的分类。妊娠期高血压疾病分为 5 种类型,其临床表现见表 10-2。

表 10-2　妊娠期高血压疾病的分类及临床表现

分类	临床表现
妊娠高血压	收缩压 ≥ 140 mmHg 和(或)舒张压 ≥ 90 mmHg,妊娠期首次出现,并于产后 12 周恢复正常;尿蛋白(−),少数病人可伴有上腹不适或血小板减少,产后方可确诊
子痫前期	
轻度	妊娠 20 周以后出现收缩压 ≥ 140 mmHg 和(或)舒张压 ≥ 90 mmHg 伴尿蛋白 ≥ 0.3 g/24 h 尿或随机尿蛋白(+)。可伴有上腹不适、头痛、视物模糊等症状
重度	收缩压 ≥ 160 mmHg 和(或)舒张压 ≥ 110 mmHg;尿蛋白 ≥ 5.0 g/24 h 尿或随机尿蛋白 ≥ (+++);血清肌酐 >106 μmol/L;血小板 <100 × 10⁹/L;微血管病变性溶血(血乳酸脱氢酶升高);血清谷丙转氨酶或谷草转氨酶升高;持续性头痛或其他脑神经或视觉障碍;持续性上腹部疼痛
子痫	在子痫前期的基础上孕妇出现不能用其他原因解释的抽搐,甚至昏迷,称为子痫。子痫大多发生在妊娠晚期或临产前,称产前子痫;少数发生在分娩过程中,称产时子痫;极少数发生在产后 24 h 内,称产后子痫
慢性高血压并发子痫前期	孕妇妊娠 20 周以前无尿蛋白,妊娠 20 周后出现尿蛋白 ≥ 0.3 g/24 h 尿;或妊娠前有蛋白尿,妊娠后尿蛋白突然增加,血压进一步升高或血小板 <100 × 10⁹/L
妊娠合并慢性高血压	妊娠 20 周以前收缩压 ≥ 140 mmHg 和(或)舒张压 ≥ 90 mmHg,妊娠期无明显加重;或妊娠 20 周后首次诊断高血压并持续到产后 12 周后

妊娠期高血压疾病的临床表现和分类

（1）血压:血压的高低与病情有密切关系。初测血压升高者应休息 1 h 后再次测量,测血压时应注意与基础血压比较,若血压较基础血压升高 30/15 mmHg 时需严密观察。

（2）尿蛋白:尿蛋白的定义是在 24 h 内尿液中的蛋白含量 ≥ 300 mg 或在至少相隔 6 h 的 2 次随机尿液检查中尿蛋白浓度为 0.1 g/L,定性(+)。留尿时注意应留 24 h 尿做定量检查,也可取中段尿测定,避免阴道分泌物污染尿液,造成误诊。

（3）水肿：通常正常妊娠、贫血及低蛋白血症均可发生水肿，但孕妇体重突然增加≥ 0.9 kg/ 周或 >2.7 kg/ 月，是子痫前期的信号。本病病人水肿的特点是自踝部逐渐向上延伸的凹陷性水肿，经休息后不缓解。水肿局限于踝部及小腿为"+"，延及大腿为"++"，延及外阴及腹壁为"+++"，全身水肿或伴有腹水为"++++"。妊娠期高血压疾病的水肿无特异性，因此不能作为本病的诊断标准及分类依据（图 10-6）。

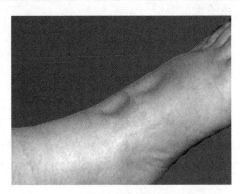

图 10-6　妊娠期高血压疾病的凹陷性水肿

（4）自觉症状：询问孕妇有无出现头痛、眼花、胸闷、上腹部不适等自觉症状。

（5）抽搐与昏迷：是妊娠期高血压疾病最严重的表现。应特别注意发作持续时间、间隔时间、神志状况、是否有伴随的意外创伤。

2. 子痫　可发生在产前、产时及产后，以产前子痫最常见。子痫发作时典型过程：眼球固定、瞳孔散大、面部充血、口吐白沫、牙关紧闭，继而口角及面部肌肉颤动，几秒钟后出现全身及四肢肌肉强直痉挛性收缩，双手紧握、双臂屈曲，抽搐时呼吸暂停，面色青紫。持续 1~2 min 后抽搐强度减弱，全身肌肉松弛，随之深长吸气，发出鼾声而恢复呼吸，进入昏迷，最后意识恢复，但困惑、易激惹、烦躁。在抽搐过程中可能发生创伤，如唇舌咬伤、摔伤，甚至骨折，昏迷中呕吐物误吸可造成窒息或吸入性肺炎。抽搐发作的次数和间隔时间长短与病情严重程度及预后相关，抽搐越频繁，时间越长，病情越重，预后越差。

（三）心理 - 社会状况

孕妇及家属对妊娠期高血压疾病缺乏认识，病情较轻时，孕妇由于身体未感明显不适而不予重视；随病情发展，当出现自觉症状时，则担心自身及胎儿的安危而产生自责、紧张、焦虑、恐惧的心理。

（四）相关检查

1. 血液检查　血细胞计数、血红蛋白含量、血细胞比容、血浆黏度、全血黏度值增高；重症应测定凝血功能、电解质及二氧化碳结合力，及早发现酸中毒并纠正。

2. 肝、肾功能测定　肝细胞功能受损可使谷丙转氨酶和谷草转氨酶升高，病人可出现以白蛋白缺乏为主的低蛋白血症，白 / 球蛋白比值倒置。肾功能受损时，血清肌酐、尿素氮、尿酸升高。

3. 尿液检查　进行尿常规、尿比重检查，以及尿蛋白定性、定量检查，尿蛋白定量 ≥ 0.3 g/24 h 尿为异常。

4. 眼底检查　视网膜小动脉的痉挛程度可反映全身小血管的痉挛程度，动、静脉管径比例由正常的 2∶3 变为 1∶2 甚至 1∶4。眼底小动脉变化是反映本病严重程度的一项重要参考指标。眼底检查可见视网膜小动脉痉挛、视网膜水肿、絮状渗出或出血，严重时可发生视网膜剥离，病人出现视物模糊或失明。

5. 其他检查　根据病情可进行心动图、超声心动图、脑血流图、胎盘功能、胎儿成熟度等检查。

（五）临床治疗

妊娠期高血压疾病的治疗原则为：休息、解痉、镇静、降压，合理扩容和必要时利尿，密切监测母儿状态，适时终止妊娠。

1. 妊娠高血压

（1）休息：适当减轻工作，保证充足睡眠，每天休息时间不少于 10 h。休息时取左侧卧位，可减轻子宫对腹主动脉、下腔静脉的压迫，增加子宫胎盘的血流量。

（2）饮食：应摄入足够蛋白质、维生素，补足铁和钙剂，不限制盐和液体，但对于全身水肿者应适当限制盐的摄入。

（3）镇静：一般不需要药物治疗，对于精神紧张、焦虑或睡眠欠佳者可给予地西泮 2.5~5 mg，每天 3 次，或 5 mg 睡前口服。

（4）间断吸氧：可增加血氧含量，改善全身主要脏器和胎盘的供氧。

（5）密切监护：应询问孕妇是否出现头痛、视力改变、上腹不适等症状；嘱病人每天监测体重及血压，每 2 天复查尿蛋白；定期监测血液、胎儿发育状况和胎盘功能。

2. 子痫前期　应住院治疗。治疗原则为休息、镇静、解痉、降压、合理扩容和必要时利尿，密切监测母儿状态，适时终止妊娠。

（1）休息：同妊娠高血压。

（2）镇静：适当镇静可消除病人的紧张情绪，使血压下降，缓解症状及预防子痫的发作。常用地西泮和冬眠合剂，可用于硫酸镁有禁忌证或疗效不明显者。分娩期慎用，以免对胎儿的神经系统产生抑制作用。

（3）解痉：首选药物为硫酸镁。其主要作用是解除血管痉挛，松弛骨骼肌，改善氧代谢，提高血氧含量，有效地预防和控制抽搐。

（4）降压：不作为常规，仅用于血压 ≥ 160/110 mmHg，和（或）舒张压 ≥ 110 mmHg 或平均动脉压 ≥ 140 mmHg 者；原发性高血压、妊娠前高血压已用降压药物者。选择降压药的原则：对胎儿无毒副反应，不影响心脏每搏心排血量、肾血流量及子宫 - 胎盘灌注量；无并发脏器功能损伤，血压控制在 130~139/80~89 mmHg 为宜。降压过程力求下降平稳，不使血压急剧下降或下降过低。为保证子宫 - 胎盘血流灌注，血压不可低于 130/80 mmHg。常用药物有肼屈嗪、拉贝洛尔、硝苯地平等。

（5）扩容：一般不主张应用，仅应用于严重的低蛋白血症、贫血者。可选用血浆、全血、人血白蛋白、低分子右旋糖酐等。应严格掌握适应证和禁忌证，以防发生肺水肿和心力衰竭。

（6）利尿：一般不主张应用利尿药，仅应用于有全身性水肿、急性心力衰竭、肺水肿、脑水肿、血容量过多且伴有潜在性肺水肿者。常用利尿药有呋塞米、甘露醇等。

（7）适时终止妊娠：终止妊娠是治疗妊娠期高血压疾病的有效措施。

1）终止妊娠的指征：① 重度子痫前期病人经积极治疗 24~48 h 仍无明显好转

者;② 重度子痫前期病人妊娠周已超过 34 周;③ 重度子痫前期病人孕龄不足 34 周,胎盘功能减退,胎儿已成熟者;如胎儿尚未成熟,可用地塞米松促胎肺成熟后再终止妊娠;④ 子痫控制后 2 h 可考虑终止妊娠。

重点考点:妊娠期高血压疾病终止妊娠的指征

2) 终止妊娠的方式:经阴道分娩或剖宫产。

3. 子痫 治疗原则为控制抽搐,改善缺氧和纠正酸中毒,终止妊娠。

1) 控制抽搐:首选硫酸镁,必要时加用镇静药。

2) 改善缺氧、纠正酸中毒:间断面罩吸氧,根据情况给予适量的 4% 碳酸氢钠以纠正酸中毒。

3) 终止妊娠:控制抽搐后 2 h 可考虑终止妊娠。

4. 产后子痫 多发生于产后 24 h 至 10 天内,产后继续观察病情和用药治疗。

【常见护理诊断 / 合作性问题】

1. 有受伤的危险 与发生子痫抽搐或昏迷易致病人出现坠伤、唇舌咬伤、胎儿窘迫等,导致母亲、新生儿受伤有关。

2. 外周组织灌注无效 与全身小动脉痉挛有关。

3. 体液过多 与水钠潴留、低蛋白血症有关。

4. 焦虑 / 恐惧 与担心疾病危及母儿健康和生命有关。

5. 知识缺乏:缺乏妊娠期保健知识及对疾病的正确认识。

6. 潜在并发症:胎盘早剥、心力衰竭、脑出血、肾衰竭、胎儿窘迫、DIC 等。

【护理目标】

1. 病人病情缓解,未发生子痫及并发症。

2. 组织灌注量得到改善,生命体征稳定在正常范围内。

3. 病人水肿消退或减轻。

4. 病人焦虑减轻,积极配合治疗和护理。

5. 病人了解本病相关知识。

6. 病人发生子痫抽搐及并发症得到及时发现并处理。

【护理措施】

(一) 一般护理

1. 休息 嘱孕妇注意休息,每天保证充足睡眠,每天不少于 10 h,以左侧卧位为宜。

2. 饮食 合理营养,指导孕妇进食富含蛋白质、维生素、钙以及铁、锌等微量元素的食物,减少脂肪摄入。如无全身水肿,不必严格限制食盐摄入量。

3. 加强妊娠期保健及产前检查 一旦确诊妊娠期高血压疾病,应及时进行规范化治疗。门诊治疗的孕妇,嘱其增加产前检查次数,督促孕妇每天自数胎动,监测体重变化,间断吸氧,每天 3 次,每次 1 h,及时发现和纠正胎儿宫内缺氧,促进胎儿生长发育,必要时行 B 超检查或电子胎心监护。

(二) 病情观察及护理

1. 严密观察病人生命体征 监测病人呼吸、脉搏及血压,并做好记录。每 2~4 h 测血压一次,尤其是观察舒张压的变化,以判断病情严重程度。

2. 蛋白尿　遵医嘱每天或隔天送检尿常规及 24 h 尿蛋白定量检查,及时了解肾功能受损程度。

3. 水肿　每天测体重,观察水肿程度。

4. 自觉症状　随时观察和询问孕妇有无头痛、眼花、视物模糊、上腹部不适等症状,一旦发现,应及时报告医生,并准备好抢救物品,如压舌板、开口器、气管插管、吸痰器、氧气等。

5. 抽搐和昏迷　严密观察及记录子痫病人发生抽搐次数、频率、持续时间及昏迷时间等。

6. 并发症　重症病例注意观察有无胎盘早剥、心力衰竭、肾衰竭、凝血功能障碍等并发症发生,发现异常,应立即配合医生做好相应紧急处理。

7. 胎儿情况监护　定期听胎心,指导孕妇自测胎动,必要时行电子胎心监护、B型超声检查监测胎儿宫内情况,及时发现胎儿缺氧,做好胎儿窘迫的防治。

（三）子痫的急救护理

1. 协助医生控制抽搐　病人一旦发生抽搐,应尽快控制,首选硫酸镁,必要时加用镇静药物。

2. 专人护理　做好特别护理记录,详细观察并记录抽搐次数、频率、昏迷时间、持续时间等病情情况;注意有无子宫收缩,宫缩的强度、频率;监测胎心率。

3. 避免刺激　将病人安置于单间病房,保持病室安静,避免声光刺激;治疗和护理尽量集中进行,动作轻柔,以免诱发抽搐。

4. 防止受伤　加床档,预防病人抽搐时坠床摔伤;备好开口器及缠有纱布的压舌板或舌钳,放置于孕妇上、下白齿之间,防止抽搐时发生舌咬伤。有义齿者取出,防止脱落后吞入。

5. 保持呼吸道通畅　昏迷病人应暂时禁食、禁水,头偏向一侧,保持呼吸道通畅,并及时清理呼吸道分泌物和呕吐物,防止窒息发生。

6. 注意并发症的发生　① 询问有无腹痛、阴道流血等症状,检查子宫底高度、胎动、胎心和宫缩情况,及早发现胎盘早剥。② 观察有无鼻出血、牙龈出血、注射针孔出血等出血倾向,定期检查凝血功能。③ 观察有无头痛、恶心、呕吐、视物模糊、意识障碍等脑水肿的表现。④ 记录 24 h 尿量,送检尿常规,检查尿素氮、肌酐、尿酸等,监测肾功能。

7. 配合检查和药物治疗　按医嘱及时准确应用解痉、镇静、降压等药物,迅速控制抽搐,同时注意观察疗效及不良反应。协助医生进行各项检查。

8. 做好终止妊娠的准备　子痫发作后常自然临产,应严密观察,及时发现临产先兆,做好抢救母儿的准备,若子痫得以控制后仍未自然临产者,应在 6~12 h 内考虑终止妊娠。

（四）产时护理

分娩期防止疲劳,选择最佳分娩方式。① 阴道分娩适用于病情控制后,子宫颈条件成熟者。先行人工破膜,羊水清亮者,可给予缩宫素静脉滴注引产。第一产程应保持产妇安静和休息。第二产程可应用会阴侧切术、胎头吸引术或低

重点考点:
子痫病人的
急救护理

子痫病人的
护理

第十章　妊娠并发症

位产钳术助产。第三产程应及时完整娩出胎盘和胎膜,预防产后出血和产后感染。产程中应严密监测母儿安危状况及血压,如病情加重,应立即以剖宫产结束分娩。② 剖宫产适用于有产科指征、引产失败和病情加剧不能在短时间内经阴道分娩者。

(五) 产后护理

产后 24~48 h 内仍注意防止发生产后子痫。产后应密切监测血压、尿量,继续遵医嘱使用硫酸镁 12~24 h。硫酸镁的大量应用可以导致产后子宫收缩乏力,因此,要严密观察子宫复旧情况,防止产后出血发生,做好会阴护理,预防感染。

(六) 用药护理

1. 解痉药物 首选解痉药物为硫酸镁。

(1) 作用机制:① 镁离子能抑制运动神经末梢释放乙酰胆碱,阻断神经和肌肉间的传导,从而使骨骼肌松弛。② 使平滑肌细胞内钙离子水平下降,从而解除血管痉挛,减少血管内皮损伤。③ 刺激血管内皮细胞合成有扩张血管作用的依前列醇增多,血压下降。④ 提高孕妇和胎儿血红蛋白的亲和力,改善氧代谢。

(2) 给药方法:① 静脉给药或肌内注射。静脉给药:首次负荷量为 25% 硫酸镁 20 ml 加入 10% 葡萄糖 20 ml 中,5~10 min 缓慢静脉推注后,再以 25% 硫酸镁 60 ml 加入 10% 葡萄糖 500 ml 中静脉滴注,滴速以 15~30 滴 /min 为宜,1~1.5 g/h,最多不超过 2 g。② 肌内注射:根据血压情况可加用 25% 硫酸镁 20 ml 加 2% 利多卡因 2 ml,臀部深部肌内注射,每天 1~2 次。每天总量为 20~30 g。

(3) 毒性反应:硫酸镁治疗浓度和中毒浓度接近,在抢救病人时硫酸镁使用不当易引起中毒反应,首先表现为膝反射消失,继而可出现呼吸抑制和全身肌张力减退,严重病人可出现呼吸困难、心搏骤停,危及生命。

(4) 注意事项:在用药前和用药过程中均应监测以下指标:① 膝反射存在(图 10-7);② 呼吸不少于 16 次 /min;③ 尿量每 24 h 不少于 600 ml 或每小时不少于 25 ml。如达不到以上标准,则提示病人有硫酸镁中毒,须立即停药进行解救,遵医嘱给予 10% 葡萄糖酸钙 10 ml 静脉注射解毒。推注时间应在 3 min以上,必要时每小时可重复 1 次,直至呼吸、排尿和神经抑制恢复正常,但 24 h 内不超过8 次。

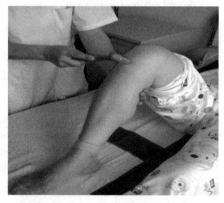

图 10-7 检查膝反射

2. 镇静药物 适当镇静可消除孕妇的精神紧张和焦虑,达到降低血压、缓解症状和预防发作的作用。常用药物有地西泮(安定),口服或肌内注射,对胎儿和新生儿影响较小。冬眠合剂仅应用于硫酸镁治疗效果不佳者。这些药物可通过胎盘抑制胎儿呼吸,临产后慎用。冬眠合剂可致血压急速下降,用药期间应严密观察血压变化,并嘱孕产妇绝对卧床休息,以防发生直立性低血压,突然跌倒发生意外。

硫酸镁的用药护理

3. 降压药物 适用于血压 ≥ 160/110 mmHg 或舒张压 ≥ 110 mmHg、原发性高血压、妊娠前高血压已用降压药的孕妇。常用药物有肼屈嗪、拉贝洛尔、硝苯地平等。

4. 扩容药物 一般不主张应用扩容剂,仅用于贫血、严重的低蛋白血症。常用人血白蛋白、全血、血浆等。因扩容可增加心脏负荷导致肺水肿和心力衰竭的发生,在用药过程中护士应注意液体出入量及速度,密切观察孕妇的生命体征和尿量的变化,若出现胸闷、心慌、呼吸困难、发绀等不适,应及时报告医生,迅速处理。

5. 利尿药物 一般不主张应用利尿药,因其可加重血液浓缩和电解质紊乱,故仅用于急性心力衰竭、肺水肿、脑水肿或全身水肿的孕妇。常用药有呋塞米、甘露醇等。用药期间严密监测孕妇的水和电解质平衡情况,准确记录液体出入量,注意孕妇有无乏力、腹胀等低钾血症的表现。

(七) 健康教育

加强妊娠期保健管理,定期产前检查,警惕妊娠期高血压疾病的危险因素,发现异常情况及时就诊。注意休息,合理营养,均衡膳食,保持心情愉快。保证妊娠期充足的休息,取左侧卧位,有利于胎盘的血液供应。对重症病人,给予疾病的相关知识指导。加强产褥期宣教,告知病人出院后应定期复查血压、尿蛋白,尽量选择在血压正常 1~2 年后再次妊娠,妊娠早期到高危门诊就诊,预防疾病复发。

在线讨论

云课堂在线参与妊娠期高血压疾病的健康教育方案讨论。

【护理评价】

1. 病人病情是否缓解,是否发生子痫及并发症。
2. 病人生命体征是否平稳。
3. 病人水肿是否消退或减轻。
4. 病人情绪是否平稳,能否积极配合治疗和护理。
5. 病人是否了解本病相关知识。
6. 病人有无发生子痫抽搐及并发症或并发症是否得到及时发现并处理。

知识链接

HELP 综合征

HELLP 综合征是重度子痫前期的严重并发症,严重威胁孕产妇及围生儿健康。HELLP 综合征常表现为右上腹疼痛、恶心、呕吐等非特异性症状,多数病人有重度子痫前期的基本特征。HELLP 综合征多发生在妊娠晚期,多见于妊娠 27~37 周,发病越早,病情越严重。HELLP 综合征应住院,按重度子痫前期治疗。

(许志秀)

第六节 羊水量异常

一、羊水过多

案例导入

> 初孕妇,妊娠 32 周,近半个月自觉腹部增大明显,活动后略感呼吸困难,查体:腹部膨隆明显,触诊皮肤张力大,子宫底高度 33 cm,腹围 100 cm,胎位不清,胎心音遥远听不清。B 超提示羊水最大暗区垂直深度为 10 cm,胎心率为 130 次 /min。
>
> 请思考:
>
> 1. 最可能的临床诊断是什么?
> 2. 如何进行护理?

妊娠期间羊水量超过 2 000 ml,称为羊水过多(polyhydramnios)。发生率为 0.5%~1%。羊水量在数天内急剧增多,称为急性羊水过多;羊水量在数周内缓慢增多,称为慢性羊水过多。

约 1/3 羊水过多的病人原因不明,称为特发性羊水过多。2/3 羊水过多病人多与胎儿畸形以及妊娠合并症等因素有关。

1. 胎儿疾病　常见的以神经系统和消化道畸形最常见。如无脑儿、脊柱裂胎儿、严重脑积水胎儿、食管或小肠闭锁以及 18 三体综合征、21 三体综合征等。

2. 多胎妊娠　双胎妊娠羊水过多的发生率约为 10%,是单胎妊娠的 10 倍,以单绒毛膜双胎居多。

3. 胎盘脐带病变　胎盘绒毛血管瘤直径 >1 cm 时,15%~30% 合并羊水过多。巨大胎盘、脐带帆状附着也可引起羊水过多。

4. 妊娠合并症　妊娠期糖尿病,羊水过多的发病率为 13%~36%。母体高血糖致胎儿血糖增高,产生高渗性利尿,并使胎盘、胎膜渗出增加,导致羊水过多。母儿 Rh 血型不合,胎儿免疫性水肿、胎盘绒毛水肿影响液体交换,以及妊娠期高血压疾病、重度贫血,均可导致羊水过多。

【护理评估】

1. 健康史　详细询问病史,了解孕妇年龄、有无糖尿病、妊娠期高血压疾病、多胎妊娠、母儿血型不合、贫血等疾病。

2. 身体状况

(1) 急性羊水过多:较少见。多发生于妊娠 20~24 周,由于羊水量急剧增多,在数天内子宫急剧增大,横膈上抬,病人出现呼吸困难,不能平卧,甚至出现发绀,孕妇表情痛苦,腹部因张力过大而感到疼痛,食量减少。由于胀大的子宫压迫下腔静脉,影响静脉回流,导致孕妇下肢及外阴部水肿、静脉曲张。

(2) 慢性羊水过多:较多见。多发生于妊娠晚期,羊水可在数周内逐渐增多,多数孕妇能适应,常在产前检查时发现。孕妇子宫大于妊娠月份,腹部膨隆,腹壁皮肤发亮、变薄,触诊时感到皮肤张力大,胎位不清,胎心遥远或听不到。

3. 心理 – 社会状况　孕妇及家属因担心胎儿可能会有某种畸形,会感到紧张、焦虑不安,甚至产生恐惧心理。

4. 相关检查

(1) B 型超声检查:B 超诊断羊水过多的标准如下。① 羊水最大暗区垂直深度(AFV): ≥ 8 cm 诊断为羊水过多,其中 AFV 在 8~11 cm 为轻度羊水过多,12~15 cm 为中度羊水过多,>15 cm 为重度羊水过多。② 羊水指数(AFI): ≥ 25 cm 诊断为羊水过多,其中 AFI 在 25~35 cm 为轻度羊水过多,36~45 cm 为中度羊水过多,> 45 cm 为重度羊水过多。

(2) 甲胎蛋白(AFP)测定:羊水及母血中 AFP 明显增高提示胎儿畸形。

(3) 孕妇血型、血糖检查:以排除母儿血型不合和妊娠期糖尿病。

(4) 胎儿染色体检查:排除胎儿染色体异常。

5. 临床治疗

治疗原则:经诊断为羊水过多合并胎儿畸形者应及时终止妊娠;羊水过多但仍为正常胎儿者,则应根据羊水过多的程度与胎龄决定处理方法。

【常见护理诊断 / 合作性问题】

1. 有受伤的危险　与破膜时并发胎盘早剥、脐带脱垂、早产等致胎儿受伤有关。

2. 焦虑　与胎儿可能有畸形的结果有关。

【护理目标】

1. 胎儿正常,未出现并发症,母儿健康平安。

2. 羊水过多合并畸形孕妇,能面对现实,终止妊娠。

【护理措施】

1. 一般护理　指导孕妇卧床休息,低钠饮食,防止便秘。减少增加腹压的活动以防胎膜早破。

2. 病情观察　观察孕妇的生命体征,定期测量子宫底高度、腹围和体重,判断病情进展,并及时发现并发症。观察胎心、胎动及宫缩,及早发现胎儿宫内窘迫及早产的征象。人工破膜时应密切观察胎心和宫缩,及时发现胎盘早剥和脐带脱垂的征象。产后应密切观察子宫收缩及阴道流血情况,防止产后出血。

3. 配合治疗　腹腔穿刺放羊水时应防止速度过快、量过多,以不超过 500 ml/h 为宜,一次放羊水量不超过 1 500 ml,放羊水后腹部放置沙袋或加腹带包扎以防血压骤降发生休克。腹腔穿刺放羊水注意无菌操作,防止发生感染,同时遵医嘱给予抗感染药物。

4. 心理护理　向孕妇及家属介绍羊水过多的相关知识;理解并尊重孕妇对胎儿畸形或失去胎儿的悲伤心情,安慰孕妇及其家属,使其接受现实。鼓励家属多与孕妇沟通,转移注意力,缓解痛苦情绪。

5. 健康指导　妊娠期应定期随访,每 1~2 周 B 超监测羊水情况,每 2 周做一次无应激试验。出院后注意休息,加强营养,防止产后出血和感染。指导产妇下次妊娠前应进行遗传咨询和产前检查。

云课堂在线参与羊水过多护理措施方案讨论。

【护理评价】

1. 有无发生并发症,母儿是否平安。

2. 病人心态是否平和,能否正视现实,有无恐惧感。

二、羊水过少

案例导入

> 初孕妇,妊娠 **35** 周,近 **2** 周左右子宫未见明显增大,查体:腹部较硬,胎体触诊不清,胎心率 **140** 次 **/min**,子宫底高度 **26 cm**,腹围 **87 cm**,胎位不清。**B** 超提示羊水最大暗区垂直深度为 **1.8 cm**。
>
> 请思考:
>
> 1. 最可能的临床诊断是什么?
>
> 2. 如何进行护理?

妊娠晚期羊水量少于 300 ml 者,称为羊水过少(oligohydramnios)。羊水过少的发生率为 0.4%~4%。羊水过少严重影响围产儿预后。羊水量少于 50 ml,围产儿病死率高达 88%。应当引起高度重视。

部分羊水过少的原因不明,临床常见以下几种情况。

1. 胎儿畸形 以先天性泌尿系统畸形为主,如胎儿肾缺如、肾发育不全、输尿管或尿道梗阻引起少尿或无尿等,导致羊水过少。

2. 胎盘功能异常 过期妊娠、胎儿生长受限、妊娠期高血压疾病、胎盘退行性变等均可导致胎盘功能减退,宫内慢性缺氧而使胎儿肾血流量下降,胎儿尿的生成减少,导致羊水过少。

3. 母体因素 孕妇服用某些药物,如前列腺素合成酶抑制剂、血管紧张素转化酶抑制剂、利尿药等使用时间过长,均可引起羊水过少。

4. 羊膜病变 某些原因不明的羊水过少与羊膜通透性改变,以及炎症、宫内感染有关。胎膜破裂,使羊水外漏速度超过羊水生成速度,可导致羊水过少。

【护理评估】

1. 健康史 了解孕妇月经史、生育史、用药史、有无妊娠合并症、有无先天畸形家族史等,同时了解孕妇感觉胎动情况,进一步核实妊娠周。

2. 身体状况

(1)症状:胎动时感到腹痛,胎动减少。子宫敏感性升高,轻微刺激即可引发宫缩,临产后阵痛剧烈,宫缩多不协调,宫口扩张缓慢,产程进展延长。

(2)体征:子宫底高度、腹围小于同期正常妊娠周数时的尺寸,胎位异常,有子宫紧裹胎体感。临产后阵痛明显,且宫缩多不协调,阴道检查时,发现羊膜囊不明显,胎膜紧贴胎儿先露部,人工破膜后羊水量极少,多有污染。易发生胎儿宫内窒迫与新生儿窒息,围产儿死亡率较高。

3. 心理－社会状况　羊水过少的围产儿病死率明显增高,评估孕妇及家属焦虑和恐惧的程度。

4. 相关检查

(1) B 型超声检查:是最重要的辅助检查方法。妊娠晚期单一羊水最大暗区垂直深度(AFV)≤ 2 cm 即可考虑为羊水过少,≤ 1 cm 为严重羊水过少。羊水指数(AFI)≤ 5 cm 诊断羊水过少,≤ 8 cm 为羊水偏少。除羊水测量外,B 型超声检查还能及时发现胎儿生长受限,以及胎儿肾缺如、肾发育不全、输尿管或尿道闭锁等畸形。

(2) 直接测量羊水量:若破膜时羊水量少于 300 ml 即可诊断。但直接测量不能做到早期诊断。

(3) 电子胎心监护仪检查:常可见 NST 呈无反应型,严重者,可出现胎心变异减速和晚期减速。

5. 临床治疗　治疗原则:监测羊水量的变化,怀疑羊水过少者,积极寻找原因并处理,必要时及时终止妊娠。

【常见护理诊断／合作性问题】

1. 有受伤的危险　与羊水过少造成胎儿发育畸形、胎儿生长受限等致胎儿受伤有关。

2. 恐惧　与担心胎儿畸形有关。

【护理目标】

1. 胎儿正常,未出现并发症,母儿健康平安。

2. 羊水过少合并畸形孕妇,能面对现实,终止妊娠。

【护理措施】

1. 一般护理　嘱孕妇休息时取左侧卧位,改善胎盘血液供应;遵医嘱接受治疗方案;教会孕妇自我监测宫内胎儿情况的方法,同时积极预防胎膜早破的发生。

2. 病情观察　观察孕妇生命体征,定期测量子宫底高度、腹围和体重,判断病情进展。根据胎盘功能测定结果、胎动、胎心监测和宫缩的变化,及时发现并发症。发现羊水过少者,严格 B 超监测羊水量,并注意观察有无胎儿畸形。

3. 治疗配合　若合并胎盘功能不良、胎儿窒迫或破膜时羊水少且胎粪污染严重者,估计短时间内不能结束分娩时,做好剖宫产准备。若羊水过少需行羊膜腔灌注液体增加羊水量治疗时,应注意严格无菌操作,按医嘱给予抗感染药物,防止发生感染;同时,注意观察宫缩情况,及早发现流产或早产的症状。

4. 心理护理　孕妇和家属多感不安,情绪不稳定。应陪伴和关心他们,解答相关疑问,缓解紧张情绪,安慰孕妇及其家属,使其接受现实。鼓励家属多与孕妇沟通,转移注意力,缓解痛苦情绪,促使他们积极配合,以顺利度过分娩期。

5. 健康指导　出院后注意休息,加强营养,防止产后出血和感染。指导产妇下次妊娠前进行遗传咨询和产前检查。

云课堂在线参与羊水过少的护理措施方案讨论。

【护理评价】

1. 有无发生并发症,母儿是否平安。

2. 病人心态是否平和,能否正视现实,有无恐惧感。

第七节 妊娠剧吐

案例导入

> 李女士,意外妊娠,G_2P_1。在妊娠 40 天开始呕吐,什么味也闻不了,什么也吃不了。检查:酮体(+++),住院 10 天后好转出院,回家后又开始吐,再次住院检查,酮体(++)。
>
> 请思考:
>
> 1. 最可能的临床诊断是什么?
>
> 2. 如何进行护理?

一、并发症概述

孕妇在妊娠早期出现严重持续恶心、呕吐,不能进食,并引起脱水、酮症甚至酸中毒,称为妊娠剧吐(hyperemesis gravidarum),发生率为 0.3%~1.0%。

妊娠剧吐的原因常见如下。

1. 内分泌因素 早孕反应出现与消失的时间与孕妇血 HCG 值上升与下降的时间相一致,加之葡萄胎、多胎妊娠孕妇血 HCG 值明显升高,剧烈呕吐发生率也高,说明妊娠剧吐可能与 HCG 水平升高有关。雌激素也与妊娠剧吐密切相关,妊娠恶心和呕吐随雌二醇水平的增减而增减,服用雌激素的妇女比未服者更易恶心和呕吐证明了这种症状对雌激素的易感性。

2. 精神、社会因素 精神过度紧张、焦急、忧虑及生活环境和经济状况较差的孕妇易发生妊娠剧吐,提示此病可能与精神、社会因素有关。

二、产科护理

【护理评估】

(一) 健康史

详细询问病史。既往有无妊娠剧吐经历,了解本次妊娠过程、妊娠反应出现的时间等。

(二) 身体状况

1. 症状 妊娠剧吐多数发生于妊娠 10 周以前。主要表现为在妊娠 6 周左右出现恶心、呕吐,随妊娠进展逐渐加重,到妊娠 8 周左右持续呕吐,不能进食,造成孕妇脱水、电解质紊乱,甚至酸中毒。

2. 体征 孕妇体重下降,明显消瘦、极度疲乏、口唇皮肤干燥、眼球凹陷及尿量减少。

(三) 心理 – 社会状况

由于妊娠早期剧吐,孕妇及家属担心胎儿发育情况及孕妇健康状况。

(四) 相关检查

1. 尿液检查 测定尿量、尿比重、酮体,注意有无蛋白尿及管型尿。

2. 血液检查 测定红细胞数、血红蛋白含量、血细胞比容、全血及血浆黏度,了解有无血液浓缩。动脉血气分析测定血液 pH、二氧化碳结合力等,了解酸碱平衡情况。还应检测血钾、血钠、血氯、凝血功能,以及肝、肾及甲状腺功能。

3. 眼底检查及神经系统检查。

(五) 临床治疗

治疗原则:孕妇呕吐严重合并酮症酸中毒需要住院治疗,给予静脉补液、补充维生素、纠正脱水及电解质紊乱、合理使用镇吐药等处理,防止并发症发生。

【常见护理诊断 / 合作性问题】

1. 体液不足 / 有体液不足的危险 与呕吐所致体液丧失及摄入不足有关。

2. 营养失调:低于机体需要量 与长期频繁呕吐和食物摄入量不足有关。

3. 焦虑 与担心胎儿发育及孕妇健康状况有关。

【护理目标】

1. 孕妇病情缓解,未发生并发症。

2. 孕妇能进少量食物,营养状况有所改善。

3. 孕妇以正常心态接受此次妊娠,焦虑程度减轻。

【护理措施】

1. 一般护理 提供舒适安静的休息环境,避免精神过度紧张,保持身心放松,尽量避免接触容易诱发呕吐的气味、食品。指导孕妇保持口腔卫生,饭后漱口,以增加食欲。

2. 饮食护理 避免早晨空腹,鼓励孕妇少量多餐,多食高蛋白、高维生素的食物,避免食用引起呕吐的油腻和异味食物。食欲降低时鼓励家属根据孕妇的口味送饭,多饮水,维持液体摄入。不能进食者遵医嘱给予补液,提供能量。

3. 病情观察 定时监测生命体征,观察巩膜和皮肤。记录每天呕吐的次数,呕吐物的性质、量和颜色,观察尿量和颜色,记录 24 h 出入液量。发现异常及时报告医生。

4. 心理护理 及时与孕妇沟通,了解其心理状态,指导孕妇进行自我调节,嘱家属多陪伴,给予精神支持。

5. 健康指导 孕妇应保持情绪稳定。鼓励孕妇进食清淡易消化、营养丰富的饮食,少量多餐。适当休息,避免劳累。分散注意力,如听音乐、想美好的事情,看婴儿、儿童图片。遵医嘱用药,纠正酸中毒,补充营养,保证胎儿的正常发育。

云课堂在线参与妊娠剧吐的护理措施方案讨论。

【护理评价】

1. 孕妇病情有无改善,是否发生并发症。

2. 孕妇进食状况和营养状况有无改善。

3. 孕妇心态有无改善,能否正视现实,焦虑程度是否减轻。

第八节 妊娠期肝内胆汁淤积症

案例导入

> 李女士,妊娠 32 周。近 1 周来,出现皮肤瘙痒,夜间加剧。瘙痒开始于手掌,逐渐四肢发痒。检查:四肢皮肤有抓痕。
>
> 请思考:
>
> 1. 最可能的临床诊断是什么?
>
> 2. 如何进行护理?

一、并发症概述

妊娠期肝内胆汁淤积症是妊娠中、晚期特有的并发症。临床表现为皮肤瘙痒、黄疸等症状。主要危害胎儿,使围产儿发病率、死亡率及早产率增加。发病有明显地域和种族差异,我国长江流域发病率较高。

目前发病机制尚不清楚,可能与以下因素有关。

1. **雌激素** 雌激素可使 Na^+–K^+–ATP 酶活性下降,导致胆汁酸代谢障碍;或使肝细胞膜中胆固醇与磷脂比例升高,胆汁流出受阻;也可作用于肝细胞表面的雌激素受体,改变肝细胞蛋白质合成,导致胆汁回流增多。

2. **遗传与环境因素** 妊娠期肝内胆汁淤积症发病率与季节有关,冬季高于夏季。一些文献报道妊娠期肝内胆汁淤积症在世界各地的发病率明显不同。

二、产科护理

【护理评估】

(一)健康史

询问病人发生皮肤瘙痒及黄疸开始的时间、持续时间、部位以及有无伴随症状;询问病人家族史,用药史,尤其是否用过含雌、孕激素的药物。

(二)身体状况

1. **症状** 孕妇在妊娠中、晚期出现皮肤瘙痒和黄疸是主要的表现。

2. **体征** 病人因瘙痒抓挠而在四肢皮肤上留下抓痕,应注意皮肤是否受损。出现黄疸的病人,应评估黄疸程度。

（三）心理 – 社会状况

病人及家属缺乏对该病的认识,担心影响胎儿,出现紧张、恐惧心理。

（四）相关检查

1. 血清胆汁酸测定　是诊断本病最主要的实验室证据,也是检测病情及治疗效果的重要指标。

2. 肝功能测定　大多数病人谷草转氨酶、谷丙转氨酶轻至中度升高。部分病人血清胆红素轻至重度升高。

3. 病毒学检查　需要查肝炎病毒、EB 病毒及巨细胞病毒。

（五）临床治疗

治疗原则:缓解瘙痒,恢复肝功能,降低血清胆汁酸水平,监护胎儿宫内情况,改善妊娠结局。

【常见护理诊断 / 合作性问题】

1. 皮肤完整性受损　与皮肤瘙痒抓挠有关。

2. 知识缺乏　缺乏对此病的知识及此病对胎儿影响的知识。

【护理目标】

1. 病人瘙痒症状缓解。

2. 了解有关妊娠期肝内胆汁淤积症的知识,配合治疗。

【护理措施】

1. 一般护理　提供舒适安静的休息环境。左侧卧位,适当给予镇静药,给予吸氧、高渗葡萄糖、维生素及能量。

2. 皮肤护理　建议预防性皮肤保护,如病人勿留长且尖的指甲,戴柔软棉质手套。瘙痒严重者可给予炉甘石液和薄荷类、抗组胺类对瘙痒有缓解作用的药物。

3. 产科监护　自我监护胎动、NST 及超声检查检测胎儿宫内情况。测定胎儿脐动脉血流收缩期与舒张期比值(S/D 值)对预测围产儿预后有一定意义。适时终止妊娠是降低围产儿发病率的重要措施。

4. 心理护理　及时与孕妇沟通,了解其心理状态,指导孕妇进行自我调节,嘱家属多陪伴,给予精神支持。

5. 健康指导　向病人和家属讲解疾病相关知识,尤其是对胎儿的影响,引起病人和家人的重视。

在线讨论

云课堂在线参与妊娠期肝内胆汁淤积症的护理措施方案讨论。

【护理评价】

1. 病人瘙痒症状是否减轻或消失,皮肤完整性有无受损。

2. 病人能否配合治疗,是否知晓疾病相关知识。

> 初产妇,G_2P_0,妊娠 39 周,因上台阶不慎摔倒后,感觉到有液体自阴道流出,无腹痛及阴道流血,120 急诊接入院待产。查体:一般情况好,心、肺无异常。产科检查:子宫底高度为剑突下 2 指,子宫体软,无压痛,枕右前位(ROA),先露高浮,胎心率 144 次/min,骨盆测量无异常,阴道口有少量液体外流,宫口未开。
>
> 请思考:
>
> 1. 你认为该病人发生了什么情况? 与哪些原因有关?
>
> 2. 该病人存在哪些护理问题?

一、并发症概述

胎膜在临产前自然破裂,称胎膜早破(premature rupture of membranes)。发生率占分娩总数的 2.7%~7%。依据发生的妊娠周分为足月胎膜早破和足月前胎膜早破。妊娠 37 周后发生称足月胎膜早破,占分娩总数的 10%,妊娠 37 周前发生称足月前胎膜早破,发生率为 2.0%~3.5%。胎膜早破是产科常见的并发症。妊娠周越小,围产儿预后越差,胎膜早破易发生宫内感染、早产和脐带脱垂,围产儿死亡率高。

胎膜早破的常见病因如下。

1. 生殖道感染 是引起胎膜早破的主要原因。阴道炎、宫颈炎上行感染引起胎膜炎,使胎膜局部抗张能力下降而破裂。

2. 胎膜受力不均 头盆不称和胎位异常,胎先露部与骨盆入口不能紧密衔接,前羊膜囊受力不均匀,容易导致胎膜破裂;子宫颈内口松弛者,前羊水囊易于嵌入子宫颈内使得该处羊水囊受压不均,且接近阴道易于感染,从而造成胎膜破裂。

3. 机械性刺激 腹部受到撞击、妊娠晚期性交、外转胎位术等可导致胎膜早破。

4. 胎膜发育不良 维生素 C 缺乏,锌、铜缺乏和孕妇吸烟等因素与胎膜发育不良有关,使得胎膜抗张能力下降。

5. 羊膜腔内压力升高 常见于羊水过多、多胎妊娠、巨大儿等,导致羊膜腔内压力过高容易导致胎膜破裂。

二、产科护理

【护理评估】

(一)健康史

评估孕妇是否有创伤史、妊娠晚期性生活史、羊水过多、多胎妊娠、宫内感染等诱发胎膜早破有关的既往史和现病史,确定破膜时间,破膜时间越长,感染可能性越大,有无发热及宫缩,检查和治疗经过。

（二）身体状况

1. 症状　90% 孕妇突然感到有较多液体从阴道流出，在咳嗽、打喷嚏、负重时液体流出增多，或取某一种体位时流液量增多，有时可在阴道流液中见到白色块状物或胎粪。

2. 体征

（1）腹部检查：触诊胎儿肢体清晰，在加压子宫体时阴道流液量增多。

（2）阴道检查：触不到前羊膜囊，将胎先露向上推动，可见阴道流液量增多。用阴道窥器检查时可见液体自子宫颈口流出，或阴道后穹隆有较多混有胎脂的液体。

（三）心理 – 社会状况

突然发生胎膜破裂，孕妇及家属会惊慌失措、恐惧、担心胎儿安危。

（四）相关检查

1. 试纸检查阴道液的 pH　正常阴道液呈酸性，pH 为 4.5~5.5；羊水 pH 为 7.0~7.5。若检查阴道的 pH ≥ 6.5，提示胎膜早破。

2. 阴道液涂片镜检　取阴道液涂于玻片上，干燥后显微镜下观察，出现羊齿状结晶提示为羊水。

3. 胰岛素样生长因子结合蛋白 1（IGFBP-1）检测　特异性强，不受血液、尿液、精液和宫颈黏液的影响。

4. 彩色超声检查　羊水量减少可协助诊断。

（五）临床治疗

治疗原则：一旦发生胎膜早破，需及时住院治疗，应根据妊娠期、破膜时间、有无感染、胎儿宫内情况等采取不同处理。

【常见护理诊断 / 合作性问题】

1. 有感染的危险　与胎膜破裂、病原体上行感染有关。

2. 潜在并发症：早产、脐带脱垂、胎儿窘迫、胎盘早剥。

【护理目标】

1. 产妇未发生宫内感染，表现为体温正常，白细胞计数正常。

2. 未发生并发症，母儿平安。

【护理措施】

1. 一般护理　嘱病人注意休息，绝对卧床，抬高臀部，禁止性生活。避免增加腹压，减少对腹部的刺激。避免不必要的阴道检查，提供生活护理。

2. 心理护理　给病人和家属解释疾病的情况，给予心理支持，减轻病人紧张、焦虑甚至恐惧心理，鼓励病人配合治疗。

3. 病情观察　严密观察病人体温、脉搏、白细胞分类及计数、胎心音、胎动、宫缩、羊水性质及羊水量、NST 等，有感染征象或产兆及时汇报医生。

4. 预防感染　指导孕妇保持外阴清洁，每天擦洗会阴 2 次。破膜时间在 12 h 以上者应该预防性地使用抗生素预防感染；对妊娠小于 35 周，胎肺不成熟者，可遵医嘱给予地塞米松。

5. 适时终止妊娠　如妊娠 ≥ 36 周胎膜早破者，入院后 2~12 h，未临产者应终止妊娠。无论任何妊娠周，只要是明确诊断的宫内感染，明确诊断的胎儿窘迫、胎盘早剥等均不宜继续妊娠。

6. 健康指导

（1）保持会阴部清洁，防止发生感染；解释预防性应用抗生素和其他药物的必要性，使病人能积极配合。

（2）加强妊娠期检查，子宫颈内口松弛者应在妊娠 12~14 周行宫颈内口环扎术，胎位异常者及时矫正，多胎妊娠、骨盆狭窄者加强监护，提前住院待产。

（3）发生胎膜早破时卧床休息，抬高臀部，避免脐带脱垂。

（4）介绍妊娠期卫生保健知识，妊娠晚期禁止性交、避免腹部受撞击，减少诱发因素。

在线讨论 ——————————————————————————

云课堂在线参与胎膜早破的护理措施方案讨论。

【护理评价】

1. 孕妇是否发生感染。

2. 孕妇是否发生早产、脐带脱垂等并发症。

第十节 早产

案例导入

初孕妇，妊娠 35 周，早晨下床活动后，自觉腹部一阵阵发紧，微痛，有少量的流血，少于月经量。产科查体：子宫如妊娠月大小，宫缩 25 s/7~8 min，枕右前位（ROA），胎心率 146 次 /min，子宫颈管已消退 50%，宫口未开，未破膜。诊断为"先兆早产"。

请思考：

1. 引起早产的原因有哪些？

2. 如何对先兆早产、早产临产者施行护理措施？

一、早产概述

妊娠满 28 周至不满 37 周之间分娩称早产（premature delivery）。早产娩出的新生儿称早产儿，体重 <2 500 g。早产占分娩总数的 5%~15%。各器官发育尚不够健全，出生 1 岁以内死亡的婴儿约 2/3 为早产儿，因此，应积极防治早产，避免早产的发生，降低围产儿的死亡率。

发生早产的常见原因有孕妇、胎盘、胎膜及其他因素。

1. 孕妇因素　合并感染如下生殖道和泌尿系统感染、宫内感染、急性阑尾炎、肺炎等，可因高热等刺激子宫平滑肌收缩而诱发早产。外伤、妊娠晚期性交、反复粗暴阴道检查等可刺激子宫收缩。重大精神创伤、吸烟、酗酒等也与早产有关。

2. 胎盘、胎膜及其他因素 胎膜早破、绒毛膜羊膜炎最常见。子宫腔内压力过大,如多胎妊娠、羊水过多;子宫畸形、子宫肌瘤;剧烈咳嗽、排便困难、重体力劳动等可直接或间接使子宫腔内压力增加,导致胎膜早破,引起早产。严重妊娠期疾病,如前置胎盘、胎盘早剥、妊娠期高血压疾病、妊娠合并心脏病等可造成治疗性早产。

二、产科护理

【护理评估】

(一)健康史

评估孕妇既往有无流产史、早产史,以及本次妊娠期间有无腹痛、流血情况,并详细记录出现的症状及就医情况。询问腹痛的部位、性质、程度,询问阴道流血的量与持续时间,了解有无阴道流液,了解是否有子宫颈手术史。

重点考点:早产临产的评估

(二)身体状况

早产分先兆早产与早产临产两个阶段。

1. 先兆早产 妊娠满 28 周至不足 37 周之间,出现不规律宫缩或轻微规律的宫缩(至少 10 min 一次),伴少许阴道血性分泌物,子宫颈管进行性缩短。

2. 早产临产 出现规律宫缩(20 min 内 ≥4 次);子宫颈管消退 ≥80%;子宫颈口扩张 1 cm 以上。

(三)心理 - 社会状况

早产已不可避免时,孕妇及其家属担心胎儿安全而紧张、焦虑不安。若因孕妇不慎引起早产,且早产儿死亡,孕妇常感自责与内疚。

(四)相关检查

1. 阴道分泌物检查 了解有无胎膜早破,排除感染。

2. B 型超声检查 了解胎儿情况,排除胎儿畸形、多胎妊娠、死胎,确定胎先露,了解胎儿生长情况;估计羊水量,判断有无羊水过多;了解胎盘位置,排除前置胎盘、胎盘早剥。

早产的护理评估

(五)临床治疗

治疗原则:若胎儿存活,无胎儿窘迫、胎膜未破,无停止妊娠指征时,尽量抑制宫缩,延长妊娠周。若胎膜已破,早产已不可避免时,尽力提高早产儿的存活率。

【常见护理诊断/合作性问题】

1. 有围产儿受伤的危险 与早产儿发育不成熟有关。

2. 焦虑 与担心早产儿健康和安危有关。

【护理目标】

1. 围产儿未受伤。

2. 病人能面对事实,配合治疗,焦虑程度减轻。

【护理措施】

(一)治疗配合

1. 先兆早产

(1) 消除诱因:适当休息,积极治疗妊娠期并发症或合并症,防治感染等。

（2）促胎肺成熟：妊娠 <35 周,应用糖皮质激素能促进胎儿肺的成熟。方法:倍他米松 12 mg,肌内注射,每天 1 次,共用 2 天;或地塞米松 6 mg,肌内注射,12 h 1 次,共用 2 天。

（3）抑制宫缩

1）β- 肾上腺素受体激动剂:通过作用于子宫平滑肌细胞膜上的 β_2 受体,降低细胞内钙离子浓度,阻止子宫肌收缩蛋白活性,抑制子宫收缩。副反应:心率加快、血压下降、血糖升高、血钾降低、恶心、出汗、头痛等。常用药物有利托君、沙丁胺醇等。

2）硫酸镁:镁离子直接作用于子宫平滑肌细胞,使平滑肌松弛,抑制子宫收缩。用法:硫酸镁 4~5 g 静脉注射或快速滴注,随后 1~2 g/h 缓慢静脉滴注 12 h,一般用药不超过 48 h。

3）钙拮抗剂:选择性减少慢通道 Ca^{2+} 内流,抑制宫缩。常用硝苯地平 10~20 mg 口服,6~8 h 1 次。应密切观察血压及心率变化。禁用于合并充血性心力衰竭、主动脉瓣狭窄孕妇;已用硫酸镁者可引起严重低血压,应慎用。

2. 早产临产

（1）阴道分娩:大部分早产儿可经阴道分娩。应充分做好接产准备,早产儿保暖和复苏的准备;临产后吸氧,肌内注射维生素 K_1,减少颅内出血;慎用镇静药,避免抑制新生儿呼吸;密切观察产程、胎心率;第二产程常规会阴侧切,缩短胎头受压时间。妊娠 34 周以下禁止使用胎头吸引器助产。

（2）剖宫产:如胎位为臀位、横位,估计胎儿成熟度低,而产程又需较长时间者,可选用剖宫产术结束分娩。应做好剖宫产术前准备及早产儿护理准备。

（二）病情观察

观察产妇体温、脉搏;观察药物不良反应;观察是否破膜及羊水性状;观察产妇宫缩、胎心及产程进展;发现异常及时报告医生,并正确处理与护理。

（三）生活护理

先兆早产者,嘱左侧卧床休息;胎膜早破者抬高臀部,以减少羊水流出;保持环境清洁、安静;加强营养,促进胎儿成熟;多进粗纤维食物,防止便秘;教会病人自数胎动,有异常时及时采取应对措施。早产临产者,鼓励进食,督促每 2 h 排小便一次,以免膀胱充盈影响宫缩。

（四）心理护理

向孕产妇及其家属介绍早产的相关知识,增强其信心,减轻或消除其紧张、焦虑心理。对预后不佳者给予同情、安慰,劝其正视现实,积极配合治疗。

（五）健康指导

指导孕妇营养要全面,防止便秘;避免剧烈活动;孕妇定期产前检查,预防胎膜早破及亚临床感染,妊娠晚期节制性生活。

在线讨论

云课堂在线参与早产的护理措施方案讨论。

【护理评价】

1. 围产儿是否平安。

2. 病人能否面对事实,配合治疗,焦虑程度是否减轻。

第十一节 过期妊娠

案例导入

初孕妇,平素月经周期规律,现停经 42^{+4} 周,未见红,无腹痛,自觉胎动减少来院就诊。查体:一般情况好,生命体征平稳。子宫底位于剑突下 1 横指,胎心率 140 次 /min,无宫缩。

请思考:

1. 可能的诊断是什么?

2. 明确诊断后如何处理?

一、并发症概述

平时月经周期规律,妊娠达到或超过 42 周尚未分娩者,称为过期妊娠(prolonged pregnancy)。其发生率占妊娠总数的 3%~15%。过期妊娠使胎儿窘迫、胎粪吸入综合征、过熟综合征、新生儿窒息、围产儿死亡、巨大儿以及难产等不良结局发生率增高,并随妊娠期延长而增加。

1. 胎盘 过期妊娠的胎盘病理有两种类型。一种是胎盘功能正常,除重量略有增加外,胎盘外观和镜检均与足月妊娠胎盘相似。另一种是胎盘功能减退,导致胎儿生长发育停止,严重时胎儿可因缺氧、窒息而死亡。

2. 羊水 正常妊娠 38 周后,羊水量随妊娠推延逐渐减少,妊娠 42 周后羊水量迅速减少,约 30% 减至 300 ml 以下,羊水粪染率明显增高,是足月妊娠的 2~3 倍,若同时伴有羊水过少,羊水粪染率达 71%。

3. 胎儿 过期妊娠胎儿生长模式与胎盘功能有关,可分以下 3 种。

(1) 正常生长及巨大儿:胎盘功能正常者,能维持胎儿继续生长,约 25% 成为巨大儿,其中 5.4% 胎儿出生体重 >4 500 g。

(2) 胎儿过熟综合征:过熟儿表现出过熟综合征的特征性外貌,与胎盘功能减退、胎盘血流灌注不足、胎儿缺氧及营养缺乏等有关。典型表现为:皮肤干燥、松弛、起皱、脱皮,脱皮尤以手掌和足底明显。身体瘦长、胎脂消失、皮下脂肪减少,表现为消耗状。头发浓密,指(趾)甲长。新生儿睁眼、异常警觉和焦虑,容貌似“小老人”。因为羊水减少和胎粪排出,胎儿皮肤黄染,羊膜和脐带呈黄绿色。

(3) 胎儿生长受限:小样儿可与过期妊娠共存,后者更增加胎儿的危险性,约 1/3 过期妊娠死产儿为生长受限小样儿。

重点考点:
过期妊娠的概念

过期妊娠

第十章 妊娠并发症

二、产科护理

【护理评估】

(一) 健康史

评估孕妇既往月经史,末次月经及前次月经的日期,早孕反应和自觉胎动出现的时间等,以便确定妊娠时间,核对预产期。了解既往有无过期妊娠史、家族中有无过期妊娠史、胎儿有无畸形等。

(二) 身体状况

1. 症状 评估早孕反应开始出现时间、胎动开始出现时间以及早期妇科检查子宫大小。评估孕妇月经史,若平时月经周期不规律,或记不清末次月经的时间,可根据以下情况进行推算:早孕反应时间、早孕产科检查时子宫大小、孕妇自觉胎动的时间、B超检查结果等。

2. 体征 产科检查子宫符合足月妊娠大小,胎儿较大,羊水偏少,子宫颈管部分消失。

(三) 心理 – 社会状况

孕妇对过期妊娠知识缺乏,错误地认为妊娠时间越长对胎儿越好,对医生的处理方案不配合,有的孕妇因迟迟不发动宫缩而焦虑不安。

(四) 相关检查

1. 胎动计数 自我监测胎动,如胎动明显减少提示胎儿宫内缺氧。

2. 电子胎心监护 如无应激试验(NST)为无反应型需进一步做缩宫素激惹试验(OCT),若多次反复出现胎心晚期减速,提示胎盘功能减退,胎儿明显缺氧。

3. B型超声检查 观察胎动、胎儿肌张力、胎儿呼吸运动及羊水量。另外,脐血流仪检查胎儿脐动脉血流 S/D 比值,有助于判断胎儿安危状况。

4. 羊膜镜检查 观察羊水颜色,若已破膜,可直接观察到流出的羊水有无粪染。

(五) 临床治疗

治疗原则:根据胎盘功能,胎儿大小及子宫颈成熟度综合分析后决定分娩方式。

1. 剖宫产 适用于胎盘功能不良或出现胎儿窘迫征象者。

2. 阴道分娩 子宫颈条件未成熟者,应用普拉睾酮等促子宫颈成熟药;子宫颈条件成熟者,Bishop 评分 ≥ 7 分,行人工破膜。破膜时羊水多而清,静脉滴注缩宫素,产程中应给产妇吸氧,静脉滴注葡萄糖液,进行胎心监护。对羊水Ⅲ度污染的胎儿,必要时在喉镜直视下吸出气管内容物。Bishop 评分 <7 分,引产前先促子宫颈成熟。

【常见护理诊断 / 合作性问题】

1. 焦虑 与过期妊娠担心胎儿安危有关。

2. 有母儿受伤的危险 与巨大儿造成难产有关。

3. 潜在并发症:胎位异常、产程延长、胎儿窘迫、软产道裂伤等。

【护理目标】

1. 病人心态平稳,能面对事实,配合治疗。

2. 母儿平安。

3. 未发生并发症。

【护理措施】

1. 一般护理　嘱孕妇卧床休息,取左侧卧位,吸氧;监测生命体征,做好生活护理。

2. 加强胎儿监护　按时听胎心音,嘱孕妇自我监护胎动,必要时予以电子胎心监护,有异常及时报告医生。

3. 观察产程　观察产程进展和胎心变化,加强电子胎心监护;若胎心异常,产程进展缓慢或羊水污染时,应立即报告医生;产程中充分给氧并静脉滴注葡萄糖。胎儿娩出前做好抢救准备,胎头娩出后及时清除鼻腔及鼻咽部的黏液和胎粪。

4. 心理护理　向孕妇或家属说明过期妊娠的危害,让其了解产程进展情况或所采取处理措施的必要性,以消除顾虑,增强信心。鼓励家属多陪伴,以减轻孕妇恐惧心理。

5. 健康指导　加强妊娠期保健,督促孕妇按时产前检查,嘱超过 1 周未临产者,来院就诊。

在线讨论

云课堂在线参与过期妊娠的护理措施方案讨论。

【护理评价】

1. 病人能否配合治疗,焦虑程度是否减轻。

2. 母儿是否平安。

3. 有无发生并发症。

本章小结

1. 流产是指妊娠不足 28 周、胎儿体重不足 1 000 g 而终止者。流产的主要症状为停经、阴道流血和腹痛。常见类型有:先兆流产、难免流产、不全流产、完全流产、稽留流产、复发性流产和流产合并感染。流产的治疗原则是:有继续妊娠可能者,进行保胎治疗;无继续妊娠可能者,尽早使胚胎、胎盘组织完全排出,预防感染。过期流产清宫前行凝血功能检查并做好输血准备。

2. 异位妊娠指受精卵着床在子宫腔以外的任何部位,其中以输卵管妊娠最常见。引起输卵管妊娠最常见的原因是慢性输卵管炎。异位妊娠的三大症状为停经、腹痛、阴道流血。其中最突出的症状是腹痛。异位妊娠破裂一旦确诊,应立即手术治疗。有休克者在抗休克的同时立即手术治疗。有生育要求者尽可能保留输卵管。

3. 前置胎盘指妊娠 28 周后胎盘附着于子宫下段或覆盖子宫颈内口部分或全部。前置胎盘分完全性、部分性、边缘性 3 种类型。主要症状为在妊娠晚期或分娩期发生的无诱因性、无痛性、反复性阴道流血。疑前置胎盘者严禁做肛门检查,慎做阴道检查,行 B 超明确诊断。其治疗原则是:止血、纠正贫血、预防感染。

4. 胎盘早剥为正常位置的胎盘在胎儿娩出前部分或全部从子宫壁上剥离。引起胎盘早剥最常见的病因为妊娠期高血压疾病,胎盘早剥的主要病理变化为底蜕膜出血。依出血形式分:显性出血、隐性出血、混合性出血 3 种类型。主要症状为妊娠晚期或分娩期出现剧烈持续性腹痛伴阴道流血。一旦确诊，应纠正休克，及时终止妊娠。

5. 妊娠期高血压疾病的三大体征是高血压、水肿、蛋白尿。严重时出现抽搐、昏迷，心、肾功能衰竭。最基本病理变化为全身小动脉痉挛。治疗原则是：解痉、镇静、降压、合理扩容和利尿、适时终止妊娠，防止抽搐及并发症的发生。硫酸镁治疗的中毒反应是：① 膝反射消失；② 呼吸 <16 次 /min；③ 尿量 <17 ml/h（或 <400 ml/24 h）。一旦中毒，应立即停药，同时静脉注射 10% 葡萄糖酸钙 10 ml 解毒。

6. 羊水超过 2 000 ml 称为羊水过多，少于 300 ml 为羊水过少。

7. 妊娠剧吐指孕妇在妊娠早期出现严重持续恶心、呕吐，不能进食，并引起脱水、酮症甚至酸中毒。主要表现为在妊娠 6 周左右出现恶心、呕吐，随妊娠进展逐渐加重，到妊娠 8 周左右持续呕吐，不能进食，造成孕妇脱水、电解质紊乱甚至酸中毒。孕妇呕吐严重合并酮症酸中毒需要住院治疗，给予静脉补液、补充维生素、纠正脱水及电解质紊乱、合理使用镇吐药物，防止并发症发生。

8. 妊娠期肝内胆汁淤积症是妊娠中、晚期特有的并发症。临床表现为皮肤瘙痒、黄疸等症状。主要危害胎儿，使围产儿发病率、死亡率及早产率增加。

9. 胎膜早破发生率高，可导致感染、早产、脐带脱垂，因此，胎膜早破的护理着眼于感染、早产及脐带脱垂的预防。

10. 早产指妊娠满 28 周至不足 37 周之间分娩。早产儿体重低于 2 500 g。妊娠满 28 周至不足 37 周间出现规律或不规律宫缩，伴子宫颈管缩短，宫口扩张不足 1 cm，诊断为先兆早产，应通过休息和药物抑制宫缩，促胎肺成熟，尽可能维持妊娠至足月。若出现规律宫缩，且子宫颈管缩短 ≥80% 以上，子宫颈口扩张 1 cm 以上或胎膜破裂，则早产已不可避免，应提高早产儿存活率。

11. 妊娠超过 42 周及其以后称为过期妊娠。

护考直击

目标测试题

一、名词解释

流产　异位妊娠　前置胎盘　胎盘早剥　早产　过期妊娠　羊水过多

二、简答题

1. 前置胎盘与重型胎盘早剥的临床表现有何不同？

2. 应用硫酸镁治疗妊娠期高血压疾病时应注意哪些问题？

三、案例分析

初产妇，28 岁，停经 28 周，因阴道流血 1 天收入院。病人于 1 天前无明显诱因出现阴道流血，量较多无腹痛。入院检查：血压 120/75 mmHg，尿蛋白（-），下肢水肿（-），血红蛋白 82 g/L。B 超提示胎盘位于子宫右后壁延至前壁覆盖子宫颈内口，为前置胎盘。

请回答：

1. 该病人的诊断是什么？

2. 护理措施有哪些？

（秦　雯）

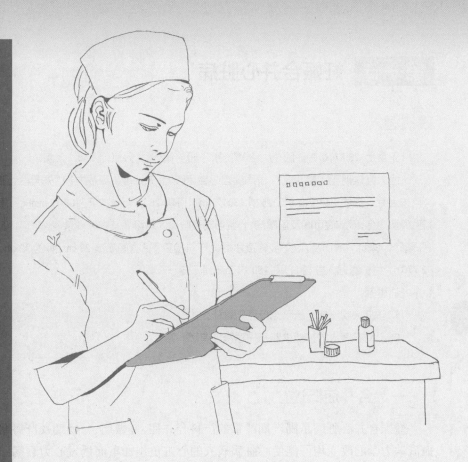

第十一章　妊娠合并症

导读课件　　　思维导图

学习目标

1. 掌握妊娠合并心脏病、妊娠合并糖尿病及妊娠合并病毒性肝炎的护理评估，护理诊断和护理措施。

2. 熟悉妊娠合并贫血、妊娠合并急性阑尾炎的护理评估，护理诊断和护理措施。

3. 了解妊娠合并心力衰竭的诊断，妊娠合并症的护理目标和护理评价。

4. 能为妊娠合并症病人提供整体护理。

5. 尊重孕产妇、关心爱护孕产妇、保障母婴安全。

第一节 妊娠合并心脏病

案例导入

> 王女士,28 岁,$G_1 P_0$。因"停经 38^{+5} 周,下腹疼痛伴心悸、气促 1 天"入院。
>
> 病人妊娠期无头晕、眼花。1 周前因感冒后咳嗽,未处理。既往发现"先天性心脏病"10 多年,未治疗。查体:体温 37.8℃,脉搏 130 次 /min,呼吸 26 次 /min,血压 108/72 mmHg。急性痛苦面容,呼吸急促,双肺底可闻及湿啰音,心脏各瓣膜听诊区均可闻及吹风样杂音,心率 130 次 /min,腹膨隆,肝、脾肋下未扪及,双下肢轻度水肿。产科检查:子宫底高度 28 cm,腹围 92 cm,胎儿估重 2 776 g,头先露,已入盆,胎心率 150 次 /min,宫口未开。
>
> 请思考:
> 1. 该病人的临床诊断和治疗原则是什么?
> 2. 针对该病人的护理诊断和护理措施有哪些?

一、合并症概述

妊娠合并心脏病是围产期严重的产科合并症,妊娠期、分娩期及产褥期的心脏及血流动力学的改变均可能使心脏病病人的心脏负担加重而诱发心力衰竭。妊娠合并心脏病在我国顺产孕产妇死因中高居第 2 位,位居非直接产科死因的首位。据国内资料报道,本病发病率为 1.06%,死亡率为 0.73%,其主要死亡原因是心力衰竭和感染。随着先天性心脏病诊断技术的提高和心脏手术的改善,先天性心脏病女性生存至育龄且妊娠者逐渐增多。在妊娠合并心脏病的孕妇中,先天性心脏病居首位。以往发病率较高的风湿性心脏病正在逐年下降。此外,妊娠高血压性心脏病、围产期心肌病、心肌炎、各种心律失常、贫血性心脏病等也占有一定比例。

（一）妊娠、分娩、产褥对心脏病的影响

1. 妊娠期　一方面妊娠期血容量增加,心排血量增加,心率加快,心肌耗氧量加大,加重了心脏负担。一般自妊娠第 6 周开始血容量不断增多,至 32~34 周达高峰,血容量增加 30%~45%。至分娩前 1~2 个月,心率平均每分钟增加 10~15 次,使心脏负担加重。另一方面,由于子宫增大,膈肌上升,心脏向左向上移位,大血管扭曲,这样也机械性地增加了心脏的负担。

2. 分娩期　分娩期为心脏负担最重的时期。第一产程由于子宫收缩,增加周围血液循环阻力及回心血量,血压稍升高,幅度为 5~10 mmHg。每次宫缩有 250~500 ml 血液进入血液循环,使心率加快 15 次 /min,心排血量增加 20% 左右。第二产程除子宫收缩外,腹肌与骨骼肌都参加活动,使外周阻力进一步增加,又因屏气用力,动、静脉压同时增加,尤其是肺循环压力极度增高,加之腹压加大,使内脏血液涌向心脏。因此,在第二产程时心脏的负担最重。第三产程在胎儿娩出后,子宫迅速缩小,腹腔内压力骤减,血液淤滞于内脏血管床,回心血量急剧减少。产后胎盘娩出,子宫收缩,

妊娠合并
心脏病

大量血液从子宫突然进入血液循环,这种血流动力学的骤然改变,使心脏负担增加。若心功能不全时,易引起心力衰竭。

3. 产褥期　产后 3 天内仍是心脏负担较重的时期。除子宫收缩使一部分血液进入体循环外,妊娠期组织间潴留的液体也开始回到体循环。妊娠期出现的一系列心血管变化,在产褥期尚不能立即恢复到妊娠前状态,加之产妇伤口和宫缩疼痛、分娩疲劳、新生儿哺乳等负担,此期仍需警惕心力衰竭的发生。

从妊娠、分娩及产褥期对心脏的影响看,妊娠 32~34 周、分娩期、产后 3 天内心脏负担最重,是心脏病孕妇的危险时期,极易发生心力衰竭。

重点考点:心脏病孕妇容易发生心力衰竭的时期

（二）心脏病对妊娠、分娩的影响

1. 可以妊娠　心脏病变较轻,心功能 Ⅰ～Ⅱ 级,既往无心力衰竭史,亦无其他并发症者可以妊娠。

2. 不宜妊娠　心脏病变较重,心功能 Ⅲ～Ⅳ 级,既往有心力衰竭史,有肺动脉高压、右向左分流型先天性心脏病、严重心律失常、风湿热活动期、心脏病并发细菌性心内膜炎、急性心肌炎等,妊娠期极易发生心力衰竭,不宜妊娠。年龄在 35 岁以上,心脏病病程较长者,发生心力衰竭的可能性极大,不宜妊娠。

（三）对胎儿的影响

不宜妊娠的心脏病病人一旦妊娠,或妊娠后心功能恶化者,流产、早产、死胎、胎儿生长受限、胎儿窘迫及新生儿窒息的发生率均明显增高。围产儿死亡率是正常妊娠的 2~3 倍。心脏病孕妇心功能良好者,胎儿相对安全,剖宫产机会多。某些治疗心脏病的药物对胎儿也存在潜在的毒性反应,如地高辛可自由通过胎盘到达胎儿体内。多数先天性心脏病为多基因遗传,双亲中任何一方患有先天性心脏病,其后代先天性心脏病及其他畸形的发生机会较对照组增加 5 倍,如室间隔缺损、肥厚型心肌病、马方综合征等均有较高的遗传性。

二、产科护理

【护理评估】

（一）健康史

评估一般产科病史,评估与心脏病诊治有关的既往史,包括:心脏病的类型,既往治疗经过与心功能状态,是否出现过心力衰竭等。评估是否存在增加心脏负荷的因素,如感染、贫血、便秘、日常工作状况、心理感受,是否缺乏支持系统等。

（二）身体状况

1. 根据纽约心脏病协会分级确定孕产妇心功能分级　纽约心脏病协会（NYHA）1994 年开始采用两种分级方案对心功能进行分级。

（1）第一种分级方案:依据是病人的主观感受,根据病人对一般体力活动的耐受情况,将心脏病病人心功能分为 4 级。

Ⅰ级　一般体力活动不受限制。

Ⅱ级　一般体力活动轻度受限,活动后心悸,轻度气短,休息时无症状。

Ⅲ级　一般体力活动显著受限,休息时无不适,轻微日常工作即感不适、心悸、呼吸困难,或既往有心力衰竭史。

Ⅳ级　不能进行任何体力活动,休息时仍有心悸、呼吸困难等心力衰竭表现。

上述分级长期以来一直用于临床,其优点是简便易行,不依赖器械检查,其不足之处是分级的主要依据是主观感受,和客观检查可能不一致,有时甚至差距很大。由于体力活动的能力受多种因素影响,所以个体差异很大。

(2) 第二种分级方案:根据客观检查手段来评估心脏病的严重程度,这些检查手段包括心电图、心脏负荷试验、X线、超声心动图,根据检查结果也将心功能分为4级。

A级　无心血管疾病的客观证据。

B级　客观检查表明属于轻度心血管病病人。

C级　属于中度心血管病病人。

D级　属于重度心血管病病人。

其中,心血管病的轻、中、重程度没有明确的界定,由医生根据检查结果进行判断。判断心功能时两种分级方式可以并列,如心功能Ⅱ级C、Ⅲ级B等。

2. 评估与心脏病有关的症状和体征　如呼吸、心率,有无活动受限、发绀、心脏增大等。尤其注意评估有无早期心力衰竭的征象:① 轻微活动后即有胸闷、心悸、气短。② 休息时心率每分钟超过 110 次,呼吸每分钟大于 20 次。③ 夜间常因胸闷而需坐起呼吸,或需到窗口呼吸新鲜空气。④ 肺底部出现少量持续性湿啰音,咳嗽后不消失。

3. 产科检查　根据病情增加产前检查次数;评估胎儿宫内健康状况,如胎心、胎动计数;测量孕妇子宫底高度、腹围;评估孕妇休息、睡眠、活动、饮食及排便情况等。

(三) 心理 – 社会状况

重点评估孕妇对自己的心功能状况是否了解,对妊娠、分娩所能承受的心理反应,社会支持系统是否得力,对妊娠合并心脏病自我护理知识的掌握情况。评估孕妇及家属的相关知识掌握情况、母亲角色的获得及心理状况。

(四) 相关检查

1. 心电图检查　可见心房颤动、心房扑动、房室传导阻滞、ST 段改变和 T 波异常等。

2. X 线检查　严重病人可见不同情况的心房、心室大小,左右心缘、主动脉及肺动脉影像改变,部分病人可出现肺影像异常。

3. 超声心动图　通过实时观察心脏和大血管结构、各心腔大小的变化以及心瓣膜结构及功能情况,了解心脏病变。

4. 电子胎心监护　胎儿基线率改变、NST 及 OCT 结果异常提示胎儿窘迫。

(五) 临床治疗

治疗原则:根据心脏病的种类、病变的程度、心功能分级等因素来分析可否承受妊娠和分娩。心脏病变较轻,心功能Ⅰ级及Ⅱ级者,既往无心力衰竭史,亦无其他并发症者,妊娠后经严密监护,适当治疗可耐受妊娠、分娩。如心脏病变重,有明显发绀或伴肺动脉高压,心功能Ⅲ级或Ⅳ级以上者,易发生心力衰竭,皆不宜妊娠,若已妊娠应尽早人工终止。

1. 妊娠期

(1) 终止妊娠：对不宜妊娠者应在妊娠 12 周前行人工流产，12 周以上者可行钳刮术或引产术，原则上应控制心力衰竭后再终止妊娠。妊娠已达 28 周以上者，引产的危险性不亚于继续妊娠和分娩，不宜行引产术，应积极治疗心力衰竭，可与内科医生密切配合，在严密监护下继续妊娠。

(2) 加强产前检查：妊娠 20 周前每 2 周检查 1 次，妊娠 20 周后每周检查 1 次。了解心脏代偿功能的情况，有无心力衰竭的早期表现。如发现异常应立即入院治疗。妊娠期经过顺利者也应于预产期前 1~2 周入院待产。

(3) 加强营养与休息：保持情绪稳定，充分休息，避免过度劳累。加强营养，给予高蛋白、高维生素、低盐、低脂饮食。整个妊娠期体重增加不超过 10 kg。

(4) 防治诱发心力衰竭的因素：如感染（尤其是上呼吸道感染）、贫血、发热、妊娠期高血压疾病等。

(5) 药物治疗：对有早期心力衰竭的孕妇，多不主张预防性应用洋地黄。常选用起效和排泄较快的地高辛 0.25 mg，每天 2 次口服，2~3 天后可根据临床效果改为每天 1 次，不要求达到饱和量，病情好转后应停药。如出现急性左心衰竭，则选用速效洋地黄制剂毛花苷丙 0.4 mg 加入 25% 葡萄糖 20 ml 稀释后缓慢静脉注射，必要时 2 h 可重复给药 0.2 mg，毛花苷丙总量不超过 1.6 mg，毒毛花苷 K 不超过 0.75 mg，以增强心肌收缩力和减慢心率。

2. 分娩期　心功能Ⅰ～Ⅱ级，胎儿不大，胎位正常，子宫颈条件良好者，可在严密监护下经阴道分娩；心功能Ⅲ～Ⅳ级、子宫颈条件不佳或有产科手术指征者应择期剖宫产。

3. 产褥期　产后 3 天，尤其是 24 h 内，容易发生心力衰竭，应继续卧床休息并密切观察病情变化。应用广谱抗生素预防感染，直至产后 1 周左右，无感染征象时停药。心功能Ⅲ级或以上者不宜哺乳。不宜妊娠者，应于剖宫产同时或产后 1 周左右行绝育术。

【常见护理诊断 / 合作性问题】

1. 知识缺乏：缺乏妊娠合并心脏病的自我护理知识。

2. 活动无耐力　与心力衰竭有关。

3. 焦虑　与担心自己无法承担分娩、哺乳有关。

4. 潜在并发症：心力衰竭、感染等。

【护理目标】

1. 病人能够叙述心脏病的自我护理知识。

2. 病人能够调整日常生活以适应妊娠。

3. 病人焦虑程度能减轻，舒适感增加。

4. 病人心力衰竭、感染等并发症能被及时发现与处理。

【护理措施】

(一) 妊娠期

1. 定期产前检查　加强妊娠期保健和产前检查，了解心脏代偿功能的情况，有无心力衰竭的早期表现，发现异常应立即入院治疗。妊娠期经过顺利者也应于预产期前 1~2 周入院待产。

2. 减轻心脏负担

(1) 充分休息：根据心功能状况限制体力活动，保持情绪稳定，避免过度劳累，睡眠应充足，夜间有 9 h 睡眠，中午至少休息 1 h，早、晚餐后各休息半小时。宜采取左侧卧位或半卧位。

(2) 饮食：指导孕妇进食高蛋白、高维生素、低盐、低脂食物，多吃水果及蔬菜，预防便秘。从妊娠 4 个月起，限制食盐摄入，每天不超过 4~5 g。注意控制体重，整个妊娠期体重增加不超过 10 kg。

(3) 积极防治诱发心力衰竭的因素：如感染（尤其是上呼吸道感染）、贫血、发热、妊娠期高血压疾病等。心脏病孕妇应避免到公共场所及与传染病病人接触；预防口腔炎症；每天清洗会阴，预防泌尿系统感染。一旦出现感染征兆，立即卧床休息并积极治疗，应用有效的抗生素。

(4) 加强心理护理，防止情绪激动及精神紧张。

(5) 指导孕妇及家庭成员掌握自我监护技巧，如每天测心率、呼吸、称体重、记出入量以及胎动计数等。定期监测血压，观察有无下肢水肿，及早发现并治疗妊娠期高血压疾病。若出现咳嗽、咳粉红色泡沫痰等症状，应立即住院治疗。

(6) 积极治疗心力衰竭，遵医嘱给予强心药物。

（二）分娩期

1. 经阴道分娩护理

(1) 第一产程：① 专人护理，鼓励产妇多休息，避免精神紧张。在两次宫缩间隙尽量完全放松，运用呼吸及放松技巧缓解宫缩时的不适。对宫缩疼痛较重者，在宫口开大 3 cm 前，可遵医嘱应用镇静药以使产妇充分休息。② 严密观察产妇的心功能变化，产程开始即应持续吸氧，或根据医嘱给予强心药物治疗，同时观察用药后的反应。③ 产程开始即应用抗生素预防感染性心内膜炎。④ 凡产程进展不顺利（宫缩无力、产程停滞等）或心功能不全加重，应及时做好剖宫产准备。

(2) 第二产程：① 尽量缩短第二产程，避免用力屏气增加腹压，待宫口开全行会阴侧切，用低位产钳或胎头吸引器助产，但胎儿娩出不宜过快。② 分娩时采取半坐位，下肢尽量低于心脏水平，以免回心血量过多加重心脏负担，同时做好新生儿的抢救准备。③ 继续观察心功能变化，按医嘱用药。

(3) 第三产程：① 胎儿娩出后为防止腹压骤降诱发心力衰竭，应将沙袋放在产妇腹部，并持续 24 h。② 宫缩乏力者可给予缩宫素 10~20 U 静脉注射或肌内注射，但禁用麦角新碱，以防静脉压升高诱发心力衰竭。③ 按医嘱产后立即给产妇肌内注射吗啡 5~10 mg 或哌替啶 100 mg，使产妇保持安静。若产后出血，应输液或输血，但需注意输液速度。

2. 剖宫产术护理　做好术前准备，术中、术后护理。严格限量输液，注意输液速度，不宜过快。不宜再次妊娠者同时行输卵管结扎术。

（三）产褥期

产后 3 天内应继续卧床休息，并密切观察心率、呼吸、血压的变化。保证产妇充

妊娠合并心脏病病人的护理措施

足的睡眠和休息,必要时遵医嘱给予小剂量口服镇静药(苯巴比妥、地西泮等)。保持外阴清洁,及时更换会阴垫,应用广谱抗生素1周以预防感染。心功能Ⅰ~Ⅱ级的产妇可以哺乳,但应避免劳累。指导其正确执行母乳喂养过程。心功能Ⅲ级或以上者不宜哺乳,及时给予退乳。不宜妊娠者行绝育术,未行绝育术者应严格避孕。产后宜观察2周才能出院,定期产后复查。

(四)心理护理

促进亲子互动,避免产后抑郁。心脏病产妇常因担心婴儿是否有心脏缺陷,不能亲自照顾婴儿等原因产生愧疚、抑郁的心理。护理人员应详细评估其心理状况及家庭功能,并与家人一起共同制订康复计划,对心功能状态尚可的,应鼓励产妇适度地参与照顾婴儿,以增加母子互动。如果婴儿有缺陷或死亡,应允许产妇表述其情感,并给予理解和安慰,减少产后抑郁症的发生。

(五)健康教育

详细制订出院计划,确保产妇和婴儿得到良好的照顾,根据病情及时复诊。指导孕妇及家属掌握妊娠合并心脏病的相关知识,包括如何自我照顾,限制活动程度,诱发心力衰竭的因素及预防,识别早期心力衰竭的常见症状和体征,尤其是遵医嘱服药的重要性,告之其抢救和应对措施。完善家庭支持系统;出生婴儿出现意外的产妇应先避孕1年后视情况考虑再育;指导产妇选择有效的避孕措施,对不宜再妊娠者建议行绝育手术。

在线讨论 ——————————————————————————

云课堂在线参与妊娠合并心脏病病人的健康教育方案讨论。

【护理评价】

1. 病人能否叙述心脏病的自我护理知识。

2. 病人能否调整日常生活,能否适应妊娠过程。

3. 病人焦虑程度是否减轻,舒适感有无增加。

4. 病人并发症是否被及时发现与处理,有无感染等情况发生。

知识链接 ▌

心脏病妇女妊娠风险分级及分层管理

1. 妊娠风险分级　依据妊娠是否增加孕妇死亡率和母儿并发症等情况将妊娠风险分为Ⅰ~Ⅴ级。Ⅰ~Ⅲ级:孕妇死亡率未增加或轻、中度增加,母儿并发症未增加或轻、中、重度增加;Ⅳ级指孕妇死亡率明显增加或者母儿并发症重度增加,需要专家咨询;Ⅴ级属妊娠禁忌证。

2. 疾病种类　Ⅰ级:无合并症的轻度肺动脉狭窄和二尖瓣脱垂,小的动脉导管未闭(≤3 mm)等;Ⅱ级:未手术修补的不伴有肺动脉高压的房室间隔缺损、动脉导管未闭、不伴有心脏结构异常的大多数心律失常等;Ⅲ级:轻度二尖瓣狭窄(瓣口面积>1.5 cm²)、马方综合征(无主动脉扩张)等;Ⅳ级:机械瓣膜置换术后、中度二尖瓣狭窄等；Ⅴ级：复杂先天性心脏病、有围产期心肌病病史伴左心功能不全等。

3. 就诊医院级别　Ⅰ~Ⅱ级：二、三级妇产科专科医院或者二级及以上综合医院；Ⅲ级：三级妇产科专科医院或三级综合医院；Ⅳ~Ⅴ级：有良好心脏专科的三级甲等综合性医院或综合实力强的心脏监护中心。

第二节　妊娠合并糖尿病

案例导入

> 赵女士，31 岁，$G_1 P_0$。因"停经 28^{+4} 周，空腹血糖 ≥ 7.0 mmol/L，伴羊水过多"入院。
>
> 病人近 2 周来饭量明显增加，并出现多饮（每天饮水 3 000~5 000 ml）、尿量较平时明显增多。既往体健，否认糖尿病、肺部疾病、心脏疾病等病史，其母亲有糖尿病。
>
> 今日门诊产前检查，葡萄糖筛查试验结果：9.2 mmol/L。
>
> 请思考：
>
> 1. 赵女士最可能发生了什么情况？
>
> 2. 为进一步确诊还应行哪些检查？
>
> 3. 应给予赵女士哪些主要的护理措施？

妊娠期
糖尿病

一、合并症概述

妊娠合并糖尿病包括两种类型：一种为糖尿病合并妊娠，又称妊娠前糖尿病（pregestational diabetes mellitus，PGDM），妊娠前已被确诊的糖尿病妇女合并妊娠或妊娠前糖耐量异常，妊娠后发展为糖尿病，分娩后仍为糖尿病的病人，该类型者不足 10%。另一种为妊娠糖尿病（gestational diabetes mellitus，GDM），指妊娠过程中初次发生的任何程度的糖耐量异常，不论是否需用胰岛素治疗、分娩后糖耐量异常是否持续，均可诊断为 GDM，占妊娠合并糖尿病总数中的 90% 以上。部分 GDM 妇女分娩后血糖恢复正常，而有些病人在产后 5~10 年有发生糖尿病的危险，故应定期随诊。

妊娠合并糖尿病属高危妊娠，可增加与之有关的围产期疾病的患病率和病死率。由于胰岛素药物的应用，糖尿病得到了有效的控制，围产儿死亡率下降至 3%，但糖尿病孕妇的临床经过复杂，母儿并发症仍较高，必须予以重视。

（一）妊娠、分娩对糖尿病的影响

1. 妊娠期　妊娠早、中期，随妊娠周增加，胎儿对营养物质需求量增加，通过胎盘从母体获取葡萄糖是胎儿能量的主要来源，孕妇血浆葡萄糖水平随妊娠进展而降低，空腹血糖降低 10%，孕妇长时间空腹易发生低血糖和酮症酸中毒。妊娠中、晚期，孕妇体内抗胰岛素样物质增加，如人胎盘催乳素、雌激素、孕酮、皮质醇和胎盘胰岛素酶等，使孕妇对胰岛素的敏感性随妊娠周增加而降低。为了维持正常糖代谢水平，胰岛素需求量须相应增加。而胰岛素分泌受限的孕妇，妊娠期不能发生代偿导致血糖升高，使原有糖尿病加重或出现 GDM。

2. 分娩期　子宫收缩导致体内消耗大量糖原,产妇进食减少,大量糖原被消耗;临产后的剧烈疼痛和精神紧张均可使血糖发生较大波动,若不及时调整胰岛素用量,更易发生低血糖和酮症酸中毒。

3. 产褥期　由于胎盘排出以及全身内分泌激素逐渐恢复至非妊娠水平,胎盘分泌的抗胰岛素样物质迅速消失,使胰岛素需要量相应减少,如不及时调整胰岛素用量,极易发生低血糖。

（二）糖尿病对母儿的影响

1. 对孕妇的影响

（1）自然流产:高血糖可使胚胎发育异常甚至死亡,流产发生率达 15%~30%。糖尿病病人宜在血糖控制正常后再考虑妊娠。

（2）妊娠期高血压疾病:糖尿病可导致微血管病变,使小血管内皮细胞增厚及管腔变窄,组织供血不足,发生妊娠期高血压疾病的可能性较非糖尿病孕妇高 2~4 倍。

（3）羊水过多:发生率较非糖尿病孕妇多 10 倍,可能与胎儿高血糖、高渗性利尿致胎尿排出增多有关。

（4）损伤与感染:糖尿病孕妇巨大儿发生率高,难产、手术产、产道损伤概率增加;此外,糖尿病孕妇抵抗力下降易合并感染,最常见泌尿系统感染,产后子宫内膜炎和伤口感染也较常见。

（5）远期并发症:大多数 GDM 孕妇产后糖代谢异常恢复正常,但将来发生 2 型糖尿病的概率高达 17%~63%,再次妊娠时 GDM 复发率高达 50% 以上,其子代患肥胖症和 2 型糖尿病的机会增加。

（6）易发生糖尿病酮症酸中毒。

2. 对胎儿的影响

（1）巨大胎儿:发生率高达 25%~42%。其原因为孕妇血糖高,胎儿长期处于母体高血糖所致的高胰岛素血症环境中,促进蛋白质、脂肪合成和抑制脂解作用,导致躯体过度发育。

（2）胎儿生长受限（FGR）:发生率为 21%。妊娠早期高血糖有抑制胚胎发育的作用,导致妊娠早期胚胎发育落后。糖尿病合并微血管病变者,胎盘血管常出现异常,影响胎儿发育。

（3）流产和早产:妊娠早期高血糖可使胚胎发育异常,最终导致胚胎死亡而流产。合并羊水过多易发生早产,并发妊娠期高血压疾病、胎儿窘迫等并发症时,常需提前终止妊娠,早产发生率为 10%~25%。

（4）胎儿畸形:发生率高于非糖尿病孕妇,严重畸形发生率为正常妊娠的 7~10倍,与妊娠后最初数周高血糖水平密切相关,以心血管畸形和神经系统畸形最常见。

3. 对新生儿的影响

（1）新生儿呼吸窘迫综合征:发生率增高。高血糖刺激胎儿胰岛素分泌增加,形成高胰岛素血症,后者具有拮抗糖皮质激素促进肺泡 II 型细胞表面活性物质合成及释放的作用,使胎儿肺表面活性物质产生及分泌减少,胎儿肺成熟延迟。

（2）新生儿低血糖:新生儿脱离母体高血糖环境后,高胰岛素血症仍存在,若不及时补充糖,易发生低血糖,严重时危及新生儿生命。

(3) 其他:低钙血症、低镁血症、高胆红素血症、红细胞增多症等的发生率,均较正常妊娠的新生儿高。

二、产科护理

【护理评估】

(一) 健康史

评估糖尿病病史及糖尿病家族史,有无不明原因反复流产、死胎、巨大儿或分娩足月新生儿呼吸窘迫综合征史,胎儿畸形、新生儿死亡等不良孕产史等;本次妊娠经过、病情控制及目前用药情况;有无胎儿偏大或羊水过多等潜在高危因素。同时,注意评估有无肾、心血管系统及视网膜病变等合并症情况。

(二) 身心状况

1. 症状与体征 评估孕妇有无糖代谢紊乱综合征,即"三多"症状。评估孕妇有无外阴瘙痒、皮肤疖肿、毛囊炎等。评估糖尿病孕妇有无产科并发症,如低血糖、高血糖、妊娠期高血压疾病、酮症酸中毒、感染等,确定胎儿宫内发育情况,注意有无巨大儿或胎儿生长受限。分娩期重点评估产妇有无低血糖及酮症酸中毒症状,如心悸、出汗、面色苍白、饥饿感或出现恶心、呕吐、视物模糊、呼吸快且有烂苹果味等。产褥期主要评估有无低血糖或高血糖症状,有无产后出血及感染征兆,评估新生儿状况。

2. 评估糖尿病的严重程度及预后 采用 White 分类法,根据病人糖尿病的发病年龄,病程长短以及有无血管病变等进行分期,这种分类法有助于判断病情的严重程度及预后。

A 级:妊娠期诊断的糖尿病。

A1 级:经控制饮食,空腹血糖 <5.3 mmol/L,餐后 2 h 血糖 <6.7 mmol/L。

A2 级:经控制饮食,空腹血糖 ≥5.3 mmol/L,餐后 2 h 血糖 ≥6.7 mmol/L。

B 级:显性糖尿病,20 岁以后发病,病程 <10 年。

C 级:发病年龄 10~19 岁,或病程达 10~19 年。

D 级:10 岁前发病,或病程 ≥20 年,或合并单纯性视网膜病变。

F 级:糖尿病性肾病。

R 级:眼底有增生性视网膜病变或玻璃体积血。

H 级:冠状动脉粥样硬化性心脏病。

T 级:有肾移植史。

(三) 心理 - 社会状况

由于糖尿病疾病的特殊性,应评估孕妇及家人对疾病的了解程度,认知态度,有无焦虑、恐惧心理,社会及家庭支持系统是否完善等。如不幸新生儿有畸形或生命危险甚至死亡,应评估产妇及家属对此事件的反应。

(四) 相关检查

1. 糖尿病合并妊娠(PGDM) 符合以下 2 项中任意一项者,可确诊为 PGDM。

(1) 在妊娠前已确诊糖尿病。

(2) 血糖测定：妊娠前未进行血糖检查的孕妇,尤其存在糖尿病高危因素者,如肥胖(尤其重度肥胖)、一级亲属患 2 型糖尿病、GDM 史或大于胎龄儿分娩史、多囊卵巢综合征病人及妊娠早期空腹尿糖反复阳性,首次产前检查时应明确是否存在妊娠前糖尿病,达到以下任何一项即可诊断：① 空腹血糖(fasting plasma glucose,FPG) ≥ 7.0 mmol/L。② 75 g 口服葡萄糖耐量试验(oral glucose test,OGTT)：服糖后 2 h 血糖 ≥ 11.1 mmol/L。③ 伴有典型的高血糖或高血糖危象症状,同时随机血糖 ≥ 11.1 mmol/L。④ 糖化血红蛋白(glycohemoglobin,HbA1 c) ≥ 6.5%。

2. 妊娠糖尿病(GDM)

(1) 推荐医疗机构对所有尚未被诊断为 PGDM 或 GDM 的孕妇,在妊娠 24~28 周及 28 周后首次就诊时行 75 g OGTT。

75 g OGTT 的诊断标准：空腹及服糖后 1 h、2 h 的血糖值分别低于 5.1 mmol/L、10.0 mmol/L、8.5 mmol/L。任何一点血糖值达到或超过上述标准即诊断为 GDM。

(2) 孕妇具有 GDM 高危因素或者医疗资源缺乏地区,建议妊娠 24~28 周首先检查 FPG。FPG ≥ 5.1 mmol/L,可以直接诊断为 GDM,不必行 75 g OGTT。

3. 胎儿监测　胎儿超声心动图检查、无应激试验、胎盘功能测定。

4. 肝、肾功能检查　24 h 尿蛋白定量、眼底检查等。

(五) 临床治疗

治疗原则：维持血糖水平在正常范围、降低围产期并发症。

1. 妊娠前咨询　妊娠前进行全面体格检查和包括血压、眼底、肾功能、糖化血红蛋白确定糖尿病的分级,决定能否妊娠。

2. 饮食疗法及运动　饮食疗法及运动是妊娠期糖尿病的重要治疗措施,在保证母亲和胎儿必需营养素供给的基础上维持正常血糖水平,预防酮症酸中毒,保持正常的体重增加。根据妊娠前体重指数计算每天的总热量,其中碳水化合物宜占总能量的 35%~45%,每天碳水化合物摄入量不低于 175 g,饮食疗法需和妊娠期运动相结合,每天 30~40 min 中等强度的运动对母儿无不良影响。

3. 药物治疗　糖尿病合并妊娠的病人应在合理饮食和运动的基础上,通过规律监测末梢微量血糖水平调整降糖药物的剂量。胰岛素是妊娠期最佳控糖药物,也可选用口服降糖药中的格列本脲或二甲双胍,但口服降糖药目前尚未在我国获得妊娠期治疗 GDM 的注册适应证。血糖的控制标准为空腹血糖 3.3~5.3 mmol/L、餐后 2 h 血糖 4.4~6.7 mmol/L。若饮食运动治疗后不达标,或调整饮食后出现饥饿性酮症,增加热量摄入血糖又超标者,应及时加用降糖药物治疗。从小剂量开始,直至达到血糖控制目标。产后胰岛素等降糖药物用量应减少,并根据产后血糖调整用药剂量。

4. 适时终止妊娠

(1) 终止妊娠时机

1) 无须胰岛素治疗而血糖控制达标的 GDM 孕妇,如无母儿并发症,妊娠 39 周前胎儿估重 <3 800 g,在严密监测下可期待至预产期,若仍未临产,可于 40~41 周期间引产终止妊娠。

2) PGDM 及胰岛素治疗的 GDM 孕妇,如血糖控制良好且无母儿并发症,在严密

唐筛 or 糖筛

监测下,妊娠 38~39 周后可择期终止妊娠;血糖控制不满意或出现母儿并发症,应及时收入院观察,根据病情适时终止妊娠。

3)糖尿病伴发微血管病变或既往有不良产史者,需严密监护,根据病情、孕妇意愿、胎儿状况等综合决定终止妊娠时机。

(2)分娩方式

1)糖尿病本身不是剖宫产指征。无产科指征可经阴道试产。

2)择期剖宫产:有糖尿病伴严重微血管病变、合并重度子痫前期、胎儿窘迫、胎位异常,既往死胎、死产史或其他产科指征时可选择剖宫产。妊娠期血糖控制不好、胎儿偏大(尤其估计胎儿体重 ≥ 4 250 g)的孕妇,适当放宽剖宫产指征。

【常见护理诊断 / 合作性问题】

1. 焦虑　与担心身体状况、胎儿预后有关。

2. 知识缺乏:缺乏糖尿病饮食控制及胰岛素使用的相关知识。

3. 有感染的危险　与糖尿病病人白细胞多功能缺陷有关。

4. 有胎儿受伤的危险　与巨大儿、早产、手术产等有关。

5. 潜在并发症:低血糖、产后出血。

【护理目标】

1. 病人焦虑程度减轻或消失。

2. 病人能说出饮食控制的重要性并执行。学会尿糖测定及胰岛素使用方法。

3. 病人体温正常,无感染病灶出现。

4. 胎儿顺利娩出,未发生并发症。

5. 病人无低血糖、产后出血发生。

【护理措施】

(一)非妊娠期

糖尿病妇女在妊娠前应详细咨询医生,确定病情严重程度。妊娠前已有严重的心血管病史、肾功能减退、眼底有增生性视网膜炎等,不宜妊娠,若已妊娠应尽早终止;器质性病变较轻、血糖控制良好者,可在积极治疗、密切监护下继续妊娠。

(二)妊娠期

1. 一般护理　指导孕妇充分休息、适当运动、合理饮食。理想的饮食控制目标是:保证孕妇和胎儿能量需要,维持血糖在正常范围,不发生饥饿性酮症。建议孕妇每天摄入热量 150 kJ/kg(36 kcal/kg),其中糖类占 40%~50%,蛋白质占 20%~30%,脂肪占 30%~40%;补充维生素、钙及铁;适当限制食盐摄入量。肥胖者应减少脂肪摄入,每天热量为 25 kcal/kg。保证整个妊娠期体重增加不超过 12.5 kg,肥胖者不超过 10 kg。

2. 心理护理　与病人交流时态度和蔼,鼓励糖尿病孕妇说出自己的担心和焦虑;糖尿病孕妇担心妊娠失败、婴儿死亡或产下畸形儿等,自尊心会受到打击,护士应表示理解与同情,协助澄清错误观点;及时告知治疗及护理计划,让病人充满信心,调动孕妇积极性,主动积极配合治疗。

3. 指导孕妇正确控制血糖

(1)饮食控制:保证充足热量和蛋白质的摄入,让孕妇血糖维持在正常范围内且无饥饿感。提倡少量多餐,每天进餐 5~6 次。早餐后血糖最难控制,因此早餐摄入的碳水化合物应适当减少。

(2) 运动治疗:适当的运动可降低血糖,运动量不宜过大,不宜采取剧烈的运动,方式宜选择散步,每天至少 1 次,每次 20~40 min,于餐后 1 h 进行。先兆早产或合并其他严重并发症者不宜进行运动。

(3) 遵医嘱用药:遵医嘱选用短效和中效胰岛素,应根据个体血糖监测结果,不断调整胰岛素用量。忌用口服降糖药,以免导致胎儿、新生儿低血糖,巨大儿、胎儿畸形等。

(4) 病情监测:糖尿病病人允许妊娠者,妊娠期应加强监护,需内科、产科医护人员密切合作,共同监测糖尿病病情和产科方面的变化。

(5) 定期产前检查:糖尿病病情较轻者,应每隔 1~2 周检查 1 次,除全面检查外,注意胰岛素控制血糖的情况及血糖、尿常规、尿素氮、眼底等变化。有特殊情况时增加检查次数。

4. 加强胎儿监护 了解胎儿的健康状况:测量子宫底高度、腹围,及时发现巨大儿;B 型超声监测胎儿生长发育情况;指导孕妇自测胎动,若 12 h 胎动少于 10 次,表示胎儿宫内缺氧,应及时告知医护人员;进行电子胎心监护,了解胎儿宫内储备能力。如胎儿宫内状况良好,应等待至妊娠 38~39 周终止妊娠。

(三) 分娩期

1. 选择合适的分娩时间及分娩方式

(1) 分娩时间选择:若血糖控制良好,妊娠期无合并症,胎儿宫内状态良好,一般可等待至妊娠 38~39 周终止妊娠。

(2) 分娩方式选择:剖宫产术适用于巨大儿、胎盘功能不良、糖尿病病情严重、胎位异常或有其他产科指征者。若胎儿发育正常,子宫颈条件较好,则可经阴道分娩。

2. 分娩中的监测和处理

(1) 促使胎肺成熟:引产或剖宫产前按医嘱静脉滴注地塞米松 10~20 mg,连用 2 天,减少新生儿呼吸窘迫综合征发生。

(2) 密切观察产程:注意观察宫缩、胎心变化,有条件者给予连续胎心监护,避免产程延长,如产程进展缓慢或出现胎儿窘迫,应及时通知医生,并做好阴道助产或剖宫产准备。

(3) 防止低血糖:剖宫产或经阴道分娩当天早晨胰岛素应改为静脉滴注,应每 2 h 监测血糖、尿糖和尿酮体,以便及时调整胰岛素的用量,使血糖不低于 5.6 mmol/L;经阴道分娩时鼓励孕妇进食,保证热量供应。

(4) 预防产后出血:按医嘱于胎肩娩出时,给予缩宫素 20 U 肌内注射。

(四) 产褥期

1. 产妇的护理 防止低血糖,产后密切观察有无低血糖表现,如发现出汗、脉搏快等症状应给予糖水或静脉注射 5% 葡萄糖 40~60 ml,并通知医生。分娩后 24 h 内胰岛素减至原用量的 1/2,48 h 减少到原用量的 1/3,产后需重新评估胰岛素的需要量;应注意子宫收缩情况、恶露量等,预防产后出血;鼓励早接触、早吸吮;保持腹部及会阴伤口清洁,遵医嘱继续应用广谱抗生素,预防感染,适当推迟伤口拆线时间。

2. 新生儿的护理　无论体重大小均按早产儿护理,注意保暖、吸氧、早开奶。密切观察有无低血糖、低钙血症、高胆红素血症及新生儿呼吸窘迫综合征等症状,新生儿娩出 30 min 后开始定时口服 25% 葡萄糖液,预防新生儿低血糖。

（五）健康教育

1. 制订康复计划　指导病人坚持进行饮食控制及运动治疗。定期监测血糖,指导产妇定期接受产科和内科复查。

2. 指导避孕　糖尿病产妇产后应长期避孕,指导其应用适宜的避孕方法。

3. 喂养护理　接受胰岛素治疗的母亲,哺乳不会对新生儿产生不利影响,应鼓励母乳喂养,并注意加强乳房护理。

在线讨论 ———————————————————————————

云课堂在线参与妊娠合并糖尿病的健康教育方案讨论。

【护理评价】

1. 病人焦虑症状是否减轻或消失。
2. 病人有无掌握糖尿病饮食控制及胰岛素使用的相关知识。
3. 病人体温是否正常、有无感染病灶。
4. 胎儿是否顺利娩出,有无发生并发症。
5. 病人是否发生低血糖、产后出血。

知识链接 ▌

糖尿病管理之孕妇血糖监测

1. 血糖监测方法　自我血糖监测:新确诊的高血糖孕妇、血糖控制不良或不稳定者以及妊娠期应用胰岛素治疗者,应每天监测血糖 7 次,包括三餐前 30 min、三餐后 2 h 和夜间血糖;血糖控制稳定者,每周应至少行血糖轮廓试验 1 次,根据血糖监测结果及时调整胰岛素用量;不需要胰岛素治疗的 GDM 孕妇,在随诊时建议每周至少监测 1 次全天血糖,包括末梢空腹血糖及三餐后 2 h 末梢血糖共 4 次。

2. 妊娠期血糖控制目标　GDM 病人妊娠期血糖应控制在餐前血糖值 ≤ 5.3 mmol/L (95 mg/dl) 及餐后 2 h 血糖值 ≤ 6.7 mmol/L(120 mg/dl),特殊情况下可测餐后 1 h 血糖 ≤ 7.8 mmo/L(140 mg/dl);夜间血糖不低于 3.3 mmol/L(60 mg/dl);妊娠期 HbAlc<5.5%。PGDM 病人妊娠期血糖控制应达到下述目标:妊娠早期血糖控制勿过于严格,以防低血糖发生;妊娠期餐前、夜间血糖及 FPG 宜控制在 3.3~5.6 mmol/L(60~99 mg/dl),餐后峰值血糖 5.6~7.lmmol/L(100~129 mg/dl),HbA1 c<6.0%。无论 GDM 或 PGDM 病人,经过饮食和运动管理,妊娠期血糖达不到上述标准时,应及时加用胰岛素或口服降糖药物进一步控制血糖。

第三节 妊娠合并病毒性肝炎

案例导入

> 张女士,27 岁,G₁P₀。因"停经 38⁺⁴ 周,食欲差伴恶心、乏力,小便深黄色,呕吐 2 周"入院。
>
> 查体:血压 135/90 mmHg,体温 37.4℃,皮肤巩膜黄染,神志清,躯干及四肢皮肤可见散在出血点,肝肋下触及其边缘,触痛,胎心率 140 次/min,胎头入盆。
>
> 请思考:
>
> 1. 张女士的临床诊断和治疗原则是什么?
>
> 2. 应给予张女士哪些主要的护理措施?

一、合并症概述

病毒性肝炎是多种病毒引起的以肝病变为主的传染性疾病,目前已确定病原主要包括甲型肝炎病毒(HAV)、乙型肝炎病毒(HBV)、丙型肝炎病毒(HCV)、丁型肝炎病毒(HDV)、戊型肝炎病毒(HEV)、庚型肝炎病毒(HGV)和输血传播病毒(TTV)共 7 种;其中以乙型肝炎最为常见。妊娠合并病毒性肝炎严重威胁孕产妇生命安全,其死亡率是孕产妇非产科死因的第二位,仅次于妊娠合并心脏病。

(一)妊娠对病毒性肝炎的影响

1. 孕妇的新陈代谢率比非妊娠期增加 20%~30%,营养物质消耗增多,肝负担加重,使孕妇易感染病毒性肝炎,也容易使原有病毒性肝炎者的病情加重,重症肝炎的发生率较非妊娠时明显增加。

2. 孕妇体内产生大量雌激素,在肝内代谢灭活,胎儿的代谢产物也需在母体肝内解毒,加重了肝负担,也影响病毒性肝炎的恢复与治愈。

3. 分娩时孕妇体力消耗、缺氧、酸性代谢物质产生增加,手术和麻醉等均可加重肝的负担与损害,容易发生急性肝坏死。

(二)病毒性肝炎对妊娠的影响

1. 对孕妇的影响 ① 妊娠早期合并病毒性肝炎,可使早孕反应加重;② 发生于妊娠晚期则妊娠期高血压疾病发生率增高,这与病人肝对醛固酮的灭活能力下降有关;③ 分娩时,产妇因肝功能受损、凝血因子合成功能减退,容易发生产后出血。若为重型肝炎病人,常并发 DIC,出现全身出血倾向,直接威胁母婴生命。

2. 对围产儿的影响 ① 妊娠早期患肝炎,胎儿畸形发生率增高 2 倍;② 由于肝炎病毒可经胎盘感染胎儿,易造成流产、早产、死胎、死产,新生儿患病率和死亡率、围产儿死亡率明显增高;③ 妊娠期患病毒性肝炎,胎儿可通过垂直传播而感染,尤其以乙型肝炎母婴传播率较高;④ 围产期感染的婴儿,有相当一部分将转为慢性病毒携带状态,以后容易发展成为肝硬化或原发性肝癌。

3. 肝炎病毒的母婴传播

（1）甲型病毒性肝炎：甲型肝炎病毒（hepatitis A virus，HAV）主要经粪－口传播，一般不通过胎盘传给胎儿。妊娠期感染 HAV 不必终止妊娠，但分娩过程中如果接触母体血液或吸入羊水，以及粪便污染可导致新生儿感染。

（2）乙型病毒性肝炎：母婴传播为乙型肝炎病毒（hepatitis B virus，HBV）的重要传播途径，占 40%~60%。孕妇患有乙型病毒性肝炎极容易使婴儿成为慢性乙型病毒性肝炎携带者。母婴传播导致的 HBV 感染约占我国婴幼儿感染的 1/3，特别是乙型肝炎 e 抗原（HBeAg）阳性及乙型肝炎表面抗原（HBsAg）滴度高者母婴传染可能性越大，母婴传播方式有：① 妊娠期宫内感染，其发生率为 9.1%~36.7%。感染机制不明。② 产时传播，是 HBV 母婴传播的主要途径，其发生率占 40%~60%，主要是吸入产道内羊水、血液、阴道分泌物或宫缩时绒毛血管破裂，母血渗入胎儿血液循环中导致。③ 产后传播，与接触母亲乳汁和唾液有关。

（3）丙型病毒性肝炎：丙型肝炎病毒（hepatitis C virus，HCV）也存在母婴传播。妊娠晚期患丙型肝炎者 2/3 会发生母婴传播，且容易导致慢性肝炎，最后发展为肝硬化和肝癌。

（4）丁型病毒性肝炎：丁型肝炎病毒（hepatitis D virus，HDV）是一种缺陷性 RNA 病毒，需依赖 HBV 重叠感染引起肝炎，易发展为重型肝炎。其传播方式与 HBV 相同，一般经输血引起感染，也可经母婴传播感染。

（5）戊型病毒性肝炎：戊型肝炎病毒（hepatitis E virus，HEV）的传播途径类似甲型肝炎病毒，孕产妇一旦感染，病情危重且死亡率高，妊娠后期死亡率可达 10%~20%。

二、产科护理

【护理评估】

（一）健康史

评估有无与肝炎病人密切接触史或半年内曾输血、注射血制品史；有无肝炎家族史及当地流行病史等。重型肝炎病人应评估其诱发因素。同时评估本次妊娠经过、治疗经过和治疗效果以及家属对肝炎相关知识的知晓程度。

（二）身体状况

表现为身体不适、全身酸痛、畏寒、发热等流感样症状；乏力、纳差、尿色深黄、恶心、呕吐、腹部不适、右上腹疼痛、腹胀、腹泻等消化系统症状；皮肤和巩膜黄染、肝区叩痛。肝、脾肿大，因妊娠期子宫增大，常难触及。甲型、乙型、丁型病毒性肝炎黄疸前期的症状较为明显，而丙型、戊型病毒性肝炎的症状相对较轻。

（三）心理－社会状况

评估孕妇及家人对疾病的了解程度以及对消毒隔离的理解。部分孕妇因担心感染胎儿、导致胎儿畸形，会产生焦虑、矛盾及自卑心理；评估家庭及社会支持系统是否完善；应注意评估因病不能照顾新生儿的产妇及家属的心理状况。

（四）相关检查

1. 肝功能检查　谷丙转氨酶和谷草转氨酶升高，如能排除其他原因，尤其数值很高,持续时间较长时,对肝炎的诊断价值很大。酶胆分离、白/球蛋白倒置。

2. 血清病原学检查 是病毒性肝炎诊断的必需方法。

(1) 甲型肝炎病毒:检测血清 HAV 抗体及血清 HAV-RNA。HAV-IgM 阳性代表近期感染,HAV-IgG 在急性期后期和恢复期出现,属保护性抗体。

(2) 乙型肝炎病毒:检测血清中 HBV 标志物,各标志物的临床意义见表 11-1。

209

表 11-1 乙型肝炎病毒血清学标志物及其意义

项目	临床意义
乙型肝炎表面抗原(HBsAg)	HBV 感染特异性标志,见于乙型肝炎病人或无症状携带者
乙型肝炎表面抗体(HBsAb)	曾感染 HBV,或接种乙肝疫苗后,已产生自动免疫
乙型肝炎 e 抗原(HBeAg)	血中有大量 HBV 存在,其滴度反映传染性强弱
乙型肝炎 e 抗体(HBeAb)	血中 HBV 复制趋于停止,传染性减低
HBeAb-IgM	乙肝病毒复制阶段,出现于肝炎早期
HBeAb-IgG	主要见于肝炎恢复期或慢性感染

(3) 丙型肝炎病毒:单纯 HCV 抗体阳性多为既往感染,不作为抗病毒治疗的证据。

(4) 丁型肝炎病毒:HDV 是一种缺陷的嗜肝 RNA 病毒,需依赖 HBV 的存在而复制和表达,伴随 HBV 引起肝炎。需同时检测血清中的 HDV 抗体和乙型肝炎血清学标志物。

(5) 戊型肝炎病毒:由于 HEV 抗原检测困难,而抗体出现较晚,在疾病急性期有时难以诊断,即使抗体阴性也不能排除诊断,需反复检测。

3. 影像学检查 主要是超声检查,必要时可行磁共振检查,可以观察肝、脾大小,有无出现肝硬化、腹水、肝脂肪变性等表现。

(五) 临床治疗

1. 妊娠前咨询

(1) 妊娠前可检测乙肝病毒标志物,无抗体者按常规进行乙肝疫苗接种。

(2) 感染 HBV 者妊娠前检查肝、肾功能,HBV-DNA,肝、胆超声等,有异常需及时到传染科进行正规治疗。肝功能正常者可计划妊娠;肝功能异常者,经治疗后恢复正常且停药超过 6 个月,复查肝功能正常后可妊娠。

(3) 肝炎活动期应避孕,待肝炎治愈后至少半年、最好两年后再计划妊娠。

2. 妊娠期处理

(1) 非重型肝炎

1) 一般治疗:适当休息,合理饮食。

2) 改善和恢复肝功能:使用护肝药如葡醛内酯、多烯磷脂酰胆碱等。

3) 白蛋白低、凝血功能异常者需及时住院治疗,适当补充白蛋白、新鲜冷冻血浆、冷沉淀等纠正低蛋白血症及凝血功能异常。

4) 妊娠期严密监测肝功能、凝血功能、肝脏超声等,首次检测肝功能正常,无肝炎临床症状者,应每 1~2 个月复查肝功能,若谷丙转氨酶 >80 U/L 或胆红素升高,则需请专科医生会诊,严重时应住院治疗或终止妊娠。

5) 妊娠期定期产检,由消化内科、传染科、产科等科室共同监护。

6) 密切监测胎儿生长发育及产科并发症情况,适时住院分娩。

(2) 重型肝炎

1) 一旦发生重型肝炎,应立即住院治疗。

2) 低蛋白饮食,维持水、电解质、酸碱平衡。适当使用白蛋白纠正低蛋白血症,肝细胞生长因子、胰高血糖素等促进肝细胞再生,葡醛内酯、多烯磷脂酰胆碱、腺苷甲硫氨酸等护肝治疗。预防感染,禁用有肝、肾毒性的药物。

3) 严密监测出入量、肝功能、凝血功能、生化、血常规等;妊娠超过 28 周者可行电子胎心监护。病情稳定后或必要时及时终止妊娠。

3. 分娩期处理　非重型肝炎可经阴道分娩,分娩前数天肌内注射维生素 K_1,每天 20~40 mg。准备好新鲜血液。防止滞产,宫口开全后可行胎头吸引术助产,以缩短第二产程。防止产道损伤和胎盘残留。胎肩娩出后立即使用缩宫素预防产后出血。

4. 产褥期处理　注意休息和护肝治疗。应用对肝损害较小的广谱抗生素预防或控制感染,是防止肝炎病情恶化的关键。

对 HBsAg 阳性母亲的新生儿,经过主动以及被动免疫后,不管孕妇 HBeAg 阳性还是阴性,其新生儿都可以母乳喂养,无需检测乳汁中有无 HBV-DNA。因病情严重不宜哺乳者应尽早退乳。退乳禁用雌激素等对肝有损害的药物,可选择口服生麦芽或乳房外敷芒硝。

【常见护理诊断 / 合作性问题】

1. 活动无耐力　与感染病毒后机体的基础代谢率增高有关。

2. 营养失调:低于机体需要量与肝炎所致的厌食、恶心、呕吐、营养摄入不足有关。

3. 有受伤的危险　母体与重型肝炎、死亡有关;胎儿与早产、死胎、死产有关。

4. 知识缺乏:缺乏有关病毒性肝炎感染的途径、传播方式、自我保健和消毒隔离方面的知识。

【护理目标】

1. 病人的生活需要得到满足。

2. 病人摄入的营养能满足机体和胎儿发育需要。

3. 病人病情稳定,能顺利度过妊娠、分娩期。

4. 病人及家属能够获得有关自我保健的知识和技能。

【护理措施】

(一) 妊娠期

妊娠早期如病情允许继续妊娠,嘱孕妇卧床休息,加强营养,给予高蛋白、高维生素、低脂肪饮食和足量碳水化合物。加强保肝治疗,以促进肝功能的恢复。妊娠中、晚期,遵医嘱给予药物治疗。若病情继续发展,配合医生终止妊娠。防止交叉感染,对肝炎孕妇应有专门诊室,所用器械隔离,定期消毒。孕妇所用物品也应与家人隔离,消毒处理。

(二) 分娩期

严格执行消毒隔离制度,产妇临产后应安排其住隔离待产室,保持环境安静、清洁、舒适。做交叉配血试验,备好新鲜血。经阴道分娩者,观察子宫收缩情况、胎心音变化、产妇的生命体征及产程进展,注意产妇有无出血倾向;宫口开全后行阴道助娩术,缩短第二产程,防止产道损伤;分娩过程中避免新生儿损伤、羊水吸入等,减少垂直传播。为预防产后出血,胎肩娩出后立即静脉注射缩宫素,按医嘱给予维生素 K_1。

妊娠合并病毒性肝炎病人的护理措施

(三) 产褥期

1. 预防产后出血及感染　观察子宫收缩及恶露情况,及时发现凝血功能障碍,预防产后出血;加强伤口和会阴部护理,遵医嘱给头孢霉素或氨苄西林等对肝损害较小的广谱抗生素控制感染。

2. 母乳喂养指导　HBsAg 阳性母亲的新生儿经主、被动联合免疫后,可以接受母乳喂养。不宜哺乳者应人工喂养,并及早退乳,退乳禁用雌激素等对肝有损害的药物,可生麦芽煎服或乳房外敷芒硝。

3. HBV 母婴传播阻断

(1) HBsAg 阳性母亲所分娩的足月新生儿,应在出生后 12 h 内(尽早)注射乙型肝炎免疫球蛋白(HBIG),剂量 ≥ 100 IU,同时在不同部位接种 10 µg 重组酵母乙肝疫苗,接种时间越早越好。接种部位为新生儿臀前部外侧肌肉内或上臂三角肌。接种第 1 针疫苗后,在 1 个月和 6 个月时注射第 2 及第 3 针疫苗(0、1、6 方案)。

(2) HBsAg 呈阴性母亲的早产儿,若生命体征稳定,出生体重 ≥ 2 000 g,可按 0、1、6 方案接种乙肝疫苗,最好在 1~2 岁再加强 1 针接种;若生命体征不稳定,则应首先处理其他疾病,待稳定后再按上述方案接种。若早产儿体重 <2 000 g,须待体重达到 2 000 g 后再接种第 1 针(如出院前体重未达到 2 000 g,在出院前接种第 1 针)乙肝疫苗;1 个月后再重新按 0、1、6 方案接种。

(3) HBsAg 阳性母亲分娩的早产儿出生后无论身体状况如何,在 12 h 内必须肌内注射 HBIG,间隔 3~4 周后需再注射 1 次。新生儿生命体征稳定者,应尽快接种第 1 针疫苗;生命体征不稳定者,则应待稳定后尽早接种第 1 针疫苗;1~2 个月后或体重达到 2 000 g 后再重新按照 0、1、6 方案对新生儿进行疫苗接种。

(4) 对 HBsAg 阳性母亲分娩的新生儿,第 3 针疫苗接种后 1 个月(7 月龄时)至 12 月龄时随访,新生儿无抗体产生或抗体量太少,需加强疫苗接种。对 HBV 感染阻断成功的判断标准为血清抗体量 >100 mIU/ml。

重点考点:HBV 母婴传播阻断方案

(四) 心理护理

向孕产妇及家属传授妊娠合并肝炎相关知识,使其对病情充分了解,积极配合检查和治疗。对孕产妇的焦虑及恐惧情绪,多加疏导。向孕妇及其家属讲解肝炎对母婴的影响,以及消毒隔离的重要性,争取病人及家属的理解与配合,多与病人沟通,给予心理支持,使病人不感到孤独,积极配合治疗。对失去子女的孕产妇多加安慰,使其接受现实,继续治疗自身疾病,对未来充满希望。

(五) 健康教育

1. 讲解疾病的相关知识　取得家属的理解和支持,并评估孕妇母亲角色获得情况,给予心理支持。对不宜哺乳者指导其选用对肝无损害的避孕措施。

2. 加强妊娠期保健　讲解肝炎与母婴的相互影响及预后,消除孕妇因患传染病而产生的顾虑及自卑心理。注意个人及饮食卫生,避免交叉感染。

3. 治疗与随访指导　① 为产妇提供保肝治疗指导,加强休息和营养。② 教会产妇及家属减少新生儿感染的措施,宣教新生儿预防接种的重要意义,嘱按时接种乙肝疫苗。③ 加强卫生宣教,保持皮肤、手术伤口部位清洁,注意生活环境的干净整洁。④ 产后继续专科治疗、随诊,定期复查肝功能。告知病人如有皮肤巩膜黄染、恶心、呕吐等病情加重的症状,应立即到医院就诊。

在线讨论

云课堂在线参与妊娠合并病毒性肝炎的健康教育方案讨论。

【护理评价】
1. 病人的生活需要是否得到满足。
2. 病人摄入的营养能否满足机体和胎儿发育需要。
3. 病人病情是否稳定,是否顺利度过妊娠、分娩期。
4. 病人及家属是否获得有关自我保健的知识和技能。

知识链接

病毒性肝炎的分类

1. 急性肝炎　病程在 6 个月内,起病急,在出现消化道症状后约 1 周出现皮肤黏膜黄染、瘙痒,大便颜色变浅,小便呈浓茶水样。

2. 慢性肝炎　病程在 6 个月以上。临床上分为以下几种类型。

(1) 慢性 HBV 感染(chronic HBV infection):HBsAg 和(或)HBV-DNA 阳性 6 个月以上。1 年内连续随访 3 次,每次至少间隔 3 个月,均显示血清 ALT 和 AST 在正常范围,HBV-DNA 通常高水平,肝组织检查无病变或病变轻微。

(2) 慢性乙型肝炎(chronic hepatitis B,CHB):由乙型肝炎病毒持续感染引起的肝慢性炎症性疾病。HBeAg 阳性慢性乙型肝炎(HBeAg positive chronic hepatitis B):血清 HBsAg 阳性、HBeAg 阳性、HBV-DNA 阳性,ALT 持续或反复升高,或肝组织学检查有肝炎病变。HBeAg 阴性慢性乙型肝炎(HBeAg negative chronic hepatitis B):血清 HBsAg 阳性、HBeAg 阴性,HBV-DNA 阳性,ALT 持续或反复异常,或肝组织学检查有肝炎病变。

(3) 非活动性 HBsAg 携带者(inactive HBsAg carrier):血清 HBsAg 阳性,HBeAg 阴性,HBV-DNA 低于检测下限,1 年内连续随访 3 次以上,每次至少间隔 3 个月,ALT 均在正常范围。

(4) 隐匿性慢性乙型肝炎:血清 HBsAg 阴性,但血清和(或)肝组织中 HBV-DNA 阳性,有慢性乙型肝炎的临床表现。诊断主要通过 HBV-DNA 检测,尤其对抗 -HBc 持续阳性者。

（5）乙型肝炎肝硬化：根据有无主要并发症将肝硬化分为代偿期及失代偿期。按五期分类法评估肝硬化并发症情况,1 期：无静脉曲张,无腹水;2 期：有静脉曲张,无出血及腹水;3 期：有腹水,无出血,伴或不伴静脉曲张;4 期：有出血,伴或不伴腹水;5 期：脓毒血症。

3. 重型肝炎　出现以下情况考虑重型肝炎：① 消化道症状严重;② 血清总胆红素 >171 μmol/L,黄疸迅速加深,每天上升 17.1 μmol/L;③ 凝血功能障碍,全身出血倾向,凝血酶原活动度（PTA）<40%;④ 肝缩小,出现肝臭味,肝功能明显异常;⑤ 肝性脑病;⑥ 肝肾综合征。

第四节　妊娠合并贫血

案例导入

张女士,26 岁,G_3P_1。因"停经 25^{+4} 周,头昏、乏力 10 余天"入院。

查体：血压 110/88 mmHg,体温 36.5℃,面色稍苍白,睑结膜苍白,指甲薄脆,未行正规产检,早孕期间妊娠反应较重,平素偏食,食欲不佳。血红蛋白 88 g/L。

请思考：

1. 张女士的临床诊断和治疗原则是什么?

2. 应给予张女士哪些主要的护理措施?

一、合并症概述

（一）贫血分类

贫血（anemia）是妊娠期最常见的合并症,是由多种病因引起,通过不同的病理过程,使人体外周血红细胞容量减少,低于正常范围下限的一种常见的临床症状。由于妊娠期血液系统的生理变化,妊娠期贫血的诊断标准不同于非妊娠期妇女。世界卫生组织（WHO）妊娠期贫血的诊断标准为孕妇外周血血红蛋白 <110 g/L 及血细胞比容 <0.33。按程度可分为：轻度贫血（100~109 g/L）、中度贫血（70~99 g/L）、重度贫血（40~69 g/L）、极重度贫血（<40 g/L）。孕妇合并贫血以缺铁性贫血最常见,巨幼红细胞贫血较少见,再生障碍性贫血更少见。

1. 缺铁性贫血（iron deficiency anemia,IDA）　是妊娠期最常见的贫血,约占妊娠期贫血的95%,主要原因为妊娠期由于血容量增加和胎儿生长发育导致铁的需要量增加,尤其在妊娠后半期,孕妇对铁摄取不足或吸收不良,均可引起贫血。在整个妊娠期约需增加铁的总量为 1 000 mg,若为多胎妊娠时,铁的需求量更大。食物中铁的摄入不够或不能满足需求,造成体内储存铁的耗尽形成铁缺乏,从而发生缺铁性贫血。

2. 巨幼细胞贫血（megaloblastic anemia）　又称营养性巨幼细胞贫血,临床上少见,是由于叶酸或维生素 B_{12} 缺乏引起的 DNA 合成障碍而发生的贫血。妊娠期多数病人由于缺乏叶酸导致本病,少数病人因缺乏维生素 B_{12} 而发病。叶酸与维生素 B_{12} 缺乏主要与孕妇的需要量增加、摄入或吸收不良以及排泄增加等有关。

3. 再生障碍性贫血(aplastic anemia) 简称再障。原发性再障病因不明,继发性再障是由多种原因,如化学物质、药物、电离辐射、感染,也有可能为自身免疫因素引起骨髓造血干细胞增生与分化障碍,导致全血细胞减少为主要表现的一组综合征。

(二) 影响

1. 妊娠期贫血对孕妇的影响 贫血孕妇的抵抗力低下,对分娩、手术和麻醉的耐受能力差,即使是轻度或中度贫血,孕妇在妊娠和分娩期间的风险也会增加。重度贫血可导致贫血性心脏病、妊娠期高血压疾病性心脏病、产后出血、失血性休克、产褥感染等并发症的发生,危及孕产妇生命。

2. 妊娠期贫血对胎儿的影响 因孕妇骨髓和胎儿在竞争摄取孕妇血清铁的过程中,胎儿组织占优势。而铁通过胎盘转运是单向的,因此胎儿缺铁程度不会太严重。若孕妇缺铁严重时,经胎盘供氧和营养物质不足,容易导致胎儿生长受限、胎儿窘迫、早产、死胎或死产等不良后果。叶酸缺乏还可导致胎儿神经管缺陷等多种畸形。目前认为妊娠虽然不是再障的原因,但可以使再障病情加重,颅内出血、心力衰竭及严重的呼吸道、泌尿道感染或败血症,常为再障孕产妇死亡的主要原因。一般认为,妊娠期血红蛋白 >60 g/L 对胎儿影响不大,分娩后能存活的新生儿一般血常规正常,极少发生再障。

二、产科护理

【护理评估】

(一) 健康史

评估孕妇既往是否存在月经过多等慢性失血性疾病史,或长期偏食、妊娠早期呕吐、胃肠功能紊乱所导致的营养不良等病史。

(二) 身体状况

评估缺铁性贫血病人是否存在乏力、头晕、心悸、气短、食欲缺乏、腹胀以及腹泻情况,评估其皮肤、黏膜是否苍白,皮肤、毛发是否干燥,指甲是否脆薄以及是否存在口腔炎、舌炎等。

(三) 心理 - 社会状况

评估孕妇及家人对缺铁性贫血病症的认知情况,以及家庭、社会支持系统是否完善等。

(四) 相关检查

1. 缺铁性贫血 为小红细胞低血红蛋白性贫血,网织红细胞大多正常或轻度增多,白细胞计数和血小板计数均在正常范围。生化检查血清铁 <6.5 μmol/L。骨髓象为红细胞系统造血呈轻度或中度活跃,中、晚幼红细胞增多。骨髓铁染色可见细胞内外铁均减少,尤以细胞外铁减少明显。

2. 巨幼细胞贫血 为大细胞性贫血,血细胞比容降低,红细胞平均体积(MCV) > 100 fL,红细胞平均血红蛋白含量(MCH) >32 pg。骨髓象为红细胞系统呈巨幼细胞增多,巨幼细胞系列占骨髓细胞总数的 30%~50%。血清叶酸 <6.8 nmol/L(3 ng/ml) 或红细胞叶酸值 <227 nmol/L(100 ng/ml) 时提示叶酸缺乏。若叶酸值正常时,应测维生素 B_{12},若 <74 pmol/L 提示维生素 B_{12} 缺乏。

3. 再生障碍性贫血　外周血象为正常细胞性全血细胞减少,网织红细胞减少。骨髓象见多部位增生减低或重度减低,有核细胞甚少,幼粒细胞、幼红细胞、巨核细胞均减少。

（五）临床治疗

治疗原则:补充铁剂、去除病因,治疗并发症。如血红蛋白 <60 g/L,接近预产期或短期内需行剖宫产术者,应少量多次输血,以浓缩红细胞为最好,每次以不超过 200 ml 为宜,避免因加重心脏负担诱发急性左心衰竭。同时积极预防产后出血和产褥感染。再生障碍性贫血病人一般以阴道分娩为宜,注意防止用力过度造成重要脏器出血,助产时要防止产道血肿形成。

【 常见护理诊断 / 合作性问题 】

1. 活动无耐力　与红细胞减少导致携氧能力受损有关。

2. 有感染的危险　与组织低氧血症、白细胞计数异常导致机体抵抗力下降有关。

3. 有受伤的危险　与贫血引起的头晕、眼花有关。

【 护理目标 】

1. 病人基本生活需求得到满足,无明显不适。

2. 病人能够认识到抵抗力下降带来的危害,主动避免各种有害因素侵袭。

3. 病人避免因头晕、乏力而晕倒以致发生意外。

【 护理措施 】

1. 妊娠前指导　孕妇应积极预防贫血,治疗易引起贫血的疾病,如月经过多、消化不良、寄生虫病等,增加铁的储备。适当增加营养,多吃含铁和维生素丰富的食物,必要时给予铁剂补充。

2. 妊娠期

（1）饮食指导:鼓励孕妇进食高蛋白及含铁丰富食物。如黑木耳、海带、紫菜、动物肝(猪肝、牛肝)、蛋类、绿叶蔬菜、红枣、豆制品、芝麻酱等。

（2）休息:贫血孕妇应适当减轻工作量,血红蛋白在 70 g/L 以下者应完全休息,以减轻机体对氧的消耗,同时应注意安全,避免病人在体位突然改变时(起床、转体、站立)因头晕、乏力而晕倒以致发生意外。

（3）补充所缺乏的物质:一般认为妊娠 20 周以后,对孕妇常规补铁,如硫酸亚铁 0.3 g,一天 3 次口服,同时服维生素 C 300 mg 及 10% 稀盐酸 0.5~2 ml 或给右旋糖酐铁 50~100 mg 深部肌内注射。应告知孕妇宜饭后服用铁剂,减少对胃黏膜的刺激;向孕妇解释服药后大便呈黑色是正常现象。如口服疗效差、不能口服或病情较重者,需用注射法补充铁剂时,为减少铁的刺激,注射时应行深部肌内注射。妊娠期血红蛋白 <60 g/L 者,遵医嘱输新鲜血或输红细胞。再生障碍性贫血给予激素治疗,注意观察有无感染征象。

（4）产前检查:监测血红蛋白及全血情况,积极预防妊娠期并发症,注意胎儿生长发育情况,预防上呼吸道感染、消化系统及泌尿系统感染。

3. 分娩期

（1）防止产后出血：临产前遵医嘱给维生素 K、卡巴克络及维生素 C 等药物，并配新鲜血备用。胎肩娩出后立即静脉注射缩宫素。产后仔细检查并缝合会阴阴道伤口。

（2）临产后密切观察产程进展，鼓励产妇进食，保证足够入量，避免产程过长或急产；加强胎心监护，低流量持续吸氧。缩短第二产程，必要时给予阴道助产，减少产妇体力消耗。并做好新生儿抢救准备。

（3）严格执行无菌操作规程，产程中遵医嘱使用抗生素预防感染。

4. 产褥期

（1）产后遵医嘱应用抗生素，观察子宫收缩及恶露情况，密切观察体温，如有发热，及时通知医生。

（2）产妇应保证足够的休息及营养，避免疲劳。按医嘱补充铁剂，纠正贫血。

（3）严重贫血者不宜母乳喂养。向产妇及其家属讲解不宜母乳喂养的原因，使其理解和配合，并指导其人工喂养方法。产妇退乳可用生麦芽水煎代茶饮或用芒硝外敷乳房。产妇应注意避孕，以免再度妊娠，影响身体健康。

5. 健康教育

（1）提供知识：加强宣教，使孕产妇能够积极地应对缺铁性贫血对身心的影响，掌握自我保健措施。注意保持会阴部清洁，预防感染。

（2）合理饮食、加强营养：建议孕妇摄取高铁、高蛋白质及高维生素 C 食物，以改善体内缺铁状况，但应注意饮食均衡。

（3）指导母乳喂养：一般情况鼓励母乳喂养。重度贫血不宜哺乳者，详细分析病情后指导产妇及家人掌握人工喂养的方法，采取正确的退乳方法。

妊娠合并贫血病人的护理措施

在线讨论 ————

　　云课堂在线参与妊娠合并贫血的健康教育方案讨论。

【护理评价】

1. 病人基本生活需求是否得到满足，有无明显不适。

2. 病人能否认识到抵抗力下降带来的危害。

3. 孕妇有无发生晕倒。

第五节　妊娠合并急性阑尾炎

案例导入

> 　　张女士，23 岁，G_1P_0。因"停经 20^{+4} 周，1 天前无明显诱因出现腹痛，以脐周为著，呈持续性胀痛，恶心、呕吐"入院。
>
> 　　查体：生命体征平稳，腹膨隆，未见肠型及蠕动波，全腹压痛、反跳痛及肌紧张，以右下腹为甚，肝、脾未扪及。B 超提示：中期妊娠。血常规：WBC 15.9×10^9/L。

一、合并症概述

急性阑尾炎是妊娠期最常见的外科合并症。可发生在妊娠的任何阶段，但常见于妊娠期前6个月，分娩期及产褥期少见。妊娠期由于子宫增大，引起阑尾移位，临床表现不典型，且病情发展快，易引起并发症如阑尾穿孔和腹膜炎。故掌握妊娠期阑尾炎的特点，对早期诊断与及时处理极为重要。

（一）妊娠期阑尾位置的变化

随着子宫增大，阑尾的位置发生改变。盲肠由右髂窝上升到肝季肋区，使阑尾向上、向外、向后移位。在妊娠3个月末，阑尾位于髂嵴下2横指；妊娠5个月末在髂嵴水平；妊娠8个月末在髂嵴上2横指；妊娠足月时可达胆囊区。产后10~12天阑尾恢复到接近原来位置。

（二）妊娠期阑尾炎的特点

妊娠期阑尾炎有两个特点：一是早期诊断比较困难，二是炎症容易扩散。

1. **妊娠期阑尾炎诊断困难的原因** ① 阑尾炎的消化道症状与早孕反应相似，容易混淆。② 腹痛症状易与其他妊娠期腹痛性疾病混淆，如早产、肾绞痛、肾盂肾炎、子宫肌瘤变性、胎盘早剥等。③ 病人多数无转移性右下腹疼痛的阑尾炎典型症状，由于增大的子宫导致阑尾尾部移位，甚至疼痛不在右下腹部位。④ 正常妊娠妇女的白细胞也有一定程度的升高。⑤ 阑尾炎的体征不典型，如压痛、反跳痛和腹肌紧张常不明显。

2. **妊娠期阑尾炎炎症容易扩散的原因** ① 妊娠期盆腔血液及淋巴循环旺盛，毛细血管通透性增强。② 增大的子宫将腹壁与发生炎症的阑尾分开，使局部防卫能力减弱。③ 巨大的妊娠子宫妨碍大网膜游走，使大网膜不能抵达感染部位发挥防卫作用，炎症被局限包裹的可能性变小。④ 炎症波及子宫诱发子宫收缩，宫缩又促使炎症扩散，易导致弥漫性腹膜炎。⑤ 阑尾炎症状体征不明显，早期诊断困难，容易延误诊疗时机。

二、产科护理

【护理评估】

（一）健康史

询问有无发热、腹痛、恶心、呕吐，既往有无阑尾炎病史。

（二）身体状况

1. **妊娠早期** 症状及体征与非妊娠期基本相同。常有转移性右下腹痛，伴恶心、呕吐、发热，右下腹压痛、反跳痛、肌紧张等。

2. **妊娠中、晚期** 表现常不典型。常无明显的转移性右下腹痛。阑尾尾部位于

217

子宫背面时,疼痛可位于右侧腰部。约80%的孕妇其压痛点在右下腹,但位置常偏高。增大的子宫将壁腹膜向前顶起,故压痛、反跳痛和腹肌紧张常不明显。妊娠期白细胞计数 $>15 \times 10^9/L$ 时有助于阑尾炎诊断。

(三) 心理 – 社会状况

孕妇因发热、腹痛表现出紧张和焦虑,甚至恐惧;评估孕妇及家属对疾病的了解程度;评估家庭及社会支持系统是否完善。

(四) 辅助检查

1. 白细胞计数 妊娠期白细胞生理性增加,可达 $(12\sim15) \times 10^9/L$,因此单次白细胞增多无助于妊娠期阑尾炎的诊断,白细胞计数短期内逐渐上升或中性粒细胞超过80% 有临床意义。白细胞计数 $>18 \times 10^9/L$,有诊断意义。

2. B 型超声检查 急性阑尾炎时由于阑尾壁水肿、充血、渗出,超声检查示阑尾呈低回声管状结构,僵硬,压之不变形,横切面呈同心圆状图像,直径 $\geq 7\ mm$。晚期妊娠时,增大的子宫影响阑尾的超声诊断。

(五) 临床治疗

1. 妊娠期急性阑尾炎若漏诊易导致穿孔、腹膜炎,孕妇感染性疾病发病率和死亡率则明显增加,因此不主张保守治疗,强调早期诊断和及时手术治疗的原则,无论在妊娠任何时期,高度怀疑阑尾炎时,应放宽剖腹探查指征,以免贻误病情,危及母婴安全。

2. 术后给予大量广谱抗生素控制感染。需继续妊娠者,选择对胎儿影响小、敏感的广谱抗生素,并给予宫缩抑制剂和保胎药,以防止流产、早产发生。

【常见护理诊断 / 合作性问题】

1. 体温过高 与炎症刺激有关。
2. 潜在并发症:阑尾穿孔、腹膜炎。

【护理目标】

1. 孕妇感染得到控制,体温正常。
2. 孕妇未发生阑尾穿孔、腹膜炎。

【护理措施】

1. 一般护理 以清淡可口、高营养和容易消化的食物为主。
2. 病情观察 密切观察腹痛的部位、性质、特点及病情的发展,密切监测孕妇的生命体征,密切监测胎心率,发现异常及时处理。
3. 治疗配合 需手术治疗者应尽快做好术前准备及术后护理,手术后需继续妊娠者,术后 3~4 天内应给予保胎治疗,密切监测胎心,遵医嘱给予广谱抗生素控制感染。对阑尾穿孔、弥漫性腹膜炎病人应取半卧位,使脓液局限于盆腔,保持盆腔引流通畅,有利于炎症的消退。
4. 心理护理 由于孕妇在妊娠期间心理承受能力较差,疾病带来的痛苦以及要接受的手术治疗方式会加重病人的焦虑,如可能担心手术会影响胎儿发育等。因此须向病人介绍手术治疗的方法和效果,并聆听病人的担心和想法,帮助其消除负面情绪,配合治疗。
5. 健康教育 病人出院后要避免过度劳累,注意休息,加强营养以增强机体抵抗力。术后一个月复查,定期进行妊娠期检查,如出现阴道出血和腹痛等异常情况及时就诊。

在线讨论 ———————————————

云课堂在线参与妊娠合并急性阑尾炎的健康教育方案讨论。

【护理评价】

1. 孕妇感染是否得到控制,体温是否正常。
2. 孕妇有无发生阑尾穿孔、腹膜炎。

本章小结

本章节详细阐述了妊娠合并心脏病、糖尿病、病毒性肝炎、贫血及急性阑尾炎等妊娠期常见的合并症,疾病与妊娠的相互关系及对母儿的影响。若处理不当,可对母儿造成严重危害。

妊娠合并心脏病是妇女在围产期患有的一种严重的妊娠合并症。妊娠期妇女循环血容量于 32~34 周达高峰,心脏负荷加重。分娩期血流动力学的急剧变化及产褥期的最初 3 天内,极易诱发心力衰竭。准确判定孕产妇心功能分级,正确处理产程,积极防治心力衰竭和感染,是确保母儿安全的首要措施。

妊娠合并糖尿病包括糖尿病合并妊娠和妊娠糖尿病。临床经过复杂,母儿并发症高。需在多学科医生配合下,指导孕妇和家人掌握饮食、运动等血糖控制方法,选择正确的分娩方式,减少并发症发生。

病毒性肝炎以乙型病毒性肝炎最为常见,母婴传播是其重要的传播途径。在妊娠期易进展为重型肝炎。定期产前检查,正确处理产程,采取正确的阻断母婴传播措施,防止交叉感染,预防产后出血等并发症的发生。

贫血以缺铁性贫血最常见。孕妇外周血血红蛋白 <110 g/L 及血细胞比容 <0.33 为妊娠期贫血。

急性阑尾炎是妊娠期最常见的外科合并症。妊娠期急性阑尾炎若漏诊易导致穿孔、腹膜炎,孕妇感染性疾病发病率和死亡率则明显增加,因此不主张保守治疗,强调早期诊断和及时手术治疗的原则,无论在妊娠任何时期,高度怀疑阑尾炎时,应放宽剖腹探查指征。术后给予大量广谱抗生素控制感染。

因此,针对妊娠合并症妇女,应遵循护理程序对孕妇及家人进行专业的护理干预,采取适宜的应对措施,降低对母儿的不良影响,确保母儿安全。改善孕妇及家人生育体验,促进家庭和谐发展。

目标测试题

一、简答题

1. 心脏病病人心功能各级的表现有哪些?
2. 妊娠合并心脏病的妇女如何预防心力衰竭?
3. 妊娠合并糖尿病对胎儿的影响有哪些?

4. 妊娠合并乙型肝炎的母婴传播途径有哪些?

5. 妊娠合并糖尿病病人如何控制饮食?

6. 妊娠合并贫血病人如何正确服用铁剂?

二、病例分析题

某初孕妇,27 岁,妊娠合并风湿性心脏病,于妊娠 24 周时因上呼吸道感染出现呼吸困难,不能平卧,心律不齐,心率 130 次 /min。住院治疗 5 周后出院。现妊娠 36 周,检查:血压 120/80 mmHg,脉搏 90 次 /min,心尖部闻及舒张期杂音,日常劳动无不适症状。

请问:

1. 该病人心功能分级是几级?

2. 该病人什么时间住院待产较适宜?

3. 分娩期应提供哪些护理措施?

（张　露）

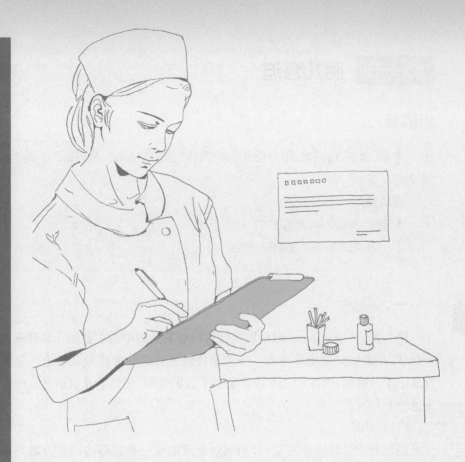

第十二章　胎儿与新生儿异常

学习目标

导读课件

思维导图

1. 掌握胎儿窘迫和新生儿窒息的护理评估、护理诊断和护理措施。

2. 熟悉巨大儿、胎儿畸形、死胎、多胎妊娠、新生儿产伤的护理评估,护理诊断和护理措施。

3. 了解胎儿窘迫、新生儿窒息、巨大儿、胎儿畸形、死胎、多胎妊娠、新生儿产伤的护理目标和护理评价。

4. 会利用所学知识对胎儿窘迫、新生儿窒息的产妇进行护理评估,列出护理诊断并实施相应的护理措施。

5. 培养护生良好的职业素质和行为习惯;具有关爱、尊重产妇和新生儿的意识;具有与产妇及其家属进行良好沟通的能力。

第一节 胎儿窘迫

案例导入

产妇,28岁,妊娠35周,产检进行胎心监护显示晚期减速,妊娠晚期出现妊娠期高血压疾病。

请思考:

1. 目前胎儿的情况是否正常?

2. 晚期减速时,需要采取何种措施?

一、概述

胎儿窘迫(fetal distress)是胎儿在宫内缺氧及酸中毒引起的一系列病理状态及综合症状,危及胎儿健康和生命。分为急性胎儿窘迫和慢性胎儿窘迫。急性胎儿窘迫常发生于分娩期,慢性胎儿窘迫常发生于妊娠晚期,慢性胎儿窘迫在临产后往往表现为急性胎儿窘迫。

（一）病因

任何导致母体血氧不足、母胎间血氧运输或交换障碍的因素及胎儿自身因素异常均可能引起胎儿窘迫。

1. 母体因素　孕妇患有严重心、肾疾病,重度贫血、高热、吸烟、妊娠期高血压疾病、产前出血性疾病和创伤、急产,或子宫不协调性宫缩乏力、产程延长、羊水过多、多胎妊娠等,或者缩宫素、麻醉药、镇静药使用不当。

2. 胎儿因素　胎儿患有严重的心血管疾病、呼吸系统疾病,胎儿畸形,母儿血型不合,胎儿宫内感染、颅内出血及颅脑损伤等。

3. 脐带、胎盘因素　脐带长度异常、脱垂、缠绕、受压、严重扭曲、血肿等;胎盘发育异常或形状异常如轮状胎盘、帆状胎盘等,以及各种妊娠合并症及并发症引起的胎盘异常,如前置胎盘和大面积胎盘坏死等。

（二）病理生理

胎儿轻度缺氧时,交感神经兴奋,代偿性血压升高及心率加快。重度缺氧时,转为迷走神经兴奋,心功能失代偿,心率由快变慢。无氧酵解增加,丙酮酸及乳酸堆积,胎儿血 pH 下降,出现混合性酸中毒。缺氧使肠蠕动亢进,肛门括约肌松弛,胎粪排出,胎儿呼吸运动加深,羊水吸入,出生后出现新生儿吸入性肺炎。慢性胎儿窘迫常导致胎儿生长受限。

二、产科护理

【护理评估】

1. 健康史　了解孕妇的年龄、既往生育史、有无严重心脏病、肾病、重度贫血、不良嗜好等病史；了解本次妊娠有无前置胎盘、胎盘早剥、妊娠期高血压疾病、胎膜早破、子宫过度膨隆(如羊水过多和多胎妊娠)等；了解分娩时有无产程延长、缩宫素使用不当、急产及镇静药、麻醉药使用不当等情况，了解胎儿有无严重的心血管系统功能障碍、呼吸系统疾病、胎儿畸形、宫内感染等；了解有无胎盘功能异常及脐带异常等。

重点考点：胎儿窘迫的临床表现

2. 身体状况　胎儿窘迫的主要表现为胎心率改变、胎动异常及羊水胎粪污染或羊水过少，严重者胎动消失。

(1) 急性胎儿窘迫：主要发生在分娩期。

1) 胎心率改变：胎心率改变是急性胎儿窘迫的重要临床表现。缺氧早期在无宫缩时，胎心率加快，>160 次 /min；缺氧严重时，胎心率减慢，<110 次 /min。

2) 胎动异常：胎动是表明胎儿存活的良好标志，正常胎动每小时不少于 3~5 次。胎儿缺氧早期胎动频繁，继而减少直至消失。胎动 <10 次 /24 h 为胎动减少，一般胎动消失后 24 h 内胎心消失。

3) 羊水胎粪污染：羊水污染程度与胎粪排出量及时间有关。羊水性状分为 3度：Ⅰ度呈淡绿色、稀薄，Ⅱ度呈深绿色或黄绿色，Ⅲ度呈黄褐色、黏稠状。

4) 代谢性酸中毒：采集胎儿头皮血做血气分析，如 pH<7.20，提示代谢性酸中毒，存在胎儿窘迫。

(2) 慢性胎儿窘迫：多发生在妊娠晚期，常延续至临产并加重，常因妊娠合并症或并发症所致，如妊娠期高血压疾病、妊娠糖尿病等，主要表现为胎动减少或消失、胎儿生长受限、羊水胎粪污染等。

3. 心理 - 社会状况　孕妇及其家庭成员常因胎儿的生命遭遇危险而产生焦虑、恐惧，对需要手术结束分娩产生犹豫、无助感。如果胎儿不幸死亡，孕妇及家庭成员感情上会受到强烈创伤，其表现为抑郁、愤怒、无法接受等，应了解其情感创伤过程，评估其情感需要。

4. 相关检查

(1) 电子胎心监护：在无胎动与宫缩时，胎心率 >160 次 /min，或 <110 次 /min，持续 10 min 以上，NST 无反应型，基线变异频率 <5 次 /min，OCT 频繁出现晚期减速、变异减速等。

(2) 胎盘功能检查：检测孕妇 24 h 尿雌三醇(E3)的值，如果连续监测急剧减少 30%~40%，或于妊娠晚期连续多次测定 E3 值在 10 mg/24 h 以下，提示胎盘功能下降。

(3) 胎儿血气分析：胎儿头皮血的 pH 在 7.25~7.30 为正常，pH<7.20 提示酸中毒。

(4) 其他检查：羊膜镜检查可了解羊水胎粪污染程度。

5. 临床治疗　急性胎儿窘迫时，纠正缺氧，左侧卧位，吸氧，纠正脱水和酸中毒。如胎心未改善及时结束分娩。慢性胎儿窘迫时，根据妊娠周、胎儿成熟度及胎儿窘迫程度制定处理方案。

【常见护理诊断 / 合作性问题】

1. 气体交换受损（胎儿）　与子宫胎盘的血流改变、胎儿供血供氧不足有关。

2. 焦虑　与胎儿宫内缺氧可能危及生命及无法预测胎儿预后有关。

3. 预感性悲哀　与胎儿可能死亡有关。

【护理目标】

1. 胎儿缺氧情况改善，胎心率在 110~160 次 /min，胎动正常。

2. 孕妇能有效应对焦虑情绪。

3. 如果胎儿死亡，孕妇能接受现实。

【护理措施】

1. 配合医生进行积极治疗

（1）急性胎儿窘迫者：如宫口未开全，胎儿窘迫情况不严重，嘱孕妇左侧卧位、吸氧，观察 10 min 后如胎心变为正常，可继续观察；如宫口开全，胎先露已达到坐骨棘平面以下 3 cm，应做好阴道助产准备；如因缩宫素使宫缩过强导致胎心减慢，应立即停用缩宫素，如上述处理无效，应立即做好剖宫产准备。同时做好新生儿抢救和复苏准备。

（2）慢性胎儿窘迫者：指导孕妇左侧卧位，间断吸氧，配合医生积极治疗各种合并症或并发症，密切监护病情变化，如无法改善，则在促进胎儿肺成熟后做好终止妊娠的准备。因胎儿窘迫需终止妊娠者，应同时做好新生儿窒息的抢救和复苏准备。

2. 密切监护　严密监测胎心变化，一般采用连续胎心监护，及时了解胎儿胎心、胎动及胎动时的胎心变化，对慢性胎儿窘迫者定时监测胎盘功能，及时了解胎盘功能状况，以便积极采取措施。

3. 心理护理　将真实情况告知孕妇及家庭成员，对他们的疑惑给予适当的解释，也有助于帮助其减轻焦虑，帮助他们面对现实。对于胎儿不幸死亡的孕妇，可将其安排在一个远离其他婴儿和产妇的房间，安排家人陪伴和鼓励他们诉说悲伤，接受其哭泣、抑郁等情绪，帮助他们采用适合自己的压力应对技巧和方法，提供支持和关怀。

4. 健康教育　积极查明病因，如合并其他疾病者，了解其对胎儿的危害程度，积极配合治疗并发症及合并症；促进产妇生理及心理状态的恢复，为下次成功妊娠及分娩做好合理计划；再次妊娠时，指导其加强妊娠期保健，指导孕妇自测胎动，发生异常及时就诊。

在线讨论

云课堂在线参与胎儿窘迫的健康教育方案讨论。

【护理评价】

1. 胎儿缺氧情况有无改善，胎心率是否正常。

2. 孕产妇焦虑有无减轻，舒适感是否增加。

3. 孕产妇能否接受胎儿死亡的事实。

第二节　胎儿生长受限

案例导入

> 产妇,34 岁,停经 34 周,于 3 周前查发现尿蛋白(++),血压正常,2 周前 B 超检查提示胎儿小于相应妊娠周,自觉胎动正常,无腹痛和阴道流血、流液。
>
> 请思考:
> 1. 该产妇可能的诊断是什么?
> 2. 需采取哪些护理措施?

一、概述

胎儿生长受限(fetal growth restriction,FGR)是指胎儿体重估计低于相应孕龄应有体重的第 10 百分位数。其围产儿患病率和死亡率均高于正常体重儿,不仅影响胎儿的发育,也影响远期的体能与智力发育。FGR 的定义常与小于胎龄儿混淆。小于胎龄儿是指出生体重低于相应孕龄应有体重的第 10 百分位数或低于平均体重 2 个标准差的新生儿。

胎儿生长受限的病因多样,目前,认为有以下危险因素。

1. 孕妇因素

(1) 一般状况:年龄(<17 岁或 >35 岁)、社会经济状况差、不良生活习惯(如吸烟、吸毒、酗酒)、营养不良、妊娠期体重增长过少、接触放射性物质等。

(2) 妊娠期并发症或合并症:① 妊娠期并发症,如妊娠期高血压疾病、多胎妊娠、妊娠期肝内胆汁淤积症等;② 妊娠期合并症,如心脏病、糖尿病、贫血及感染性疾病等。这些并发症和合并症均可导致胎盘循环障碍,胎盘灌注量降低,引起胎儿生长受限。

2. 胎儿因素　先天发育畸形、胎儿染色体异常(如 21 三体综合征、18 三体综合征等)、胎儿宫内感染等伴有胎儿生长受限。

3. 胎盘、脐带因素　导致胎盘结构或功能异常的各种病变均导致胎儿血供不足。其他因素如脐带过长、脐带过细、脐带扭转、脐带真结等。

二、产科护理

【护理评估】

1. 健康史　询问末次月经,核实妊娠周,评估有无引起胎儿生长受限的高危因素。了解夫妻双方有无遗传疾病家族史,孕妇有无畸形儿或足月低体重儿分娩史;了解孕妇有无吸烟、酗酒等不良嗜好;此次妊娠有无并发症或合并症,有无放射性物质接触史等。

2. 身体状况

(1) 体重:定期称体重,评估孕妇体重增加情况,特别是妊娠中、晚期,有无体重不增,甚至体重下降情况。

（2）体征：测量子宫底高度、腹围，评估子宫大小与妊娠周是否相符，子宫底高度、腹围值连续 3 周均在第 10 百分位数以下者为筛选 FGR 的指标。评估胎儿发育指数，指数在 –3~+3 为正常，小于 –3 提示有 FGR 的可能。胎儿发育指数 = 子宫底高度（cm）–3 ×（妊娠月份 +1）。

3. 心理 – 社会状况　孕妇及其家庭成员因担心胎儿在宫内健康与安全而产生紧张和焦虑情绪；也有少部分孕妇及家属因对本病的危害认识不足，表现出不重视。

4. 相关检查

（1）B 超检查：可较为准确地判断有无胎儿生长受限。可测量胎儿双顶径、头围、腹围、羊水量、胎盘成熟度等，也可行胎儿生理物理评分。

（2）实验室检查：如 TORCH、甲状腺功能检测、尿 E3、人胎盘催乳素、妊娠特异性 β 糖蛋白等。

5. 临床治疗

治疗原则：积极寻找病因、改善胎盘循环、加强胎儿监测、适时终止妊娠。

【常见护理诊断 / 合作性问题】

1. 有受伤的危险（胎儿）　与存在生长受限的高危因素有关。

2. 焦虑　与担心围产儿安危有关。

3. 知识缺乏：缺乏产围产儿不良影响的相关认识。

【护理目标】

1. 胎儿生长受限得到改善。

2. 孕妇情绪稳定，母婴平安。

3. 孕妇认识到疾病对围产儿的不良影响，积极配合治疗护理。

【护理措施】

1. 一般护理　指导孕妇左侧卧位，改善子宫胎盘循环，保持体位舒适。间断吸氧，一天 3 次，每次 10~30 min。保证良好的睡眠，做到劳逸结合。

2. 饮食指导　遵循高热量、高蛋白、高维生素的饮食原则，及时补充孕妇所需的各种营养物质。指导孕妇多食用如蛋、瘦肉、牛奶、豆制品、绿色蔬菜等优质高蛋白和高维生素的食物。特别是妊娠 8 周后不可偏食或节食。

3. 用药护理　妊娠期遵医嘱给药。用药时注意药物用量、用法正确，在采取静脉滴注时应加强巡视，及时发现异常，及时停药。

4. 病情观察　定期产前检查，监测子宫底高度、腹围、体重及胎儿双顶径的变化，监测胎心及羊水情况，必要时行电子胎心监护。

5. 终止妊娠的护理配合　协助医生确定终止妊娠的指征，积极做好各项终止妊娠的准备，加强分娩过程中的护理配合，新生儿出生后加强监护，出现窒息者积极配合抢救处理。

6. 健康教育　加强产前指导，注意增加营养，避免不良生活、饮食习惯。向孕妇及家属讲解疾病可能的病因及治疗措施，指导孕妇加强妊娠期监护，减少并发症和合并症的发生，避免接触有害物质，妊娠期在医生指导下合理用药。指导孕妇自我监测胎动，如有异常情况，应及时注意治疗。

云课堂在线参与胎儿生长受限的护理措施方案讨论。

【护理评价】

1. 孕妇体重、子宫底高度、腹围有无增加,胎儿生长发育情况是否得以改善。

2. 孕妇情绪是否平稳,母婴是否平安度过妊娠期及分娩期。

3. 孕妇是否积极配合治疗与护理。

第三节 巨大儿

案例导入

> 产妇,26岁,妊娠41周,身高172 cm,体重90 kg,体态较胖,检查所示:子宫底高度33 cm,腹围104 cm,胎心率135次/min。产妇经阴道分娩一男婴,Apgar评分10分,体重5 020 g,身长54 cm,会阴Ⅰ度裂伤,产时出血量约300 ml。
>
> 请思考:
>
> 1. 该案例的诊断是什么?
>
> 2. 对该新生儿应如何提供护理?

一、概述

巨大儿(macrosomia)是指胎儿体重达到或超过4 kg。近年来,因营养过剩导致巨大儿的发生率有逐渐增多的趋势。巨大儿手术产率及死亡率较正常胎儿明显增高。当产力、产道、胎位均正常时,巨大儿易发生相对头盆不称、产程延长及肩难产,从而导致软产道损伤、产后出血、产褥感染等。

巨大儿的高危因素主要有以下几种情况。

1. 糖尿病 糖尿病孕妇巨大儿的发生率是无糖尿病孕妇的5倍左右。

2. 营养与孕妇体重 孕妇妊娠前体重与巨大儿有关,妊娠期营养过剩、肥胖、体重过重等均可发生巨大儿。

3. 父母身材 父母身材高大巨大儿发生率高。

4. 产次 巨大儿多见于经产妇。

5. 过期妊娠 过期妊娠巨大儿发生率高,较足月妊娠增加3~7倍。

6. 羊水过多 羊水过多孕妇巨大儿发生率高于羊水过少者。

二、产科护理

【护理评估】

1. 健康史 评估产妇既往有无巨大儿分娩史,有无糖尿病史等。评估妊娠前体重、血糖情况及妊娠期体重增长情况,妊娠晚期是否出现呼吸困难。

2. 身体状况　测量子宫底高度、腹围,评估是否有巨大儿的可能并尽可能准确估重。孕妇在妊娠期体重增长迅速,妊娠晚期主诉有呼吸困难。产检发现腹部明显膨隆,胎体大,先露部高浮。听诊胎心音清晰,位置较高。

3. 心理 - 社会状况　评估孕妇对巨大儿的认识程度。孕妇可能因担心巨大儿是否能顺利分娩或是否健康等问题,而出现紧张、焦虑心理。

4. 相关检查

(1) B超检查:测量胎儿双顶径、股骨长、腹围、头围等各项生理指标,估计胎儿体重。

(2) 腹部检查:触诊胎体大、先露部高浮。腹部膨隆明显,子宫底高度大于35 cm。听诊胎心音位置较高。

(3) 其他检查:定期检测孕妇血糖、胎盘功能、羊水等。

【常见护理诊断 / 合作性问题】

1. 有受伤的危险　与分娩时发生产伤有关。

2. 潜在并发症:产后出血、肩难产。

3. 焦虑　与担心分娩时母儿安危有关。

【护理目标】

1. 产妇分娩过程安全,无产伤发生。

2. 母儿平安,并无发生其他并发症。

3. 孕妇焦虑情绪减轻,心情平稳。

【护理措施】

1. 一般护理　加强妊娠期保健,注意观察孕妇和胎儿体重增长幅度,及时监测胎儿生长发育情况,如有发生胎儿过大或既往有巨大儿分娩史者,应及时查明原因。鼓励孕妇适量运动,保证充足的睡眠。教会产妇妊娠晚期自我监测胎动。

2. 饮食指导　制定合理的饮食方案,指导孕妇合理膳食、粗细搭配。定期根据孕妇体重和胎儿发育情况及时调整防治措施。合并糖尿病者应在控制血糖的基础上,同时咨询营养科医生。

3. 分娩期护理　接产前做好危险因素评估,如肩难产、新生儿窒息、新生儿产伤等。分娩前建立静脉通道、备血等,随时做好剖宫产术的准备。指导产妇合理用力,防止子宫颈水肿及产妇过度疲劳。临产过程中,密切监测胎心率、宫缩及产程进展,及早发现产程异常及胎儿窘迫。配合医生阴道助产,防止产后出血。自然分娩者胎儿娩出后特别检查产妇产道情况;产后加强宫缩,预防产后出血。

4. 新生儿护理　产后仔细检查新生儿健康状况,有无锁骨骨折、颅内出血等产伤。产后 30 min 监测血糖,预防出现新生儿低血糖。出生后尽早喂食糖水,尽早开奶。

5. 心理护理　向孕妇宣教有关自然分娩的知识,随时将拟采取的治疗方案、分娩方式与孕妇及家属沟通,消除孕妇和家属的紧张、焦虑心理,积极配合治疗与护理。

6. 健康教育　加强妊娠期保健指导,积极查明病因,针对病因防治。适当增加产检次数,指导孕妇合理饮食,科学营养,防止过期妊娠,减少巨大儿的发生率。告知产妇及家属巨大儿可能发生的问题,指导加强新生儿的观察,如若出现异常症状,及

巨大儿的
护理

重点考点:
巨大儿分
娩期的护
理措施

重点考点:
巨大儿新
生儿的护
理要点

时就医。

在线讨论 ————————

云课堂在线参与可能有巨大儿的孕妇妊娠期饮食方案讨论。

【护理评价】

1. 产妇分娩过程是否顺利,有无产伤发生。
2. 母儿是否平安,有无产后出血、肩难产等并发症。
3. 孕妇及家属情绪是否平稳,是否积极配合治疗与护理。

知识链接 ▎

肩 难 产

胎头娩出后,胎儿前肩被嵌顿在耻骨联合上方,用常规助产方法不能娩出胎儿双肩,称为肩难产。肩难产一旦发生,一般的助产方法难以奏效。新生儿能否存活,取决于胎肩娩出的时间长短。通常采用以下方法助产:① 屈大腿法;② 压前肩法;③ 旋肩法;④ 断锁骨法;⑤ 牵后臂娩出后肩法。在行以上处理时,将会阴后侧切开足够大,并加用麻醉药,以松解局部肌肉,扩大产道出口。应做好新生儿复苏准备,产后应详细检查软产道裂伤情况,预防产后出血及产褥感染。

第四节 胎儿畸形

案例导入

> 邵某,G_1P_0,妊娠 24^{+6} 周。妊娠早期时检查未见异常。近 1 个月来腹部增大迅速,行走不便,只能侧卧。体检:血压 130/80 mmHg。产科检查:腹部明显膨隆,腹围 109 cm,子宫底高度 35 cm,胎体似有漂浮感,胎头浮,胎心遥远,胎心率 124 次 /min。实验室检查:血糖正常,血甲胎蛋白(AFP)升高。B 超检查:胎儿与子宫壁间最大距离为 9 cm,胎儿双顶径不规则,无法测得双顶径。B 超提示:羊水过多、胎儿畸形。入院后引产娩出一无脑女婴。
>
> 请思考:
>
> 1. 该患儿的诊断是什么?
>
> 2. 此时,可对产妇提供哪些护理措施?

一、概述

胎儿畸形(fetal malformation)是指胎儿在子宫内发育异常而引起的器官或身体某部位的形态学缺陷,是出生缺陷的一种。常见的畸形为:先天性心脏病、多指、多趾、唇裂、腭裂、脑积水、无脑儿等。胎儿畸形在围产儿死因中居第一位,也给社会及家庭带来巨大的经济及心理负担。因此,预防胎儿缺陷是提高出生人口质量的重要手段之一。

（一）病因

1. 遗传因素　遗传物质异常可导致先天畸形,如染色体畸变、单基因遗传病、多基因遗传病。

2. 环境　环境中的某些物质可造成胎儿畸形,如 X 射线、放射性核素等。

3. 病毒及病原体感染　风疹病毒、巨细胞病毒、梅毒、弓形虫等可致胎儿畸形。

4. 化学制剂　某些药物可致胎儿畸形,尤其在妊娠早期。另外,重金属也会增加胎儿畸形的风险。

（二）常见类型

1. 神经管缺陷　如无脑儿、脑积水、脊柱裂、小脑蚓部缺失等。

2. 先天性心脏病　常见有法洛四联症、大血管错位、室间隔缺损、房间隔缺损等。

3. 骨骼系统异常　多指、多趾、并指、并趾、肢体短缩等。

4. 连体双胎　罕见,单卵双胎在妊娠早期发育过程中未能分离或分离不完全所致。常见的有胸腹连胎、颜面胸腹连胎及臀连双胎等。

5. 其他畸形　胸部畸形如膈疝等;泌尿系统畸形如肾积水、肾发育不全等;其他如唇裂、腭裂等。

二、产科护理

【护理评估】

1. 健康史　了解孕妇有无病毒及病原体感染史、妊娠早期有无接触过可能致畸的化学制剂、有无接触过可能致畸的放射性物质等;了解孕产妇有无胎儿畸形分娩史、有无胎儿畸形家族史等。

2. 身体状况　多无典型临床表现。少数胎儿畸形是由于出现了胎心、胎动异常或胎儿生长受限等表现后进一步产前检查。不同类型的畸形可能导致相关器官组织的功能障碍,发育受限,终身残疾甚至胎死宫内、新生儿死亡。

3. 心理–社会状况　孕妇及其家属可能因担心胎儿畸形导致胎儿死亡或终身残疾等问题,而出现紧张焦虑心理。

4. 相关检查

（1）彩色超声检查:胎儿系统超声是产前诊断胎儿畸形的常用方法,妊娠 18~20 周是发现脊柱裂的最佳时机。妊娠 20 周后宜进行脑积水诊断。妊娠 20~24 周宜进行心脏结构异常的诊断。但超声分辨率有限及技术原因,以及有些畸形在妊娠晚期才表现出来,超声并不能发现所有胎儿畸形。

（2）核磁共振:核磁共振在诊断胎儿中枢神经系统异常等方面应用前景广阔,可作为产前诊断中对超声检查发现的胎儿异常的重要验证和补充诊断手段。

（3）介入性产前诊断:通过绒毛活检、羊水穿刺、脐带血穿刺等技术,可对某些胎儿遗传疾病做出诊断。另外,胎儿镜、胚胎镜能更直观和准确观察胎儿及胚胎情况,且可进行子宫腔内容物取样诊断,甚至可进行宫内治疗。

5. 临床治疗　已确定为致死性畸形,应尽早引产终止妊娠,对出生后可以治疗的胎儿畸形,根据个体化原则可待足月或近足月时分娩。

【常见护理诊断/合作性问题】

1. 焦虑　与担心胎儿安全有关。

2. 知识缺乏：与孕妇不能正确认识胎儿畸形的危害有关。

【护理目标】

1. 孕妇焦虑减轻,能接受胎儿畸形的事实。

2. 孕妇能正确认识胎儿畸形的危害。

【护理措施】

1. 心理护理　与孕妇及家属及时沟通,及时告知病情,给予心理上的支持、疏导,注意保护其隐私,维护其自尊。如需引产,要充分告知孕妇及家属胎儿尸体的处理方式并由其做出选择并做书面表达。

2. 处理配合　对于明确的致死性畸形,应尽早引产终止妊娠,产程中应注意观察产程进展,警惕产时并发症的发生,助产时以减少母亲损害为原则。对出生后可以治疗的胎儿畸形,根据个体化原则可待足月或近足月时分娩,如需进行产时手术,需多科协作完成。

3. 健康教育　对于致死性畸形,建议产妇及家属进行胚胎组织的遗传学检查及尸体解剖以指导下次妊娠。对失去胎儿的产妇进行再次妊娠的指导宣教,必要时引导孕妇进行心理咨询和哀伤辅导,帮助其接受此次不良妊娠。对于出生后可以治疗的胎儿畸形,建议产妇及家属咨询相关学科医生,做好治疗准备。

在线讨论 ————————————————————

云课堂在线参与可能导致胎儿畸形的危险因素讨论。

【护理评价】

1. 产妇心情是否平稳,焦虑有无减轻。

2. 产妇是否认识到胎儿畸形的危害,是否积极配合处理。

第五节　死胎

案例导入

于某,G_2P_0,停经 38 周,自觉胎动消失 1 个月,鼻出血 2 次,收入院。查体:全身皮肤无黄染,有十余处散在出血点,其他未见异常。产科检查:腹围 88 cm,子宫底高度 31 cm,胎位为骶左前位(LSA),胎心无,先露臀浮,胎膜未破,偶有宫缩。B 超提示:颅骨重叠变形,脊柱弯曲呈角,胎盘水肿。

请思考:

1. 该病人可能的诊断是什么?

2. 应如何处理?

一、概述

重点考点：
死胎与死产
的定义

死胎（fetal death）是指妊娠 20 周后的胎儿在子宫内死亡。包括胎儿在分娩过程中死亡的死产（stillbirth）。死胎在宫内停留过久，不及时处理可引起母体凝血功能障碍、DIC 等。

死胎多数因胎儿在宫内缺氧引起，常见有以下因素。

1. 胎盘及脐带因素　胎盘功能异常，如过期妊娠、胎盘早剥、前置胎盘、血管前置等所致大量出血，脐带真结、脐带脱垂等脐带异常或羊水过少等，造成胎儿缺氧。

2. 胎儿因素　胎儿异常所占死胎病因的 25%~40%。胎儿染色体异常或致死性结构异常畸形在死胎病因中占有重要地位。严重的遗传疾病、胎儿生长受限、母儿血型不合导致的溶血、胎母输血等所致胎儿严重贫血、双胎输血综合征、宫内感染等引起的死胎也很常见。

3. 孕妇因素　严重的妊娠并发症如妊娠糖尿病、妊娠期高血压疾病、妊娠期肝内胆汁淤积症、子宫破裂等，合并症如心血管疾病、严重感染、重度贫血等，致使胎盘局部血供不足，胎儿缺氧，均可致死胎。生育时年龄过大或过小也可使死胎风险增加。

二、产科护理

【护理评估】

1. 健康史　询问末次月经时间，早孕反应、胎动出现时间，详细询问本次妊娠的过程，了解早期妊娠有无先兆流产等异常；询问既往孕产史，是否患有糖尿病、慢性肾炎等其他疾病。

2. 身体状况

重点考点：
死胎的临床
表现与体征

（1）胎动消失：评估胎动消失的具体时间，对胎动消失 2~3 天内的孕妇应积极争取时间判断胎心是否消失，以期挽救胎儿。注意是否伴有乳房胀满感消失（死胎后孕妇体内激素水平下降所致）。

（2）体征：评估孕妇体重，有无体重不增甚至下降；测量子宫底高度、腹围，了解子宫大小是否与妊娠周相符。子宫不再增大，不能闻及胎心音者，即考虑死胎。

重点考点：
死胎的相
关实验室
检查结果

3. 心理－社会状况　孕妇及家属知道胎儿死亡后，精神打击很大，甚至会因悲哀过度而产生过激行为。部分孕妇因自身疾病导致死胎，故出现内疚心理。

4. 相关检查　B 超检查确诊有无胎心、胎动，如胎儿死亡过久可见颅板塌陷，颅骨重叠，呈袋状变形。监测凝血功能，若纤维蛋白原 1.5 g/L，并伴有凝血功能障碍，需积极纠正并在分娩期对症处理以避免严重产后出血。

5. 临床治疗　治疗原则：死胎一经确诊，应尽早引产。

【常见护理诊断／合作性问题】

1. 悲哀　与胎儿死亡有关。

2. 潜在并发症：凝血功能障碍、DIC 及产后出血。

【护理目标】

1. 孕产妇平安,保持良好的心理状态,能配合治疗护理,并主动与医护人员讨论下一次妊娠的相关问题。

2. 孕产妇未发生凝血功能障碍、DIC 及产后出血。

【护理措施】

1. 一般护理 注意休息,加强营养,观察有无出血征象,发生齿龈出血、注射部位出血时,及时报告医生并做相应处理。

2. 心理护理 入院后孕妇均会出现情绪波动、精神紧张、悲伤、失落、恐惧等不良情绪。应多次主动与病人交谈,耐心解释死胎的原因,有计划进行哀伤辅导,引导其接受并逐渐走出阴影。

3. 处理配合

(1) 引产处理:包括羊膜腔注射依沙吖啶引产、缩宫素静脉滴注引产、米索前列醇配合米非司酮、水囊引产等。根据妊娠周、是否为瘢痕子宫,病人合并症及并发症等制定个体化的引产方案,尽量经阴道分娩,减少对母体的损伤,必要时毁胎。

(2) 产时处理:产程中注意指导产妇屏气用力,预防羊水栓塞;注意保护会阴,防止产道损伤,胎盘、胎膜娩出后,要仔细检查,给予缩宫素肌内注射,防止产后出血。胎儿娩出后,要协助医生仔细检查胎儿体表有无畸形或异常,脐带有无扭转、打结绕身、脐动脉是否是两条、胎盘有无血管瘤等。如果肉眼无法识别,可说服产妇及家属做尸检或染色体检查以查明死胎原因,根据病因评估复发风险以再次指导妊娠时采取措施避免类似情况的发生。

(3) 产后护理:产后嘱病人充分休息,恢复体力。每天给予外阴冲洗,给予抗生素预防感染;口服益母草膏,促进宫缩,观察阴道流血情况;给予富有营养易消化的食物,给予退乳药物,促使退乳,减少乳房胀痛的痛苦,避免乳腺炎的发生。

4. 健康教育

(1) 病因或诱因的消除:避免接触放射性物质等;妊娠早期尽量少去公共场所,预防病毒感染,增强体质,增强对疾病的抵抗力,孕妇要避免感冒。

(2) 妊娠期保健:坚持规律产检,教会孕妇自数胎动,及时发生异常,及时就医。

(3) 优生优育指导:产后 4 周避免性生活。坚持避孕 3~6 个月之后才可以妊娠。明确死胎原因,进行预防,再次妊娠时应进行风险评估,并告知再次妊娠前应进行遗传咨询,采取科学优生的措施。

在线讨论 ————————

云课堂在线参与发生死胎的妇女再次妊娠的健康教育方案。

【护理评价】

1. 孕妇情绪是否稳定,对下一次妊娠有无信心。

2. 孕产妇生命体征是否平稳,有无出血征象。

重点考点:
死胎的产
时处理

> 某孕妇,32 岁,妊娠 14 周,B 超检查提示双绒毛膜双胎,孕妇初次妊娠,既兴奋又紧张,前来咨询妊娠期注意事项。
>
> 请思考:
> 1. 如何在产前对双胎妊娠孕妇进行健康教育?
> 2. 双胎妊娠产后观察要点是什么?

一、概述

一次妊娠同时有两个或者两个以上的胎儿称为多胎妊娠(multiple pregnancy),以双胎妊娠最为多见。其发生率在不同国家、地区、人种间存在一定差异。近年来,随着辅助生殖技术的开展,多胎妊娠的发生率呈上升趋势。本节主要讨论双胎妊娠。

(一) 病因

1. 遗传　夫妇双方或一方家族中有多胎妊娠史者,其发生双胎妊娠的概率增加。

2. 年龄和胎次　随着孕妇年龄和胎次的增加,双胎妊娠的概率增加,尤以 35~39 岁者最多。

3. 药物和辅助生殖技术　因不孕而使用促排卵药物或接受了辅助生殖技术者,其双胎妊娠的概率增加。

(二) 分类

1. 双卵双胎　由两个卵子分别受精而形成的双胎妊娠,约占双胎妊娠的 2/3,两个卵子可来源于同一成熟卵泡,或同一卵巢的不同成熟卵泡,或两侧卵巢的成熟卵泡。两个胎儿的基因不同,故胎儿性别、血型、容貌可相同或不同。双卵双胎各自形成独立的胎盘和胎囊,两者血液循环互不相通。两个胎囊之间有两层羊膜及两层绒毛膜,有时两层绒毛膜可融合为一层(图 12-1)。

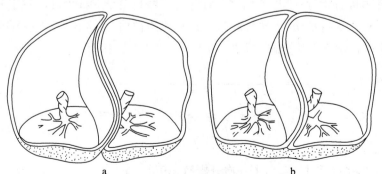

a.两个胎盘分开,两层绒毛膜,两层羊膜;b.两个胎盘融合,两层绒毛膜融合,两层羊膜。
图 12-1　双卵双胎的胎盘及胎膜示意图

2. 单卵双胎　由一个受精卵分裂而形成的双胎妊娠,约占双胎妊娠的1/3。两个胎儿具有相同的基因,因此其性别、血型一致,容貌相似。由于受精卵在早期分裂时间的不同,可分为以下4种类型,但胎盘血液循环互通。

(1) 分裂发生在桑葚胚期(受精后2~4天):形成两个独立的受精卵、两个羊膜囊,可独立着床形成独立的胎盘(图12-2a)。

(2) 分裂发生在囊胚期(受精后4~7天):可形成双羊毛囊、单绒毛膜的单卵双胎,共同拥有一个胎盘及绒毛膜,两个羊膜囊之间仅隔着两层羊膜(图12-2b)。

(3) 分裂发生在羊膜囊已形成后(受精后7~13天):两个胎儿共存于一个羊膜腔内,共用一个胎盘(图12-2c)。

(4) 连体双胎:分裂发生于受精13天以上,原始胚盘已经形成,机体不能完全分类成两个,可形成不同形式的联体儿,此型极为罕见。

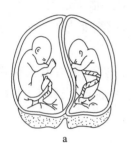 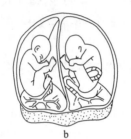 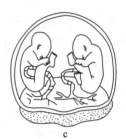

a. 发生在桑葚胚期;b. 发生在囊胚期;c. 发生在羊膜囊已形成后

图 12-2　受精卵在不同阶段形成单卵双胎的胎盘及胎膜示意图

二、产科护理

【护理评估】

1. 健康史　仔细询问孕妇及丈夫家族中有无多胎妊娠史者;了解孕妇的年龄及胎次;本次妊娠前是否使用过促排卵药物,或接受了辅助生殖技术;了解本次妊娠经过及产前检查的情况等。

2. 身体状况　评估孕妇有无行动不便,有无妊娠期高血压疾病、羊水过多、前置胎盘、贫血等并发症,定期测体重、血压、子宫底高度、腹围。孕妇妊娠期早孕反应较重;妊娠中、晚期子宫增大明显,体重增加迅速;妊娠晚期可出现呼吸困难、胃部胀满、下肢水肿、静脉曲张等压迫症状。孕妇子宫大于妊娠周数,妊娠中、晚期腹部可触及两个胎头、多个肢体;胎动频繁,且部位不确定;可在腹部不同部位听到两个胎心音,且两者速率不一,相差 >10 次 /min。

3. 心理 – 社会状况　在确定双胎妊娠时,孕妇及家属情绪比较复杂,既有孕育多个胎儿的兴奋与喜悦,但双胎妊娠属于高危妊娠,又会对胎儿是否健康、是否畸形而担心焦虑,甚至担心以后的培养问题。

4. 相关检查　多胎妊娠主要通过 B 超检查,B 超可早期诊断双胎并能提高双胎妊娠的妊娠期监护质量;可以筛查胎儿结构畸形,如连体双胎;同时可判断双胎的类型。

5. 临床治疗　治疗原则：妊娠期加强营养，注意休息，减少活动，加强产前检查。分娩期严密观察产程进展及胎心变化。产褥期预防产后出血。

【常见护理诊断 / 合作性问题】

1. 有受伤的危险(胎儿)　与双胎妊娠引起早产有关。

2. 潜在并发症：早产、胎盘早剥等。

【护理目标】

1. 胎儿发育正常，未发生早产。

2. 及时发现和处理孕妇及胎儿并发症，母儿安全。

【护理措施】

1. 一般护理　妊娠期指导孕妇加强营养以适应两个胎儿生长的需要，应特别注意补充铁、钙、叶酸等。双胎妊娠孕妇胃部易受压致胃纳差、食欲减退等，因此应指导孕妇少量多餐。孕妇腰背痛症状可能较明显，指导其注意休息，适宜运动、局部热敷可缓解症状。嘱孕妇避免长时间站立，指导孕妇穿戴托腹带，或侧卧位在腹部下方垫软枕，以减少子宫引起的压迫症状。

2. 病情观察　双胎妊娠易伴发妊娠期高血压疾病、羊水过多、前置胎盘等并发症，因此应加强病情观察，增加产前检查的次数，每次监测子宫底高度、腹围和体重，指导孕妇注意两个胎儿的胎动，及时发现异常情况并处理。

3. 分娩期护理

(1) 第一产程：分娩过程中同时严密监测产程进展和双胎胎心，协助做好剖宫产和新生儿窒息抢救的准备。如有发生宫缩乏力或产程延长，及时处理。

(2) 第二产程：第一个胎儿娩出后，立即断脐；扶正第二个胎儿的胎位，使之保持纵产式，并密切观察胎心、宫缩及阴道流血情况，及时发现胎盘早剥及脐带脱垂并处理；约 20 min，协助娩出第二个胎儿；如 15 min 后无宫缩，遵医嘱静脉滴注缩宫素促进宫缩。第二个胎儿前肩娩出后，遵医嘱及时注射缩宫素，加强宫缩，预防产后出血。

(3) 第三产程：应在产妇腹部放置沙袋压迫，以免回心血量突然迅速增加而导致产妇心力衰竭。产后应注意观察子宫收缩情况及阴道流血量。胎盘娩出后，应仔细检查胎盘、胎膜的完整性和脐带附着点。

4. 心理护理　协助孕妇顺利完成角色转化，接受妊娠和即将成为两个孩子母亲的事实。多与孕妇及家属沟通，耐心解答疑惑，提高孕妇对妊娠、分娩的信心。告知保持心情愉快、积极配合治疗的重要性。分娩期与病人及家属充分交流、沟通。

5. 健康教育

(1) 休息与运动指导：孕妇注意休息，加强营养。加强产前检查，避免剧烈运动及过度劳累，妊娠晚期禁止性生活，加强监测胎动和胎心情况，出现异常及时就诊。

(2) 早产儿护理和母乳喂养指导：指导产妇及家属进行早产儿护理。特别是双胎妊娠母乳喂养存在问题较多，应及时询问，提供相应的专业指导与支持。

(3) 就医指导：若妊娠期出现阴道流血、胎动异常、腹坠感等异常情况及时就诊;按计划的终止妊娠时间入院;产后出现阴道流血(多于月经量)、发热等情况及时就医。

在线讨论

云课堂在线参与双胎妊娠的分娩期护理方案讨论。

【护理评价】

1. 胎儿是否平安出生,有无发生并发症。

2. 孕妇并发症是否及时发现并处理,母儿是否健康。

第七节 新生儿窒息

案例导入

> 孕妇,陈某,30 岁,妊娠 39 周临产,由于宫缩乏力,胎儿娩出时全身青紫,不哭,呼吸不规则,心率 100 次/min,插鼻无反应,四肢肌张力减低。
>
> 请思考:
>
> 1. 该患儿是否存在新生儿窒息?
>
> 2. 现在应采取的首要措施是什么?

一、概述

新生儿窒息(asphyxia of newborn)是指新生儿出生 1 min 内无自主呼吸或未能建立规律性呼吸的缺氧状态。目前,新生儿窒息仍是导致新生儿死亡和智力伤残的主要原因之一。

产前、产时和产后多种原因均能引起新生儿窒息,其中,由产前因素引起窒息者约占 20%,产时因素约占 70%,产后因素仅占 10%。凡是影响母体与胎儿间的血液循环和新生儿肺气体交换的因素均可引起窒息。

1. 孕妇因素 孕妇因素是导致新生儿窒息的重要原因之一。母亲患有糖尿病、严重贫血,或心、肾疾病等全身性疾病;妊娠合并症,如患妊娠期高血压疾病、子痫等;多胎妊娠;吸毒、吸烟;孕妇年龄 >35 岁或 <16 岁等新生儿窒息发生风险较高。

2. 胎盘及脐带因素 胎盘异常,如前置胎盘、胎盘早剥和胎盘老化等。脐带异常,如脐带受压、脱垂、绕颈、打结、过短和牵拉等。

3. 分娩因素 难产、胎头吸引、高位产钳助产、臀位产,产程中麻醉药、镇痛药及催产药应用不当等均可导致窒息。

4. 胎儿因素 胎儿本身因素也是导致窒息的重要因素,包括早产儿、小于胎龄儿、巨大儿;有严重先天畸形的新生儿,如肺膨胀不全、先天性心脏病等;宫内感染、颅内出血、中枢神经系统受药物抑制等;呼吸道阻塞,如胎粪吸入等。

二、产科护理

【护理评估】

1. 健康史　详细了解产妇妊娠期身体状况,有无影响胎盘血流灌注的疾病,如心脏病、严重贫血、肺部疾患、宫内感染等,有无妊娠期合并症及不良嗜好,了解产妇分娩过程有无产程延长,有无使用麻醉药、镇静药;了解有无胎盘及脐带异常,如脐带缠绕、胎盘早剥等;了解新生儿出生前后情况,如胎心、胎动有无异常,胎位、出生体重,是否早产;是否存在胎儿宫内感染;有无先天畸形等。

2. 身体状况

(1) 新生儿窒息分度:根据新生儿出生后 1 min 的 Apgar 评分将窒息分为轻度和重度。

1) 轻度窒息:又称青紫窒息,出生后 1 min 的 Apgar 评分为 4~7 分。新生儿面部与全身皮肤呈青紫色;呼吸表浅或不规律;心音有力,心率可增快,但常减慢;肌张力存在;对刺激有反应;喉反射存在。如病因解除、清理呼吸道和适当刺激,可恢复自主呼吸,如复苏不及时可转为重度窒息。

2) 重度窒息:又称苍白窒息,出生后 1 min 的 Apgar 评分为 0~3 分。新生儿皮肤苍白、口唇暗紫;无呼吸或仅有喘息样微弱呼吸;心音弱、心率减慢或不规则;肌张力低下或消失;对刺激无反应,喉反射消失。如抢救不及时则无法恢复自主呼吸而死亡。

(2) 各器官受损表现:窒息、缺氧缺血可造成多器官功能受损,但不同组织细胞对缺氧的敏感性各异,根据窒息的程度、窒息持续时间不同,发生器官损伤的种类和严重程度也各有不同。轻度窒息导致器官损伤较少,重度窒息可导致多器官损伤。① 中枢神经系统:缺血缺氧性脑病和颅内出血等;② 心血管系统:持续性肺动脉高压、缺氧缺血性心肌损害等;③ 呼吸系统:胎粪吸入综合征、急性呼吸窘迫综合征、肺出血等;④ 泌尿系统:急性肾小管坏死,肾功能不全及肾静脉血栓形成等;⑤ 消化系统:应激性溃疡、坏死性小肠结肠炎等;⑥ 血液系统:DIC、血小板减少等;⑦ 代谢紊乱:低血糖、高血糖、低钙血症、低钠血症等。

3. 心理 – 社会状况　新生儿窒息抢救后大多数能恢复,但严重窒息者仍可留下不同程度的后遗症,大多数家长非常恐惧或不知所措,应评估家长的心理状况,了解家长对疾病相关知识的了解程度,对疾病预后及其后遗症康复的了解程度。另外,评估家长是否有因窒息患儿入住重症监护室可能带来的经济压力。

4. 相关检查　对窒息新生儿应做动脉血气分析,血气分析可见 $PaCO_2$ 升高,PaO_2 降低,pH 下降;血生化可见血清钾、钠、氯、镁、钙、磷和血糖降低;头颅 B 超或 CT 等检查能帮助确定病变的部位、范围及有无颅内出血等情况。

【常见护理诊断 / 合作性问题】

1. 无效性呼吸型态　与缺氧致低氧血症和高碳酸血症有关。

2. 体温过低　与缺氧、环境温度低下有关。

3. 潜在并发症:缺血缺氧性脑病、颅内压增高等。

4. 焦虑(家长) 与新生儿生命受到威胁、预后不良有关。

【护理目标】

1. 新生儿呼吸道通畅,呼吸频率、血气分析结果在正常范围。

2. 病人体温及其他生命体征能恢复正常。

3. 减少病人住院期间并发症的发生,神经系统症状消失。

4. 母亲情绪稳定,焦虑减轻。

【护理措施】

对有窒息危险的胎儿,娩出前应充分做好复苏准备,包括人员、仪器、物品等,并由产科、儿科医护人员及麻醉师共同合作完成。按 ABCDE 复苏方案及时进行复苏,前三项(ABC)最重要,A 是根本,B 是关键,E 是贯穿始终。

1. 复苏

(1) A(airway):即清理呼吸道。快速评估与初步复苏,要求在出生后 30 s 内完成。

快速评估:在出生后立即评估以下 4 项。① 新生儿是否是足月儿? ② 羊水是否清亮? ③ 有哭声或呼吸吗? ④ 肌张力好吗? 如果 4 项中有 1 项是否定的,则立即进入窒息复苏的步骤。

初步复苏:① 新生儿胎头娩出后,助产者先用手轻挤新生儿面、颏部,排出口、鼻中黏液;② 新生儿娩出后立即置于预热好的开放式辐射抢救台上,设置抢救台温度为 32~34℃;③ 迅速用预热好的干毛巾擦干头部及全身,以减少散热;④ 摆好体位,使新生儿取去仰卧位,肩部以布卷垫高 2~2.5 cm,使颈部轻微仰伸;⑤ 立即清除口、咽、鼻及气道内黏液,多采用负压吸引,负压为 80~100 mmHg(10.0~13.3 kPa),吸引时间不超过 10 s,先吸口咽,再吸鼻腔,当羊水有胎粪污染时,新生儿娩出后先评估有无活力(有活力儿是指规则呼吸或哭声响亮、肌张力好,以及心率 >100 次 /min 的新生儿,以上 3 项有 1 项不好的则为无活力儿);新生儿有活力时,继续初步复苏;如无活力,采用胎粪吸引管进行气管内吸引;⑥ 触觉刺激:用手拍打足底或弹足底 1~2 次,或沿脊柱方向摩擦婴儿背部 1~2 次,以促使自主呼吸出现,如新生儿呼吸正常,心率 >100 次 /min,肤色红润或仅手足青紫,可观察。

(2) B(breathing):即建立呼吸。如触觉刺激后仍未建立规律呼吸或心率 <100 次 /min,应立即用复苏器正压通气并加压给氧,面罩应紧闭遮盖下颌尖端、口、鼻,但不盖住眼睛,氧流量为 5~10 L/min,给氧浓度足月儿可用空气进行复苏,早产儿开始给 30%~40% 的氧,用空气 – 氧混合仪根据氧饱和度调整,通气频率为 40~60 次 /min(胸外按压时 30 次 /min),吸呼比为 1:2,压力以可见胸廓起伏、听诊呼吸音正常为宜。30 s 充分正压通气后再进行评估,如果出现自主呼吸,心率 ≥ 100 次 /min,可逐渐减少并停止正压通气;如自主呼吸不充分,或心率 <100 次 /min,须继续用气囊面罩或气管插管进行正压通气,并检查及矫正通气操作;如心率 <60 次 /min,予以气管插管正压通气并开始胸外按压。

(3) C(circulation):即恢复循环。气管插管正压通气 30 s 后,如心率 <60 次 /min,同时进行胸外心脏按压。应在新生儿两乳头连线中点的下方,即胸骨体下 1/3 处进

重点考点:
新生儿窒息
复苏快速评
估要点

重点考点:
新生儿窒
息复苏中
初步复苏
的步骤及
要点

重点考点:
新生儿窒
息复苏建
立呼吸的
要点

第十二章 胎儿与新生儿异常

行按压,可采用双拇指法或中、示指法。① 双拇指法:双手拇指指端压胸骨,根据新生儿体型不同,双拇指重叠或并列,其他手指围绕胸廓支撑背部;② 中、示指法:操作者一手中、示指尖放在胸骨上,另一只手支撑患儿背部;按压深度为前后胸直径的1/3,按压有效时可扪到股动脉搏动,按压时间稍长于放松时间,放松时手指不应离开胸壁。按压频率为 90 次 /min。胸外按压和正压通气的比例应为 3∶1,即 90 次 /min按压和 30 次 /min 呼吸,达到每分钟 120 个动作。每个动作约 1/2 s,2 s 内 3 次胸外按压加 1 次正压通气。

（4）D（drugs）:即药物治疗。建立有效的静脉通道,保证药物的使用。在胸外按压30 s 后仍不能恢复正常循环时,遵医嘱给予 1∶10 000 肾上腺素 0.1~0.3 mg/kg 静脉注射或 0.5~1.0 ml/kg 气管内注入,必要时 3~5 min 后可重复一次,但重复给药需选择静脉途径。有低血容量、怀疑失血或休克的新生儿对其他复苏措施无反应时,考虑扩充血容量,推荐选用生理盐水,剂量为 10 ml/kg,静脉缓慢注射。

（5）E（evaluation）:即评价。评价贯穿于复苏全过程中,要随时评价新生儿情况,以确定进一步采取的抢救方法。

2. 保温　在整个复苏过程中应注意新生儿的保温,新生儿娩出后立即置于预热的开放辐射式抢救台上,维持新生儿体温在 36.5℃左右,同时用温热干毛巾擦干头发及全身的羊水及血迹,减少散热。

3. 复苏后护理　复苏后还需加强新生儿护理,保证呼吸道通畅,密切观察生命体征、血氧饱和度、神志、肌张力、面色及肤色、尿量等。合理给氧,注意喂养,做好重症监护记录。新生儿出生后 5 min 的 Apgar 评分有利于估计疗效和预后,若5 min Apgar 评分仍低于 6 分,新生儿系统受损较明显,应注意观察是否出现神经系统症状。

4. 预防感染及颅内出血　严格执行无菌操作技术。凡有过侵入性操作的新生儿,疑有感染者遵医嘱给予抗生素。为预防颅内出血,可遵医嘱给予维生素 K_1肌内注射,每次 0.5~1 mg,每天 1 次,连续 3 天;注意保持绝对安静,避免震动,暂不予沐浴;各种护理和治疗操作需集中进行、动作轻柔。并遵医嘱给予镇静药、脱水药。

5. 心理护理　各种抢救操作沉着、有秩序,以免加重产妇的思想负担,同时安慰产妇,注意宫缩情况,避免情绪紧张引起产后出血,并选择适宜的时间告知新生儿具体情况。

6. 健康教育　向家长介绍本病的相关医学知识,细心解答新生儿的病情。告知家长如并发严重的缺血缺氧性脑病,可能留有神经系统后遗症。对恢复出院的新生儿,应嘱其家长注意定期复查。对有后遗症的新生儿,应指导家长学会新生儿康复护理的方法。

7. 积极预防新生儿窒息

（1）产前做好监测,指导产妇掌握自我监测胎动的方法,特别对高危妊娠者,发现问题及时处理。

（2）产时严密监测产程进展,密切观察胎心,加强胎儿监护,避免宫内缺氧;用药要考虑对胎儿的影响,如分娩前 6 h 不应使用吗啡等对中枢神经系统产生抑制的药物。

(3) 产后及时拭净新生儿鼻腔、口腔、咽部的黏液和羊水,以免吸入呼吸道。

(4) 估计胎儿出生后可能发生新生儿窒息者,分娩前应做好新生儿复苏准备,包括人员、氧气装置、保暖设备、吸引器、气管插管、急救药品及器械。

在线讨论 ————————————————————————

云课堂在线参与新生儿窒息的抢救护理方案。

【护理评价】

1. 新生儿能否维持有效的呼吸,有无缺氧症状。
2. 母儿生命体征是否恢复正常。
3. 新生儿有无并发症发生。
4. 患儿家长能否面对现实,情绪是否稳定。

第八节　新生儿产伤

案例导入

> 刘某之子,胎龄 39 周,第一胎,阴道产行胎头吸引出生,生后无自主呼吸,肌张力低,经吸痰、吸氧、人工口对口呼吸抢救 10 min 后出现自主呼吸,急入新生儿病房。入院时情况:烦躁不安、哭闹、大汗淋漓、痛苦面容、皮肤苍白、头顶部产瘤较大,右侧枕部头皮下血肿,各种反射未引出。头部 CT 显示:沿枕部颅骨下可见新月形高密度影,后纵裂、半球沟裂见条形密度增高影,枕部颅骨见骨折纹。
>
> 请思考:
>
> 1. 该患儿最可能的诊断是什么?
> 2. 该患儿需要的护理措施是什么?

　　新生儿产伤(neonatal birth injury)是指分娩过程中因机械性因素对胎儿或新生儿的组织、器官所造成的损伤。产伤可发生在身体的任何部位,与胎儿的大小、胎位、骨盆的形态以及接生方式等有关。

一、头颅血肿

　　头颅血肿是由于异常分娩(胎位不正、头盆不称等)、产钳或负压吸引助产时,因头颅受到过度挤压,以致骨膜下血管破裂,血液积聚于骨膜下而发生(图 12-3)。血肿边缘清晰,不超过颅缝,有波动感,有时与颅骨骨折相并存。头颅血肿与胎头水肿(产瘤)的鉴别见表 12-1。

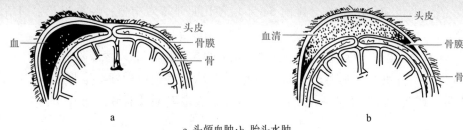

a. 头颅血肿；b. 胎头水肿

图 12-3　头颅血肿与胎头水肿

表 12-1　头颅血肿与胎头水肿的鉴别

项目	头颅血肿	胎头水肿
部位	骨膜下	胎先露皮下组织
范围	不超过颅缝	不受颅缝限制
出现时间	产后 2~3 天	娩出时即存在
局部特点	有波动感	凹陷性水肿
消失的时间	3~8 周	产后 2~4 天

【护理评估】

1. 健康史　了解胎龄、出生体重、分娩经过、有无难产手术史等。

2. 身体状况　注意头颅血肿与胎头水肿的区别。除了评估局部情况外，还应观察全身情况，如神志、肌张力、血压、心率、末梢循环情况、有无皮肤苍白等贫血情况。

【常见护理诊断 / 合作性问题】

1. 潜在并发症：贫血、休克等。

2. 焦虑　与家长担心头颅血肿会影响患儿智力有关。

【护理目标】

1. 患儿没有发生并发症。

2. 家长焦虑得到有效缓解。

【护理措施】

1. 一般护理　应静卧，尽量避免对患儿的移动和刺激。

2. 病情观察　除了观察患儿生命体征、意识、肌张力、皮肤颜色和原始反射情况外，还应注意观察头颅血肿范围是否扩大，有无吸收。

3. 保持呼吸道通畅　及时清除呼吸道分泌物，如有呼吸困难和（或）有发绀，报告医生并遵医嘱给氧。

4. 遵医嘱给予止血药物或输血浆　必要时扩容、纠正酸中毒及改善微循环。

5. 心理护理　对病情危重的患儿，告知家长病情的严重程度及治疗效果，并安慰家长。

6. 健康教育　给患儿家属介绍相关的医学知识，指导家长学会观察和护理患儿,使其配合诊疗。

在线讨论 ————————————————————————————

云课堂在线参与新生儿头颅血肿与胎头水肿的鉴别要点讨论。

【护理评价】

1. 患儿的血压、血液循环状况是否维持正常,有无发生并发症。

2. 患儿家长是否以自己的方式有效缓解焦虑与担心。

二、骨折

在产程延长、难产、巨大儿,或胎儿窘迫需要快速娩出时,容易发生新生儿骨折。常见有锁骨骨折、颅骨骨折、肱骨骨折、股骨骨折等。新生儿骨折非骨裂,愈合快,引起永久性畸形者少见。

1. 锁骨骨折　是产伤骨折中最常见的一种。常因无明显症状而被忽略。多发生于巨大儿胎肩娩出困难或牵引术牵拉肩部时用力过猛者,自然分娩时也偶有发生。

2. 颅骨骨折　使用产钳、胎头吸引器、骨盆狭窄或牵引用力不当导致颅骨不均匀受压时可能发生颅骨骨折。胎头吸引易并发顶骨骨折,产钳术助产易导致凹陷性骨折。

3. 肱骨骨折　多发生于难产、臀位分娩或进行内倒转术操作时,助产者强力牵拉上肢,或当头位分娩时,肩部降入产道后,助产者用力牵拉腋部时发生。

4. 股骨骨折　在臀位产、横位产时,用手勾出下肢,或握住双下肢左右旋转,或过分牵拉伸直的下肢所致。偶尔也可发生于剖宫产术者。

【护理评估】

1. 健康史　了解分娩时的情况,是否有阴道助产及助产方式;新生儿出生体重等,评估患儿出生后有无被动活动患肢而哭闹等表现。

2. 身体状况

(1) 症状:锁骨骨折可见局部肿胀、压痛、患儿上臂活动减少或被动活动时哭闹;肱骨和股骨干骨折可见患肢出现肿胀、畸形、皮下瘀斑,被动活动时患儿哭闹;青枝骨折则易漏诊,至骨折愈合、股部骨痂隆起时才被发现。

(2) 体征:锁骨细长而弯曲,呈横"S"形,锁骨骨折多发生于中外 1/3 交界处,骨折处可扪及骨摩擦感,拥抱反射减弱或消失;肱骨骨折多发生在中段和中上 1/3 处,以横形或斜形骨折多见,位移明显,患侧上肢活动受限;股骨骨折部位多在股骨中下 1/3 处,患肢活动受限;如为颅骨骨折可触及颅骨局部凹陷。各类骨折均有可能伴有软组织损伤。

3. 相关检查　X 线、CT 或 MRI 有助于骨折的诊断。

【常见护理诊断/合作性问题】

1. 疼痛　与骨折周围软组织损伤、肿胀、血肿压迫等有关。

2. 焦虑　与家长担心患儿伤痛及担心预后有关。

【护理目标】

1. 患儿疼痛缓解,哭闹减少。

2. 患儿家长了解患儿骨折的原因,能积极配合治疗。

【护理措施】

1. 固定患肢

(1) 采取适当的固定方法:锁骨骨折可将患臂用绷带固定在躯干上,使患侧手部达到对侧锁骨水平;肱骨骨折可在患侧腋下置一棉垫,使肘关节处于直角位,前臂屈曲置于胸前,然后加以固定;股骨骨折可用小夹板固定或悬垂牵引。一般骨折经 2 周固定后可愈合。

(2) 避免压迫患处或牵动患肢:遵医嘱保持好固定位置,避免移位。注意避免患儿患肢受压,避免患肢过度外展、前屈、后伸及上举,锁骨骨折患儿避免从腋下将其抱起。

(3) 日常护理时减少患肢移动:采取有利于减少患肢移动的体位哺乳,指导产妇采取环抱式或健侧卧位哺乳。给患儿沐浴时脱衣服应先脱健侧,再脱患侧;穿衣服时则先穿患侧再穿健侧,动作轻柔。必要时用温水擦浴,擦浴过程中注意观察局部有无肿胀、压痛,患肢的血液循环及活动情况,每天轻柔按摩远端肢体。

2. 心理护理　新生儿骨折常导致产妇及家属紧张、焦虑,部分产妇及家属甚至都不能接受骨折的事实。他们担心患儿日后肢体的功能恢复。在护理过程中应做好解释工作,使产妇及家属了解新生儿骨折只要细心照顾,减少患侧肢体的移动,保持功能位,预后较好,不会留下任何功能障碍等后遗症。

3. 健康教育　与家长沟通,使其了解患儿病情以及多数会完全康复的结局,争取其积极配合治疗与护理。介绍有关患儿骨折的护理知识,指导产妇及家属正确的喂养方法及抱患儿的姿势,教会家长护理患侧肢体及功能锻炼的方法。

4. 预防

(1) 及时筛查巨大儿:认真进行产前检查,结合 B 超提示,正确估计胎儿体重,及时筛查巨大儿。尤其对糖尿病合并妊娠、身材高大、过期产、曾分娩过巨大儿的孕妇,经阴道分娩时应警惕肩难产发生。

(2) 熟练掌握助产技术:熟悉头先露的分娩机制,掌握正确的勉肩技巧。掌握臀位助产指征、技巧,接产过程中用力适度,切忌暴力牵引。不断提高接产技术,是避免和防止新生儿骨折的关键。

(3) 正确处理肩难产:发生肩难产时,立即采取屈大腿法,令产妇双手抱大腿或抱膝尽力屈曲大腿,使双大腿紧贴腹壁,以减少腰骶段脊柱的弯曲度,缩小骨盆的倾斜度,升高耻骨联合以增大出口平面,有助于嵌顿耻骨后的前肩自然松解,此法简单有效。

在线讨论

云课堂在线参与新生儿骨折的护理方案讨论。

【护理评价】

1. 患儿疼痛是否得以缓解,损伤有无减轻。

2. 患儿家长是否了解病情,是否理解原因,有无治愈的信心。

三、神经损伤

周围神经损伤以臂丛神经和面神经损伤较多见,可分别引起患侧上肢运动障碍和面部肌肉麻痹。

1. 臂丛神经麻痹　是新生儿周围神经损伤中常见的一种。肩难产和臀位分娩是臂丛神经损伤的主要原因。多由头位分娩时因胎肩娩出困难而过度牵拉胎头,或臀位分娩时旋转或牵引头部引起。经阴道分娩的头位产中 50% 臂丛神经损伤存在肩难产。

2. 面神经麻痹　多由产钳压迫面神经和面神经周围有血肿压迫引起,产钳助产和第二产程延长是高危因素。

【护理评估】

1. 健康史　了解患儿分娩时的情况,包括胎位、分娩方式、是否有阴道助产以及助产方式、新生儿的出生体重、是否为巨大儿等,询问家长患儿出生后的表现,以及有无患肢活动受限,吸吮力及哺乳时有无口角溢乳等。

2. 身体状况

(1) 臂丛神经麻痹:与锁骨骨折同样表现为上臂活动减少,有时在骨折的同时发生臂丛神经损伤,易被漏诊。表现为患肢下垂、上臂靠胸内旋、肘部不能弯曲,可伴有前臂小肌群瘫痪。

(2) 面神经麻痹:典型面神经下运动神经损伤时出现上部和下部面肌无力。安静时,患侧眼持续张开及患侧鼻唇沟平坦,啼哭时同侧前额不起皱,口角向另一侧歪斜,哺乳时乳汁从口角溢出。

【常见护理诊断 / 合作性问题】

1. 肢体活动障碍　与患肢神经损伤造成运动障碍有关。

2. 焦虑　与家长担心患儿损伤的治疗效果以及是否会留下残疾有关。

【护理目标】

1. 通过治疗与护理,患儿损伤程度减轻,肢体功能或面部表情恢复正常。

2. 患儿家长了解患儿的表情,理解原因,对治愈有信心,并积极配合治疗。

【护理措施】

1. 促进功能恢复

(1) 臂丛神经损伤患儿保持患肢呈松弛状态,将患臂置于外展、外旋、肘部屈曲位。1 周后开始进行按摩及被动运动,以防肌肉萎缩。

(2) 周围性面神经麻痹患儿,眼睑不能闭合者,用眼罩或在睡眠时涂眼膏以保护患侧角膜。

(3) 遵医嘱给予支持性治疗。

2. 健康指导　向家长介绍患儿的病情,告知患儿肢体功能或面部表情会恢复正常,树立其治愈的信心。耐心教会家长保护患儿的患肢,以及被动运动的方法,鼓励

重点考点:臂丛神经麻痹的临床表现

其积极配合治疗,争取患儿康复。注意避免不良语言刺激家长。

3. 预防

(1) 识别和正确处理肩难产:当胎儿头部娩出后,如有胎颈回缩,胎儿颏部紧压会阴部,立即采用屈大腿法和压前肩法,协助胎儿娩出前肩和后肩。

(2) 熟练掌握臀位助产技术:正确掌握臀位助产指征和技巧,胎儿躯干娩出后,立即协助双肩内收,双肩娩出后再牵拉胎头,用力适度,不能强行牵拉,并应适当放宽剖宫产指征。

在线讨论 ————————————————————————————————

云课堂在线参与神经损伤的预防方案讨论

【护理评价】

1. 患儿损伤程度有无减轻,肢体功能或面部表情是否恢复正常。

2. 患儿家属是否了解患儿病情,是否理解其原因,是否树立治愈的信心,配合治疗,指导患儿康复。

本章小结

1. 胎儿窘迫分为急性胎儿窘迫和慢性胎儿窘迫,主要表现为胎心率改变、胎动异常及羊水胎粪污染或羊水减少,严重者胎动消失。胎儿窘迫护理包括配合医生进行积极治疗、密切监护、心理护理及健康教育。

2. 胎儿生长受限是指胎儿体重估计低于相应孕龄应有体重的第10百分位数。胎儿生长受限护理包括一般护理、饮食指导、用药护理、病情观察、终止妊娠的护理配合及健康教育。

3. 巨大儿是指胎儿体重达到或超过4 000 g,高危因素包括糖尿病、营养与孕妇体重、父母身材、产次、过期妊娠及羊水过多。巨大儿护理包括一般护理、饮食指导、分娩期护理、新生儿护理、心理护理及健康教育。

4. 胎儿畸形是出生缺陷的一种,病因包括遗传因素、环境、病毒及病原体感染、化学制剂。胎儿畸形护理包括心理护理、处理配合及健康教育。

5. 死胎是指妊娠20周后的胎儿在子宫内死亡,多数因胎儿在宫内缺氧引起,常见病因有胎盘及脐带因素、胎儿因素及孕妇因素。死胎护理包括一般护理、心理护理、处理配合及健康教育。

6. 多胎妊娠指一次妊娠同时有两个或两个以上的胎儿,以双胎妊娠最为多见。多胎妊娠护理包括一般护理、病情观察、分娩期护理、心理护理及健康教育。

7. 新生儿窒息是指新生儿出生1 min内无自主呼吸或未能规律性呼吸的缺氧状态。新生儿窒息按ABCDE复苏方案及时进行复苏,护理措施包括复苏、保温、复苏后护理、预防感染及颅内出血、心理护理、健康教育及积极预防新生儿窒息。

8. 新生儿产伤是指分娩过程中因机械性因素对胎儿或新生儿的组织、器官所造成的损伤,主要介绍了头颅血肿、骨折及神经损伤。

一、名词解释

胎儿窘迫　新生儿窒息　新生儿产伤

二、简答题

1. 简述胎儿窘迫时的处理原则。

2. 简述新生儿窒息复苏方案。

三、案例分析

新生儿,男,日龄 1 天,足月自然分娩,羊水粪染,出生体重 3 300 g,患儿出生时不闹,呼吸不规则,心率 70 次 /min,皮肤苍白,刺激无反应,肌张力低下。经抢救好转后转入新生儿重症监护病房。

请回答:

1. 该患儿是否存在新生儿窒息? 程度如何?

2. 患儿出生后应如何进行抢救?

3. 经抢救好转后及转运过程中应如何进行护理?

（韦欢欢）

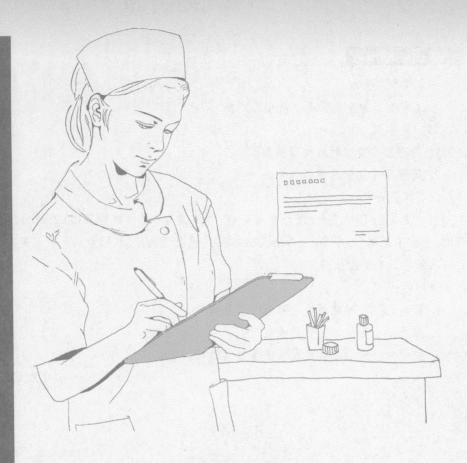

第十三章 异常分娩

导读课件

思维导图

学习目标

1. 掌握子宫收缩力异常的临床表现；掌握子宫收缩乏力加强宫缩的方法；掌握剖宫产术的适应证、禁忌证。

2. 熟悉产力异常、产道异常、胎儿异常的分类和原因；熟悉剖宫产术的基本过程。

3. 了解子宫收缩力异常、产道异常、胎位异常对母儿的影响。

4. 利用所学知识观察产程（评估宫缩、听胎心、评估宫口扩张及胎先露下降）、绘制产程图并识别难产；会配制缩宫素引产液体并观察记录；能对行剖宫产术的产妇进行术前及术后护理。

5. 培养护生良好的职业素质和行为习惯；具有关爱、尊重孕产妇的意识；具有与孕产妇及其家属进行良好沟通的能力。

异常分娩（abnormal labor）又称难产（dystocia），是指在分娩过程中，产力、产道、胎儿及精神心理的因素中，任何一个或一个以上因素发生异常，以及各因素间相互不能适应，使分娩进展受到阻碍。出现异常分娩时，助产士需综合分析，及时做出正确判断，恰当助力，保证分娩顺利和母儿安全。

第一节 产力异常

案例导入

李女士，32 岁，G_1P_0。妊娠 39 周，于 1 月 31 日 14：00 因不规律宫缩 3 h 入院。入院检查显示：胎方位为枕左前位（ROA），胎先露已衔接，胎膜未破，宫口开大 0.5 cm，胎先露 S-1，胎心率 145 次 /min。20：00 规律宫缩每 3~4 min 一次，每次持续 25~30 s，查体：宫口开大 3 cm。24：00 产妇宫缩减弱，查体：宫缩时腹部不硬，宫口未继续扩张。

请思考：

1. 该产妇的产程进展正常吗？属于哪种异常情况？

2. 该产妇主要的护理问题有哪些？

3. 对该产妇应该采用哪些护理措施？

产力是分娩的动力，包括子宫收缩力、腹肌及膈肌的收缩力和肛提肌的收缩力，其中以子宫收缩力为主，子宫收缩力贯穿于分娩过程的始终。产力异常主要指子宫收缩力异常，在分娩过程中，子宫收缩的节律性、对称性及极性不正常或强度、频率有改变，称子宫收缩力异常。临床上，子宫收缩力异常分为子宫收缩乏力和子宫收缩过强，每类又分为协调性宫缩和不协调性宫缩两种。临床最常见的是子宫收缩乏力。

重点考点：最常见的产力异常及其原因

一、子宫收缩乏力

（一）病因

1. 头盆不称或胎位异常　临产后，当骨盆异常或胎位异常时，胎儿先露部下降受阻，胎先露不能紧贴子宫下段及子宫颈内口，不能有效刺激子宫阴道神经丛引起有力的反射性子宫收缩，是导致继发性宫缩乏力的最常见原因。

2. 子宫局部因素　子宫壁过度膨胀，肌纤维过度伸展，失去正常收缩能力；高龄产妇、经产妇或宫内感染者、子宫肌纤维变性、结缔组织增生而影响子宫收缩；子宫肌瘤、子宫发育不良、子宫畸形等也能引起原发性宫缩乏力。

3. 精神因素　多见于初产妇，尤其是 35 岁以上的高龄初产妇。由于缺少产前宣教和分娩经历，对分娩知识不了解，所以对分娩有恐惧心理，精神过度紧张，可导致原发性宫缩乏力。待产时间过久、过于疲劳、睡眠减少、体力过多消耗、膀胱过度充盈、水及电解质紊乱，均可导致原发性宫缩乏力。

4. 内分泌失调　临产后，产妇体内雌激素、缩宫素、前列腺素合成及释放减少，均可导致子宫收缩乏力；临产后孕激素下降缓慢，子宫对乙酰胆碱的敏感性降低，从而影响子宫肌兴奋阈，也是导致子宫收缩乏力的原因之一；子宫平滑肌细胞钙离子浓度的降低、肌浆细胞轻链激酶及 ATP 酶不足，均可影响肌细胞收缩，导致宫缩乏力。

5. 药物影响　产程中使用大量解痉药、镇静药、镇痛药及宫缩抑制剂，可以使子宫收缩受到抑制。

（二）对母儿的影响

1. 对产妇的影响　由于产程延长影响产妇休息及进食，同时产妇体力消耗及过度换气，可致精神疲惫、疲乏无力、肠胀气、排尿困难等，严重可引起脱水、酸中毒、低钾血症。由于第二产程延长，胎儿先露部（尤其是头部）长期压迫膀胱或者尿道，可导致组织缺血、水肿、坏死，形成膀胱阴道瘘或尿道阴道瘘。子宫收缩乏力容易引发产后出血。产程延长、滞产、体力消耗、多次肛门检查或阴道检查、胎膜早剥、产后出血也会增加产后感染的机会。

2. 对胎儿、新生儿的影响　协调性宫缩乏力容易造成胎头在盆腔内旋转异常，使产程延长，增加手术产机会；不协调性宫缩乏力不能使子宫壁完全放松，对子宫胎盘循环影响大，容易发生胎儿宫内缺氧；胎膜早剥容易造成脐带受压或脱垂，导致胎儿窘迫、新生儿窒息或死亡。

（三）产科护理

【护理评估】

1. 健康史　评估产前检查的一般资料，了解产妇的身体发育状况、身高与骨盆测量值、胎儿大小与头盆关系等；评估既往病史、妊娠及分娩史；评估产程中有无使用镇静药或镇痛药；评估胎产式、胎先露、胎方位等。

2. 身体评估

（1）协调性宫缩乏力：又称低张性宫缩乏力，宫缩有正常的节律性、对称性及极性，但收缩力弱，持续时间短，子宫腔压力低于 15 mmHg，间歇时间长且不规则，宫缩 <2 次 /10 min。宫缩高峰时，子宫体不隆起变硬，用手指压子宫底部肌壁可出现凹陷。此种多属于继发性宫缩乏力。宫缩乏力根据出现的时间可分为原发性宫缩乏力和继发性宫缩乏力。原发性宫缩乏力指产程开始即出现子宫收缩乏力，宫口不能如期扩张，胎先露不能如期下降，产程延长；继发性宫缩乏力指产程开始时子宫收缩正常，在产程进行到某一阶段（多在活跃期或者第二产程）减弱，常由于中骨盆与出口平面狭窄等造成继发性宫缩乏力，表现为子宫收缩力较弱，产程进展缓慢，甚至停滞。

（2）不协调性宫缩乏力：又称高张性宫缩乏力，多见于初产妇，临床表现为宫缩极性倒置，宫缩兴奋点来自子宫下段一处或多处，其收缩的节律不协调，宫缩时子宫底部不强，宫缩间歇期子宫壁不完全松弛，不能使宫口如期扩张及胎先露下降，属无效宫缩。不协调性宫缩乏力多属于原发性宫缩乏力，需与假临产相鉴别。此种宫缩容易使产妇自觉宫缩强，持续腹痛，拒按，精神紧张，烦躁不安，体力消耗，产程延长或者停滞。严重者出现脱水、电解质紊乱、肠胀气、尿潴留、胎儿窘迫。

（3）产程异常

1）潜伏期延长（prolonged latent phase）：从临产规律宫缩开始至活跃期起点（4~6 cm）称为潜伏期。初产妇 >20 h、经产妇 >14 h 称为潜伏期延长。

2）活跃期异常：包括活跃期延长（protracted active phase）和活跃期停滞（arrested active phase）。① 活跃期延长：从活跃期起点（4~6 cm）至子宫颈口开全称为活跃期。活跃期子宫颈口扩张速度达 0.5 cm/h，称为活跃期延长。② 活跃期停滞：当破膜且子宫颈口扩张 ≥ 6 cm 后，若宫缩正常，子宫颈口停止扩张 ≥ 4 h；若宫缩欠佳，子宫颈口停止扩张 ≥ 6 h 称为活跃期停滞。

3）第二产程异常：包括胎头下降延缓（protracted descent）、胎头下降停滞（arrested descent）和第二产程延长（protracted second stage）。① 胎头下降延缓：第二产程初产妇胎头先露下降速度 <1 cm/h，经产妇 <2 cm/h，称为胎头下降延缓。② 胎头下降停滞：第二产程胎头先露停留在原处不下降 >1 h，称为胎头下降停滞。③ 第二产程延长：初产妇 >3 h，经产妇 >2 h（硬膜外麻醉镇痛分娩时，初产妇 >4 h，经产妇 >3 h），产程无进展（胎头下降和旋转），称为第二产程延长。

以上几种产程异常，可以单独存在，也可以合并存在。临产后需要密切注意产程进展，认真绘制产程图。当出现异常情况，积极寻找原因，做出相应的处理。

3. 心理 – 社会状况　评估产妇及家属对自然分娩的信心，产妇精神状态和配合程度，有无焦虑、恐惧心理。

4. 辅助检查

（1）多普勒胎心听诊仪监测胎心情况。

（2）评估宫口开大及胎先露下降情况，了解产程进展。

（3）实验室检查：尿液检查可出现尿酮体阳性，血液生化检查可出现钾、钠、氯及钙等电解质的改变，二氧化碳结合能力可降低。

5. 临床治疗　根据子宫收缩乏力类型、产程进展情况、有无头盆不称、胎儿窘迫等情况综合处理。

（1）协调性宫缩乏力：应首先明确原因；头盆不称和胎位异常者估计不能经阴道分娩者应及时行剖宫产。无头盆不称和胎位异常者，胎心正常无胎儿窘迫者应采取人工破膜、静脉滴注缩宫素、应用前列腺素类药物及针刺穴位等加强宫缩的措施。

（2）不协调性宫缩乏力：调节子宫收缩，恢复其极性。给予镇静药哌替啶 100 mg 或地西泮 10 mg 静脉推注，使产妇充分休息。若经上述处理，不协调性宫缩乏力未得到纠正，或伴有胎儿窘迫、头盆不称者，行剖宫产术。

【常见护理诊断 / 合作性问题】

1. 疼痛　与不协调性子宫收缩有关。

2. 感染的危险　与产程延长及多次肛门检查或阴道检查有关。

3. 疲乏　与产程延长、孕妇体力消耗有关。

4. 有受伤的危险（胎儿）　与产程过速或产程延长有关。

5. 焦虑 / 恐惧　与担心疾病危及母儿健康和生命有关。

【护理目标】

1. 产妇不协调性子宫收缩得到纠正,疼痛缓解。

2. 产妇未发生感染。

3. 产妇体力得到及时补充,疲乏减轻。

4. 产妇安全度过分娩期,母儿未受伤。

5. 产妇情绪稳定,焦虑和恐惧减轻。

【护理措施】

1. 协调性宫缩乏力

(1) 第一产程的护理

1) 改善全身情况:① 保证休息,在宫缩间歇时休息。产妇过度疲劳或烦躁不安者按医嘱给予镇静药,使其在休息后体力和子宫收缩力得以恢复。② 心理疏导。产妇进入产程后,护士/助产士要关心和安慰产妇、消除其精神紧张与恐惧心理,增强分娩的自信心。③ 补充营养、水分、电解质。鼓励产妇少量多次进食易消化、高热量饮食。不能进食者静脉补充营养。酸中毒者,遵医嘱适量补充5%碳酸氢钠。低钾血症者遵医嘱给予氯化钾缓慢静脉滴注。适量补充钙剂,增强子宫收缩,同时注意纠正产妇的电解质紊乱状态。④ 开展陪伴分娩。设置家庭病房或者陪伴分娩室的病房,可以让有经验的助产士陪伴指导,同时家属陪伴在身旁,给予腰骶部按摩和精神鼓励,有助于消除产妇紧张的情绪,减少因精神紧张所致的宫缩乏力。⑤ 保持膀胱和直肠的空虚状态。

2) 加强宫缩:无胎儿窘迫,产妇无剖宫产史者,诊断为协调性宫缩乏力,产程无明显进展,则按医嘱加强子宫收缩。常用的加强宫缩方法有以下几种。① 人工破膜:宫口扩张 ≥ 3 cm,无头盆不称,胎头已衔接且产程缓慢者,可行人工破膜,破膜后前羊水囊羊水流出,先露部紧贴子宫下段和子宫颈内口,引起宫缩加强,加速宫口扩张和产程进展。破膜前应检查无脐带脱垂,破膜应在宫缩间歇期进行。破膜后注意观察羊水量、形态和胎心变化。② 缩宫素静脉滴注:适用于协调性宫缩乏力,宫口扩张 ≥ 3 cm、胎心良好、胎位正常、头盆相称者。将缩宫素 2.5 U 加入 0.9% 生理盐水 500 ml 中,静脉滴注,从 4~5 滴/min 开始,严密观察反应,根据宫缩强度进行调整,调整间隔为 15~30 min,每隔 15 min 观察 1 次子宫收缩、胎心、血压、脉搏及产程进展,并予记录。通常不超过每分钟 60 滴(20 mU/min)。维持宫缩时子宫腔压力达 50~60 mmHg,宫缩持续 40~60 s、间歇 2~3 min。若出现 10 min 内宫缩 >5 次、宫缩持续 1 min 以上或胎心有变化,立即停止静脉滴注。若血压升高,减慢滴速。提供支持性措施,如深呼吸、腹部画线式按摩,以减轻疼痛感,必要时用镇静药和镇痛药。③ 针刺穴位:通常针刺合谷、三阴交、太冲、关元、中极等穴位,有增强宫缩的效果。④ 刺激乳头可加强宫缩。⑤ 地西泮静脉推注,适用于子宫颈扩张缓慢或者子宫颈水肿时。常用剂量为 10 mg,缓慢静脉推注,与缩宫素联合应用效果更佳。

3) 剖宫产术前准备:若经上述处理,试产 2~4 h 产程仍无进展,甚至出现胎儿宫内窘迫、产妇体力衰竭等情况时,应立即做好剖宫产术前准备。

子宫收缩乏力的护理措施

重点考点:缩宫素使用的注意事项

缩宫素的使用

第三篇 病理产科

（2）第二产程的护理：应做好阴道助产和抢救新生儿的准备，密切观察胎心、宫缩与胎先露下降情况。若无头盆不称，于第二产程期间出现宫缩乏力时，也应加强宫缩，给予缩宫素静脉滴注促进产程进展。若胎头双顶径已通过坐骨棘平面，等待自然分娩或行阴道助产结束分娩；若胎头尚未衔接或出现胎儿窘迫征象时，应行剖宫产术。

（3）第三产程的护理：当胎儿前肩娩出时给予缩宫素 10~25 U 加入 25% 葡萄糖液 20 ml 内静脉推注，预防产后出血。对产程长、破膜时间久及手术产者，应给予抗生素预防感染。

2. 不协调性宫缩乏力

（1）心理护理：关心、安慰产妇，分散其注意力，减轻对分娩的恐惧，鼓励家人陪伴；指导深呼吸及放松技巧，采用自由体位待产，通过处理通常宫缩可恢复协调。

（2）观察产程，配合处理：使用强镇静药者要保证产妇充分休息，如宫缩仍不能恢复正常或伴胎儿窘迫，做好剖宫产及抢救新生儿的准备工作。

3. 经处理转为协调性宫缩乏力者　参照协调性宫缩乏力护理措施。

【护理评价】

1. 产妇不协调子宫收缩是否得到纠正，疼痛有无缓解。

2. 产妇住院期间是否发生感染。

3. 产妇体力是否得到及时补充，疲乏是否减轻。

4. 产妇是否安全度过分娩期。

5. 产妇情绪是否稳定，焦虑和恐惧是否减轻。

二、子宫收缩过强

（一）概述

1. 病因

目前尚不明确，但与以下因素有关。

（1）急产几乎都发生于经产妇，其主要原因是软产道阻力小。

（2）缩宫素应用不当，如引产时剂量过大、误注子宫收缩药或个体对缩宫素过于敏感，均可导致强直性子宫收缩。

（3）待产妇精神过度紧张、产程延长、极度疲劳、胎膜早破，以及粗暴地、多次宫腔内操作等，可能会引起子宫壁某部肌肉呈痉挛性不协调性宫缩过强。

2. 对母儿的影响

（1）对产妇的影响：宫缩过强、过频，产程过快，可致初产妇子宫颈、阴道以及会阴撕裂；接产时来不及消毒可致产褥感染；若产道梗阻可发生子宫破裂；胎儿娩出后子宫收缩乏力易发生胎盘滞留或产后出血。

（2）对胎儿、新生儿的影响：宫缩过强、过频影响胎盘的血液循环，易发生胎儿窘迫、新生儿窒息甚至死亡；胎儿娩出过快，可致新生儿颅内出血；来不及接产，易发生感染，若坠地可致骨折、外伤。

（二）产科护理

【护理评估】

1. 健康史　了解孕产史，骨盆测量情况、胎儿大小，有无急产史，产程中是否使用缩宫素或有无宫腔操作史。

2. 身体评估

（1）协调性子宫收缩过强：宫缩的节律性、对称性及极性均正常，仅收缩力过强、过频。产道无阻力者，子宫口在短时间内开全、结束分娩。总产程不足 3 h 者称急产，多见于经产妇。若伴头盆不称、胎位异常或瘢痕子宫可能发生病理性缩复环，甚至子宫破裂。

（2）不协调性子宫收缩过强

1）强直性子宫收缩：其特点是子宫强烈收缩，失去节律性，宫缩无间歇。常见于子宫收缩药使用不当时，如缩宫素静脉滴注剂量过大、肌内注射缩宫素或米索前列醇引产等。产妇烦躁不安、持续腹痛、拒按。胎方位触诊不清，胎心音听不清。有时可在脐下或平脐处见一环状凹陷，即病理性缩复环，导尿为血尿等先兆子宫破裂的征象。

2）子宫痉挛性狭窄环：子宫局部平滑肌呈痉挛性不协调性收缩形成的环状狭窄，持续不放松，称为子宫痉挛性狭窄环。狭窄环可发生在子宫颈、子宫体的任何部位，多在子宫上下段交界处，也可在胎体某一狭窄部，以胎颈、胎腰处常见（图 13-1）。多因精神紧张、过度疲劳以及不适当地应用子宫收缩药或粗暴地进行阴道内操作所致。产妇持续性腹痛、烦躁、子宫颈扩张缓慢、胎先露下降停滞、胎心时快时慢。此环与病理性缩复环不同，其特点是不随宫缩上升，阴道检查时在子宫腔内可触及较硬而无弹性的狭窄环。

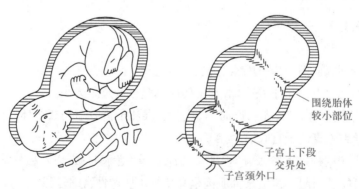

a. 狭窄环围绕胎颈；b. 狭窄环容易发生的部位

图 13-1　子宫痉挛性狭窄环

3. 心理 - 社会状况　由于子宫收缩过频、过强，产程进展快，产妇毫无思想准备，产妇可能出现恐惧和极度无助感，担心胎儿和自己的安危。

4. 临床治疗　识别急产高危人群，预防并发症发生。防止过多的医疗干预引起宫缩过强，给予宫缩抑制剂或强镇静药。胎心良好、宫缩恢复正常节律后可等待自然分娩,如症状不能缓解,伴胎儿窘迫、胎先露高浮者,可行剖宫产术。

【常见护理诊断 / 合作性问题】

1. 急性疼痛　与过频、过强子宫收缩有关。

2. 焦虑 / 恐惧　与担心自身及胎儿安危有关。

【护理目标】

1. 产妇能应用缓解疼痛的常用技巧。

2. 产妇能描述自己的焦虑和应对方法。

【护理措施】

1. 分娩前的护理　对有急产史者,预产期前 1~2 周不宜外出,提前 2 周住院待产,以防院外紧急分娩,造成损伤和意外。经常巡视入院待产的孕妇,嘱其勿远离病房,卧床休息,左侧卧位。待产妇主诉有便意时,先判断子宫口大小及胎先露下降情况,以防分娩在卫生间造成意外伤害。做好接产及抢救新生儿的准备。做好与孕产妇的沟通,让其了解分娩过程,减轻其焦虑与紧张等不良情绪。

2. 分娩期护理　有临产征兆后,禁止灌肠,鼓励产妇深呼吸,提供背部按摩,嘱其不要向下屏气,以减慢分娩过程。密切观察产程进展及产妇情况,发现异常及时通知医生。宫缩过强时遵医嘱给予宫缩抑制剂,等待异常宫缩自然消失。若属于梗阻性原因,应停止一切刺激,如禁止阴道内操作、停用缩宫素等。待宫缩恢复正常后,可行阴道助产或等待自然分娩。如经上述操作不能缓解,子宫口未开全,胎先露较高、胎儿窘迫者行剖宫产。接产时防止会阴撕裂,如有裂伤及时发现缝合。新生儿遵医嘱给予维生素 K_1 肌内注射,以预防颅内出血。

3. 产后护理　观察子宫复旧、会阴伤口、阴道出血、生命体征等情况。向产妇及家属做好健康教育及出院指导。若新生儿出现意外,需协助产妇及家属顺利度过哀伤期,并提供避孕指导。

在线讨论 ————

云课堂在线参与产力异常的健康教育方案讨论。

【护理评价】

1. 产妇能否应用减轻疼痛的技巧,舒适感是否增加。

2. 产妇分娩经过是否顺利,母儿是否平安出院。

知识链接 ▮

Bishop 子宫颈成熟度评分法

用于了解子宫颈成熟度,判断引产和加强宫缩的成功率。指标包括宫口开大、子宫颈管消退、先露位置、子宫颈硬度及子宫口位置,满分为 13 分,≥ 10 分均成功,7~9 分的成功率为 80%,4~6 分的成功率约为 50%,得分 ≤ 3 分多失败。

子宫收缩
过强的护理
措施

第二节 产道异常

案例导入

孙女士,25 岁,G₁P₀。妊娠 40 周,规律宫缩 8 h 入院。入院检查显示:髂棘间径 24 cm,骶耻外径 20 cm,坐骨结节间径 7 cm,坐骨结节间径加后矢状径之和为 14 cm,胎方位为枕右前位(ROA),胎先露已衔接,胎膜未破,宫口开大 4 cm,胎先露 S0,胎心率 138 次 /min。3 h 后产妇自诉腹痛难忍,检查宫缩每 1~2 min 持续 45 s,子宫下段压痛明显,出现病理性缩复环和血尿,宫口开大 5 cm。

请思考:

1. 该产妇产程受阻于骨盆的哪个平面?

2. 此时可能的诊断是什么?

3. 对该产妇应该采用哪些护理措施?

一、概述

产道是指胎儿经阴道娩出的通道,包括骨产道(骨盆腔)和软产道(子宫下段、子宫颈、阴道、外阴)。在分娩过程中如果产道异常可能导致胎儿娩出困难,造成难产,临床上以骨产道异常多见。

骨产道异常
概述

(一) 骨产道异常

骨产道异常包括骨盆形态异常和骨盆径线异常。骨盆形态异常或骨盆径线过短,使胎儿通过骨盆腔发生困难,阻碍胎儿正常下降影响自然分娩正常过程,称为狭窄骨盆。狭窄骨盆可以是骨盆一个平面或者多个平面狭窄,一条或多条径线过短。因为骨产道是影响分娩的四要素中相对固定的要素,孕产期应引起重视。

1. 骨盆狭窄的分级　临床上将骨盆狭窄分为 3 级。

Ⅰ级(临界性狭窄)是指骨盆各径线介于正常和异常之间,绝大多数可以自然分娩。

Ⅱ级(相对性狭窄)是指需经一段时间的试产才能确定能否经阴道分娩。

Ⅲ级(绝对性狭窄)是指无阴道分娩的可能,只能采取剖宫产方式结束分娩。临床上较少见。

2. 骨盆狭窄的分类

(1) 入口平面狭窄:扁平骨盆最常见,主要以骨盆入口平面前后径狭窄为主,以对角径为主,分 3 级(表 13-1)。扁平骨盆常见有单纯扁平骨盆和佝偻病性扁平骨盆。单纯扁平骨盆临床多见。骨盆入口呈横扁圆形,骶岬向前下突出,使骨盆前后缩短,而横径正常(图 13-2)。佝偻病性扁平骨盆多因幼年时患佝偻病使骨骼软化,致骨盆变形。骶岬向前突出,骶骨下段平直后翘,尾骨呈钩状突向骨盆出口平面。由于坐骨结节外翻,耻骨弓角度增大,骨盆出口横径变宽(图 13-3)。

表 13-1　骨盆三个平面狭窄的分级

分级	入口平面狭窄（对角径）	中骨盆平面狭窄（坐骨棘间径）	出口平面狭窄		
			坐骨棘间径＋中骨盆后矢状径	坐骨结节间径	坐骨结节间径＋出口后矢状径
Ⅰ级（临界性）	11.5 cm	10 cm	13.5 cm	7.5 cm	15 cm
Ⅱ级（相对性）	10.0~11.0 cm	8.5~9.5 cm	12.0~13.0 cm	6.0~7.0 cm	12.0~14.0 cm
Ⅲ级（绝对性）	≤ 9.5 cm	≤ 8.0 cm	≤ 11.5 cm	≤ 5.5 cm	≤ 11.0 cm

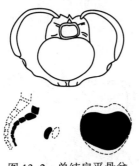
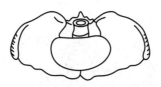
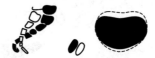

图 13-2　单纯扁平骨盆　　　　　图 13-3　佝偻病性扁平骨盆

（2）中骨盆平面狭窄：中骨盆平面狭窄较入口平面狭窄更常见，多见于男型骨盆及类人猿型骨盆，以坐骨棘间径和中骨盆后矢状径狭窄为主，分 3 级（表 13-1），分娩时表现为胎头内旋转受阻，可造成持续性枕后位、枕横位。

（3）出口平面狭窄：常与中骨盆平面狭窄同时存在，主要见于男型骨盆，以坐骨结节间径和出口后矢状径狭窄为主，分 3 级（表 13-1）。主要常见于漏斗形骨盆和横径狭窄骨盆。漏斗形骨盆的骨盆入口平面各径线正常，两侧骨盆壁向内收，状似漏斗，其特点是中骨盆及骨盆出口平面均明显狭窄，使坐骨棘间径和坐骨结节间径缩短，坐骨切迹宽度（骶棘韧带宽度）≤ 2 横指，耻骨弓角度 <90°，坐骨结节间径与出口后矢状径之和 <15 cm，常见于男型骨盆（图 13-4）。横径狭窄骨盆与类人猿型骨盆类似。骨盆各平面横径均缩短，入口平面呈纵椭圆形。常因中骨盆及骨盆出口平面横径狭窄导致难产（图 13-5）。

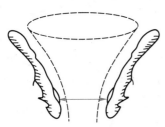
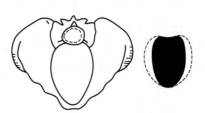

图 13-4　漏斗形骨盆　　　　　图 13-5　横径狭窄骨盆

(4) 均小骨盆：骨盆外形属正常女型骨盆，但骨盆3个平面各径线均比正常值小2 cm或更多，称为均小骨盆（图13-6）。多见于身材矮小，体型匀称的妇女。如胎儿较小，胎位正常，宫缩良好，仍有经阴道分娩的可能。

(5) 畸形骨盆：骨盆失去正常形态及对称性，包括跛行及脊柱侧突所致的偏斜骨盆和骨盆骨折所致的畸形骨盆。偏斜骨盆的特征是骨盆两侧的侧斜径（一侧髂后上棘与对侧髂前上棘间径）或侧直径（同侧髂后上棘与髂前上棘间径）之差 >1cm（图13-7）。骨盆骨折常见于尾骨骨折使尾骨尖前翘或骶尾关节融合使骨盆出口前后径缩短，导致骨盆出口平面狭窄而影响分娩。

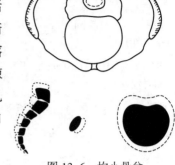

图 13-6　均小骨盆

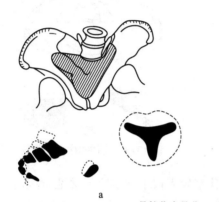
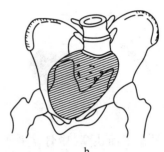

a. 骨软化症骨盆；b. 不对称骨盆

图 13-7　畸形骨盆

3. 对母儿的影响

(1) 对产妇的影响：产妇因胎位异常和骨盆狭窄导致手术产机会增加；骨盆狭窄导致胎先露下降受阻，易导致产程中发生继发性宫缩之力，产程延长和产妇衰竭；胎头压迫软产道时间过长可引起局部缺血、水肿、坏死，产后形成生殖道瘘；胎膜早破和多次的阴道检查容易发生产褥感染；严重产道梗阻未及时发现可导致产程中发生子宫破裂危及产妇生命。

(2) 对胎儿、新生儿的影响：脐带脱垂、产程时间过长可发生胎儿窘迫和新生儿窒息；胎头长时间受压不能娩出，缺血、缺氧时间长易导致颅内出血；阴道助产或剖宫产机会增多易发生新生儿感染、产伤。

(二) 软产道异常

软产道包括子宫下段、子宫颈、阴道、盆底软组织，分娩时引起难产较少见，容易被忽略。但在分娩过程中处理不当会造成母婴损伤。软产道异常可分为以下几种类型。

1. 外阴异常

(1) 会阴坚韧：多见于初产妇，35岁以上高龄初产妇更为多见。会阴体及盆底组织缺乏弹性，分娩时不能充分扩张容易发生严重撕裂，分娩时应做预防性会阴切开。

（2）外阴水肿：常因营养不良、妊娠期高血压疾病、严重贫血、心脏病或肾病引起，外阴水肿失去弹性，不易扩张，并且影响胎先露下降，分娩时易导致组织损伤，伤口愈合不良等。产前积极治疗原发疾病，可用 50% 硫酸镁湿热敷水肿部位，临产后可在严密消毒下进行多点针刺放液，产时行会阴切开术；产后加强局部护理，预防感染。

（3）外阴瘢痕：瘢痕挛缩可影响软产道扩张，如瘢痕范围仅限于外阴，胎头可达盆底，可行会阴切开缝合术。如瘢痕范围过大，妨碍胎头下降，应行剖宫产术。

2. 阴道异常

（1）阴道横隔：位于阴道中、上段，如果横隔坚韧阻止胎先露下降，必要时行剖宫产。薄的较低的阴道横隔在胎头下降到此处时可将横隔做 X 形切开，有利胎头下降。

（2）阴道纵隔：分娩时如果胎头能将纵隔推向一侧，一般不影响分娩进程，如纵隔肥厚、坚韧，位于正中，阻碍胎先露下降，可将纵隔从中部剪断，分娩结束后再修剪残余纵隔。

（3）阴道囊肿或肿瘤：如瘤体较大，可能妨碍分娩时，应行剖宫产。待产后再处理原有病灶。若为单纯性阴道囊肿，可经阴道穿刺抽出囊液，以利于娩出胎儿。

（4）阴道尖锐湿疣：范围广和体积较大的尖锐湿疣分娩时易导致损伤、出血、新生儿感染，以剖宫产为宜。

（5）阴道闭锁或狭窄：可因感染、药物腐蚀、产伤等引起，瘢痕广泛而坚韧者，可妨碍胎头下降，不宜试产，应以剖宫产为宜。

3. 子宫颈异常

（1）宫颈水肿：可因胎先露压迫时间较长或过早用腹压引起，分娩时可徒手旋转胎头，解除胎头对子宫颈的压迫，还可用 0.5% 利多卡因 5~10 ml 于子宫颈两侧注射或静脉推注地西泮 10 mg。如仍不能缓解并且产程停滞，应行剖宫产。

（2）宫颈坚韧：子宫颈缺乏弹性或挛缩不易扩张，可用 0.5% 利多卡因行子宫颈封闭，或地西泮 10 mg 缓慢静脉推注，若仍不能缓解，可改行剖宫产。

（3）子宫肌瘤：部分子宫肌瘤不影响分娩则不需处理；若肌瘤较大位于盆腔影响胎先露入盆，可行剖宫产术。

（4）宫颈癌：癌变组织弹性降低，不易扩张，组织硬脆易出血，分娩时有扩散危险，应行剖宫产术。

二、产科护理

【护理评估】

1. 健康史　评估孕妇幼年时是否患脊髓灰质炎、佝偻病、脊柱或髋关节结核等病变及有无外伤骨折史；若为经产妇应了解有无难产史及其原因，新生儿大小、存活与否、有无产伤等。

2. 身体评估

（1）一般检查：观察孕妇身高、步态、腹部形态等。孕妇身高在 145 cm 以下的可能为均小骨盆；身材矮壮者或骨骼粗大者骨盆可能存在内径狭窄；跛行、米氏菱形窝不对称（图 13-8）、脊柱侧弯等都可能存在骨盆畸形。悬垂腹者常表示骨盆入口平面狭窄引起衔接困难(图 13-9)。

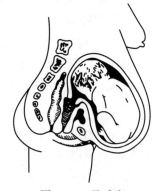

a. 对称;b. 不对称

图 13-8　米氏菱形窝形态　　　　　　图 13-9　悬垂腹

骨产道异常
的护理评估

(2) 评估头盆关系:若临产后胎头仍未入盆可行胎头跨耻征试验评估头盆是否相称(图 13-10)。产妇排空膀胱,仰卧,两腿伸直;检查者将手放置于耻骨联合上方,将浮动的胎头向骨盆腔深处推压。若胎头低于耻骨联合平面,提示头盆相称,称跨耻征阴性;若胎头、耻骨联合在同一平面上,提示可疑头盆不称,称跨耻征可疑阳性;若胎头高于耻骨联合平面,提示头盆不称,称跨耻征阳性。阳性产妇应令其两腿屈曲半卧位再次检查,若为阴性提示骨盆倾斜度异常,不是头盆不称。

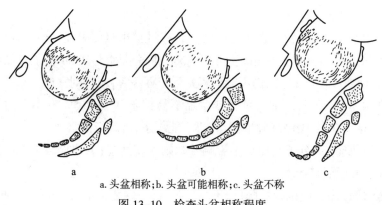

a.头盆相称;b.头盆可能相称;c.头盆不称

图 13-10　检查头盆相称程度

(3) 骨盆测量:骨盆测量分为骨盆外测量和骨盆内测量。骨盆外测量各径线都较正常值 ≤ 2 cm,为均小骨盆;骨盆其他径线正常,仅骶耻外径 ≤ 18 cm 为扁平骨盆;坐骨结节间径 <8 cm,耻骨弓角度 <90°,为漏斗形骨盆。骨盆内测量注意有无骨盆内聚,测量对角径、坐骨棘间径、坐骨切迹宽度,出口后矢状径,判断骨盆各平面是否狭窄。

(4) 产程特点:临产后胎头仍不能衔接或伴有胎位异常、胎膜早破者可能存在骨盆入口平面狭窄;中骨盆平面狭窄可使胎头旋转受阻出现继发性宫缩乏力使活跃期和第二产程延长、停滞;骨盆出口平面狭窄可表现为第二产程延长、胎头拨露但迟迟不能娩出。

3. 临床治疗　在分娩过程中,应评估产妇骨盆大小和形态、胎儿大小和胎位、宫缩强弱、是否破膜等情况,结合产妇的既往孕产史、年龄等,决定分娩方式。

(1) 骨盆入口平面狭窄:绝对性骨盆入口平面狭窄(骨盆入口前后径 ≤ 8.0cm,对角径 ≤ 9.5 cm),胎头跨耻征阳性,足月活胎不能入盆者,宜采用剖宫产术。相对性骨盆入口平面狭窄,轻度头盆不称者可在严密观察下试产 2~4 h。如胎头下降入盆,产程有进展,可经阴道分娩;如产力正常,胎头不入盆,产程无进展,应考虑剖宫产。

(2) 中骨盆平面狭窄:如宫口开全,胎头已达坐骨棘水平以下,对持续胎位异常者可经阴道徒手旋转胎头为枕前位,使之适应产道形态。如胎头继续下降,达到盆底,可行阴道助产或自然分娩。如经上述处理后,产程仍无进展,应行剖宫产。

(3) 骨盆出口平面狭窄:骨盆出口狭窄不宜试产,应充分估计胎儿大小,如胎儿体重 >3 500 g,经阴道分娩可能有困难,应放宽手术指征。若骨盆出口横径与后矢状径之和 ≥ 15 cm,胎儿体重 <3 000 g,可充分利用出口后三角,经阴道自然分娩;若两径线之和 <15 cm,应行剖宫产。

(4) 均小骨盆:若胎儿较小、头盆相称、产力良好、胎位正常可经阴道分娩;否则应行剖宫产。

(5) 畸形骨盆:严重骨盆畸形使骨盆形态不规则、骨盆腔狭窄者,大部分难以完成分娩,应行剖宫产。

【常见护理诊断 / 合作性问题】

1. 潜在并发症:子宫破裂、胎儿窘迫、新生儿窒息等。
2. 有感染的危险　与胎膜早破、产程延长有关。
3. 有软产道损伤的危险　与软产道狭窄或组织坚韧有关。
4. 焦虑　与知识缺乏,担心分娩过程的结果有关。

【护理目标】

1. 产妇能平安分娩,无并发症发生。
2. 产妇的感染征象得到预防和控制。
3. 产妇顺利分娩,损伤软产道得到及时处理。
4. 产妇情绪稳定,焦虑减轻。

【护理措施】

1. 分娩过程中严密观察　常听胎心,观察子宫收缩情况。检查胎先露下降及宫口扩张程度,了解产程进展,防止产程延长,对于头盆不称和胎位异常者要防止胎膜早破,发生脐带脱垂。对于骨盆轻度狭窄的产妇可教其改变体位增加骨盆倾斜度,有利于胎头下降。对于试产的产妇要专人守护,少做肛门检查,禁止灌肠,勿用镇静药,要严密观察产程进展和有无先兆子宫破裂表现,及时正确处理。做好助产手术及剖宫产的配合工作及新生儿的抢救工作。有明显头盆不称、不能经阴道分娩者,做好剖宫产术的围手术期护理。

2. 防止感染及产后出血的发生　产后遵医嘱应用抗生素和缩宫素;每天进行会阴擦洗两次,及时更换会阴垫;对于产程时间长、膀胱压迫过久、不能自行排尿者,保留尿管,定期更换尿袋,防止尿路感染。

骨产道异常
的护理措施

3. **心理护理** 提供心理支持,安慰产妇,增加分娩信心,保证营养及水分的摄入,以保持良好产力。

4. **健康指导** 指导产褥期保健,加强营养及休息,观察恶露性状及会阴伤口恢复情况;对于阴道助产的新生儿观察头皮水肿或血肿消退情况,做好喂养指导。

在线讨论 —————————————————————————————

云课堂在线参与产道异常的健康教育方案讨论。

【护理评价】

1. 产妇能否平安分娩,有无并发症发生。
2. 产妇的感染征象是否得到预防和控制。
3. 产妇是否顺利分娩,损伤软产道是否得到及时处理。
4. 产妇情绪是否稳定,焦虑是否减轻。

第三节 胎儿异常

案例导入

> 张女士,32岁,G₂P₁。妊娠39周,规律宫缩3h入院。因产前检查发现臀位,产妇很紧张。
>
> 入院检查显示:骨盆测量正常,胎方位为骶右前位(RSA),胎先露高浮,胎膜已破,宫口未开,胎心率142次/min。
>
> 请思考:
>
> 1. 该产妇主要的护理问题/诊断有哪些?
>
> 2. 对该产妇应该采取哪些护理措施?

一、概述

胎儿因素引起的难产通常包括胎位异常和胎儿发育异常两种情况。其中,分娩过程中胎位异常较常见,包括胎头位置异常、臀先露和肩先露。

(一)胎位异常

胎位异常包括胎头位置异常、臀先露及肩先露。其中,以头先露的胎头位置异常最多见,占妊娠足月分娩总数的6%~7%,常见于持续性枕后位或枕横位。臀先露是产前最常见的一种异常胎位,占妊娠足月分娩总数的3%~4%。肩先露占妊娠足月分娩总数的0.25%,是对母儿最不利的胎位,可造成胎儿宫内窘迫、死胎、围产儿死亡及子宫破裂等,威胁母儿生命。

1. **持续性枕后位或持续性枕横位** 在分娩过程中,胎头多为枕后位或枕横位衔接,枕部在下降过程中,向前旋转成枕前位,以最小径线通过产道自然分娩。若胎头枕骨持续不能转向前方,直至临产后仍位于母体骨盆后方或侧方,致使分娩发生困难

持续性枕后位的概述

者,称为持续性枕后位或持续性枕横位(图 13-11)。

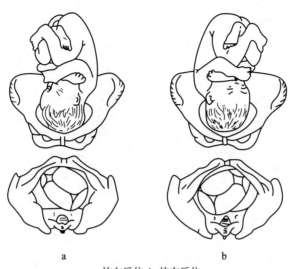

a. 枕左后位;b. 枕右后位

图 13-11　持续性枕后位

多因骨盆异常、胎头俯屈不良等,枕后位的胎先露部不易紧贴子宫颈及子宫下段,常导致协调性子宫收缩乏力而致内旋转受阻,影响胎头下降、俯屈及内旋转,容易造成持续性枕横位或枕后位,两者互为因果关系。另外,头盆不称、前置胎盘、膀胱充盈、子宫下段肌瘤等均可影响内旋转,形成持续性枕横位或枕后位。

临床表现为产程延长,尤其胎儿枕骨持续位于母体骨盆后方,直接压迫直肠,常见产妇自觉肛门坠胀及有排便感,子宫颈口尚未开全时,过早用力屏气使用腹压,使产妇疲劳,子宫颈前唇水肿,胎头水肿,影响产程进展。持续性枕后位或枕横位常致活跃晚期及第二产程延长。若阴道已见到胎头,但历经多次宫缩屏气不见胎头继续顺利下降时,应考虑持续性枕后位。

2. 胎头高直位　胎头呈不屈不仰姿势衔接于骨盆入口,其矢状缝与骨盆入口前后径一致,称为胎头高直位。胎头枕骨在前,靠近耻骨联合者称高直前位。胎头枕骨向后,靠近骶岬者称高直后位,又称枕骶位(图 13-12)。

3. 前不均衡位　枕横位入盆的胎头前顶骨先入盆,称为前不均衡位。前不均衡位时,因耻骨联合后面直而无凹陷,前顶骨紧紧嵌顿于耻骨联合后,使后顶骨无法越过骶岬而入盆,需行剖宫产术。

4. 面先露(颜面位)　胎头以颜面为先露称为面先露,多于临产后发现,常由额先露继续仰身而成。以颏骨为指示点,有 6 种胎方位,颏左(右)前,颏左(右)横,颏左(右)后,以颏左前和颏右后较多见。临床上为颏前位时,胎儿颜面部不能紧贴子宫下段及子宫颈,引起子宫收缩乏力,产程延长。由于颜面部骨质不易变形,容易发生会阴裂伤。颏后位可发生梗阻性难产,处理不及时,可致子宫破裂。

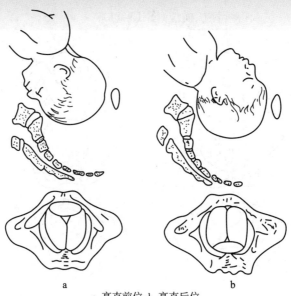

a. 高直前位；b. 高直后位

图 13-12　胎头高直位

臀先露的临床分类

5. 臀先露　指胎儿以臀、足或膝为先露，以骶骨为指示点，构成 6 种胎方位。根据胎儿两下肢所取姿势又可分为单臀先露或腿直臀先露；完全臀先露或混合臀先露；以及不完全臀先露。其中，以单臀先露最常见，其次为完全臀先露或混合臀先露。由于臀围小于头围，后出头困难，易发生胎膜早破、脐带脱垂、胎儿窘迫、新生儿产伤等并发症，围产儿死亡率是枕先露的 3~8 倍。

临床表现为产妇常感觉肋下或上腹部有圆而硬的胎头，由于胎臀不能紧贴子宫下段及子宫颈，常导致子宫收缩之力，产程延长，手术产机会增多，胎臀形状不规则，对前羊膜囊压力不均匀，导致胎膜早破。

6. 肩先露　胎儿横卧于骨盆入口平面以上，其纵轴与母体纵轴垂直，称为横产式(俗称横位)，先露为肩先露。临产后由于先露部不能紧贴子宫下段，常出现宫缩乏力和胎膜早破，破膜后可伴有脐带和上肢脱出等情况，可导致胎儿窘迫甚至死亡，足月活胎不可能经阴道娩出。

7. 复合先露　胎头或胎臀伴有肢体(上肢或下肢)作为先露部同时进入骨盆入口，称为复合先露，常见以一手或一前臂沿胎头脱出。

(二) 胎儿异常

1. 巨大胎儿(fetal macrosomia)　指出生体重达到或超过 4 000 g 者。多见于父母身材高大、孕妇患轻型糖尿病、经产妇、过期妊娠等。临床表现为妊娠期子宫增大较快，妊娠后期孕妇可出现呼吸困难，自觉腹部及肋两侧胀痛等症状。常引起头盆不称、肩性难产、软产道损伤、新生儿产伤等不良后果。

2. 胎儿畸形

(1) 脑积水：指胎头颅腔内、脑室内外有大量脑脊液(500~3 000 ml)潴留，使头颅体积增大，头周径大于 50 cm，颅缝明显增宽，囟门增大。临床表现为明显头盆不称，跨耻征阳性，若不及时处理可致子宫破裂。

（2）联体儿：胎儿颈、胸、腹等处发育异常或发生肿瘤，使局部体积增大致难产，通常于第二产程出现胎先露下降受阻，经阴道检查时发现。

（三）对母儿的影响

1. 对母体的影响

（1）可致继发性宫缩乏力，产程延长，常需手术助产。

（2）胎头位置异常，长时间压迫软产道造成局部组织缺血、坏死，易形成生殖道瘘。行阴道助产时，易造成子宫颈撕裂，严重者甚至可发生子宫破裂。

（3）产褥感染、产后出血的发生率增加。

2. 对胎儿、新生儿的影响

（1）可致胎膜早破、脐带脱垂，从而引起胎儿窘迫、胎儿或新生儿死亡。

（2）早产儿及低体重儿增多。

（3）分娩时由于后出胎头，牵出困难，除了可发生新生儿窒息、外伤，还可以发生臂丛神经损伤、胸锁乳突肌损伤及颅内出血等。

二、产科护理

【护理评估】

1. 健康史　仔细阅读产前检查的资料，如身高、骨盆测量值、胎方位，估计胎儿大小、羊水量、有无前置胎盘及盆腔肿瘤等。询问既往分娩史，注意有无头盆不称、糖尿病史。了解是否有分娩巨大儿、畸形儿等家族史。评估待产过程中产程进展、胎头下降等情况。

2. 身心评估　胎位异常或胎儿发育异常均可导致产程延长、继发宫缩无力，或出现胎膜早破、脐带先露或脐带脱垂的危险，导致胎心不规则，甚至窒息、死亡。产妇因产程时间过长，极度疲乏失去信心而产生急躁情绪，同时也十分担心自身及胎儿的安危。

（1）腹部检查：持续性枕后位、臀位时胎体纵轴与母体纵轴一致，子宫呈纵椭圆形。如在子宫底部触及胎臀，胎背偏向母体后方或侧方，前腹壁触及胎体，胎心在脐下偏外侧处听得最清楚时，一般为枕后位。如在子宫底部触到圆而硬、按压时有浮球感的胎头，在耻骨联合上方触及软而宽、不规则的胎臀，胎心在脐上左（右）侧听得最清楚时，为臀位。

（2）肛门检查或阴道检查：当子宫颈口部分开大或开全时，行肛门检查或阴道检查，若感到盆腔后部空虚，胎头矢状缝在骨盆斜径上，前囟在骨盆的右（左）前方，后囟在骨盆的右（左）后方，提示为持续性枕后位；若触及软而宽且不规则的胎臀、胎足或生殖器等可确定为臀位；若感胎头很大，颅缝宽，囟门大且紧张，颅骨骨质薄而软，如乒乓球的感觉，则考虑脑积水。无论肛门检查或阴道检查，次数不宜过多，阴道检查须严格消毒，防止感染。

3. 辅助检查

（1）B 型超声检查：于产前检查则可估计头盆是否相称，探测胎头的位置，大小及形态，做出胎位及胎儿发育异常的诊断。

（2）实验室检查：可疑为巨大胎儿的孕妇，产前应做血糖、尿糖检查，妊娠晚期抽羊水做胎儿成熟度检查、胎盘功能检查。疑为脑积水合并脊柱裂者，妊娠期可查孕妇血清或羊水中的甲胎蛋白水平。

4. 临床治疗

（1）临产前

1）胎位异常者：定期产前检查，妊娠 30 周以前顺其自然；妊娠 30 周以后胎位仍不正常者，则根据不同情况予以矫治。若矫治失败，提前 1 周住院待产，以决定分娩方式。持续性枕后位或枕横位，若骨盆无异常，胎儿不大时可以试产。试产时应严密观察产程，注意胎头下降、宫口扩张程度、宫缩强弱及胎心有无变化。

2）胎儿发育异常：定期产前检查，一旦发现为巨大胎儿，应及时查明原因，如系糖尿病孕妇则需积极治疗，于妊娠 36 周后根据胎儿成熟度、胎盘功能及血糖控制情况择期引产或行剖宫产。各种畸形儿一经确诊，及时终止妊娠。

（2）临产后：根据产妇及胎儿具体情况综合分析，以对产妇和胎儿造成最少的损伤为原则，采用阴道助产或剖宫产术。

【常见护理诊断／合作性问题】

1. 有窒息的危险　与分娩因素异常有关。

2. 恐惧　与难产及胎儿发育异常的结果有关。

【护理目标】

1. 新生儿健康。

2. 产妇能正视分娩障碍，与医护合作，分娩过程顺利，无并发症发生。

【护理措施】

加强妊娠期及分娩期的监测与护理，减少母儿并发症。

1. 加强妊娠期保健，通过产前检查及时发现并处理异常情况。胎位异常者于妊娠 30 周前多能自行转为头先露，若妊娠 30 周后仍不纠正，可指导孕妇行膝胸卧位：孕妇排空膀胱，松解裤带，姿势如下（图 13-13），每天 2 次，每次 15 min，连做 1 周后复查。还可以采用激光或艾灸"至阴穴"等。

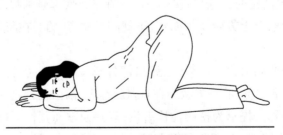

图 13-13　膝胸卧位

2. 有明显头盆不称，胎位异常或确诊为巨大胎儿的产妇，应做好剖宫产围手术期护理。

3. 经阴道分娩的产妇，应做好如下护理

（1）鼓励产妇进食，保持产妇良好的营养状况，按医嘱必要时给予补液，维持水、电解质平衡;指导产妇合理用力,避免体力消耗;枕后位者,嘱避免过早屏气用力,以防宫颈水肿及疲乏。

(2) 防止胎膜早破:产妇在待产过程中应少活动,尽量少做肛门检查,禁灌肠。一旦胎膜早破,应立即观察胎心,抬高臀部,若胎心有改变,及时报告医生,并立即行阴道检查,及早发现脐带脱垂情况。

(3) 协助医生做好阴道助产及新生儿抢救的准备,必要时为缩短第二产程可行阴道助产。新生儿出生后应仔细检查有无产伤。第三产程应仔细检查胎盘、胎膜完整性及母体产道的损伤情况。按医嘱及时应用缩宫素与抗生素,预防产后出血与感染。

4. 心理护理　提供心理支持,安慰产妇,增加分娩信心,保证营养及水分的摄入,以保持良好产力。

在线讨论 ————————————

云课堂在线参与胎儿异常的健康教育方案讨论。

【护理评价】

1. 有无胎儿窘迫发生,新生儿是否健康,母儿是否平安。
2. 产妇能否与医护人员配合,是否顺利度过分娩期。

第四节　异常分娩的评估要点与助产原则

案例导入

孙女士,29 岁,G₂P₀。妊娠 39 周临产,规律宫缩 3 h 入院。宫口开大 4 cm 后 8 h 产程无进展,产妇主诉疲乏无力。体格检查:血压 120/78 mmHg,规律宫缩每 7~8 min 持续 20~30 s,弱,胎心率 120 次/min,胎膜未破,宫口开大 4 cm。胎位为枕左前位(LOA),胎先露 S0,骨盆测量各径线正常。

请思考:

1. 该产妇的产程进展正常吗?
2. 对该产妇要重点评估哪些内容?
3. 该产妇的助产原则包括哪些?

正常分娩依赖于产力将胎儿娩出,但同时需要足够大的产道供胎儿通过。产力是分娩的动力,它受产道、胎儿和精神心理因素的影响。上述四大要素中任何一个要素异常,使分娩进展受阻,都必将造成异常分娩(难产)。难产与顺产是相对的,在一定条件下,两者可以互相转化。如果正常分娩处理不当,顺产可能变成难产;虽有可能发生难产的产妇,经过正确而及时的处理,纠正异常因素,又有可能达到预防难产而获得顺产的结局。

267

第十三章　异常分娩

一、各因素之间的相互关系

产力、产道、胎儿三者是互相联系,互相制约,互相影响和互相适应的。有时虽然表现为产力异常,但实质上是产道异常和胎儿异常的结果;有时,表现为胎位异常,而实质上是因为产道异常或产力异常所造成。精神心理因素是和分娩有关的第四因素,在分娩过程中的重要性逐渐受到产科工作者的重视。精神心理因素主要通过产力而影响分娩过程。大部分分娩异常在产程中才能表现出来。因此,要正确而及时地处理好异常分娩,清楚地认识和掌握有关因素及其间的关系,密切观察产程,充分认识产程异常的表现,并对其作认真仔细的分析和判断。

1. 产力异常 产力是胎儿娩出的动力。有效的宫缩在迫使胎头下降的过程中,顺应产道的形状进行俯屈、内旋转等动作,轻度胎位异常如枕横位、枕后位在有效的产力作用下可通过内旋转变成枕前位,使胎儿顺利娩出。当头盆不称或胎位异常时,胎先露不能紧贴子宫下段及子宫颈而反射性地引发有效宫缩,常表现为原发性或继发性宫缩乏力。而产力异常时,胎头不能顺利完成俯屈及内旋转等动作,加重了头盆不称,同时也降低了胎先露部对子宫口直接压迫扩张的力量,导致宫口扩张缓慢及产程延长。

2. 产道异常 产道是胎儿娩出的通道,在分娩诸要素中,产道是相对固定的因素,骨盆狭窄或畸形都可导致胎头下降的阻力增加或无法通过。但严重的骨盆异常临床上少见。骨盆的大小是和胎儿相对而言的,正常大小的骨盆可能难以通过发育过大,或持续性胎位异常的胎儿;而相对较小、胎位正常的胎儿却可能顺利通过轻度狭窄的骨盆。倾斜度过大的骨盆,尽管骨盆各平面的径线完全正常,胎儿娩出也很困难。纠正骨盆倾斜度后,胎儿可迅速娩出。骨盆异常可导致胎头衔接困难,或以异常胎位入盆。由于头盆不称,常引起继发性宫缩乏力,而宫缩乏力又使胎头无法克服产道阻力,造成持续性胎位异常。

3. 胎儿异常 胎儿异常包括胎儿发育异常和胎位异常,严重的胎位异常不能经阴道分娩,如横位,诊断不难,处理也容易掌握。而绝大部分的难产见于头位,占难产总数的 69.12%。异常分娩的诊断和处理的重点也在于头位难产。头位难产的主要表现是胎头的大小和方位与骨盆的大小和形态不相适应,可分为绝对性头盆不称和相对性头盆不称。绝对性头盆不称指胎头过大或骨盆狭窄,胎头完全不可能通过骨盆而娩出。相对性头盆不称指经过试产,有可能经阴道分娩。但由于胎头位置异常,不能适应产道的形态,使分娩阻力增大。通过加强宫缩,手法协助胎头俯屈或旋转等,使胎头适应产道形态,大部分胎儿可克服产道阻力而经阴道分娩。

二、异常分娩的评估要点

(一) 临床表现

1. 胎膜早破 头盆不称或胎位异常时,由于胎先露和骨盆入口之间存在较大间隙,较多羊水进入前羊水囊,宫缩时前羊水囊的压力过大且不均,易造成胎膜早破。难产时胎膜早破的发生率明显高于正常分娩。因此,胎膜早破是难产的先兆表现。

2. 宫缩乏力　宫缩一开始就出现宫缩过弱或不协调,需与假临产鉴别。用强镇静药如哌替啶 100 mg 注射,宫缩停止者为假临产,大部分产妇注射镇静药后宫缩变得规则而有力,产程进展迅速。用药后宫缩既不停止,也不能转为正常宫缩者,提示头盆不称或胎头位置异常。继发性宫缩乏力常见于中骨盆以下骨盆狭窄或持续性胎位异常。

3. 胎头不衔接　临产后胎头不衔接提示骨盆入口平面狭窄或胎位异常,应引起重视。

4. 产程异常　产程异常包括宫口扩张速度异常和胎先露下降异常。产程异常主要有以下几种表现。① 潜伏期延长:是原发性宫缩乏力的结果,也是难产最早期的信号,应予重视;② 宫颈扩张延缓或停滞:提示头盆不称或胎头位置异常;③ 胎先露下降延缓或停滞:提示胎头在产道遇到阻力,如中骨盆狭窄、胎头位置异常等,产妇衰竭、继发性宫缩无力、产妇不会向下屏气用力也可导致胎头下降异常;④ 活跃期延缓或停滞:提示存在头盆不称或胎头位置异常,需以剖宫产结束分娩;⑤ 第二产程延长:宫口开全 1 h,胎头仍未拨露,提示存在头盆不称,有可能发展为第二产程延长,应积极处理。第二产程延长时,胎头长时间受压,可致脑组织缺氧。母体盆底组织长时间受压,可导致生殖道瘘和产后出血。

(二) 产妇一般情况

全面了解产妇的一般情况包括妊娠过程是否顺利,有无并发症、产前出血、胎膜早破、妊娠期体重增长过快等。了解既往有无重要器官特殊病史,如佝偻病、糖尿病、脊髓灰质炎等病史。

体检应全面了解产妇的全身情况。临产后要注意产妇的情绪,对分娩知识的了解和自然分娩的信心。注意其进食、排便情况,有无脱水或酸中毒。产程初期排尿困难或过早屏气,常是某些难产的前兆。

(三) 产妇的产科情况

1. 骨盆外测量　了解骨盆的大小和形态,必要时需行骨盆内测量,确定骨盆类型。

2. 正确判断胎儿大小　通过测量腹围、子宫底高度,参考是否破膜,羊水量的多少,胎先露的高低,结合 B 超检查胎头双顶径、股骨长度,头、腹围等多项指标综合判断,提高对胎儿大小估计的准确性。

3. 了解宫缩情况　包括宫缩的强度、持续时间和间歇时间。宫缩过强时要注意腹部有无痉挛性狭窄环,子宫下段有无固定的压痛点。

4. 了解胎儿情况　产程中应勤听胎心,用电子胎心监护仪持续监护,如发现早期减速、晚期减速或胎动时胎心率变化等应及时处理。

5. 肛门与阴道检查　在难产的诊断和处理中具有决定性的意义。

(1) 了解子宫颈厚薄、软硬度,宫颈扩张情况、有无水肿及水肿的部位。

(2) 判断胎方位:宫口扩张 3 cm 以上,可根据矢状缝和大、小囟门的位置,判断胎位。

(3) 确认胎先露的高低：以颅骨最低点和坐骨棘的关系为标志，当胎头严重水肿，颅骨变形时，应注意以胎头的骨质部作为判断标准。

(4) 了解骨盆内部的情况：以确定异常骨盆的类型。

(5) 了解胎头变形情况：出现严重头皮水肿和颅骨过度重叠时，提示头盆不称。

6. 绘制产程图　通过产程图能及时发现产程异常情况。

三、难产的处理

（一）选择性剖宫产

对明显产道异常，胎儿过大，严重胎位异常，有严重妊娠合并症，不适宜经阴道分娩的产妇，应在临产前或临产初期行选择性剖宫产。

（二）试产

无明显剖宫产指征的产妇应予充分试产，在试产中严密观察，及时发现难产倾向并随时予以纠正。经积极处理不能改变难产因素者或在试产中出现胎儿窘迫等应及时改行剖宫产术。

1. 一般处理

(1) 鼓励以自由体位待产和分娩。

(2) 提倡一对一的陪伴分娩，即导乐陪产。

(3) 注意水和营养物质的补充。

(4) 保持盆腔器官空虚，以免妨碍胎头下降。

2. 积极处理产程中的情况　详见本章前3节内容。

四、助产原则

1. 支持与照顾　提倡导乐陪伴分娩，给予产妇全程心理、生理上的关怀与照顾，解除产妇紧张、恐惧心理，鼓励家属参与待产护理，给予产妇更多的信心与支持。

2. 提供优美环境　营造温馨的待产环境，播放一些轻音乐，有条件者可提供家庭化的待产室，让产妇在安静、舒适、轻松的氛围中待产。

3. 不限制产妇体位　鼓励产妇入院后采取自由体位，如走、坐、立、趴、蹲、跪、卧等自觉能减轻产痛的体位。助产士可根据产程评估的情况，指导并建议产妇采取有利于纠正异常胎位的体位，促进产程的进展，提高自然分娩率。

4. 鼓励进食　为保证产程中产妇能量的需要，防止胎儿出生后低血糖，鼓励产妇少量多次进食易消化富有营养的流质或半流质食物。助产士应督导产妇及时排空膀胱，以利胎先露下降。

5. 提供舒适服务　给予产妇各种非药物镇痛方法，如按摩、水疗、芳香疗法，分娩球运动等，指导产妇深慢呼吸以缓解疼痛。

自由体位
分娩

第五节 剖宫产术

案例导入

王女士,25 岁,因"停经 36^{+4} 周,B 超显示双胎"入院。入院查体:体温 36.5℃,心率 85 次 /min,呼吸 18 次 /min,血压 120/85 mmHg,产科检查:胎位 ROA/LOA,胎心率 145 次 /min,肛门检查:宫口未开,胎先露未衔接,胎膜未破。B 超检查示:晚期妊娠,宫内双活胎,头 - 头位,胎盘成熟度Ⅲ级,羊水清晰。入院诊断:"妊娠 36^{+4} 周,G$_1$P$_0$,双胎"。完善相关检查,拟在腰硬联合麻醉下行子宫下段剖宫产术。

请思考:

1. 该产妇是否符合剖宫产适应证?

2. 行剖宫产术后,护士如何对该产妇进行术后护理?

一、概述

剖宫产术是经腹壁切开子宫取出胎儿及其附属物的手术。常用手术方式有子宫下段剖宫产术、新式剖宫产术、子宫体部剖宫产术、腹膜外剖宫产术及剖宫产子宫切除术,其中,子宫下段剖宫产术是临床上最常用的剖宫产术式。

1. 适应证

(1)产道异常:骨盆狭窄、头盆不称、子宫或卵巢肿瘤阻塞产道者、严重宫颈水肿不能扩张者、产道畸形。

(2)产力异常:宫缩乏力经处理无效者。

(3)胎位异常:颏后位、横位、初产妇臀位等。

(4)妊娠并发症及妊娠合并症不适宜经阴道分娩者。

(5)其他:胎儿窘迫、脐带脱垂、胎盘功能严重减退、巨大胎儿、珍贵儿、有剖宫产史、羊水过少、先兆子宫破裂、多胎妊娠、高龄初产妇(35 岁以上)等。

2. 禁忌证 胎儿畸形及胎死宫内不应行剖宫产术终止妊娠。

3. 用物准备 25 cm 不锈钢盆 1 个,刀片 3 个,手术刀柄 3 个,持针器 2~3 把,解剖镊 2 把,卵圆钳 12 把,18 cm 止血钳 6~8 把,10 cm、12 cm、14 cm 止血钳各 4 把,艾力斯钳 8 把,巾钳 8 把,大无齿镊 2 把,小无齿镊 2 把,阑尾拉钩 2 个,S 形拉钩 1 个,腹腔双头拉钩 1 个,弯盘 1 个,吸引器头 3 个,压肠板 1 个,手术衣 4~6 件,4 m×6 m 双层大包布 2 块,3 m×3 m 双层中包布 1 块,双层剖腹单 1 块,治疗巾 10 块,纱布 16~20 块,纱布垫 6~8 块,手套 10 副,可吸收线若干包,1、4、7、10 线团各 1 个,新生儿急救器械和急救药品,子宫收缩药。

4. 麻醉方式 麻醉方式包括持续硬膜外麻醉、蛛网膜下腔阻滞麻醉、腰硬联合麻醉及全身麻醉,其中,以持续硬膜外麻醉为主。

5. 手术步骤 本节以子宫下段剖宫产术为例介绍。

（1）体位：产妇取仰卧位或左侧位倾斜 10°~15°。

（2）腹部常规消毒、铺无菌巾。

（3）切开腹壁：取下腹正中纵切口、正中旁纵切口或下腹横切口，打开腹壁和腹膜腔。

（4）剪开子宫膀胱腹膜反折，距离子宫膀胱腹膜反折 1~1.5 cm 处横行剪开一小口，向两侧延长至 10~12 cm。

（5）暴露并切开子宫下段：分离下推膀胱，于子宫下段作横切口，向左右两侧作钝性撕开或切开以扩大子宫下段切口，注意用力适当，不可用暴力。

（6）娩出胎儿：刺破羊膜，吸净羊水，左手伸入子宫腔到达胎头下方，向上托起胎头，右手推压子宫底，协助娩出。立即清理胎儿口、鼻腔黏液，两手牵拉胎头，相继娩出胎肩及胎体。剪断脐带，子宫体注射缩宫素，促进子宫收缩。

（7）娩出胎盘：胎儿娩出后，待胎盘自然娩出或徒手剥离胎盘，用卵圆钳夹干纱布拭净子宫腔，避免胎膜或胎盘组织残留。

（8）缝合切口、关腹：全层缝合子宫切口，继而缝合子宫膀胱反折腹膜。检查盆腔有无出血，探查双侧附件。清点敷料及器械无误，逐层关腹，缝合腹壁。

二、手术护理要点

1. 术前护理

（1）术前谈话，向产妇及其家属解释剖宫产术的目的、手术过程及配合要点等，耐心回答产妇及家属提出的问题，使其解除恐惧。

（2）监测产妇生命体征，复核各项辅助检查结果，如有异常及时报告医生。

（3）完成普鲁卡因、青霉素等药物过敏试验，交叉配血试验，做好输血准备。完成心电图、各项生化、B 超等检查。

（4）做好新生儿保暖和抢救准备，如新生儿抢救器械和急救药物。

（5）术前按照一般腹部手术备皮范围准备，留置导尿管。

2. 术中配合护理

（1）协助产妇取仰卧位，必要时可稍倾斜手术台或更换侧卧位。

（2）密切观察产妇生命体征及胎心音变化，并记录。建立静脉通路，遵医嘱输液、输血，协助麻醉师维持产妇生命体征平稳，密切配合医生完成手术及新生儿抢救工作。

3. 术后护理

（1）休息与活动：术后麻醉未清醒时，将头偏向一侧，术后 24 h 取半卧位，2~3 天可坐起，以利于恶露排出。协助产妇翻身，鼓励产妇早期下床活动，预防肠粘连。

（2）饮食护理：手术当天禁食，次日可进食全流质饮食，肛门排气后可进食半流质饮食，排便后可进食普食。禁食牛奶、豆浆等产气食物。

（3）病情观察：严密观察生命体征并定时测血压、脉搏、呼吸。观察产妇子宫收缩及阴道流血情况，宫缩不佳时，应按摩子宫，出血多者遵医嘱给予缩宫素。

（4）预防感染：评估产妇有无体温升高，观察并记录腹部切口有无渗血、渗液、红

剖宫产手术
护理

肿、血肿、硬结等,做好留置导尿管护理,每天擦洗外阴 2 次,遵医嘱给予抗生素预防感染。

（5）减轻疼痛：指导产妇翻身、咳嗽时轻按腹部两侧以减轻切口疼痛,必要时遵医嘱给予镇痛药物。

（6）做好乳房护理,指导产妇正确的哺乳姿势。

三、健康教育

指导产妇出院后保持外阴清洁,每天擦洗外阴 1~2 次。产后 42 天到门诊行产后健康检查,了解全身各器官,尤其是生殖器官的恢复情况和乳房泌乳情况。告知产妇产后 6 周禁止性生活,指导产妇落实好避孕措施,术后至少避孕 2 年方可再次妊娠,避免再次妊娠时子宫破裂的发生。

知识链接

剖宫产儿综合征

剖宫产儿综合征是指足月剖宫产娩出的新生儿在生后不久即出现的一组严重呼吸系统并发症的总称,如湿肺、窒息、羊水吸入、肺不张和肺透明膜病等。多见于选择性剖宫产。相比于经阴道分娩,剖宫产分娩时,胎儿呼吸道挤出的胎肺液减少,液体潴留在气道内,影响通气及换气,可导致胎儿缺氧、窒息,此外,剖宫产过程中,胎儿身体、胸、腹及胎头未受到有节奏地被挤压这种刺激信息,而发生感觉统合失调,也会造成胎儿缺氧,甚至窒息。

在线讨论

云课堂在线参与剖宫产术妇女的健康教育方案讨论。

本章小结

1. 产力异常包括子宫收缩乏力和子宫收缩过强。子宫收缩乏力又分为协调性宫缩乏力和不协调性宫缩乏力。协调性宫缩乏力主要处理原则是加强宫缩,主要措施有人工破膜和静脉滴注缩宫素（使用注意事项是重点）。不协调性宫缩乏力要用镇静药恢复宫缩后处理。子宫收缩过强分为协调性宫缩过强和不协调性宫缩过强。协调性宫缩过强容易导致急产,不协调性宫缩过强易导致病理性缩复环和痉挛性狭窄环,主要处理原则是抑制宫缩,恢复正常宫缩。处理后仍不能恢复,或出现胎儿窘迫,行剖宫产手术。

2. 产道异常包括骨产道和软产道异常,以前者最常见。骨盆径线过短可导致狭窄骨盆。骨盆形态正常,各平面径线小于正常值 2 cm 或以上者称为均小骨盆。可疑头盆不称者,在严密监护下可试产 2~4 h,试产时一般不用镇静药,禁忌灌肠。

3. 除枕前位之外的胎位均为异常胎位,常见的有持续性枕后位或枕横位、臀先露、肩先露,其中,肩先露危害最大。妊娠 30 周后臀先露仍未纠正的,采用膝胸卧位

重点考点：剖宫产术后护理

矫正。对于胎位异常者,临产后尽量少做肛门检查或阴道检查。

4. 难产与顺产是相对的,在一定条件下,两者可以互相转化。如果正常分娩处理不当,顺产可能变成难产;虽有可能发生难产的产妇,经过正确而及时的处理,纠正异常因素,又有可能达到预防难产而获得顺产的结局。

5. 剖宫产术是经腹壁切开子宫取出胎儿及其附属物的手术。常用手术方式有子宫下段剖宫产术、新式剖宫产术、子宫体部剖宫产术、腹膜外剖宫产术及剖宫产子宫切除术,其中子宫下段剖宫产术是临床上最常用的剖宫产术式。剖宫产术的适应证、禁忌证、术前护理和术后护理应注重学习和掌握。

目标测试题

一、名词解释

潜伏期延长 活跃期延长 第二产程延长 剖宫产术 活跃期停滞 急产 均小骨盆

二、简答题

1. 简述协调性子宫收缩乏力的处理原则。

2. 第一产程为加强子宫收缩,静脉滴注催产素的用法及注意事项。

3. 简述试产的注意事项。

4. 剖宫产术的适应证。

5. 剖宫产术的护理措施。

三、案例分析

郑女士,28 岁,妊娠 39^{+6} 周,G_2P_1,入院待产,第 2 胎,诉妊娠期产检 10 次,入院查体:体温 36.6℃,心率 96 次 /min,呼吸 17 次 /min,血压 120/85 mmHg,体重 68 kg。产科检查:胎位为枕左前位(LOA),胎心率 150 次 /min,胎头高浮,跨耻征检查阳性。产妇于 2015 年在我院行剖宫产一次。

请问:

1. 术后如何对该产妇进行护理?

2. 出院时,如何对该产妇进行健康指导?

(王博巧 张景春)

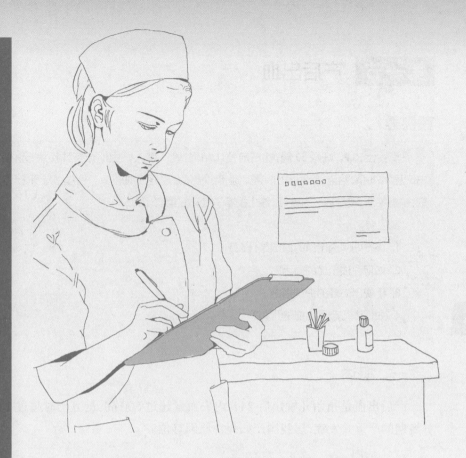

第十四章 分娩期并发症

导读课件 　　思维导图

学习目标

1. 掌握产后出血、子宫破裂、羊水栓塞、脐带脱垂的护理评估的主要内容和护理措施。

2. 熟悉产后出血、子宫破裂、羊水栓塞、脐带脱垂的概念，病因及危害。

3. 了解产后出血、子宫破裂、羊水栓塞、脐带脱垂的护理诊断。

4. 能为分娩期并发症妇女提供整体护理，对产后出血、子宫破裂、羊水栓塞、脐带脱垂等病人进行快速评估，初步应急处理和配合抢救。

5. 关心爱护孕产妇、保障母婴安全。

第一节 产后出血

案例导入

> 肖女士,G₁P₁,妊娠 39 周,枕左前位(LOA)分娩。病人妊娠期无特殊疾病,无内科合并症。总产程 16 h 余,胎盘、胎膜娩出完整。胎盘娩出后,阴道流血较多。检查:软产道无裂伤。子宫软,轮廓不清,按摩后子宫变硬,停止按摩子宫又复柔软。
>
> 请思考:
> 1. 该产妇阴道出血的原因是什么?
> 2. 如何评估出血的原因?
> 3. 请说出主要的护理措施。
> 4. 如何进行产后出血的预防?

一、概述

产后出血是指胎儿娩出后 24 h 内失血量超过 500 ml,剖宫产时超过 1 000 ml,是分娩期的严重并发症,居我国产妇死亡原因首位。

(一)病因

子宫收缩乏力、胎盘因素、软产道裂伤及凝血功能障碍是产后出血的主要原因。这些原因可共存、相互影响或互为因果。

1. 子宫收缩乏力 是产后出血最常见的原因,占产后出血总数的 70%~80%。任何影响子宫肌收缩和缩复功能的因素,均可引起子宫收缩乏力性出血,常见因素如下。

(1) 全身因素:体质虚弱或合并慢性全身性疾病,产妇精神过度紧张,对分娩恐惧等。

(2) 产科因素:难产、产程延长使体力消耗过多;前置胎盘、胎盘早剥、妊娠期高血压疾病、宫腔感染等,可使子宫肌水肿或渗血,影响收缩。

(3) 子宫因素:多胎妊娠、羊水过多、巨大胎儿等;子宫肌瘤、子宫畸形、子宫肌纤维变性等。

(4) 药物因素:临产后过多使用镇静药、麻醉药或子宫收缩抑制剂。

2. 胎盘因素

(1) 胎盘滞留:胎盘多在胎儿娩出后 15 min 内娩出,若超过 30 min 胎盘仍未娩出,将导致出血。常见原因如下。① 膀胱充盈:阻碍已剥离胎盘排出而滞留子宫腔。② 胎盘嵌顿:因子宫收缩药物应用不当或粗暴按摩子宫,子宫颈内口附近子宫肌出现环形收缩,使已剥离的胎盘嵌顿在子宫腔。③ 胎盘剥离不全:第三产程过早牵拉脐带或按压子宫,影响胎盘正常剥离,剥离面血窦开放而出血。

(2) 胎盘粘连或植入:粘连是指胎盘绒毛与底蜕膜紧密相连;植入是指胎盘绒毛

侵入子宫壁肌层。其原因常为多次刮宫或宫腔感染使局部子宫内膜生长不良而发生。胎盘粘连的主要原因是子宫内膜损伤，常见于多次人工流产、宫腔感染等；其次是胎盘发育不良，形成膜状胎盘、副胎盘、胎盘子宫角附着等。胎盘植入的主要原因是蜕膜发育不良，胎盘绒毛与子宫壁之间缺少脱膜层，使绒毛侵入肌层，多由子宫内膜炎、刮宫过深、剖宫产术后刀口瘢痕，黏膜下肌瘤，前置胎盘等因素造成。胎盘粘连或植入可分为部分性或完全性，部分胎盘粘连或植入，因胎盘部分未剥离，导致子宫收缩不良，已剥离面血窦开放而发生致命性出血；完全性粘连与植入则因胎盘未剥离，常无出血。

(3) 胎盘部分残留：指部分胎盘小叶、副胎盘或部分胎膜残留于子宫腔内，影响子宫收缩而出血。常见原因是第三产程处理不当，如过早牵拉脐带，过早用力揉挤子宫。

3. 软产道裂伤　包括会阴、阴道、子宫颈裂伤，子宫下段破裂。常发生于阴道手术助产、胎儿过大、急产、软产道组织弹性差、产力过强等情况。阴道手术助产操作不当或未及时检查发现软产道裂伤时，均可导致产后出血。

4. 凝血功能障碍　多数是产科原因，如胎盘早剥、死胎、羊水栓塞、重度子痫前期等可引起弥散性血管内凝血(DIC)，凝血功能障碍引起出血。少数产妇合并有血液系统疾病，如血小板减少、再生障碍性贫血、肝病。

(二) 临床表现

分娩后 2 h 是产后出血的高发时段，应密切关注。产后出血的主要临床表现为胎儿娩出后阴道流血及出现失血性休克、严重贫血等相应症状。

1. 症状　出血最多，出血速度快时产妇面色苍白、皮肤湿冷，主诉口渴、头晕、心慌，血压下降、脉搏细速等休克表现；严重时表现为怕冷、寒战、打哈欠，懒言或表情淡漠，呼吸急促甚至烦躁不安，继而可转入昏迷状态。

2. 体征　因产后出血病因不同而异。

(1) 子宫收缩乏力出血：往往有产程延长、胎盘剥离延缓。出现间歇性阴道流血、血色暗红、有凝血块。子宫轮廓不清，触不清子宫底，按摩后子宫收缩变硬，停止按摩又变软，按摩子宫时有大量血液或血块自阴道流出。

(2) 胎盘因素出血：胎儿娩出后 15 min 胎盘未娩出并伴大量阴道流血，可能为胎盘剥离不全、粘连或植入所致。如胎盘娩出后出血，多为胎盘、胎膜残留。

(3) 软产道裂伤出血：胎儿娩出后，立即出现持续不断的阴道流血，且颜色鲜红能自凝。出血量与裂伤程度相关。

(4) 凝血功能障碍：表现为阴道大量出血或少量持续不断出血，血液不凝，并可伴有全身各部位出血，止血困难。

(三) 临床治疗

针对出血原因，迅速止血；补充血容量，纠正失血性休克；防治感染。

二、产科护理

【护理评估】

1. 健康史　收集病史时询问产妇既往有无难产史、子宫肌瘤史、血液病史(血小

产后出血的病因

重点考点：
产后出血的临床表现

第十四章　分娩期并发症

板减少症、白血病、再生障碍性贫血等)、重型肝炎病史、高血压病史、贫血史。尤其应注意收集与诱发产后出血相关的病史,如产妇精神过度紧张、分娩过程过多使用镇静药及麻醉药、产程过长、产妇衰竭或急产。双胎、巨大胎儿、羊水过多、羊水栓塞、产妇贫血、软产道裂伤等。

2. 身体状况　主要表现为阴道出血及因失血而引起的休克。如产妇全身状况较差或合并有内科疾病时,即使出血量不多,也可能发生休克。产妇多表现为面色苍白、出冷汗、脉搏细速、血压下降等。不同原因引起的出血临床症状不完全相同。

3. 产后出血量的评估　正确评估产后出血量需要注意的是估测的出血量往往低于实际失血量。临床上常用的估测方法有以下几种。① 称重法:失血量(ml)=[胎儿娩出后接血敷料湿重(g) - 接血前敷料干重(g)]/1.05(血液比重 g/ml)。② 容积法:用产后接血容器收集血液后,放入量杯测量失血量。③ 面积法:可按接血纱布血湿面积粗略估计失血量。④ 休克指数法(shock index,SI):休克指数 = 脉率 / 收缩压(mmHg),SI=0.5 为正常;SI=1 时则为轻度休克;SI 在 1.0~1.5 时,失血量为全身血容量的 20%~30%;SI 在 1.5~2.0 时,失血量为全身血容量的 30%~50%;若 SI 在 2.0 以上,失血量为全身血容量的 50% 以上,呈重度休克。

4. 心理 – 社会状况　发生产后出血时,产妇及其家属往往表现得惊慌失措,异常恐惧,担心产妇的生命安全。

5. 辅助检查　包括血型、血常规、出凝血时间、凝血酶原时间、纤维蛋白原测定和血浆鱼精蛋白副凝试验(简称 3P 试验)等有关凝血功能的实验室检查。

【常见护理诊断 / 合作性问题】

1. 组织灌注量改变　与阴道大量出血有关。

2. 有感染的危险　与失血过多,抵抗力低下,手术操作有关。

3. 恐惧　与大量出血,生命受到威胁有关。

4. 潜在并发症:出血性休克。

【护理目标】

1. 产妇血容量能尽快得到恢复,血压、脉搏、尿量正常。

2. 产妇无感染症状。

3. 产妇情绪稳定,积极配合治疗和护理。

4. 产妇未发生并发症。

【护理措施】

(一) 积极预防产后出血

1. 加强产前保健　产前积极治疗基础疾病,充分认识产后出血的高危因素,高危孕妇尤其是凶险性前置胎盘、胎盘植入者应于分娩前转诊到有输血和抢救条件的医院分娩。

2. 产时预防　第一产程密切观察产程进展,注意休息,及时补充水分和能量,保证产力。第二产程指导产妇正确使用腹压,预防性使用缩宫素,于胎肩娩出后立即注射或静脉滴注缩宫素加强宫缩。积极处理第三产程,正确处理胎盘娩出和测量出血量,预防性子宫按摩。

3. 产后预防 胎盘娩出后2 h内,密切观察产妇一般情况、阴道流血和宫缩情况,定时测量生命体征,鼓励产妇及时排空膀胱,以免影响宫缩。早期哺乳可反射性引起子宫收缩,减少阴道出血。

(二)产后出血的护理措施

1. 迅速止血

(1)子宫收缩乏力:加强子宫收缩,能迅速有效止血。导尿排空膀胱后可采用以下方法。

重点考点:产后出血的护理措施

1)按摩子宫:常用的有腹壁按摩子宫底法和腹部 – 阴道双手压迫子宫法。

2)应用子宫收缩药:① 缩宫素10 U加入0.9%生理盐水500 ml中静脉滴注,必要时缩宫素10 U直接子宫体注射。② 前列腺素类药物:缩宫素无效果时,尽早使用前列腺素类药物。

3)子宫腔纱条填塞:助手在腹部固定子宫,术者用卵圆钳将无菌特制的宽6~8 cm、长1.5~2 m、4~6层不脱脂棉纱布条自子宫底由内向外有序地填紧子宫腔,压迫止血(图14-1)。若留有空隙可造成隐性出血。24 h后取出纱条,取出前使用子宫收缩药,并给予抗生素预防感染。也可采用子宫腔放置球囊代替子宫腔纱条填塞止血。

4)结扎盆腔血管:经上述处理无效,出血不止时,为抢救产妇生命,先经阴道结扎子宫动脉上行支;如无效应迅速开腹结扎。

5)髂内动脉或子宫动脉栓塞:行股动脉穿刺插入导管至髂内动脉或子宫动脉,注入明胶海绵颗粒栓塞动脉。栓塞剂可于2~3周后吸收,血管复通。适用于产妇生命体征稳定时进行。

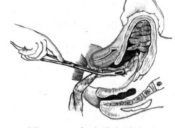

图14-1 宫腔纱布填塞法

产后出血的护理措施

279

6)切除子宫:经积极抢救无效、危及产妇生命时,应行子宫次全切除或子宫全切除术,以挽救产妇生命。

(2)胎盘因素:疑有胎盘滞留,应立即行子宫腔检查。若胎盘已剥离则应立即取出胎盘;若系胎盘剥离不全或粘连可行徒手剥离胎盘后取出(图14-2);若剥离困难疑有胎盘植入时,停止剥离,根据病人出血情况及胎盘剥离面积行保守治疗或子宫切除术。

1)保守治疗:适用于孕产妇一般情况良好,无活动性出血;胎盘植入面积小、子宫壁厚、子宫收缩好、出血量少者。可采用局部切除、髂内动脉栓塞术、甲氨蝶呤等治疗。保守治疗过程中应用彩色多普勒超声密切监测胎盘大小及周围血流变化、观察阴道出血情况以及是

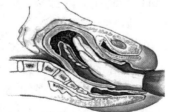

图14-2 徒手剥离胎盘术

否有感染,如出血增多或感染,应用抗生素同时清宫或行子宫切除术。

2)切除子宫:如有活动性出血、病情加重或恶化、穿透性胎盘植入时应切除子宫。需要注意的是,胎盘全部植入可无活动性出血或出血较少,此时切忌强行剥离胎

盘而造成大量出血,最安全的处理是切除子宫。

(3) 软产道损伤:止血的有效措施是及时准确地修补缝合。

(4) 凝血功能障碍:在排除子宫收缩乏力、胎盘因素、软产道损伤等原因引起的出血后,尽快检查凝血功能,同时输新鲜全血,补充血小板、纤维蛋白原或凝血酶原复合物、凝血因子,若并发 DIC 可按 DIC 处理。

2. 纠正失血性休克 产后出血量多且急,产妇容易发生低血容量性休克。休克程度与出血量、出血速度和产妇自身状况有关。针对出血原因,在止血治疗的同时,积极抢救休克。

(1) 立即取中凹位,吸氧,保暖。

(2) 迅速建立有效静脉通道,遵医嘱输血补液、纠正酸中毒,必要时应用升压药物。

(3) 严密观察产妇生命体征及宫缩情况,正确估计出血量,判断休克程度。

3. 防治感染

(1) 严格遵守无菌操作规程,遵医嘱应用抗生素。

(2) 加强会阴护理,积极纠正贫血,注意增加营养,增强机体抵抗力。

(3) 监测体温、血常规变化,注意观察恶露及腹部或会阴部伤口情况。

(三) 病情观察

1. 定时监测脉搏、血压。必要时予以心电监护。

2. 观察产妇有无面色苍白、发绀、四肢湿冷、尿量减少等休克的征象。

3. 观察子宫收缩及阴道流血量。

4. 观察膀胱是否充盈。

5. 观察病人有无便意感、肛门坠胀感。

6. 观察局部创面、针眼有无出血且不凝,不易止住。

(四) 生活护理

鼓励产妇进营养丰富的饮食,多进富含铁的食物如瘦肉、动物内脏等,少量多餐,进易消化食物。做好会阴护理,保持会阴清洁。

(五) 心理-社会护理

做好产妇及家属的安慰、解释工作,保持产妇安静,使其与医护人员主动配合。允许家属陪伴,给予产妇关爱及关心,增加安全感。

(六) 健康教育

1. 多进高蛋白、高维生素、富含铁质的食物,遵医嘱服用抗贫血药物。

2. 指导母乳喂养,促进子宫缩复,减少出血。

3. 注意产后子宫复旧及恶露的变化,发现异常及时就诊。

4. 产妇身体较虚弱,应注意休息,并适当活动,促进康复。

在线讨论 ——————————————————————

云课堂在线参与产后出血护理方案讨论。

【护理评价】

1. 产妇血容量是否改善,生命体征是否平稳。

2. 产妇有无感染症状。

3. 产妇能否配合各种治疗和护理,生理和心理上的舒适感是否增强。

4. 产妇有无发生并发症。

知识链接

希恩综合征

产后短时间内大量失血,可迅速发生失血性休克、死亡,存活者可因休克时间过长引起垂体坏死,继发严重的腺垂体功能减退而导致一系列临床症状,称为希恩综合征(Sheehan syndrome)。

第二节 子宫破裂

案例导入

> 王女士,33岁,第2胎足月临产,因产程进展缓慢,当地医生肌内注射缩宫素20 U后,病人表现出烦躁不安、呼吸急促,呼叫腹痛。此时检查见脐下1横指处有一斜形凹陷,腹部明显压痛。2 h后,病人呼声渐弱,面色苍白,四肢冰凉,表情淡漠,腹部明显触及胎体;阴道检查:宫口开大2横指,胎先露不能触及,并有暗红色血液自阴道流出。此时,当地医生见病人情况危及,迅速转上级医院。
>
> 请思考:
>
> 1. 该产妇可能的临床诊断是什么?
>
> 2. 该产妇存在的护理诊断有哪些?
>
> 3. 针对该产妇应采取哪些护理措施?

一、概述

子宫破裂指在妊娠晚期或分娩期子宫体部或子宫下段发生裂开,是直接危及产妇及胎儿生命的严重并发症,威胁母儿生命,若不能及时处理常导致母儿死亡。近年来,由于二胎生育政策实施后,高龄孕产妇及剖宫产术后再次妊娠,可能导致子宫破裂的高危因素增加,有上升趋势,应引起产科医护人员的高度重视。

(一)病因

1. **瘢痕子宫** 是近年来导致子宫破裂的常见原因。如剖宫产术、子宫肌瘤剔除术、子宫角切除术、子宫成形术后。在妊娠晚期或分娩期由于宫腔压力增高可使瘢痕破裂。前次手术后伴感染、切口愈合不良、剖宫产后间隔时间过短再次妊娠者,临产后发生子宫破裂的危险性更大。

2. **梗阻性难产** 高龄产妇、骨盆狭窄、头盆不称、软产道阻塞、宫颈瘢痕、胎位异常、胎儿畸形等均可因胎先露下降受阻,子宫强烈收缩,使子宫下段过分伸展变薄发生子宫破裂。

3. 子宫收缩药物使用不当　胎儿娩出前缩宫素使用指征或剂量不当,或未正确使用前列腺素类制剂等,可导致子宫收缩过强,加之瘢痕子宫或产道梗阻可造成子宫破裂。

4. 产科手术损伤　子宫颈口未开全时行产钳助产或臀牵引术,中、高位产钳牵引等可造成子宫颈裂伤延及子宫下段;毁胎术、穿颅术可因器械或胎儿骨片损伤子宫导致破裂;肩先露无麻醉下行内转胎位术或强行剥离植入性胎盘或严重粘连胎盘,也可引起子宫破裂。

5. 其他　子宫发育异常或多次宫腔操作,局部肌层菲薄也可导致子宫破裂。

（二）临床表现

子宫破裂多发生于分娩期,部分发生在妊娠晚期。子宫破裂发生通常是渐进的,多数由先兆子宫破裂进展为子宫破裂。

1. 先兆子宫破裂　常见于产程长、有梗阻性难产因素的产妇。

（1）子宫呈强直性或痉挛性过强收缩,产妇烦躁不安,呼吸、心率加快,下腹剧痛难忍,出现少量阴道流血。

（2）因胎先露部下降受阻,子宫收缩过强,子宫体部肌肉增厚变短,子宫下段肌肉变薄拉长,在两者间形成环状凹陷,称为病理性缩复环(图14-3)。可见该环逐渐上升达脐平或脐上,压痛明显。

（3）膀胱受压充血,出现排尿困难及血尿。

（4）因宫缩过强、过频,胎儿触不清,胎心率加快或减慢或听不清。

子宫病理性缩复环形成,下腹部压痛,胎心率改变及血尿出现是先兆子宫破裂的四大主要表现。

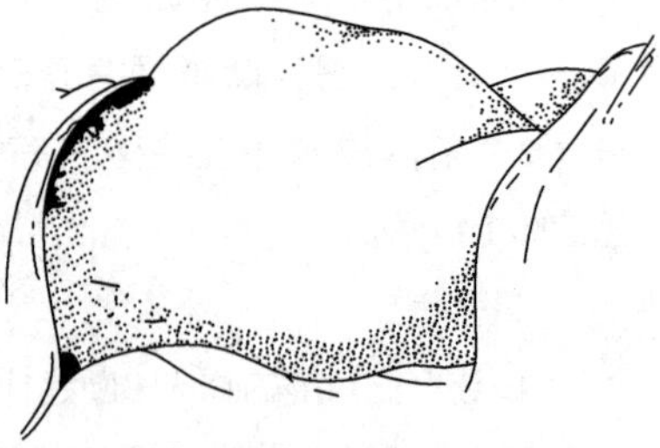

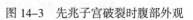

图14-3　先兆子宫破裂时腹部外观

2. 子宫破裂

（1）不完全性子宫破裂:子宫肌层部分或全层破裂,但浆膜层完整,子宫腔与腹腔不相通,胎儿及其附属物仍在子宫腔内。多见于子宫下段剖宫产切口瘢痕破裂,常缺乏先兆破裂症状,仅在不全破裂处有压痛,体征也不明显。若破裂口累及两侧子宫血管可导致急性大出血或形成阔韧带内血肿,查体可在子宫一侧扪及逐渐增大且有压痛的包块,多有胎心率异常。

（2）完全性子宫破裂:子宫肌壁全层破裂,子宫腔与腹腔相通,称为完全性子宫破裂。继先兆子宫破裂症状后,产妇突感下腹一阵撕裂样剧痛,子宫收缩骤然停止。腹痛稍缓和后,待羊水、血液进入腹腔,又出现全腹持续性疼痛,并伴有低血容量性休克的征象。全腹压痛明显、有反跳痛,腹壁下可清楚扪及胎体,子宫位于侧方,胎心、胎动消失。阴道检查可有鲜血流出,胎先露部升高,开大的子宫颈口缩小,部分产妇可扪及子宫颈及子宫下段裂口。

（三）临床治疗

1. 先兆子宫破裂　立即抑制子宫收缩:肌内注射哌替啶100 mg;立即行剖宫产术。

2. 子宫破裂　在输液、输血、吸氧和抢救休克的同时，无论胎儿是否存活均应尽快手术治疗。严重休克者应尽可能就地抢救，若必须转院，应输血、输液、包扎腹部后方可转院。

二、产科护理

【护理评估】

1. 健康史　主要收集与子宫破裂相关的既往史与现病史，如有无子宫手术史，此次妊娠有无头盆不称、胎位异常、巨大胎儿或胎儿畸形，有无使用缩宫素引产、是否阴道助产等。

2. 身体状况　评估产妇宫缩强度，持续及间歇时间的长短；腹部疼痛的程度、性质；产妇有无排尿困难及血尿；有无出现病理性缩复环；有无胎儿宫内窘迫的表现；产妇有无烦躁不安、极度痛苦的表现。

子宫破裂的
护理评估

3. 心理 – 社会状况　评估产妇及家属的情绪变化。产妇因剧烈的疼痛而烦躁不安、恐惧，其家属往往不知发生的实际情况而焦急不安，担心母儿健康。

4. 辅助检查

（1）B 超检查：可协助确定破裂的部位及程度。

（2）实验室检查：血常规可见血红蛋白值下降，白细胞计数增加等，尿常规检查可见有红细胞或肉眼血尿。

（3）其他：腹腔穿刺或阴道后穹隆穿刺可帮助明确有无腹腔内出血。

【常见护理诊断 / 合作性问题】

1. 疼痛　与强烈子宫收缩或子宫破裂后血液刺激腹膜有关。

2. 组织灌注量改变　与子宫破裂后大量出血有关。

3. 预感性悲哀　与子宫破裂后胎儿死亡或子宫切除有关。

4. 有感染的危险　与大量出血及子宫破裂伤口有关。

5. 活动无耐力　与损伤、失血、感染有关。

【护理目标】

1. 先兆子宫破裂征象被及时发现并处理，产妇疼痛减轻。

2. 产妇低血容量得到纠正。

3. 产妇情绪稳定。

4. 产妇感染得到控制或被及时发现处理。

5. 产妇活动有耐力。

【护理措施】

1. 预防

（1）做好计划生育及围产期保健，有瘢痕子宫、产道异常、子宫手术史等高危因素者，应提前入院待产。

（2）正确处理产程，警惕并尽早发现先兆子宫破裂征象并及时处理。

（3）严格掌握缩宫素、前列腺素等子宫收缩药的应用指征及使用方法。

（4）正确掌握产科手术助产的指征及操作常规，阴道助产术后应仔细检查子宫颈及子宫腔，及时发现损伤给予修补。

2. 处理措施

（1）先兆子宫破裂：严密观察产程进展及胎心率的变化，及时发现异常情况，并报告医生；遵医嘱给予抑制宫缩药物，尽快做好剖宫产的术前准备。

（2）子宫破裂

1）取中凹位或平卧位，迅速建立静脉通道，并给予吸氧、保暖。

2）立即遵医嘱输液、输血、给药，短时间内补充血容量。

3）抢救休克的同时，迅速做好术前准备，护送产妇去手术室。

4）术前、术中及术后密切观察病人血压、脉搏、呼吸、意识、阴道流血及尿量等情况并记录。不完全性子宫破裂者，注意监测胎心率。

5）遵医嘱应用抗生素预防感染。

3. 心理 – 社会护理

（1）向产妇及家属解释子宫破裂的治疗计划和对再次妊娠的影响。

（2）对胎儿已死亡的产妇，帮助其度过悲伤阶段，允许其表现悲伤情绪，甚至哭泣，倾听产妇诉说内心的感受。

（3）提供舒适的环境，给予生活上的护理，鼓励进食，以更好地恢复体力。

（4）提供产褥期的休养计划，帮助产妇尽快调整情绪。

4. 健康教育

（1）加强营养，及时纠正贫血，注意休息。

（2）对行剖宫产术及子宫修补术的产妇，若无子女应指导其避孕 2 年后再妊娠。

（3）再次妊娠时应定期到产科高危妊娠门诊检查。

在线讨论————————————————————————

云课堂在线参与子宫破裂护理方案讨论。

【护理评价】

1. 宫缩过强是否被及时发现并控制。

2. 产妇大出血是否得到控制，血容量补充是否及时，生命体征是否维持在正常范围。

3. 产妇情绪是否稳定，悲伤程度有无减轻。

4. 产妇有无出现感染。

5. 产妇活动耐力情况是否有所改善。

第三节　羊水栓塞

案例导入

朱女士,31岁,第2胎足月临产,宫口近开全,宫缩强。自然破膜后,突然咳嗽、呼吸急促,继之发绀、寒战、意识不清,心率160~180次/min,血压下降,呈休克状态,阴道出血不止。医生立即给予抢救,用罂粟碱、阿托品,大量的激素、肝素和氨茶碱等药物。2 h后,病人呼吸、心搏、血压逐渐平稳,5 h后病人阴道出血停止。

请思考:

1. 病人发生了怎样的生理病理变化?

2. 如何评估为羊水栓塞?

3. 怎样采取急救措施?

一、概述

羊水栓塞是指在分娩过程中羊水突然进入母体血循环引起急性肺栓塞、过敏性休克、弥散性血管内凝血(DIC)、肾衰竭等一系列病理改变的严重分娩并发症。临床表现起病急,病情凶险,死亡率高达80%以上,是孕产妇死亡的主要原因之一,故应高度重视,积极预防。

近年研究认为,羊水栓塞主要是过敏反应,建议命名为"妊娠过敏反应综合征"。

(一)病因

羊水栓塞是由于羊水中的有形成分如胎儿毳毛、角化上皮、胎脂、胎粪进入母体血循环所引起。羊膜腔内压力增高(子宫收缩过强)、胎膜破裂和子宫颈或子宫体损伤处有开放的静脉或血窦,是导致羊水栓塞发生的基本条件。高龄初产妇和多产妇(较易发生子宫损伤)、自发或人为导致的宫缩过强、急产、胎膜早破、前置胎盘、胎盘早剥、子宫不完全破裂、剖宫产术等均可诱发羊水栓塞。

(二)病理生理

羊水进入母体血循环后,可引起一系列病理生理变化。

1. 肺动脉高压　羊水中有形物质随羊水进入母体血循环中形成栓子,经肺动脉进入肺循环,阻塞小血管引起肺动脉高压;羊水中促凝物质启动母体凝血过程,形成血管内血栓,阻塞肺小血管,反射性引起迷走神经兴奋,加重肺小血管痉挛而致肺动脉高压;肺动脉高压使右心排血受阻,致急性右心衰竭;左心因血液回流少,排血量少,引起循环衰竭;肺灌注量急剧下降,肺缺氧,导致肺泡与肺间质水肿,引起急性呼吸衰竭。

2. 过敏性休克　羊水中胎儿有形成分为致敏原,作用于母体,引起I型变态反应,导致过敏性休克。多在羊水栓塞后立即出现血压骤降甚至消失,继而可有心肺功能衰竭,导致产妇突然死亡。

3. **弥散性血管内凝血(DIC)** 羊水中促凝物质入母血后激活凝血系统,导致弥散性血管内凝血;继之,凝血因子大量被消耗,纤维蛋白原下降,羊水中的活化因子激活了纤溶系统,血液由高凝状态转变为低凝状态,严重者呈不凝状态,造成全身广泛性出血倾向,发生产后出血及失血性休克,导致多种脏器损伤,功能衰竭。

4. **急性肾衰竭** 由于休克和DIC使得母体多脏器受累,常见为急性肾缺血导致肾功能障碍和衰竭。

(三) 临床表现

羊水栓塞起病急骤,临床表现复杂。多发生在分娩过程中,尤其是胎儿娩出前后的短时间内,典型的羊水栓塞经过分为3个阶段。

1. **休克期** 在分娩过程中,尤其是刚破膜不久,产妇突感寒战,出现呛咳、气急、烦躁不安、恶心、呕吐等前驱症状,继而出现呼吸困难、发绀、抽搐、昏迷、脉搏细速、血压急速下降,心率加快,肺底部湿啰音。病情严重者,产妇仅惊叫一声或打一个哈欠或抽搐一下后呼吸、心搏骤停,于数分钟内死亡。

2. **出血期** 病人度过心、肺功能衰竭和休克后,进入凝血功能障碍阶段,表现出以子宫出血为主的全身出血倾向,如切口渗血、全身皮肤黏膜出血、针眼渗血、血尿、消化道大出血等。

3. **急性肾衰竭期** 本病全身脏器均受损害,除心脏外,肾是最常受损的器官。存活的病人出现少尿(或无尿)和尿毒症表现。主要因为循环功能衰竭引起的肾缺血及DIC前期形成的血栓堵塞肾内小血管,引起缺血、缺氧,导致肾器质性损害。

羊水栓塞临床表现的3个阶段通常按顺序出现,有时也可不完全出现。不典型者缺乏急性呼吸循环系统症状或症状较轻;有些病人羊水破裂时突然一阵呛咳,之后缓解,未在意;也有些仅表现为分娩或剖宫产时的一次寒战,几小时后才出现大量阴道出血,无血凝块,伤口渗血、酱油色血尿等,并出现休克症状。

(四) 临床治疗

一旦怀疑羊水栓塞,应立即抢救。主要原则为抗过敏,纠正呼吸、循环功能衰竭和改善低氧血症,抗休克,防止DIC和肾衰竭发生,防止感染。

二、产科护理

【护理评估】

1. **健康史** 评估有无诱发因素,有无胎膜早破或人工破膜、前置胎盘、胎盘早剥、宫缩过强、中期妊娠引产或钳刮术、急产、子宫颈裂伤、子宫破裂及手术产等病史。

2. **身体状况** 不同临床阶段病人表现特点不同,典型羊水栓塞与不典型羊水栓塞的病人表现更为不同。典型羊水栓塞的临床表现为病人在破膜后,多为第一产程末、第二产程宫缩较强时或在胎儿娩出短时间内,突然出现烦躁不安、呛咳、气促、呼吸困难、发绀、昏迷、面色苍白、四肢厥冷、吐泡沫痰、心率加快,并迅速进入休克及昏迷状态;有阴道大出血且不凝,切口渗血,全身皮肤黏膜出血,血尿及消化道大出血等倾向,继而少尿、无尿等症状。没有先兆的病情严重者,产妇仅惊叫一声或打一个哈欠或抽搐一下后,呼吸、心搏骤停,于数分钟内死亡。

3. 心理 – 社会状况　起病急骤,病情凶险,产妇会感到痛苦和恐惧,而突然之间羊水栓塞导致产妇死亡甚至胎儿死亡,使家属通常无法接受这样的结果,感到恐惧,甚至否认、愤怒,情绪上会比较激动,认为可能是出了医疗事故。

4. 辅助检查

(1) 血涂片查找羊水有形物质:采集下腔静脉血,镜检见到羊水有形成分。

(2) 床旁胸部 X 线摄片:双肺弥散性点片状浸润影,沿肺门周围分布,伴右心扩大。

(3) 床旁心电图或心脏彩色多普勒超声检查:提示右心房、右心室扩大,而左心室缩小,ST 段下降。

(4) 与 DIC 有关的实验室检查示凝血功能障碍。

(5) 若尸检,可见肺水肿、肺泡出血,主要脏器如肺、胃、心、脑等血管及组织中或心内血液离心后镜检找到羊水有形物质。

【常见护理诊断 / 合作性问题】

1. 气体交换受损　与肺动脉高压导致肺血管阻力增加及肺水肿有关。

2. 组织灌注量改变　与失血及凝血功能障碍有关。

3. 潜在并发症:肾衰竭、胎儿宫内窘迫。

4. 恐惧　与发病急骤、病情危重、有濒死感等有关。

【护理目标】

1. 产妇胸闷、呼吸困难症状有所改善。

2. 能维持体液平衡,并维持最基本的生理功能。

3. 产妇、胎儿或新生儿安全。

4. 病情缓解,产妇恐惧程度减轻。

【护理措施】

1. 羊水栓塞的预防

(1) 定期进行产前检查,及时发现前置胎盘、胎盘早剥等并发症并及时处理。

(2) 严格掌握使用缩宫素的指征,并有专人处理,根据宫缩调整缩宫素的速度及浓度,避免宫缩过强。

(3) 人工破膜应在宫缩间歇期进行,破口要小,位置要低,并控制羊水流出的速度。

(4) 避免损伤性较大的阴道助产,严格掌握剖宫产术的指征。

2. 治疗配合　一旦出现羊水栓塞的临床表现,应立即给予紧急抢救措施。

(1) 解除肺动脉高压,改善低氧血症。

1) 供氧:取半卧位,加压给氧,必要时行气管插管或气管切开。

2) 解除肺动脉高压和支气管痉挛:遵医嘱选用罂粟碱 30~90 mg 加入 25% 葡萄糖液 20 ml 中缓慢静脉推注,可缓解平滑肌张力;心率慢时应用阿托品 1 mg 加入 5%

葡萄糖液 10 ml 中,每 15~30 min 静脉推注一次,直至面色潮红、症状缓解为止。心率大于 120 次 /min 时慎用;心率快时用氨茶碱 250 mg 加入 25% 葡萄糖液 20 ml 中缓慢推注。

(2) 抗过敏、抗休克:在纠正缺氧的同时,遵医嘱立即给予大剂量肾上腺糖皮质激素抗过敏、解痉,静脉推注地塞米松 20~40 mg,并迅速建立静脉通道,维持有效循环血量,扩容可选用低分子右旋糖酐 –40。如有酸中毒时,用 5% 碳酸氢钠液 250 ml 静脉滴注,及时纠正电解质紊乱。

(3) 防治 DIC 和肾衰竭

1) 配合医生做必要的实验室检查,注意有无出血不凝或穿刺部位渗血,遵医嘱在 DIC 高凝阶段应用肝素、纤溶亢进期应用抗纤溶剂并补充凝血因子,防止大出血。

2) 注意观察尿量,记录液体出入量,遵医嘱应用利尿药如呋塞米或甘露醇,消除肺水肿,防治急性肾衰竭。

(4) 纠正心力衰竭:及早使用毛花苷 C 0.4 mg 或毒毛花苷 K 0.25 mg 加入 25% 葡萄糖液 20 ml 中静脉推注,加强心肌收缩。

3. 病情观察

(1) 监测产程进展、宫缩强度与胎儿情况。

(2) 密切监测生命体征变化,并记录。

(3) 观察出血量、血凝情况,如发现出血不止,应做好子宫切除术的术前准备。

4. 心理 – 社会护理　如病人神志清醒,应给予鼓励,使其增强信心。对家属的紧张情绪表示理解,并给予安慰,向家属介绍病人病情的严重性,以取得配合。

5. 健康教育

(1) 对治愈出院的病人,指导其增加营养,以高蛋白、高热量、高维生素、富含铁的饮食为主。

(2) 指导产妇及家属观察子宫复旧、恶露情况,保持会阴部清洁。

(3) 产后 42 天门诊复查,指导合适的避孕方法。

在线讨论

云课堂在线参与羊水栓塞护理方案讨论。

【护理评价】

1. 实施处理方案后,病人胸闷、呼吸困难症状有无改善。

2. 病人能否维持体液平衡,血压及尿量是否正常,阴道出血是否减少,全身黏膜出血是否停止。

3. 胎儿或新生儿是否安全,有无生命危险,病人出院时有无并发症。

4. 病人病情是否缓解,恐惧程度有无减轻。

> 吴女士,31 岁,因"停经 39 周,阴道流液 1 h,脐带脱出 45 min"入院。入院时体温 36.5℃,脉搏 88 次 /min,呼吸 18 次 /min,血压 130/85 mmHg,胎心率 128 次 /min,胎膜已破,羊水色清,阴道外可见脐带脱出约 20 cm,行内诊胎方位为臀位,可触及脐动脉搏动。诊断为脐带脱垂,入院后立即嘱产妇抬高臀部,行胎心监护、吸氧等处理,并积极完善术前准备工作。于半小时后在全麻下行剖宫产术,娩出一活男婴,体重 3 210 g,因"轻度窒息"转儿科治疗。
>
> 请思考:
> 1. 脐带脱垂的危害及原因有哪些?
> 2. 如何评估脐带先露与脐带脱垂?
> 3. 怎样对脐带脱垂病人进行监测和预防?

289

一、概述

胎膜未破时脐带位于胎先露部前方或一侧,称为脐带先露或隐性脐带脱垂。胎膜破裂脐带脱出于子宫颈口外,降至阴道内甚至露于外阴部,称为脐带脱垂(图 14-4)。脐带脱垂是分娩过程中发生的严重而紧急的并发症,直接威胁胎儿生命,围产儿并发症及死亡率高。由于紧急抢救常需采取急诊手术产,增加了母体损伤和感染的机会。

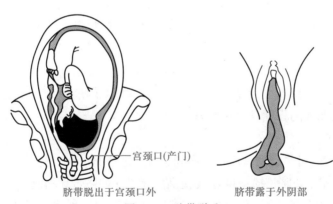

宫颈口(产门)

脐带脱出于宫颈口外　　　　脐带露于外阴部

图 14-4　脐带脱垂

（一）病因

凡引起胎先露与骨盆入口不能严密衔接的因素,均可造成脐带脱垂。

1. 胎头未衔接时如头盆不称、胎头入盆困难。

2. 胎位异常,如臀先露、肩先露、枕后位。

3. 胎儿过小或羊水过多。

4. 脐带过长。

5. 脐带附着异常及低置胎盘等。

(二) 对母儿的影响

1. 对产妇的影响　增加剖宫产率及手术助产率。

2. 对胎儿的影响　发生在胎先露部尚未衔接、胎膜未破时的脐带先露，因宫缩时胎先露部下降，一过性压迫脐带导致胎心率异常。胎先露部已衔接、胎膜已破者，脐带受压于胎先露部与骨盆之间，引起胎儿缺氧，甚至胎心完全消失；以头先露最严重，肩先露最轻。若脐带血循环阻断超过 7~8 min，可导致胎死宫内。

(三) 临床表现

1. 脐带先露　胎膜未破，于胎动、宫缩后胎心率突然变慢，经改变体位，上推胎先露及抬高臀部后迅速恢复者，且耻骨联合上听诊有脐带杂音，阴道检查羊水囊内有搏动的条索状物，可确诊脐带先露。

2. 脐带脱垂　破膜已破，胎心率出现异常，阴道检查胎先露旁或胎先露下方触及脐带，或脐带脱出于子宫颈口及外阴者，即可确诊脐带脱垂。如脐带搏动良好，表示胎儿存活；如脐带无搏动，上托先露部脐带恢复搏动表示胎儿尚存活；如上托先露部后脐带仍无搏动，表示胎儿已死亡。阴道检查时动作应轻柔迅速，以免延误处理时间及加重脐血管受压。

(四) 临床治疗

脐带脱垂且胎心尚存，数分钟内娩出胎儿；无剖宫产条件或家属不同意手术可行脐带还纳术；胎儿已死亡，任其自然分娩。

二、产科护理

【护理评估】

1. 健康史　评估与脐带脱垂有关的既往史，了解胎膜破裂的时间，是否有胎膜早破、头盆不称、胎位异常、羊水过多、脐带过长或是否有胎盘前置的病史等。

2. 身体状况　观察孕妇身体状况，密切观察胎心率变化。

3. 心理 – 社会状况　评估病人的语言、行为，以了解有无焦虑、恐惧等心理问题，评估其自我照顾的程度及应对能力。

4. 辅助检查

(1) B 超检查：可早期发现脐带先露和脐带脱垂情况。

(2) 阴道检查：如脐带搏动良好，表示胎儿存活；如脐带无搏动，上托先露部脐带恢复搏动，表示胎儿尚存活；如上托先露部后脐带仍无搏动，表示胎儿已死亡。阴道检查时动作应轻柔迅速，以免延误处理时间及加重脐血管受压。

【常见护理诊断 / 合作性问题】

1. 有受伤的危险　与脐带脱垂发生胎儿宫内窘迫有关。

2. 有感染的危险　与胎膜破裂后，生殖道内病原体上行感染有关。

【护理目标】

1. 孕产妇、胎儿、新生儿平安。

2. 产妇无宫腔内感染,表现为体温正常,白细胞计数正常。

【护理措施】

1. 预防

(1) 加强产前保健:及时发现并纠正异常胎位。妊娠晚期及临产后 B 超检查有助于尽早发现脐带先露。

(2) 加强产时监护:对临产后胎先露部迟迟不入盆者,尽量不做或少做肛门检查或阴道检查。

(3) 必须行人工破膜者,应采取高位破膜,以避免脐带随羊水流出时脱出。

2. 治疗配合

(1) 脐带先露:经产妇和胎膜未破、宫缩良好者,取头低臀高位,密切观察胎心率,等待胎头衔接,宫口逐渐扩张,胎心持续良好者,可经阴道分娩。初产妇或足先露、肩先露者,应行剖宫产术。

(2) 脐带脱垂:一旦发现脐带脱垂,胎心尚好、胎儿存活者,应尽快娩出胎儿。

1) 宫口开全:胎头已入盆,行产钳术;臀先露行臀牵引术。

2) 子宫颈口未开全:产妇立即垫高臀部,将胎先露部上推,应用抑制子宫收缩的药物,以缓解或减轻脐带受压;严密监测胎心的同时,尽快行剖宫产术。

3) 死胎处理:确认胎儿无胎心音,可等待自然娩出。如有难产或胎位异常且为初产妇,可采用毁胎术,避免产道损伤。

3. 病情观察

(1) 吸氧,取头低臀高位,以减轻脐带受压。

(2) 密切监测胎心音。

(3) 观察破膜情况,了解羊水有无混浊,如头先露羊水混有胎粪,提示胎儿宫内缺氧。

(4) 观察宫口扩张情况。

4. 生活护理

(1) 嘱孕妇绝对卧床休息,垫高臀部,是期待保胎和防止脐带脱垂的主要措施之一。

(2) 协助孕妇满足生活需要,加强巡视。

5. 心理社会护理　与孕妇及其家属一起讨论病情,讲解脐带脱垂对胎儿的影响及应对的方法,增强信心。提供家庭支持及心理护理。

6. 健康教育　重视妊娠期卫生保健,加强产前检查。

在线讨论 —————————————————

云课堂在线参与脐带脱垂护理方案讨论。

【护理评价】

1. 胎儿是否顺利分娩,母儿是否健康。

2. 孕妇及其家属能否正视现实,能否积极配合医护人员的治疗和护理,有无感染发生。

1. 产后出血是我国孕产妇死亡的首位原因。临床护士应认真做好产程的观察，及时发现问题并采取恰当的处理；能够根据出血的特点，正确分析判断出血的原因，以便及时采取针对性的措施进行止血，同时积极防治休克、预防感染，做好心理护理及健康指导，促进病人康复。

2. 子宫破裂是分娩期严重并发症，一旦发生，将直接威胁母儿的生命，产妇及围产儿死亡率高。加强妊娠期监护，提高产科质量，是预防子宫破裂的有效措施。因此，临床护士应正确处理异常产程，严密观察宫缩及产程进展，及时发现先兆子宫破裂征象，及时采取应急措施，同时密切配合医生做好急救护理，保障母儿安全。

3. 羊水栓塞因其起病急骤，病程进展快，为分娩期严重并发症，一旦发生将严重危及产妇生命。护士应严密观察产妇的神志、生命体征、宫缩、阴道出血量及出血是否不凝固等，发现异常立即给予急救处理，同时及时通知医生，并密切配合做好相应的急救护理工作。

4. 胎膜未破时脐带位于胎先露部前方或一侧，称为脐带先露或隐性脐带脱垂。胎膜破裂脐带脱出于子宫颈口外，降至阴道内甚至露于外阴部，称为脐带脱垂。

目标测试题

一、名词解释

胎膜早破　产后出血　子宫破裂　羊水栓塞　脐带脱垂

二、简答题

1. 产后出血的原因。

2. 子宫收缩乏力止血的方法。

3. 胎膜早破的护理措施。

三、案例分析

初产妇，足月临产，产程进展顺利，宫口开全 1 h 后胎心率 100 次 /min，检查胎头，胎先露 S+2，胎位为枕左横位（LOT），羊水粪染，行手转胎头，低位产钳助娩出胎儿 4 000 g。随即阴道有活动性新鲜血流出，约 200 ml，胎盘自娩，检查胎盘、胎膜完整，但阴道出血仍多，伴血块约 300 ml。

请回答：

1. 引起出血最可能的原因是什么？

2. 请为该产妇制定护理措施。

（王金平）

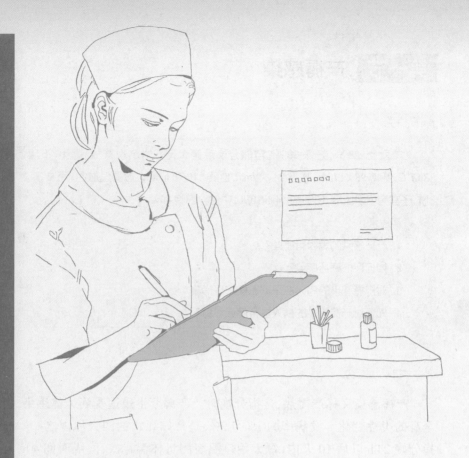

第十五章　异常产褥

导读课件

思维导图

学习目标

1. 掌握产褥感染、晚期产后出血、急性乳腺炎、产后抑郁症护理评估的主要内容和护理措施。

2. 熟悉产褥感染、晚期产后出血、急性乳腺炎、产后抑郁症的概念,病因及产褥感染的病理。

3. 了解产褥感染、晚期产后出血、急性乳腺炎、产后抑郁症的护理诊断。

4. 能为异常产褥妇女提供整体护理。

5. 能够与产妇进行良好的沟通,具有责任感、同情心和正确的医学伦理观。

> 李女士,28 岁,妊娠 39 周,自然分娩后第 3 天开始出现寒战、高热、下腹部疼痛。体温 38.7℃,脉搏 98 次/min,呼吸 24 次/min,血压 110/70 mmHg,恶露呈血性、浑浊、有臭味,子宫底平脐,子宫旁组织压痛,白细胞 14.8×10⁹/L,中性粒细胞 80%。
>
> 请思考:
>
> 1. 产褥感染的病因有哪些?
>
> 2. 如何评估产褥感染?
>
> 3. 对产褥感染的病人应采取哪些护理措施?
>
> 4. 如何对产褥感染的病人进行健康教育?

一、概述

产褥感染又称产褥热,是指分娩时及产褥期生殖道受病原体感染,引起局部或全身的炎性变化。发病率为 1%~7.2%,是产妇死亡的四大原因之一。产褥病率是指分娩 24 h 以后 10 天内,每天用口温表测量体温 4 次,间隔时间 4 h,有 2 次体温 ≥ 38℃。产褥病率的原因以产褥感染为主,但也包括产后生殖道以外的其他感染与发热,如泌尿系统感染、乳腺炎、上呼吸道感染等。

(一) 病因

1. 病原体　引起产褥感染的细菌,以厌氧性链球菌、大肠埃希菌、溶血性链球菌最为常见,其次为需氧性球菌。近年来,淋病奈瑟球菌、支原体、沙眼衣原体感染也有报道,一般常为需氧菌和厌氧菌混合感染。

(1) 需氧性链球菌:B 族链球菌产生外毒素与溶组织酶,使其致病力、毒力、播散能力较强,与产褥感染关系密切,可引起严重感染,其临床特点为发热早(平均在产后 11 h),体温超过 38℃,有寒战、心率快、腹胀、子宫复旧不良、子宫旁组织或附件区触痛,甚至伴发败血症。需氧性链球菌是外源性感染的主要致病菌。

(2) 埃希菌属:大肠埃希菌与其相关的革兰氏阴性杆菌、变形杆菌,是外源性感染的主要菌种,也是菌血症和感染性休克最常见的病原菌。大肠埃希菌寄生在阴道、会阴、尿道口周围,可于产褥期迅速增殖而发病。大肠埃希菌在不同的环境对抗生素的敏感性有很大差异,需行药物敏感试验。

(3) 葡萄球菌:主要致病菌是金黄色葡萄球菌和表皮葡萄球菌。二者的致病有显著不同。金黄色葡萄球菌多为外源性感染,很容易引起严重的伤口感染。表皮葡萄球菌存在于阴道菌群内,引起的感染较轻。

(4) 厌氧性链球菌:以消化链球菌和消化球菌多见,存在于正常阴道中。当产道损伤时残留组织坏死,局部氧化还原电势低,该菌迅速繁殖,与大肠埃希菌混合感染,放出异常恶臭气味。

(5)厌氧类杆菌属:为一组绝对厌氧的革兰氏阴性杆菌,包括脆弱类杆菌、产色素类杆菌等。此类细菌有加速血液凝固的特点,可引起感染邻近部位的血栓性静脉炎。

2. 感染来源

(1)自身感染:正常孕妇生殖道或其他部位寄生的病原体,当出现感染诱因时可致病。

(2)外来感染:由被污染的衣物、用具、各种手术器械、物品等接触病人后造成感染。

3. 诱因

(1)分娩能降低或破坏女性生殖道的防御功能和自净作用,增加病原体侵入生殖道的机会。

(2)胎膜早破至临产的间隔时间长,尤其伴有绒毛膜羊膜炎时,感染发生率更高。

(3)产科手术操作,产程延长,产前、产后出血过多等导致机体抵抗力降低。

(4)胎盘、胎膜残留都可增加感染机会。

(5)其他因素,如贫血、合并慢性疾病、营养不良等,以及临近预产期性交或盆浴。

4. 感染途径

(1)内源性感染:寄生于产妇阴道内的细菌,在一定的条件下,细菌繁殖能力增加或机体抵抗力下降,使原本不致病的细菌转化为致病菌引起感染。

(2)外源性感染:外界的病原菌进入产道所引起的感染,其细菌可以通过医务人员、消毒不严或被污染的医疗器械及产妇临产前性生活等途径侵入机体。

(二)临床表现

产褥感染的三大主要症状是发热、疼痛与异常恶露。产褥早期发热的最常见原因是脱水,但如在2~3天低热后突然出现高热,应考虑感染的可能。由于感染的发生部位、程度、扩散范围不同,其临床表现也不同。

1. 急性会阴、阴道、宫颈炎 最常见者为会阴切开处伤口感染。表现为局部红肿、硬结、触痛或有脓性分泌物,可伴发热。

2. 急性子宫内膜炎、子宫肌炎 以子宫内膜炎多见,表现为下腹痛并有子宫压痛、恶露多、浑浊有异味、子宫复旧差,伴发热;重症者出现寒战、高热、头痛、心率增快、白细胞增高。

3. 急性盆腔结缔组织炎、急性输卵管炎 病原体沿子宫旁淋巴和血行达子宫旁组织,出现急性炎症反应而形成炎性包块,同时波及输卵管系膜管壁。表现为寒战、高热、下腹疼痛、压痛。严重者可发展为"冰冻骨盆"。淋病奈瑟球菌沿生殖道黏膜上行感染,达输卵管及盆、腹腔,形成脓肿后则高热不退。

4. 急性腹膜炎 盆腔腹膜炎表现为腹胀、腹痛、高热。检查时可见下腹部有明显腹膜刺激症状,后穹隆饱满,有触痛或波动感,与子宫界限不清。弥漫性腹膜炎属产褥感染中最严重的类型,症状表现与盆腔腹膜炎相同,且可见呼吸困难、腹肌紧张,常发生败血症或感染性休克。

5. 血栓性静脉炎 在产褥感染中属最严重类型。由于产后血液淤滞,静脉壁受损而致细菌感染、血栓脱落引起,产后1~2周多见。盆腔内血栓性静脉炎继子宫内膜炎后出现寒战,高热反复发生,持续数周,病变包括子宫静脉、卵巢静脉、髂内静脉。表现呈弛张热型,妇科检查体征不明显,不易与盆腔结缔组织炎鉴别。下肢血栓性静脉炎多发生在股静脉、大隐静脉和腘静脉,表现为一侧下肢肿胀,局部静脉压痛、变硬,皮肤呈白色,腓肠肌有明显压痛,故又称"股白肿"。

6. 脓毒血症、败血症 主要表现为寒战、持续高热、全身中毒症状明显。严重者出现谵妄、昏迷或感染性休克,甚至死亡。

(三) 临床治疗

处理原则为积极控制感染,并改善全身状况。

1. 支持疗法 加强营养,增强全身抵抗力,纠正水、电解质失衡。病情严重或严重贫血者,可多次少量输新鲜血或血浆,以增加抵抗力。

2. 清除感染灶 病人取半卧位以利于引流或促使炎症局限于盆腔。会阴伤口感染或盆腔脓肿时,应及时切开引流。胎盘、胎膜残留时应及时清除子宫腔内容物,若病人急性感染伴高热,应先控制感染再行刮宫。感染严重经积极治疗无效时,应及时行子宫切开术。

3. 抗生素的应用 未确定病原体时应选用广谱高效抗生素,然后根据细菌培养和药敏试验结果选择抗生素种类和剂量,中毒症状严重者,短期选用肾上腺皮质激素,提高机体应激能力。

4. 血栓性静脉炎的治疗 在应用大量抗生素的同时,可加用肝素钠,即 150 U/(kg·d)肝素加于 5% 葡萄糖液 500 ml 中静脉滴注,每 6 h 1 次,体温下降后改为每天 2 次。用药期间注意凝血功能。口服双香豆素、阿司匹林等,也可用活血化瘀的中药。

二、产科护理

【护理评估】

1. 健康史 询问有无产褥感染的诱发因素存在,如前置胎盘,胎膜早破等,产妇是否有贫血、营养不良或生殖道感染病史,月经史、孕产史、个人卫生习惯等。

2. 身体状况

(1) 评估产妇伤口感染、子宫复旧情况,评估子宫底的高度和硬度,有无压痛及疼痛程度;评估恶露的颜色、量、性状及气味等。

(2) 评估产妇的全身情况,有无寒战、发热,有无恶心、呕吐,腹痛及腹胀情况。

(3) 评估产妇下肢有无水肿及持续性疼痛,静脉有无局部的压痛。

3. 心理 – 社会状况 评估病人的语言、行为,以了解有无焦虑、恐惧等心理问题,评估其自我照顾的程度及应对能力。

4. 辅助检查

(1) 后穹隆穿刺:急性盆腔腹膜炎时,直肠子宫陷凹脓肿形成,后穹隆穿刺有脓液。

(2) 其他检查:严重感染或全身感染时,白细胞计数增高,子宫颈、子宫腔分泌物培养可帮助诊断子宫内膜炎,后穹隆脓液培养可帮助诊断盆腔炎、腹膜炎。

【常见护理诊断 / 合作性问题】

1. 体温过高 与产褥感染有关。

2. 疼痛　与产褥感染有关。

3. 知识缺乏：缺乏产褥感染相关的知识。

【护理目标】

1. 产妇体温正常。

2. 产妇疼痛减轻或无疼痛。

3. 产妇了解产褥感染的相关知识。

【护理措施】

1. 治疗配合　根据医嘱进行配合治疗。

(1) 保证产妇获得充足的休息和睡眠,必要时遵医嘱给予镇静药。

(2) 给予高蛋白、高热量、高维生素、易消化饮食;鼓励产妇多饮水,防止高热、出汗引起的脱水;若因呕吐、腹泻造成水和电解质失衡,则按医嘱给予静脉补液,并监测血清电解质情况,详细记录出入量。

(3) 采取半卧位或抬高床头,促进恶露引流,使炎症局限,防止感染扩散。

2. 病情观察

(1) 生命体征的观察:密切观察产妇生命体征的变化,尤其是体温的变化,每4 h测量体温1次,并观察有无寒战、全身乏力等症状,如发现异常,及时记录并通知医生。高热者应及时采取有效的物理降温措施,并注意保持水、电解质平衡。

(2) 伤口与恶露的观察:注意观察产妇腹部或会阴部伤口是否出现红、肿、热、痛等感染征象,出现上述征象者应给予局部热敷、冲洗或遵医嘱使用抗炎药物;观察子宫复旧情况,了解子宫底的高度、硬度及有无压痛;观察产妇恶露量、色、性状及气味等。正常恶露与月经血气味一样,若有恶臭味,则为异常,提示有子宫内感染。

3. 用药护理

(1) 首选青霉素类或头孢类药物,同时加用甲硝唑。对青霉素类和头孢类药物过敏的病人,可选用大环内酯类抗菌药物,必要时选用喹诺酮或氨基糖苷类抗菌药物,用药期间需告知产妇停止哺乳。

(2) 待细菌培养和药敏试验结果明确后,遵医嘱调整抗生素种类和剂量,足量、及时、规范给药时间和给药途径,保持有效血药浓度。中毒症状严重者,短期加用肾上腺皮质激素,提高机体应激能力。

4. 会阴部护理　保持外阴清洁,促进局部伤口愈合。指导产妇每天用1∶5 000高锰酸钾溶液冲洗外阴两次,注意按由前向后的顺序冲洗,避免来自肛门的污染,并且及时彻底洗净双手。分娩7天后可以温水坐浴,每天2~3次,每次15~20 min,以促进伤口愈合。督促产妇及时更换会阴垫,协助产妇保持床单及衣物清洁。

5. 心理护理　提供心理支持,鼓励产妇表达自己的情绪,解除产妇及其家属的疑问,提供母儿接触的机会,减轻产妇的焦虑。

6. 健康教育

(1) 妊娠期:做好妊娠期卫生宣传教育,注意营养,增强体质;临产前2个月避免盆浴和性交。

(2) 分娩期:严格无菌操作,减少不必要的肛门和阴道检查。认真观察产程,提高助产技术,防止产后出血。对胎膜早破及其他有感染可能者,应及早给予抗生素预防。

(3) 产褥期:保持外阴清洁,养成良好的卫生习惯,勤换会阴垫、内裤及被褥等。产褥期禁止性交及盆浴。注意休息,鼓励产妇早期活动,适当进行产后锻炼,有利于子宫复旧。加强营养及纠正贫血,以增强抵抗力。病情好转或出院后,鼓励恢复母乳喂养,并指导正确哺乳的方法。嘱病人出院后注意遵医嘱巩固治疗,定期门诊复查,有异常表现随时就诊。

在线讨论 ——————————————————————————

云课堂在线参与产褥感染健康教育方案讨论。

【护理评价】

1. 产妇体温是否维持在正常范围。
2. 产妇诉说疼痛是否减轻或消失。
3. 产妇是否了解产褥感染的主要原因,是否学会自我护理的知识和技能。

第二节 晚期产后出血

案例导入

> 张女士,27 岁,阴道分娩后第 10 天无任何诱因突然出现阴道大量流血而入院。病人面色苍白,四肢湿冷,表情淡漠,阴道流血颜色鲜红,量约平时月经量的 5 倍。查:体温 38.3℃,脉搏 118 次/min,呼吸 26 次/min,血压 96/48 mmHg。妇科检查:子宫软,子宫口松弛,内有血块和残留物堵塞。血常规检查:血红蛋白 66 g/L。B 超提示:子宫腔有残留物。
>
> 请思考:
>
> 1. 晚期产后出血的病因有哪些?
> 2. 如何评估晚期产后出血?
> 3. 对晚期产后出血的病人应采取哪些护理措施?
> 4. 如何对晚期产后出血的病人进行健康教育?

重点考点:
晚期产后出
血的定义

一、概述

晚期产后出血是指分娩 24 h 后,在产褥期内发生的子宫大量出血。以产后 1~2 周发病最常见,亦有迟至产后 6 周发病者。阴道流血可为少量或中等量,持续或间断,亦可表现为急骤大量流血,同时有血凝块排出。产妇常因失血过多导致严重贫血或失血性休克。近年来,随着各地剖宫产率的升高,晚期产后出血的发生率有上升趋势。

(一)病因

1. 胎盘、胎膜残留 是晚期产后出血最常见的原因,可占发病总数的 40%~50%。

第三篇 病理产科

多发生在产后 10 天左右,黏附在子宫腔内的残留胎盘组织发生变性、坏死、机化,形成胎盘息肉,当坏死组织脱落时,暴露基底部血管,引起大量出血。临床表现为血性恶露持续时间延长,以后反复出血或突然大量流血。检查发现子宫复旧不全,子宫口松弛,有时可触及残留组织。

2. 蜕膜残留　蜕膜多在产后 1 周内脱落,并随恶露排出。若蜕膜脱落不全,长时间残留,可影响子宫复旧,继发子宫内膜炎,引起晚期产后出血。若产妇为双子宫、双角子宫等先天畸形,常使子宫腔内蜕膜长时间残留,影响子宫复旧,此种出血一般不急,量相对较少。

重点考点:晚期产后出血的原因

3. 子宫胎盘附着面感染或复旧不全　多发生在产后 2 周左右,表现为突然大量阴道出血,检查发现子宫大而软,子宫口松弛,阴道及子宫口有血块堵塞。

4. 剖宫产术后子宫伤口裂开　多见于子宫下段剖宫产横切口的两侧端愈合不良。主要原因包括子宫壁切口止血不良,局部血肿形成,切口局部感染组织坏死,子宫壁切口位置选择不当,局部缝合不当、对合不良。

5. 其他原因　产妇患重度贫血、重度营养不良、子宫肌瘤、产后绒癌等均可引起晚期产后出血。

(二) 临床表现

临床表现为血性恶露持续时间长,反复出血或突然大出血,子宫复旧不全,子宫口松弛。

(三) 临床治疗

晚期产后出血的处理原则为抗感染,使用子宫收缩药促使子宫收缩,针对原因行刮宫术或剖腹探查手术。

二、产科护理

【护理评估】

1. 健康史　了解病人分娩中有无胎盘或胎膜残留,是否行剖宫产术,产后有无生殖器官的感染等。

2. 身体状况

(1) 评估产妇产后血性恶露持续时间及有无反复出血,判断是否有胎盘、胎膜残留。

(2) 评估子宫的大小、硬度,有无产后阴道流血。

(3) 评估剖宫产产后子宫愈合情况。

(4) 评估有无凝血机制异常及有无产后子宫滋养细胞瘤、子宫黏膜下肌瘤。

3. 心理 - 社会状况　病人可因出血时间长或大出血,表现为焦虑不安或恐慌。评估病人的语言、行为,以了解有无焦虑、恐惧等心理问题,评估其自我照顾的程度及应对能力。同时还应评估病人及家属对疾病了解程度和社会支持系统。

4. 辅助检查

(1) 血常规:了解贫血和感染的情况。

(2) 子宫腔分泌物培养或涂片检查:晚期产后出血合并产褥感染时可发现致病菌。

(3) B型超声：了解子宫大小、子宫腔内有无残留物及子宫切口愈合情况等。

(4) 血β-HCG测定：有助于排除胎盘残留及绒毛膜癌，如血β-HCG持续高水平，或曾一度下降后又上升，可疑有胎盘残留或绒毛膜癌。

(5) 病理检查：子宫腔刮出物或切除的子宫标本送病理检查有助于明确诊断。

【常见护理诊断／合作性问题】

1. 有组织灌注量改变的危险　与阴道大量出血有关。

2. 有感染的危险　与失血过多致抵抗力下降有关。

3. 焦虑　与担心失血过多影响身体健康有关。

【护理目标】

1. 产妇出血量减少。

2. 产妇无感染症状。

3. 产妇情绪稳定，积极配合治疗和护理。

【护理措施】

1. 治疗配合　根据医嘱进行配合治疗。出血量少者，遵医嘱给予抗生素和子宫收缩药。出血量多者，应迅速建立静脉通道，做好术前准备，协助医生行刮宫术或剖腹探查术，将刮出物或切除的标本送病理检查。保持外阴清洁，使用消毒会阴垫，产褥期内禁止性生活，以防感染。加强营养，给予高蛋白、高维生素及富含铁的食物，注意休息，以增强机体的抵抗力。

2. 病情观察　观察产后恶露的量及性状、子宫复旧的情况，出血量多者应注意血压、脉搏及呼吸的变化。

3. 产后护理

(1) 产后24 h内的护理：产后24 h内是子宫复原的关键时期，对预防晚期产后出血极其重要。尤其要注意观察产后2 h内产妇的一般情况，生命体征、宫缩和阴道流血情况。鼓励产妇及时排空膀胱，不能及时排空者应予以导尿。母婴同室，让产妇在产后30 min内和新生儿皮肤接触，进行早吸吮，可刺激子宫收缩，减少阴道流血。

(2) 产后24 h后的护理：应严密观察产妇恶露的量、颜色、气味及子宫复旧情况，保持会阴及切口清洁干燥，严密观察体温、脉搏、呼吸、血压变化，必要时对产妇做进一步的相关检查，如B超，检查宫内情况。

4. 抢救护理

(1) 取平卧位，必要时取头低足高位，有利于下肢静脉回血，注意保暖。迅速有效地补充血容量，把握抢救时机，建立2条以上的静脉通道，必要时可用留置针头。密切监测血压、脉搏、皮肤颜色、表情等变化。积极预防并发症的发生，视病情正确掌握静脉输液的速度。

(2) 保持呼吸道通畅，有效、及时地吸氧。因失血过多，流经肺的血量减少，吸氧可增加肺泡内的氧分压，使机体缺氧得以改善。采用双鼻导管吸氧，流量为4~6 L/min，吸氧过程中应密切观察吸氧的效果，如面色、唇周、指甲是否转红润，呼吸是否通畅。

(3) 按摩子宫底，刺激子宫收缩，从而使子宫壁血窦闭合。方法是：左手在耻骨联合上缘按压下腹，将子宫上推，右手置于子宫底部，拇指在前壁，其余四指在后壁，均匀有节律地按摩,在按摩过程中将子宫腔内积血压出,以免影响子宫收缩,达到止血目的。

(4) 迅速协助医生边抢救边查明原因,及时、有效地止血,做好各种检查,做好抽血、交叉配血及相关的术前准备。

5. 心理护理 护理人员应保持镇静的态度,做好心理疏导,使产妇保持安静,增加安全感。向病人及家属讲解出血的原因与治疗方案,并说明刮宫术或剖腹探查手术的重要性,使其配合治疗,关心、安慰病人,生活上给予照顾,以消除其焦虑及恐慌的心理。

6. 健康教育

(1) 严格剖宫产指征,加强对正常生理分娩方式的宣传,减少社会因素的影响。

(2) 对有产后出血史、多次人工流产史、胎盘滞留、双胎、羊水过多及产程延长者,应提高警惕,做好产前保健及产时、产后监护,指导会阴护理,保持会阴清洁,避免产褥感染。

(3) 鼓励产妇进食营养丰富、易消化的饮食,多吃富含铁的食物如瘦肉、动物内脏等,少量多餐,增强机体抵抗力。

(4) 教会产妇有关自我保健的技巧,继续观察子宫复旧及恶露情况,及时发现问题,以免导致严重后果。

在线讨论 ————————————————

云课堂在线参与晚期产后出血的护理措施方案讨论。

【护理评价】

1. 产妇出血量是否减少。

2. 产妇有无感染症状。

3. 产妇情绪是否稳定,能否配合各种治疗和护理。

第三节 急性乳腺炎

案例导入

> 张某,女性,23 岁,产后哺乳 3 周,近日左侧乳房胀痛,外上象限局部红肿,体温 38℃,情绪烦躁,今求诊入院治疗。
>
> 请思考:
>
> 1. 该病人的临床诊断是什么?
>
> 2. 该病人的护理措施有哪些?

一、概述

急性乳腺炎是乳腺的急性化脓性感染,常见于产后哺乳期的妇女,以初产妇最为常见,常发生于产后 3~4 周,是产褥期严重并发症之一。

（一）病因

1. 乳汁淤积　常见于乳头发育不良,输乳管不通畅,并且产妇母乳喂养经验不足,不能充分排出乳汁,也是造成乳汁淤积的重要原因之一。

2. 细菌侵入　急性乳腺炎的主要致病菌为金黄色葡萄球菌,其次为链球菌,其感染途径一方面经乳头破损或皲裂处沿淋巴管侵入,一方面经乳头开口处侵入输乳管,上行至乳腺小叶。

（二）临床表现

大多数病人乳腺脓肿的过程,首先表现为呈蜂窝织炎样表现,然后单房或者多房性脓肿,可破溃,最后乳腺完全脓肿,严重者发展为脓毒血症。主要有以下表现。

1. 局部表现　乳房胀痛,局部红肿、发热等典型炎症的症状。

2. 全身表现　寒战、高热、脉搏加快,患侧淋巴结肿大、压痛,血白细胞计数升高。

302

（三）临床治疗

急性乳腺炎的主要治疗原则:消除感染,排空乳汁。

1. 脓肿形成前　一般采用非手术治疗原则,全身可使用抗生素或镇痛药,一般抗生素首选青霉素;患侧暂停哺乳,用吸奶器吸尽乳汁;促进炎症的吸收,可局部用药或者理疗;必要时用胸罩固定托起患侧乳腺。

2. 脓肿形成后　多采取手术切开引流。一般切口部位在脓肿波动最明显处,术后放置引流物,每天更换敷料,如果术后有长时间的乳瘘,应使用药物终止乳汁分泌,如肌内注射苯甲酸雌二醇,每次 2 mg,每天 1 次,口服已烯雌酚 1~2 mg,每天 3 次,直至乳汁停止分泌。

二、产科护理

【护理评估】

1. 评估病人病情,如乳房局部有无红、肿、热、痛,局部皮肤有无破溃、腋窝淋巴结是否肿大。

2. 评估病人所用药物、配合情况、自理能力以及心理状况。

3. 测量生命体征,观察病人是否出现高热、寒战及脉率加快等现象。

4. 了解病人对疾病的认知程度。

【常见护理诊断 / 合作性问题】

1. 疼痛　与乳汁淤积,乳房胀痛有关。

2. 体温过高　与炎症反应有关。

3. 知识缺乏:缺乏哺乳期乳房保健知识。

【护理目标】

1. 病人自诉疼痛减轻或消失。

2. 病人体温恢复正常。

3. 病人能够说出预防急性乳腺炎的方法,并采取相应的行动。

【护理措施】

1. 按外科—一般护理常规护理。

2. 饮食　给予高蛋白、高维生素、低脂肪食物,保证足量水分摄入。

3. 休息　注意休息,适当运动,劳逸结合。

4. 个人卫生　养成良好的产褥期卫生习惯,勤更衣,定期淋浴,保持口腔、皮肤及阴部的清洁。

5. 缓解疼痛

(1) 防止乳汁淤积:患乳暂停哺乳,定时吸净乳汁。

(2) 局部托起:用宽松的胸罩托起乳房,以减轻疼痛,促进血液循环。

(3) 局部热敷、药物外敷或理疗:可用 25% 硫酸镁湿热敷。

6. 控制体温和感染

(1) 控制感染:遵医嘱早期应用抗生素。

(2) 病情观察:定时测量体温、脉搏、呼吸,监测白细胞计数及分类变化。

(3) 降温:高热者予以物理降温,必要时遵医嘱应用解热镇痛药。

(4) 脓肿切开引流后的护理:保持引流通畅,定时更换敷料。

7. 如有切开引流,应注意保持引流的通畅,并观察切口有无渗血、渗液,敷料有无脱落,伤口有无感染。

重点考点:
急性乳腺炎
的护理措施

303

在线讨论 ————————

云课堂在线参与急性乳腺炎的预防措施方案讨论。

【护理评价】

1. 病人疼痛是否减轻或消失。

2. 病人体温是否恢复正常。

3. 病人能否说出预防乳腺炎的方法,对哺乳期乳房保健知识有无了解。

第四节　产褥期抑郁症

案例导入

王女士,29 岁,足月自然分娩一女婴 4 周后,一直情绪低落,唉声叹气,食欲减退,失眠易醒,思想不集中,生活不能自理,更不能照顾孩子。体温 36.7℃,脉搏 78 次 /min,呼吸 18 次 /min,血压 110/70 mmHg,子宫复旧良好,恶露正常,身体无异常情况。经询问,自身经济条件差,家庭不和。

请思考:

1. 产褥期抑郁症的病因有哪些?

2. 如何评估产褥期抑郁症?

3. 对产褥期抑郁症的病人应采取哪些护理措施?

4. 如何对产褥期抑郁症的病人进行健康教育?

一、概述

产褥期抑郁症是指产妇在分娩后出现抑郁症状,是产褥期精神综合征中最常见的一种类型。一般在产后2周出现症状,主要表现为抑郁、悲伤、沮丧、哭泣、易激惹、烦躁,对自身及婴儿健康过度担忧,常失去生活自理和照料婴儿的能力。国外报道产褥期抑郁症的发病率为30%,但随着社会竞争的加剧和对该病认识的提高,其发病率逐年升高,严重危害产妇及婴儿的身心健康。

(一) 病因

1. **遗传因素** 有精神病家族史,特别是有家族抑郁症病史的产妇,产褥期抑郁症的发病率高,说明家族遗传可能影响到某一妇女对抑郁症的易感性和她的个性。文献还报道,产褥期抑郁症病人家族中,单、双向情感障碍的发病率均较高。

2. **躯体因素** 有躯体疾病或残疾的产妇易发生产褥期抑郁症,尤其是感染、发热时对产褥期抑郁症的促发有一定影响。再有中枢神经机能的易感性,情绪及运动信息处理调节系统(如多巴胺)的影响,可能与产褥期抑郁症的发生有关。

3. **社会因素** 家庭经济状况、夫妻感情不和、住房困难、婴儿性别及健康状况等都是重要的诱发因素。

4. **心理因素** 对母亲角色不适应、性格内向、保守固执、对孩子有性别歧视、睡眠不好、夫妻感情不和睦的产妇好发此病。

5. **其他因素** 妊娠期间的生活压力或负面事件的发生,如亲人去世、环境改变、曾患产褥期抑郁症、分娩时的创伤经历等。

(二) 临床表现

1. **情绪改变** 心情压抑、沮丧、情绪淡漠,甚至焦虑、恐惧、易怒,夜间加重;有时表现为孤独、不愿见人或伤心流泪。

2. **自我评价降低** 自暴自弃、罪恶感,对身边的人充满敌意,与家人、丈夫关系不协调。

3. 创造性思维受损,主动性降低。

4. 对生活缺乏信心,觉得无意义,出现厌食、睡眠障碍、易感疲倦、性欲减退,严重者甚至绝望、有自杀或杀婴倾向,有时陷于错乱或昏睡状态。

(三) 临床治疗

主要治疗原则是识别诱因,对症处理。

1. **心理治疗** 心理治疗是重要的治疗手段。增强产妇自信心,提高产妇的自我价值意识;根据产妇的个性特征、心理状态、发病原因给予心理支持,咨询及社会干预,解除致病的心理因素。

2. **药物治疗** 适用于中、重度病人。选用抗抑郁药物以不影响哺乳为原则。常用药物有5-羟色胺再吸收抑制剂,如盐酸帕罗西汀、盐酸舍曲林及三环类抗抑郁药,如阿米替林。

二、产科护理

【护理评估】

1. 健康史　询问病人家庭的情况,如经济状况、家人的身体状况,病人与家人的关系等。了解以往有无心理障碍史。

2. 身体状况　产妇的抑郁症状通常出现在产后 2~4 周内。评估产妇有无情绪抑郁、注意力不集中、对周围的事物漠不关心或缺乏兴趣、失眠、疲劳或乏力等;是否过分担忧自身及婴儿的健康或失去生活自理及照料婴儿的能力;检查可有体重明显减轻或增加等。以下 3 种方法可供参考。

(1) 产褥期抑郁症的诊断标准:美国精神病学会《精神疾病诊断与统计手册》(DSM-5,2013)(表 15-1),该诊断标准中许多指标中具有一定的主观性,可能影响正确诊断。

1) 在产后 4 周内出现下列症状中的 5 条或 5 条以上,但至少有 1 条为情绪抑郁或缺乏兴趣或愉悦。① 情绪抑郁。② 对全部或大多数活动明显地缺乏兴趣或愉悦。③ 体重显著下降或增加。④ 失眠或睡眠过度。⑤ 精神运动性兴奋或阻滞。⑥ 疲劳或乏力。⑦ 遇事皆感毫无意义或自罪感。⑧ 思维力减退或注意力涣散。⑨ 反复出现死亡的想法。

2) 在产后 4 周内发病。

(2) 产褥期抑郁量表:目前多采用的诊断标准。该表包括 10 项内容,于产后 6 周进行调查。每项内容分 4 级评分(0~3 分),总分相加 ≥ 13 分者可诊断为产褥期抑郁症(表 15-1)。

表 15-1　产褥期抑郁量表

在过去的 7 天			
1. 我能够笑并观看事物有趣方面:			
如我总能做到那样多	0 分	现在不是那样多	1 分
现在肯定不多	2 分	根本不	3 分
2. 我期待未来的一切:			
如我曾做到那样多	0 分	较原来做得少	1 分
肯定较原来做得少	2 分	全然难得有	3 分
3. 当事情做错,我多会责备自己:			
是,大多数如此	3 分	是,有时如此	2 分
并不经常	1 分	不,永远不	0 分
4. 没有充分的原因我会焦虑或苦恼:			
不,总不	0 分	极难得	1 分
是,有时	2 分	是非常多	3 分
5. 没有充分的理由我感到惊吓或恐慌:			
是,相当多	3 分	是,有时	2 分
不,不多	1 分	不,总不	0 分

6. 事情对我来说总是发展到顶点：			
是,在大多数情况下我全然不能应付	3分	是,有时不能像平时应付	2分
不,在大多数情况下我应付得相当好	1分	我应付与过去一样好	0分
7. 我难以入睡,很不愉快：			
是,大多数如此	3分	是,有时	2分
并不经常	1分	不,全然不	0分
8. 我感到悲伤和痛苦：			
是,大多数时间如此	3分	是,相当经常	2分
并不经常	1分	不,根本不	0分
9. 我很不愉快,我哭泣：			
是,大多数时间	3分	是,相当常见	2分
偶然有	1分	不,绝不	0分
10. 出现自伤想法：			
是,相当经常	3分	有时	2分
极难得	1分	永远不	0分

(3) 产褥期抑郁症筛查量表：是目前比较新的相比 DSM-5 的诊断标准,对产褥期抑郁症的诊断更倾向于产妇这一特定人群。

知识链接

产褥期抑郁症筛查量表

产褥期抑郁症筛查量表是一种自评量表,共有 7 个因素,每个因素由 5 个条目组成,共有 35 个条目,在 5~10 min 内可完成填写。这 7 个因素包括：睡眠 / 饮食失调、焦虑 / 担心、情绪不稳定、精神错乱、丢失自我、内疚 / 羞耻和自杀的想法。这些条目的编订都是引用参加 Beck 对产褥期抑郁症研究的产妇。产妇们选择对每个条目不同意或同意的强烈程度分为 5 级,即：1 级(强烈不同意)、2 级(不同意)、3 级(中立)、4 级(同意)、5 级(强烈同意)。评分范围为 35~175 分,其测量要求是通过对产妇过去两周的感受来填写各条目。一般以总分 ≥ 60 分作为筛查产褥期抑郁症病人的临界值,总分 ≥ 80 分作为筛查严重产褥期抑郁症病人的临界值。

3. 心理 – 社会状况　评估病人的语言、行为,以了解有无焦虑、恐惧等心理问题,评估其自我照顾的程度及应对能力。

4. 辅助检查　可应用心理测量仪,如用产褥期抑郁量表等对产妇的心理状态进行评估,必要时可做脑电图等检查,以排除其他疾病。

【常见护理诊断 / 合作性问题】

1. 情境性自尊低下　与产妇的抑郁表现有关。

2. 持家能力障碍　与产妇缺乏照料自己和婴儿的能力有关。

【护理目标】

1. 产妇情绪稳定,能配合医务人员及家属采取有效应对措施。

2. 产妇进入母亲角色,能照顾自己和婴儿。

【护理措施】

1. 一般护理 关心产妇的生活起居,注意营养,合理安排饮食,使产妇有良好的哺乳能力。让产妇多休息,保证足够的睡眠,消除疲劳或乏力。仔细观察产妇言语或行为的变化,及早发现问题。

2. 治疗配合 根据医嘱进行配合治疗。遵医嘱应用抗抑郁症药物,如帕罗西汀从 20 mg/d 开始,可逐渐增至 50 mg/d;阿米替林 50 mg/d,可逐渐增至 150 mg/d,氟西汀 20 mg/d,可逐渐增至 80 mg/d,给药方法均为口服。

3. 心理 – 社会护理 产褥期抑郁症是一种非精神病性的抑郁综合征,一般不需要药物治疗,因此及时发现产妇抑郁症并进行适当的心理干预至关重要。

(1) 根据病人的个性特征、心理状态、发病原因进行个体化的心理辅导,解除致病的心理因素。

(2) 增强病人的自信心,提高病人的自我价值意识。做好出院指导及家庭随访,为产妇提供心理咨询机会。

(3) 支持性心理治疗又称支持疗法,是指在执行医护操作过程中,医护人员对病人的心理状态合理地采用劝导、鼓励、同情、安慰、支持以及理解和保证等方法,以有效消除病人的不良情绪,使其处于接受治疗的最佳心理状态,从而保证治疗的顺利进行,使疾病早日康复。

(4) 人际心理治疗主要用于治疗成人抑郁症急性期发病,旨在缓解抑郁症状,改善抑郁症病人的一些社交问题。抑郁症病人常见的人际问题包括 4 个方面:不正常的悲伤反应、人际冲突、角色转变困难和人际交往缺乏等。

4. 健康教育

(1) 妊娠期:加强产前教育。帮助孕妇了解有关妊娠、胎儿宫内生长发育等知识,进行优生优育的教育以及产后保健、育儿知识的宣教,指导孕妇合理的营养和活动锻炼。对有并发症的孕妇应积极帮助其调整心态,使其树立信心,消除紧张与恐惧心理。

(2) 分娩期:鼓励并帮助产妇进食、进水,保持足够的营养和能量,用亲切、友善的语言指导产妇配合医护人员顺利完成分娩,使她们处于良好的身心适应状态,减少分娩方式及产时并发症给产妇带来的心理负担,严格掌握剖宫产指征,积极处理妊娠期异常情况,尽量避免不良的躯体和精神刺激。待产、分娩时行导乐陪伴,以减少产妇的恐惧和不安。护理人员应加强与产妇的沟通,建立良好的护患关系,使产妇感到温暖和安全。

(3) 产褥期:帮助产妇适应母亲角色,向产妇讲述母乳喂养的优点,及时进行母乳喂养的指导,教会产妇护理孩子的一般知识和技能,与她们进行情感交流,主动关心她们,鼓励她们,并发挥哺乳母亲间的相互交流和鼓励的效应。

在线讨论 ————————————————————————————————

云课堂在线参与产褥期抑郁症健康教育方案讨论。

【护理评价】

1. 产妇情绪是否稳定,能否配合诊治方案。

2. 产妇能否正确护理新生儿。

本章小结

1. 异常产褥是指产褥期发生异常改变,其改变与妊娠、分娩有一定关系,主要包括产褥感染、晚期产后出血、急性乳腺炎、产褥期抑郁症等疾病。

2. 产褥感染是产妇死亡的四大原因之一,主要病因是细菌侵入生殖道,三大主要症状是发热、疼痛与异常恶露。

3. 晚期产后出血与产后出血发生的时间不同,最常见的原因是胎盘、胎膜残留。

4. 产褥期抑郁症是产褥期精神综合征中最常见的一种类型,致病原因主要是心理、精神因素,及时发现产妇抑郁症并进行适当的心理治疗至关重要,一般不需要药物治疗。

目标测试题

一、名词解释

产褥感染 产褥病率 晚期产后出血 产褥期抑郁症

二、简答题

1. 产褥感染的病理类型及临床表现包括哪些?如何对该类产妇进行护理?

2. 晚期产后出血病人的护理措施包括哪些方面?

3. 急性乳腺炎的护理措施包括哪些方面?

三、案例分析

陈女士,32岁,4周前剖宫产一女婴。产后一直情绪低落,唉声叹气,暗自垂泪,不思饮食,失眠易醒,生活不能自理。体温36.5℃,脉搏72次/min,呼吸17次/min,血压120/70 mmHg,子宫复旧良好,恶露正常,无其他不适。经询问,老公是单传独子,第一胎是女孩,该胎又是女婴。

请思考:

1. 作为一名护生请做出护理诊断。

2. 应采取哪些护理措施?

3. 如何对其进行健康教育?

(王金平)

第四篇　常用产科手术与助产技能

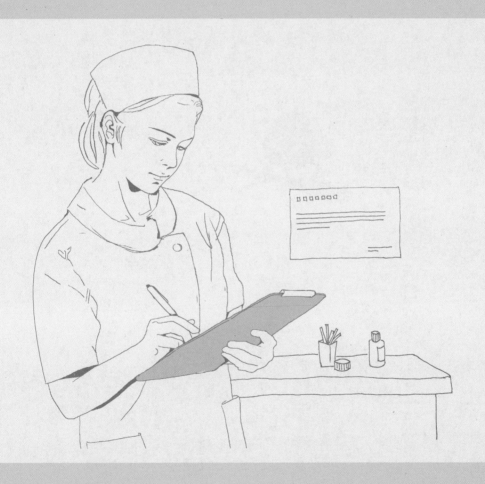

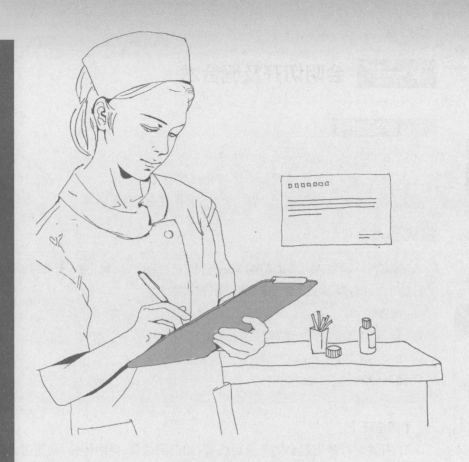

第十六章　常用产科手术

思维导图

第一节 会阴切开及缝合术

导读课件

学习目标

1. 知识目标　说出会阴切开及缝合术的适应证和注意事项。
2. 技能目标　能正确掌握会阴切开及缝合术的手术方法及步骤。
3. 情感目标　强化学生"婴儿优先、母婴安全"的服务宗旨。

案例导入

　　某初产妇30岁,胎儿体重3 800 g左右,第二产程超过2 h;胎儿胎头在拨露过程中,会阴过紧;助产士为该产妇实施了会阴侧切术,胎儿顺利娩出。

　　请思考:

1. 该产妇会阴切开的适应证是什么?

2. 会阴侧切后的伤口如何缝合?

3. 缝合后的伤口如何护理?

会阴切开
缝合术

【适应证】

1. 分娩时可能引起会阴严重裂伤者,如会阴过紧,会阴体长,胎儿过大等。

2. 初产妇阴道助产术,如胎头吸引术、产钳术或臀位助产术。

3. 第二产程延长或缩短第二产程,如重度子痫前期、妊娠合并心脏病、胎儿宫内窘迫等。

4. 预防早产儿颅内出血。

【操作前准备】

1. 物品准备　10 ml注射器1具,长穿刺针头1个,线剪1把,会阴侧切剪刀1把,弯止血钳2把,带尾纱布1块,持针器1把,有齿镊1把,无齿镊1把,圆缝合针2个,三角缝合针2个,0.1%~0.5%利多卡因20 ml,1号丝线1团,0号铬肠线1管,治疗巾4块,治疗碗1个,纱布数块等。

2. 环境评估　产房按手术室的无菌要求标准设置,环境整洁、明亮,调节室内温度在24~26℃,相对湿度为50%~60%,必要时用屏风遮挡。

3. 孕妇评估　符合会阴切开及缝合术的适应证。

【操作流程】

1. 产妇取膀胱截石位,外阴常规消毒、铺巾。

2. 阴部神经阻滞或局部浸润麻醉。阻滞麻醉作用包括镇痛和松弛盆底肌肉。

操作流程:术者将左手中指、示指伸入阴道内作指引,触及坐骨棘,另一手持带长穿刺针头装有2%利多卡因5~10 ml的注射器,先在坐骨结节与肛门连线中点注射一皮丘,然后在左手引导下,将针头刺向坐骨棘尖端内侧约1 cm处抽吸注射器,无回血,注入药液,再将针头抽回至皮下,边退边注射,沿切开侧的大阴唇、会阴体皮下做扇形注射,松弛盆底肌肉。如正中切开时,则在会阴体局部行浸润麻醉。

3. 切开会阴

(1) 会阴侧斜切开:一般采用会阴左侧斜切开术。术者左手示、中两指伸入阴道,置胎先露和阴道左侧后壁之间,撑起阴道壁,以保护胎儿并指示切口位置,右手持剪刀放在会阴后联合中线左侧成 45° 角,会阴高度膨隆时可为 60° 角,剪刀刀刃应与皮肤垂直,于宫缩时做一次全层切开,切口一般长为 4~5 cm。

(2) 会阴正中切开:沿会阴后联合的中央向肛门方向垂直切开,长为 2.5~3.5 cm,注意不要伤及肛门括约肌。

4. 止血　出血处立即用纱布压迫止血,小动脉出血时应予结扎。

5. 缝合会阴　待胎盘完整娩出后,检查产道其他部位有无撕裂、有无血肿,将阴道内放入一带尾纱布,以免子宫腔血液外流妨碍手术视野。

(1) 缝合阴道黏膜:用左手中、示指撑开阴道壁,自切口顶端上方 0.5~1 cm 开始,用 00 或 0 号铬肠线间断或连续缝合至处女膜环,并对齐处女膜环。

(2) 缝合肌层和皮下组织:用同样铬肠线间断缝合肌层和皮下组织。

(3) 缝合皮肤:最后用 1 号丝线间断缝合皮肤,也可用 000 号可吸收性铬肠线间断皮内缝合法缝合皮肤(此法可不拆线)。缝合完毕取出阴道内带尾纱布。

6. 常规做肛门检查　检查有无缝线穿透直肠黏膜。如有,应立即拆除,重新消毒缝合。

【注意事项】

1. 严格掌握会阴切开术的适应证,不主张常规行会阴切开术,操作前充分沟通,签署知情同意书。

2. 剪开时剪刀刀刃应与皮肤垂直,一次全层剪开,黏膜、肌层与皮肤,切口长度应一致。把握切开角度,避免误伤直肠。

3. 缝合时注意勿留死腔,层次清楚,切口对合整齐、松紧适宜。缝合阴道黏膜时注意不能穿透直肠黏膜,如有缝线穿过直肠黏膜,应立即拆除,重新缝合,防止形成阴道直肠瘘。

4. 术后常规做肛门检查,清点术中用物并记录。

5. 操作者动作轻柔,操作中关心产妇。

6. 术后注意保持会阴部清洁、干燥,嘱其健侧卧位。术后及时评估会阴切口情况,如有渗血、红肿、硬结、脓性分泌物等,及时通知医生处理。

(刘　慧)

第二节　胎头吸引术

学习目标

1. 知识目标　说出胎头吸引术的适应证、禁忌证、手术条件,说出常用胎头吸引器的种类。

2. 技能目标　能正确识别常用胎头吸引器及其结构,能在模型上准确地模拟胎头吸引器的使用方法。

3. 情感目标　强化学生"婴儿优先、母婴安全"的服务宗旨。

案例导入

导读课件

> 张女士,30岁,G_1P_0,妊娠40^{+1}周。"阵发性腹痛8 h,阴道流少量血性分泌物"入院,查体:子宫底高度34 cm,腹围100 cm,胎儿估重3.6 kg,宫口开全后,胎先露S+3,胎方位为枕左横位(LOT),指导产妇正确用力1 h后,胎头拨露不明显,考虑给予阴道助产术。
>
> 请思考:
>
> 1. 根据你所学的阴道助产,你认为应如何处理?
>
> 2. 胎头吸引术的注意事项有哪些?

胎头吸引术

【适应证】

1. 第二产程延长。

2. 缩短第二产程,因产妇全身情况不宜娩出胎儿时屏气用力者,如产妇合并心脏病、妊娠期高血压疾病子痫前期、肺结核、严重贫血或哮喘等需要缩短第二产程。

3. 子宫瘢痕,有剖宫产史或子宫手术史者。

4. 持续性枕后位、持续性枕横位。

5. 胎儿有宫内窘迫可能者。

【操作前准备】

1. 环境评估　是否安静、清洁,温、湿度是否适宜,是否保护产妇隐私。

2. 产妇评估　核对姓名、床号及病史、产程持续时间,宫口是否开全,胎儿大小,胎先露高低,胎心情况,宫缩强弱,会阴软组织局部条件,评估产妇心理及合作程度。

【操作流程】

1. 医护人员戴好帽子、口罩,外科洗手,向产妇说明实施此操作的目的,产妇排空膀胱(必要时保留导尿)。做阴道检查,再次确定宫口是否开全,胎头双顶径是否已达坐骨棘水平以下,胎膜是否已破,胎方位,估计胎头娩出后是否存在肩难产的可能。做好新生儿复苏抢救准备。

2. 协助产妇取截石位于产床,头部稍高,充分暴露外阴,双腿略屈曲分开,呈放松状态,接产者站在床尾,消毒会阴。

3. 穿好无菌衣,戴好无菌手套。

4. 铺巾时从近到远,从内向外。

5. 宫口开全后,未破膜者先行破膜,初产妇或会阴过紧者应行会阴侧切准备。

6. 助产

(1) 胎头吸引器检查无漏气后润滑。

(2) 放置吸引器:以左手示指、中指压低阴道后壁,右手持吸引器开口端先经阴道后壁送入,使其后缘抵达胎儿顶骨后部。然后左手中指、示指掌面向外拨开阴道右侧壁,使开口端侧缘滑入阴道内,继而手指向上提起阴道前壁,使吸引器前壁滑入。最后以右手中指、示指拉开阴道左侧壁使整个吸引器开口端滑入阴道内与胎儿顶端紧贴。一手固定吸引器,另一手中指、示指沿吸引器边缘触摸胎头是否与开口端紧密连接,有无阴道壁或子宫颈夹于其中,如有,则应推开。避开囟门,同时调整吸引器牵引横柄与胎头矢状缝一致,以作为旋转胎头标记;吸引器杯口在后囟前 3 cm,牵拉时能使胎头俯屈良好,利于胎头娩出。

(3) 抽吸负压:将吸引器牵引柄上的橡皮管与电动吸引器的橡皮管连接,开启电动负压吸引器形成负压,直至达到 300 mmHg 负压。吸引器牢固固定在胎头上,一般牵引负压控制在 200~300 mmHg,再次确认胎头与吸引器之间无组织夹入(图 16-1)。

(4) 牵引胎头:于宫缩发动时,单手握胎头吸引器,按分娩机制,先稍向外、向下牵引协助胎头俯屈下降,当胎头枕部抵达耻骨联合下方时,逐渐向上、向外牵引,使胎头逐渐仰伸直至双顶径娩出。胎头矢状缝若未与骨盆前后径一致,在牵引过程可边牵引边旋转胎头使矢状缝向中线移动。同时鼓励产妇向下屏气配合,牵引时间与宫缩一致,在宫缩间歇应停止牵引,但应保持吸引器不随胎头回缩(图 16-2)。

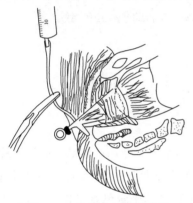

图 16-1 抽吸空气形成负压

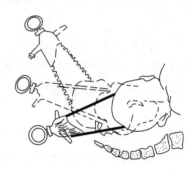

图 16-2 牵引胎头

(5) 取下吸引器:当胎头仰伸后,迅速解除负压,清理呼吸道,协助前、后肩及躯干等娩出,完成胎头吸引术。若胎头吸引器滑脱,再次行阴道检查,无明显头盆不称可再来一次。

(6) 按分娩机制娩出胎儿做常规处理。

(7) 预防产后出血,胎盘娩出后检查胎盘,检查软产道,缝合会阴。

(8) 整理用物,洗手,记录,做好健康教育。

【注意事项】

1. 牵拉时间不宜过长,一般不应超过 20 min。

2. 避免反复牵拉;操作时不得有漏气,避免滑脱;牵拉时用力要均匀;按正常胎头分娩机制辅助牵引;滑脱两次者应改用产钳助产。

3. 术毕检查子宫颈及阴道,有裂伤时应立即缝合。

4. 密切观察新生儿有无产伤,为预防新生儿颅内出血,出生后 24 h 内减少搬动,常规遵医嘱给予维生素 k_1 肌内注射。

5. 注意保护产妇隐私,关心体贴产妇。

(万丽娟)

第十六章 常用产科手术

第三节 低位产钳术

学习目标

1. 知识目标　复述产钳术的适应证、必备条件、操作流程。
2. 技能目标　能进行产钳术的术前准备、术中配合及护理
3. 情感目标　促进学生树立"尊重生命,关爱孕产妇,保障母婴安全"的观念。

案例导入

> 产妇吴女士,29 岁,G₁P₀,停经 39 周,阵发性下腹痛 2 h 入院。产妇精神紧张,进食差。入院产检:子宫底高度为 33 cm,腹围 95 cm,宫缩规律,间歇 5~6 min,持续 30 s,枕左前位,胎心率 145 次 /min,阴道检查宫口开 1 指,胎先露 S+3,触及羊膜囊,骨盆测量无特殊。现宫口开全 2 h,宫缩间歇 4~5 min,持续 25 s,胎心率 100 次 /min,胎先露 S-2,拟行助产术结束分娩。
>
> 请思考:
> 1. 该产妇出现了什么情况?
> 2. 目前符合产钳术条件吗? 如何配合手术操作?
> 3. 术后可采取哪些护理措施?

　　产钳术是应用产钳夹持并牵拉胎头娩出胎儿的手术。使用产钳助产的手术称为产钳术。根据行产钳术时胎头在盆腔内位置的高低分为低位、中位及高位产钳术 3 类,目前临床常用的为低位产钳术,是指胎头双顶径已达坐骨棘水平以下,胎头骨质部分已达骨盆底。

　　产钳由左、右两叶组成,每叶又分钳匙、钳胫、钳锁及钳柄 4 部分,钳匙中空,有 2 个弯度,即头弯与盆弯以环抱胎头及适应产道弯度,两叶合拢钳匙间最宽距离为 9 cm,其前端间距为 3 cm。

【适应证】

　　1. 缩短第二产程,产妇患心脏病、妊娠期高血压疾病等不宜在分娩时用力者;胎儿窘迫需要协助尽快结束分娩者。

　　2. 宫缩乏力,第二产程延长。

　　3. 持续性枕后位或持续性枕横位。

　　4. 臀位后出胎头娩出困难者。

　　5. 胎头吸引术失败者。

　　6. 剖宫产术中,胎头娩出困难者。

【用物准备】

　　会阴切开术的用物,骨盆模型、橡皮娃娃及无菌产钳 1 副(图 16-3)。供氧设备和新生儿窒息抢救的药品、抢救台或保暖设备等。

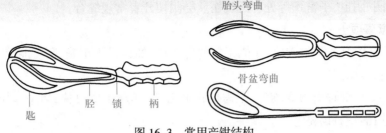

图 16-3　常用产钳结构

重点考点：
产钳术的必备条件

317

【手术必备条件】

1. 宫口开全或接近开全。

2. 头先露，头盆相称。

3. 胎头双顶径达坐骨棘水平以下。

4. 活胎、胎膜已破。

【术前准备】

1. 取膀胱截石位，外阴消毒铺巾。

2. 导尿，排空膀胱。

3. 阴道检查明确胎方位及胎先露高低。

4. 可采用局部麻醉联合阴部神经阻滞麻醉。

5. 产钳放置前做会阴左侧斜切开。

6. 用无菌液状石蜡涂产钳匙部与术者手部。

【操作流程】

以枕前低位产钳为例。

1. 放置左叶产钳　左手握左钳柄沿右手掌面将左叶产钳放入手掌与胎头之间，使左钳叶置于胎头左侧面，最终钳叶与钳柄在同一水平位上，由助手将钳柄握持固定。

2. 放置右叶产钳　术者再以右手握右叶钳柄，左手四指伸入胎头与阴道之间，引导右钳叶滑行至胎头右侧方，达左钳叶对应的位置。右钳应在左钳的上面。

3. 合拢锁扣　如两叶放置适当，则锁扣很容易吻合，钳柄也自然对合。如不能扣合则表示产钳放置位置不当，应寻找原因，进行调整，以移动右叶来适应左叶，直至扣合为止。

4. 检查钳叶位置　扣合钳锁后再次进行阴道检查，查明产钳与胎头之间无产道软组织或脐带夹入，矢状缝位于两叶之间。

5. 听取胎心　胎心无异常改变可行牵引。

6. 牵拉产钳　宫缩时合拢钳柄，向下缓慢牵拉。当胎先露部着冠时，逐渐将钳柄向上移动，使胎头逐渐仰伸而娩出。一次宫缩不能娩出胎头时，可稍放松锁扣，待下次宫缩时再扣合锁扣牵拉。如遇紧迫情况，上好产钳后可立即牵拉，不必等待宫缩。

7. 取下产钳　当胎头额部外露时，双顶径已经越过骨盆出口，即可顺胎头的弯曲，先右叶后左叶取下产钳，然后按正常分娩方式协助娩出胎儿。胎盘娩出后，应详细检查会阴、阴道、子宫颈等处有无裂伤。会阴切开者常规缝合。

重点考点:
产钳术的注
意事项

【注意事项】

1. 术前必须查清胎方位,才能正确放置产钳,如放置不正确,则可能引起胎儿损伤或母体软组织损伤。

2. 牵拉产钳时用力要均匀,不需用很大力气,速度不要过快,切忌猛拉骤停,也不能将产钳柄左右摇晃。

3. 当胎头额部牵出时应立即停止用力,与助手协作,保护会阴,再缓慢娩出胎头,以免造成严重的会阴裂伤。

重点考点:
产钳术的术
中配合

【术中配合】

1. 准备产钳。

2. 指导、鼓励产妇在宫缩时向下用力。

3. 观察宫缩及胎心情况,做好巡回及物品供应,如新生儿复苏的各项准备。

4. 胎儿娩出后,按医嘱注射子宫收缩药,以防产后出血。

5. 如有新生儿窒息,协助做好抢救工作。

【术后护理】

1. 产妇护理

(1) 保持外阴清洁干燥:每天用消毒液棉球如 0.1% 苯扎溴铵擦洗外阴 2 次,便后擦洗,勤换消毒会阴垫。嘱产妇向健侧卧位,以防恶露污染伤口影响愈合。

重点考点:
产钳术的术
后护理

(2) 观察伤口情况:如水肿明显,可用 50% 硫酸镁湿热敷。若红肿,可局部红外线照射 30 min,每天 2 次,以促进炎症吸收;如有化脓,应报告医生提前拆线引流。

(3) 会阴缝合伤口 3~5 天拆线。

2. 新生儿护理

(1) 检查新生儿头皮损伤情况,如有水疱可涂消毒液;如有破损,应以生理盐水洗净伤口再涂消毒液,并以纱布覆盖。

(2) 静卧 3 天,头偏向一侧,3 天内不予淋浴,可在床上擦浴,一切操作动作要轻柔。

(3) 密切观察面色、呼吸、哭声、心率、神志等情况,注意有无呕吐、抽搐等,必要时给予间断吸氧,并报告医生。

(4) 按医嘱肌内注射维生素 K_1 10 mg,每天 1 次,青霉素 40 万单位,每天 2 次,以防颅内出血和感染,无异常 3 天后停用。

(钱一分)

第四节 臀位阴道分娩助娩术

学习目标

1. 知识目标 说出臀先露的概念,复述臀先露的类型以及臀先露进行阴道分娩的指征,说出臀位助产的操作流程以及操作要点。

2. 技能目标　能用模型娴熟地模拟臀位助产的操作流程。

3. 情感目标　树立"尊重生命,关爱孕产妇,保障母婴安全"的观念。

案例导入

导读课件

臀位助产术

王女士,28 岁,G₂P₁,因"妊娠 38 周,规则腹痛 8 h"入院,阴道检查提示子宫颈管已消退,宫口开 4 cm,胎先露为臀,骨盆正常。B 超提示胎儿为混合臀先露,胎儿估重 3 300 g 左右,生物物理评分 8 分。产妇 1 年前顺产一足月女活婴,现一般情况良好,无胎膜早破,产力正常。

作为助产士请思考:

1. 你认为该产妇可否行阴道试产?

2. 臀位胎儿行阴道试产时应从哪几方面评估?

臀先露是最常见的异常胎位,以骶骨为指示点。根据双下肢的姿势分为:单臀先露(腿直臀先露)、完全臀先露(混合臀先露)、不完全臀先露。经阴道娩出方式包括自然分娩、臀助产术、臀牵引术。自然分娩极少见,仅见于经产妇、胎儿小、宫缩强、骨产道宽大者。臀助产术为胎臀自然娩出至脐部后,由接产者协助胎头及胎肩娩出。臀牵引术为接产者牵拉娩出全部胎儿,通常因胎儿损伤大而禁用。

【适应证】

1. 臀位胎儿下肢和臀部自然娩出后,上肢和头部不能自然娩出者。

2. 双胎之第二胎儿为臀位。

3. 臀位无择期剖宫产手术指征者,临产后可行臀位阴道助娩术。

【操作前准备】

1. 环境评估　是否安静、清洁,温、湿度是否适宜,是否保护产妇隐私。

2. 用物准备　准备好后出胎头产钳及新生儿抢救准备。

3. 产妇评估　核对姓名、床号及病史,评估产程持续时间,宫口是否开全,胎儿大小,胎先露高低,胎先露的部位,胎心情况,宫缩强弱,会阴软组织局部条件,评估产妇心理及合作程度。

【操作流程】

1. 排空膀胱。

2. 再次行阴道检查,确定臀位类型、宫口是否开全、是否破膜及有无脐带脱垂。

3. 完全臀位接产时,接产者应在宫缩时,以右手掌垫一无菌巾堵挡于外阴部,防止胎臀娩出(图 16-4)。在"堵"的过程中,应每隔 10~15 min 听胎心一次,并注意子宫口是否开全。待胎儿臀部将软产道充分扩张、宫口开全时,才能让胎儿臀部娩出(图 16-5)。

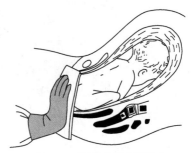

图 16-4　堵臀助子宫颈扩张

4. 行会阴切开术,尤其是初产妇臀产式经阴道分娩。必要时麻醉,可使肌肉放松,有利于牵引。

319

重点考点:
当脐部露于阴道口,脐带受压时,应在 8 min 内牵出胎儿,否则易致死产

重点考点:
分娩过程中持续胎儿电子胎心监护,及时发现脐带脱垂

第十六章　常用产科手术

5. 助娩胎肩

（1）滑脱法：胎臀自然娩出至脐部后，由接产者协助胎肩及胎头的娩出，通过滑脱法助娩胎肩，即术者右手握持上提胎儿双足，使胎体向上侧屈后肩显露于会阴前缘，左手示、中指伸入阴道内顺胎儿后肩及上臂滑行屈其肘关节，使上举胎手按洗脸样动作顺胸前滑出阴道。同时后肩娩出，再向下侧伸胎体使前肩自然由耻骨弓下娩出（图16-6）。

（2）旋转胎体法：也可用旋转胎体法助娩胎肩，即术者双手握持胎臀，逆时针方向旋转胎体同时稍向下牵拉，先将前肩娩出于耻骨弓下，再顺时针方向旋转娩出后肩（图16-7）。

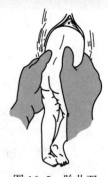

图16-5　胎儿双肩径超过骨盆入口

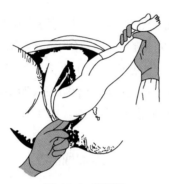

图16-6　滑脱法

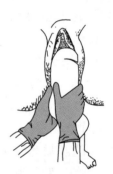

图16-7　旋转法

6. 助娩胎头

（1）胎肩及上肢全部娩出后，将胎背转向前方，胎体骑跨在术者左前臂上，同时术者左手中指伸入胎儿口中，示指及环指扶于两侧上颌骨，术者右手中指压低胎头枕骨助其俯屈，示指和环指置于胎儿两侧锁骨上（避开锁骨上窝），按骨盆轴方向向下、向外牵拉，当胎儿枕部到达耻骨联合下缘时，再将胎体上举，以枕部为支点，相继娩出胎儿下颏、口、鼻、眼及额（图16-8）。

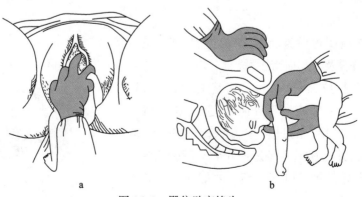

a　　　　　　　　　　b

图16-8　臀位助产娩头

（2）助娩胎头下降困难时，可用后出胎头产钳助产分娩。产钳助产可避免用手强力牵拉所致的胎儿锁骨骨折、颈椎脱臼及胸锁乳突肌血肿等损伤,但需将产钳头弯扣在枕颏径上,并使胎头充分俯屈后娩出。

【注意事项】

1. 脐部娩出到胎头娩出一般为 2~3 min,最长不能超过 8 min,以免因脐带受压而致死产。

2. 在堵臀的过程中,应每隔 10~15 min 听一次胎心。

3. 胎头娩出时不应猛力牵拉,以防胎儿颈部过度牵拉造成臂丛神经麻痹及颅骨剧烈变形引起大脑镰和小脑幕等硬脑膜撕裂而致颅内出血。

4. 第三产程继发子宫收缩乏力易使产程延长导致产后出血,应肌内注射缩宫素或前列腺素制剂预防产后出血;同时应积极抢救新生儿窒息。

5. 应仔细检查软产道,如有裂伤应及时缝合,并给予抗生素预防感染。

(万丽娟)

第五节 人工剥离胎盘术

学习目标

1. 知识目标 说出胎盘植入与胎盘滞留的原因,人工剥离胎盘术的用物准备与操作流程。

2. 技能目标 能熟练在模型上进行人工剥离胎盘术。

3. 情感目标 促进学生树立"尊重生命,关爱孕产妇,保障母婴安全"的观念。

导读课件

案例导入

> 马女士,30 岁,G_2P_0,妊娠 39^{+4} 周,曾有 1 次人工流产史,本次妊娠早期有流产先兆,曾经住院保胎治疗。现阴道分娩一活女婴,胎儿娩出 30 min 后胎盘尚未娩出,阴道流血约 100 ml。
>
> 作为助产士请思考:
>
> 1. 目前你应该如何处理?
>
> 2. 正确人工剥离胎盘术应如何操作?

人工剥离胎盘术是指用手剥离并取出滞留于子宫腔内胎盘的手术。人工剥离胎盘术可以协助胎盘娩出,减少产后出血。

【适应证】

1. 胎儿娩出后,胎盘部分剥离而引起子宫大量出血时(活动性出血 >200 ml)。

2. 阴道分娩胎儿娩出后 30 min,虽出血不多,但经排空膀胱、使用子宫收缩药、轻轻按压子宫底仍不能娩出胎盘者。

3. 检查娩出的胎盘或胎膜不完整,胎盘边缘有断裂的血管,可疑有副胎盘残留者。

【操作前准备】

1. 交叉配血,建立静脉双通道。

第十六章 常用产科手术

2. 备好各种子宫收缩药(缩宫素、米索前列醇、卡前列甲酯栓、卡贝缩宫素等)及止血药物,从而最大限度保证产妇的安全。

3. 当出血较多时,应立即启动产后出血抢救预案,无胎盘植入者应尽快将胎盘剥离出来,同时密切观察产妇的情况,如失血过多,一般情况较差,应及时输血。

4. 术者更换手术衣及手套,外阴再次消毒,铺无菌巾。

5. 协助产妇保持膀胱截石位或屈膝仰卧位,排空膀胱,必要时导尿。

6. 阴道检查,若检查发现子宫颈内口较紧者,应肌内注射阿托品 0.5 mg 及哌替啶 100 mg。也可全身麻醉,应用异丙酚。

【操作流程】

1. 术者将一手手指并拢呈圆锥状直接伸入子宫腔,手掌面向着胎盘母体面,手指并拢以手掌尺侧缘缓慢将胎盘从边缘开始逐渐自子宫壁钝性剥离,另一手在腹部协助按压子宫底。待确认胎盘已全部剥离后,用手牵拉脐带协助胎盘娩出(图 16-9)。

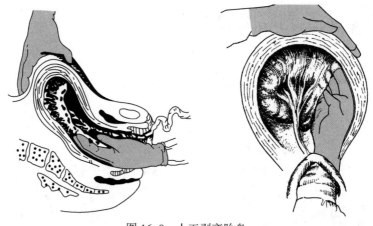

图 16-9　人工剥离胎盘

2. 胎盘娩出后,立即测量出血量,遵医嘱应用子宫收缩药及止血药,加强宫缩,减少继续出血。

3. 术者注意操作轻柔,避免暴力强行剥离或用手指抓挖子宫壁导致穿破子宫。

4. 若找不到疏松的剥离面,无法剥离者,应想到胎盘植入的可能,不应强行剥离,否则容易造成子宫壁损伤甚至子宫破裂,而应行床旁 B 超检查,确诊胎盘植入者,可行子宫动脉栓塞术,或行子宫切除术。胎盘植入或胎盘子宫附着粘连,不可强行牵拉脐带,以免造成子宫内翻。

5. 取出的胎盘应立即仔细检查胎盘、胎膜是否完整,有无副胎盘,若有缺损应行清宫术或再次徒手伸入子宫腔,清除残留胎盘和胎膜,但应尽量减少进入子宫腔的次数。

【注意事项】

1. 实施人工剥离胎盘术应严格执行无菌操作,全程密切观察产妇的生命体征,必要时备血、输血。术后应仔细检查软产道,发现裂伤及时缝合,并遵医嘱常规应用抗生素预防感染。

2. 加强产后观察，产后 2 h 是产后出血发生的高危时段，应严密观察产妇生命体征、子宫收缩及阴道出血情况，发现异常及时处理。

3. 鼓励产妇多饮水，督促其产后 4~6 h 内排空膀胱，以免影响子宫收缩，定时按压子宫底，测量子宫底高度。

4. 鼓励母婴皮肤早接触，婴儿早吸吮，能反射性引起子宫收缩，减少产后出血。

（崔　萱）

第六节　人工破膜术

导读课件

学习目标

1. 知识目标　说出人工破膜术的适应证、禁忌证、操作注意事项。

2. 技能目标　能在模型上熟练进行人工破膜术，利用所学知识对产妇进行健康指导。

3. 情感目标　培养护生良好的职业素质和行为习惯；具有关爱、尊重产妇和新生儿的意识；具有与产妇及其家属进行良好沟通的能力。

案例导入

> 陈女士，30 岁，G_1P_0，妊娠 37 周，因"见红 6 h，腹痛 2 h"入院。产前检查：子宫底高度 32 cm，腹围 100 cm。枕左前位（LOA），胎心率 133 次/min，有规律宫缩。宫口开大 3 cm，胎先露 S+3，胎膜未破。骨盆外测量各径线均正常。
>
> 请思考：
>
> 1. 为准确判断产程进展，该如何对陈女士实施肛门检查及阴道检查？
>
> 2. 陈女士较紧张，该如何护理？

人工破膜术为目前常用的引产、催产方法，通过钳破或刺破胎膜，排出羊水，子宫腔容积改变，使胎头直接紧贴子宫下段及子宫颈内口，反射性引起子宫收缩，从而加速产程进展。

【适应证】

1. 宫口扩张大于（等于）3 cm、无头盆不称、胎头已衔接但产程延缓者。

2. 羊水过多需终止妊娠者。

3. 宫口全开，但胎膜不能自破者等。

【禁忌证】

1. 有明显头盆不称、产道阻塞者。

2. 胎位异常如横位、臀位者。

3. 胎盘功能严重减退者。

4. 子宫颈不成熟者。

【操作流程】

1. 向产妇及家属说明操作目的，取得配合。

2. 为保护产妇隐私,必要时使用屏风遮挡;协助产妇上产床,取膀胱截石位,进行产科外阴冲洗消毒,垫消毒巾于臀部。

3. 测量血压和听胎心。

4. 打开人工破膜包,为医生做好破膜准备工作;破膜时手触及子宫底部,了解宫缩情况。若有宫缩,及时告知医生,在宫缩间歇期进行人工破膜。

5. 破膜后与医生共同观察羊水的颜色、量及性状,听胎心并做好记录;及时更换臀部的消毒巾,协助产妇取舒适体位。

6. 告知产妇羊水及胎心情况,同时给予健康指导。

【注意事项】

1. 进行人工破膜时,严格无菌操作。

2. 破膜前、后听胎心音,破膜须在宫缩间歇时进行,避免羊水急速流出引起脐带脱垂或羊水栓塞。

3. 在破膜过程中发现脐带脱垂、羊水严重粪染时,配合医生做好急救准备。

4. 破膜口要小,破口位置要低,羊水流速要适中。

5. 若破膜后羊水流出较少,可用手指扩大胎膜破口或将胎先露部稍向上轻推,使羊水利于流出。

6. 破膜后观察羊水量、颜色、性状等,破膜后若宫缩仍未改善可考虑使用缩宫素加强宫缩。

(梁　娟)

知识链接

产钳术的分类

根据胎头在盆腔内位置的高低,分为高位、中位及低位产钳术。

1. 高位产钳术系指胎头未衔接时上产钳,危险性大,已不采用。

2. 胎头双顶径已通过骨盆入口,但未超过坐骨棘水平,胎头矢状缝仍在骨盆出口平面的横径或斜径上时上产钳,称中位产钳术。目前也很少采用。

3. 胎头双顶径已达坐骨棘水平,胎先露骨质最低部位已达盆底,胎头矢状缝已转至骨盆出口前后径上时上产钳,称低位产钳术。

本章小结

1. 会阴切开及缝合术的适应证和注意事项及操作步骤。

2. 胎头吸引术的适应证、禁忌证、手术条件,常用胎头吸引器的种类及使用方法。

3. 低位产钳术指胎头双顶径已达坐骨棘水平以下,胎头骨质部分已达骨盆底。产钳术必备条件:宫口开全或接近开全、头先露、头盆相称、胎头双顶径达坐骨棘水平以下、活胎、胎膜已破。操作时先放左叶产钳,后放右叶产钳,牵拉产钳时用力要均匀。产钳术后新生儿需静卧3天,头偏向一侧,3天内不予沐浴。

4. 臀先露的概念,臀先露的类型以及臀先露进行阴道分娩的指征,臀位阴道分娩助产的操作流程以及注意事项。

    5. 人工剥离胎盘术的适应证与操作流程及注意事项。

    6. 人工破膜术的适应证、禁忌证、操作流程及注意事项。

目标测试题

一、名词解释

低位产钳术　人工剥离胎盘术　人工破膜术

二、简答题

1. 会阴切开及缝合术有哪些注意事项？

2. 胎头吸引术的适应证有哪些？

3. 产钳术有哪些适应证及注意事项？

4. 臀位阴道分娩助产的注意事项有哪些？

5. 人工剥离胎盘术的适应证有哪些？

护考直击

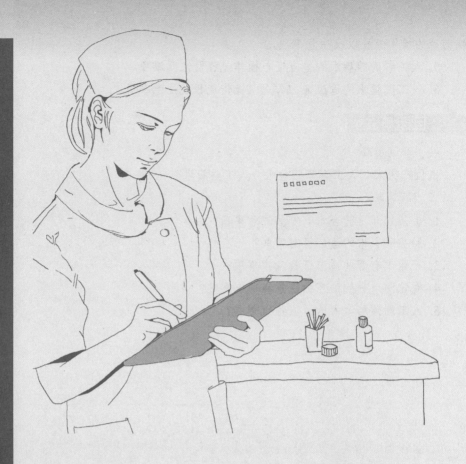

第十七章　助产技术实训操作

思维导图

实训一　足月胎头

实训课件

学习目标

1. 知识目标　复述足月胎儿颅骨的组成及足月胎头径线均值。
2. 技能目标　能利用测量结果评估胎儿大小,判断胎儿能否顺利通过产道。
3. 情感目标　培养护生良好的职业素质和行为习惯;具有关爱、尊重产妇和新生儿的意识;具有与产妇及其家属进行良好沟通的能力。

案例导入

> 王女士,26岁,G_1P_0,妊娠38周,来院产检时发现为枕左前位,超声检查胎头双顶径为9.0 cm。王女士对胎头径线的知识比较缺乏,很想知道是否影响自然分娩。
>
> 请思考:
>
> 1. 如何评估王女士? 列出目前主要的护理问题及护理措施。
>
> 2. 作为助产士,应如何协助医生为王女士进行产前检查并帮助其了解相关知识呢?

【目的】

1. 说出足月胎头的结构与径线。
2. 能在模型上准确指出足月胎头的结构及径线的起止点。

【操作准备】

胎儿模型(头颅有囟门标示、颅缝)、理实一体化实训室等。

【操作流程】

1. 观看在线微课,结合模型探究胎头颅骨　胎头颅骨由两块顶骨、额骨、颞骨及一块枕骨构成。颅骨间膜状缝隙为颅缝,两顶骨之间为矢状缝,顶骨与额骨之间为冠状缝,顶骨与枕骨之间为人字缝,颞骨与顶骨之间为颞缝,两额骨之间为额缝。两颅缝交界较大空隙处称为囟门,胎头前部菱形称为前囟门,又称大囟门,后部三角形称为后囟门,又称小囟门(见图6-5)。囟门是确定胎方位的重要标志。颅缝与囟门的存在,使骨板有一定活动余地和胎头有一定可塑性。在分娩过程中,通过颅骨轻度移位重叠使其变形、缩小,有利于胎儿娩出。

2. 观看在线微课,结合模型探究胎头径线　胎头径线主要有4条:双顶径、枕额径、枕下前囟径、枕颏径。径线测量方法及测量长度如下。

(1) 双顶径:为两顶骨隆突间的距离,足月胎儿双顶径平均值为9.3 cm,是胎头最大的横径,可通过此值判断胎儿大小。

(2) 枕额径:为鼻根上方至枕骨隆突间的距离,足月胎儿枕额径平均值约为11.3 cm,胎头多以此径衔接。

(3) 枕下前囟径:又称小斜径,为前囟中点至枕骨隆突下方的距离,足月胎儿枕下前囟径平均为9.5 cm,胎头俯屈后以此径通过产道。

（4）枕颏径：又称大斜径，为颏骨下方中央至后囟顶部的距离，足月胎儿枕颏径平均为 13.3 cm。

（梁　娟）

实训二　胎产式、胎先露、胎方位

学习目标

1. 知识目标　说出胎产式、胎先露、胎方位的概念，学会胎方位的书写，了解正常胎方位的种类。

2. 技能目标　能结合模型演示各种胎产式、胎先露、胎方位。

3. 情感目标　能够对胎产式、胎先露、胎方位、胎儿大小进行准确的判断与分析，形成有效的临床思维。

案例导入

> 陈女士,28 岁,G_1P_0,妊娠 32 周,来院产检时发现为枕左前位,超声检查胎头双顶径为 8.5 cm。陈女士对胎方位、胎先露、胎产式的知识比较缺乏,很想知道自己能否自然分娩。
>
> 请思考：
>
> 作为助产士,你应该如何解释并帮助陈女士了解相关知识呢？

【目的】

1. 说出胎产式、胎先露、胎方位的概念及正常胎方位的种类。

2. 学会胎方位的书写并能结合模型演示各种胎产式、胎先露、胎方位。

【操作准备】

骨盆模型、胎儿模型(头颅有囟门标示、颅缝)、多媒体护理示教系统、理实一体化实训室等。

【操作流程】

1. 观看微课,结合模型探究胎产式、胎先露、胎方位

（1）胎产式：胎体纵轴与母体纵轴之间的关系称胎产式。母体纵轴与胎体纵轴平行者称纵产式,占足月妊娠分娩总数的 99.75%；母体纵轴与胎体纵轴垂直者称横产式,占足月分娩总数的 0.25%；两者纵轴交叉者称斜产式,属暂时的,分娩过程中多数转为纵产式,偶尔转成横产式。

（2）胎先露：最先进入骨盆入口的胎儿部分称胎先露。纵产式有头先露及臀先露；横产式有肩先露。头先露因胎头屈伸程度不同,又分为枕先露、前囟先露、额先露及面先露。臀先露因入盆先露部不同,又分为不完全臀先露、单臀先露、完全臀先露,不完全臀先露分为单足先露和双足先露等。偶见胎头先露或臀先露与胎手或胎足同时入盆称为复合先露。

（3）胎方位(胎位)：胎儿先露部的指示点与母体骨盆的关系称胎方位。各种先露

均以一个指定部位作为指示点。如枕先露以枕骨、臀先露以骶骨、肩先露以肩胛骨、面先露以颏骨为指示点。根据指示点与母体骨盆的关系,有不同的胎位,如枕先露时,枕骨位于骨盆左前方,为枕左前位,其余类推。在各种胎方位中,只有枕前位(枕左前、枕右前)为正常胎位,其余均为异常胎位。

2. 学生分组演示练习

(1) 学生分组在模型上分别演示胎产式、胎先露、胎方位。

(2) 教师巡视指导,解答难点知识即胎方位如何辨别。

1) 找准指示点:枕先露以枕骨,面先露以颏骨,臀先露以骶骨,肩先露以肩胛骨为指示点。

2) 辨别指示点和骨盆关系:先辨别骨盆左或右侧,再辨别每侧分别有前、后、横位置关系。

3) 正确读出胎方位:胎方位的表述顺序分别是指示点—左或右—前、后、横,例如,臀位骶骨在母亲骨盆的左侧前方,胎方位为骶左前。

4) 正确书写胎方位简写:胎方位简写的书写顺序是左或右—指示点—前、后、横,例如,枕左前简写为 LOA。

【注意事项】

1. 操作前排空膀胱,以免操作时引起不适。

2. 操作时保护妊娠妇女的隐私,体现人文关怀。

3. 检查结束告知妊娠妇女检查结果,并做好健康指导。

(梁 娟)

实训三 尺测子宫底高度和腹围

学习目标

1. 知识目标 复述尺测子宫底高度及测量腹围的方法,不同妊娠周数孕妇的子宫底高度。

2. 技能目标 根据测量结果能对妇女的妊娠周数及胎儿的体重进行判断。

3. 情感目标 培养护生良好的职业素质和行为习惯;具有关爱、尊重孕妇和胎儿的意识;具有与孕妇及其家属进行良好沟通的能力。

案例导入

陈女士,26 岁,已婚。停经 29 周,既往月经规律,为 5~6 天/30 天,月经量正常,无痛经。在家属陪同下至医院进行产前检查。

请思考:

1. 陈女士的子宫底高度、腹围是否与其妊娠周数相符?

2. 作为一名护理人员,你如何对她进行产前检查呢?

【目的】

1. 正确测量子宫底高度和腹围可间接反映子宫大小,估计胎儿体重。

2. 判断体重与妊娠周是否相符,间接了解胎儿生长发育状况。

3. 有助动态观察胎儿发育,及时发现胎儿生长受限、巨大儿或羊水过多等异常妊娠,使其有可能及时治疗得到纠正。

【操作准备】

1. 用物准备　产前检查床、妊娠期妇女模型、软尺、手消毒液、一次性垫巾、纸巾、妊娠期保健卡、多媒体护理示教系统、理实一体化实训室等。

2. 人员准备

(1) 孕妇:排空膀胱,取屈膝仰卧位。

(2) 操作者:着装规范、洗手,冬天应将手预热。评估孕妇情况,如妊娠周、妊娠期检查资料等。

3. 环境准备　安静整洁,温、湿度适宜,光线适中,注意保护孕妇隐私。

【操作流程】

1. 备齐用物到孕妇床边,核对孕妇及腕带上信息。

2. 向孕妇解释检查目的与内容,取得配合。注意隐私保护,必要时屏风遮挡。

3. 孕妇排空膀胱后取屈膝仰卧位,头部稍垫高,暴露腹部,双腿略屈稍分开,腹肌放松。

4. 操作者站立于孕妇右侧,摸清子宫底高度,将软尺"0"刻度置于孕妇耻骨联合上缘中点处,软尺另一端贴腹壁向上拉开沿子宫弧度至子宫底最高点,读出厘米数为所测得的子宫底高度值。

5. 用皮尺以脐水平绕腹部一周,读出厘米数为所测得的腹围数。

6. 协助孕妇起床,整理衣裤。

7. 洗手记录。

【注意事项】

1. 妊娠 28 周前每 4 周测量 1 次,妊娠 28~35 周每 2 周测量 1 次;妊娠 36 周后每周测量 1 次。测量结果记录于妊娠图上,以了解胎儿发育与妊娠周数是否相符。

2. 操作前排空膀胱,以免操作时引起不适。

3. 注意保护孕妇隐私、保暖,子宫底高度定位及测量数据需准确。

4. 测量腹围时,不要勒得太紧,以免不适。

5. 观察腹形大小。腹部过大、子宫底高度超过对应的妊娠月份,考虑双胎妊娠、巨大儿、羊水过多的可能;腹部过小,子宫底过低者,应考虑胎儿生长受限或妊娠周推算错误;腹部两侧向外膨出且子宫底位置较低者,子宫横轴直径较纵轴长,多为肩先露;尖腹或悬垂腹,考虑伴有骨盆狭窄的可能。

6. 胎儿体重(g)的估算为:子宫底高度(cm)× 腹围(cm)+(200~500)。

(梁　娟)

实训四　腹部四步触诊

学习目标

1. 知识目标　复述孕妇腹部四步触诊的内容及方法。

2. 技能目标　根据检查结果能对胎儿大小、胎产式、胎方位、胎先露部位、胎儿入盆等进行判断。

3. 情感目标　培养护生能在护理中表现出对孕妇的同情、尊重与关爱，工作中具有强烈的责任感、良好的团队合作精神和服务意识。

案例导入

> 陈女士，26岁，初次妊娠。停经32周，在家属陪同下至医院进行产前检查。既往月经规律，为5~6天/30天，月经量正常，无痛经。末次月经12月10日。停经后无阴道出血、无腹痛症状，既往体健。
>
> 请思考：
>
> **1.** 如何为陈女士进行腹部四步触诊检查呢？
>
> **2.** 作为一名护理人员，你如何对她进行健康指导呢？

胎儿在子宫内所处的位置与分娩有密切关系，因此在妊娠28周以后至临产前，尽早确定胎儿在子宫内的位置非常重要，以便及时纠正异常胎位，决定分娩方式。

【目的】

通过腹部四步触诊检查子宫大小、胎方位、胎产式、胎先露及胎先露是否衔接。

【操作准备】

1. 用物准备　产前检查床、屏风、四步触诊模型。

2. 人员准备

（1）孕妇：排空膀胱，取屈膝仰卧位。

（2）操作者：着装规范、洗手，冬天应将手预热。评估孕妇情况，如妊娠周、妊娠期检查资料等。

3. 环境准备　安静整洁，温、湿度适宜，光线适中，注意保护孕妇隐私。

【操作流程】

1. 核对孕妇及腕带上的信息。

2. 向孕妇解释腹部四步触诊法的目的、意义及配合方法。注意隐私保护，必要时屏风遮挡。

3. 协助孕妇排空膀胱后取屈膝仰卧位，头部稍垫高，暴露腹部，双腿略屈稍分开，腹肌放松。

4. 四步触诊（前三步操作时，检查者面向孕妇的头侧，第四步操作时面向孕妇的足侧）（见图5-1）。

四步触诊

第一步：检查者两手十指并拢，用指腹及手掌尺侧进行触诊。双手置于子宫底部，了解子宫外形并测量子宫底高度，评估胎儿大小与妊娠周数是否相符。然后两手指腹相对轻推，判断子宫底部位胎儿部分。若为圆而硬且有浮球感，则为胎头；若为软而宽且形状不规则，则为胎臀。

第二步：检查者双手置于孕妇腹部两侧，一手固定，另一手轻轻深按检查，互相交替。触及饱满平坦则为胎背，触及不规则且高低不平则为胎肢。进一步评估以确定胎方位。

第三步：检查者右手拇指与其余4指分开，置于耻骨联合上方轻握住胎儿先露部，以判断胎先露部是胎头或胎臀；左右轻推胎先露部以确定是否衔接。若胎先露部仍浮动，说明尚未入盆；若已衔接则胎先露部不能推动。

第四步：检查者左、右手分别置于胎先露部的两侧，向骨盆入口方向向下深压，再次判断胎先露部的诊断是否正确，并评估胎先露部入盆的程度。

护考直击

实训课件

【注意事项】

1. 触诊时动作轻柔，避免对孕妇及胎儿造成影响。

2. 操作时注意保护孕妇的隐私，且避免跌倒摔伤。

3. 检查结束后嘱孕妇左侧卧位 5~10 min，以改善胎盘供血，避免发生仰卧位低血压综合征。

（梁　娟）

实训五　胎心听诊

学习目标

1. 知识目标　说出胎心听诊的部位与方法，操作流程。

2. 技能目标　能熟练为孕妇模型进行胎心听诊。

3. 情感目标　养成积极主动的学习精神，认真负责的工作态度，实事求是的工作作风。

案例导入

朱女士，30 岁，G_1P_0，妊娠 29^{+4} 周，自觉有胎动，有轻微腹痛不适，收入院保胎。

请思考：

1. 如何判断该孕妇胎心是否正常？

2. 胎心音听诊应如何正确操作？

【目的】

了解胎心节律、频率，监测胎儿在子宫内情况。

【操作准备】

1. 用物准备　胎心听诊器或胎心音多普勒仪、耦合剂、秒表、纸巾。

第四篇　常用产科手术与助产技能

2. 人员准备

(1) 孕妇：排空膀胱，取屈膝仰卧位。

(2) 操作者：着装规范、洗手，冬天应将手预热。评估孕妇情况，如妊娠周、妊娠期检查资料、产程进展等。

3. 环境准备　安静整洁，温、湿度适宜，光线适中，注意保护孕妇隐私。

【操作流程】

1. 携用物至床旁，核对孕妇腕带上信息。

2. 向孕妇解释操作目的，取得配合，注意保护隐私，拉好幕帘或用屏风遮挡。

3. 协助孕妇取屈膝仰卧位，头部稍垫高，暴露腹部，双腿放平，腹肌放松。

4. 用四步触诊法确定胎背位置，靠近胎背上方的孕妇腹壁处听诊 1 min（宫缩间歇期听诊，正常范围：110~160 次 /min，节律整齐）。不同胎方位听诊部位（见图 5-2）。

5. 听诊完毕，用纸巾擦净孕妇腹部及探头上的耦合剂。

6. 协助孕妇整理衣物，取左侧卧位，告诉孕妇胎心率数值。

7. 洗手，及时做好记录。

【注意事项】

1. 听诊部位选择：妊娠 24 周前，胎心音听诊部位多在脐下正中或稍偏左、右（见图 17-3）。

2. 保持环境安静，注意保护隐私，冬季注意保暖。

3. 听诊时应注意胎心音的节律及速率，应与子宫杂音、腹主动脉音和脐带杂音相鉴别。胎心音：胎心音呈双音，似钟表的滴答声，速度稍快。子宫杂音：为血流流过扩大的子宫血管时出现的柔和的、吹风样的低音响。腹主动脉音：为单调的咚咚样强音，与孕妇脉搏一致。脐带杂音：为脐带血流受阻出现的与胎心音一致的吹风样低音响，改变体位可消失，胎心音与脐带杂音是一致的。

4. 告知孕妇胎心音的正常值范围，如测得胎心率 >160 次 /min 或 <110 次 /min 需立即触诊孕妇脉搏作对比鉴别，必要时吸氧，左侧卧位，报告医生及时处理。

5. 若有宫缩，应在宫缩间歇时听诊。

（万丽娟）

实训六　骨盆外测量

学习目标

1. 知识目标　复述骨盆的平面与径线，骨盆外测量的目的、操作要点及注意事项。

2. 技能目标　能够熟练地进行骨盆外测量。

3. 情感目标　在对孕妇实施产前检查时，能够对检查结果进行判断与分析，形成有效的临床思维；培养"关爱孕妇，保护隐私"的观念。

案例导入

张女士,26 岁,身高 163 cm,G_1P_0,妊娠 39^{+4} 周,因不规则宫缩于 09:00 入院,专科检查:胎方位为枕左前位(LOA),胎心率 139 次 /min,胎儿估重 3 500 g。

请思考:

1. 如何为该孕妇判断骨盆大小与形态?

2. 骨盆外测量应如何操作?

【目的】

了解骨产道情况,为判断胎儿的分娩方式提供参考。

【操作准备】

1. 用物准备　检查床、骨盆测量仪。

2. 人员准备

(1) 孕妇:向孕妇解释目的,取得配合,排空膀胱,取屈膝仰卧位。

(2) 操作者:着装规范,洗手,冬天时,检查前将手预热。操作前评估孕妇情况,核实妊娠周。

3. 环境准备　安静整洁,温、湿度适宜,光线适中,注意保护孕妇隐私。

【操作流程】

1. 携用物至检查床前,核对孕妇姓名及腕带信息。

2. 向孕妇解释操作目的,取得配合。注意保护隐私,必要时拉好幕帘或使用屏风。

3. 骨盆外测量的主要径线

(1) 髂棘间径(IS):孕妇取伸腿仰卧位,测量两髂前上棘外缘间距离,正常值为23~26 cm(见图 5-3a)。

(2) 髂嵴间径(IC):孕妇取伸腿仰卧位,测量两髂嵴外缘间最宽距离,正常值为25~28 cm(见图 5-3b)。

(3) 骶耻外径(EC):孕妇取左侧卧位,右腿伸直,左腿屈曲,测量第 5 腰椎棘突下至耻骨联合上缘中点的距离,正常值为 18~20 cm。第 5 腰椎棘突下相当于米氏菱形窝的上角。此径线可间接推测骨盆入口前后径长度,是骨盆外测量最重要的径线(见图 5-3c)。

(4) 坐骨结节间径(IT)或称出口横径(TO):孕妇取仰卧位,双手抱膝使双腿向腹部屈曲,测量两坐骨结节内侧缘间的距离。正常值为 8.5~9.5 cm,或能容纳成人横置手拳,若此径 <8 cm,应测量出口后矢状径(见图 5-3d)。

(5) 出口后矢状径:为坐骨结节间径中点至骶尾尖端的距离。孕妇取仰卧位,双腿屈曲稍分开,检查者右手示指戴指套,伸入孕妇肛门向骶骨方向,拇指置于孕妇体外骶尾部,两指找到骶骨尖端,将尺放于坐骨结节径线上,将骨盆出口测量器一端放在坐骨结节间径中点,另一端放在骶尾尖端处,即可测得该径线的距离,正常值为8~9 cm。若出口后矢状径值正常,可弥补坐骨结节间径稍小,若坐骨结节间径与出口

骨盆外测量

后矢状径之和 >15 cm,提示骨盆出口无明显狭窄(图 17-1)。

(6) 耻骨弓角度: 孕妇取仰卧位, 双腿屈曲稍分开, 双手拇指指尖在耻骨联合下缘对拢, 两拇指分别平放在耻骨降支上, 两拇指间的角度为耻骨弓角度。正常值为 90°,<80° 为不正常, 此径反映出口横径宽度(见图 5-3e)。

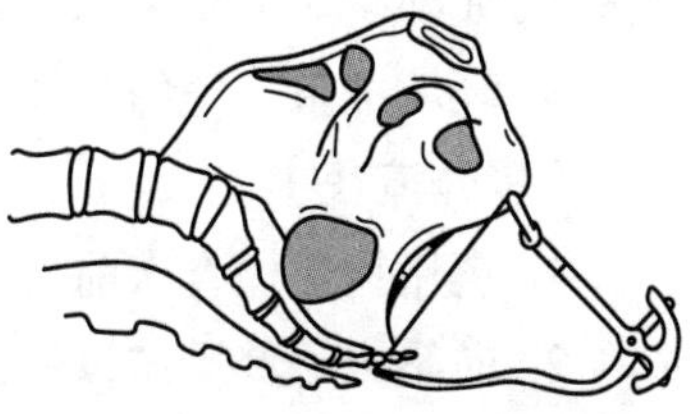

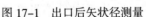

图 17-1　出口后矢状径测量

4. 协助孕妇穿好衣服。

5. 整理用物, 洗手, 做好记录。

【注意事项】

1. 严格按照骨标志测量, 同时结合胎儿大小判断是否头盆相称。

2. 正确使用骨盆测量仪, 动作轻柔, 注意保暖。

3. 操作中注意保护孕妇隐私, 体现对孕妇的体贴和关心。

(万丽娟)

335

实训七　骨盆内测量

学习目标

1. **知识目标**　复述骨盆各径线正常值及代表意义, 骨盆的平面与径线, 骨盆内测量的目的、操作要点及注意事项。

2. **技能目标**　能熟练地进行骨盆内测量。在对孕妇实施产前检查时, 能够对检查结果进行判断与分析, 形成有效的临床思维。

3. **情感目标**　培养"关爱孕妇, 保护隐私"的观念。

案例导入

李女士,28 岁,身高 162 cm,G_1P_0,妊娠 40^{+4} 周,妊娠期检查 10 次,无异常发现,胎儿估重 3 400 g,规律宫缩 4 h 入院。

请思考:

1. 该孕妇入院后应做何种检查进行头盆评估?

2. 如何为该孕妇进行骨盆内测量?

【目的】

阴道分娩前或产时, 需要确定骨产道情况, 以判断胎儿能否经阴道分娩。

【操作准备】

1. **用物准备**　检查床、骨盆测量仪、阴道窥器、无菌手套、润滑剂、会阴消毒包。

2. **人员准备**

(1) 孕妇: 排空膀胱, 取屈膝仰卧位。

（2）操作者：着装规范,洗手,冬天时,检查前将手预热。操作前评估孕妇情况,核实妊娠周。

3. 环境准备　安静整洁,温、湿度适宜,光线适中,注意保护孕妇隐私。

【操作流程】

1. 携用物至检查床前,核对孕妇姓名及腕带信息。

2. 向孕妇解释操作目的,取得配合。注意保护隐私,拉好屏风,消毒会阴。

3. 当骨盆外测量某径线异常或胎头不能入盆等情况出现时,应行骨盆内测量,并根据产力、产道、胎儿的情况选择分娩方式。

（1）对角径（DC）：耻骨联合下缘至骶岬上缘中点的距离,正常值为 12.5~13 cm,对角径减去 1.5~2 cm 为骨盆入口前后径长度,称真结合径,正常值为 11 cm。检查者将一手示、中指伸入阴道内,用中指指尖触及骶岬上缘中点,示指上缘紧贴耻骨联合下缘,另一手示指固定标记此接触点,抽出阴道内手指,测量中指指尖至此接触点的距离,即为对角径。若阴道内中指指尖触不到骶岬上缘,提示对角径 >12.5 cm（见图5-4a）。

（2）坐骨棘间径：测量两坐骨棘间的距离,正常值为 10 cm,是中骨盆最短径线。检查者将一手示、中指伸入阴道内,分别触及两侧坐骨棘,估计其间的距离（见图5-4b）。

（3）坐骨切迹宽度：代表中骨盆后矢状径,其宽度为坐骨棘与骶骨下部间的距离（亦为骶棘韧带宽度）。检查者将阴道内示指置于骶棘韧带上移动,估计其宽度,若能容纳 3 横指（5.5~6 cm）为正常,否则为中骨盆狭窄（见图5-4c）。

4. 协助孕妇整理衣裤。

5. 整理用物,洗手,做好记录。

【注意事项】

1. 严格按照骨标志测量,同时结合胎儿大小判断是否头盆相称。

2. 正确使用骨盆测量仪,操作流畅、准确。

3. 操作中注意保护孕妇隐私,体现对孕妇的体贴和关心。

（万丽娟）

实训八　电子胎心监护

学习目标

1. 知识目标　说出电子胎心监护的目的、操作要点及注意事项,结果的判断及意义。

2. 技能目标　能正确实施胎心监护技术,能判断并分析胎心监护的结果。

3. 情感目标　在临床场景的模拟中形成有效的临床思维,操作中养成关心体贴孕妇,保护个人隐私意识。

案例导入

王女士,32 岁,G_1P_0,妊娠 37^{+4} 周,单活胎未临产,自觉胎动减少 2 天入院。

请思考:

1. 该孕妇入院后应立即做何项检查?

2. 如何进行评估?

【目的】

通过胎心率基线水平、胎心基线变异、周期性胎心改变来综合判断胎儿储备能力,评估胎儿宫内安危情况。

【操作准备】

1. 物品准备　胎心监护仪,纸巾,耦合剂,腹带。

2. 人员准备

(1) 孕妇:排空膀胱,不宜空腹,取舒适体位。

(2) 操作者:着装规范,修剪指甲,洗手;操作前评估妊娠周、子宫底高度、腹围、孕妇自理能力和合作程度、局部皮肤情况、胎方位、胎动情况(如临产,还要评估产程进展等)。

3. 环境准备　安静整洁,温、湿度适宜,光线适中,注意保护孕妇隐私。

【操作流程】

1. 携用物至床旁,核对孕妇姓名及腕带信息。

2. 向孕妇解释操作目的,取得合作。

3. 协助孕妇取合适的体位(半卧位、低半卧位或侧卧位、坐位)。

4. 接通电源,打开监护仪开关,核对时间。

5. 适当暴露孕妇腹部,注意保暖和保护孕妇隐私,触诊确定胎背位置。

6. 涂耦合剂,用胎心探头找到胎心最强处,固定。

7. 如为无应激反应,将胎动计数钮交予孕妇,嘱其自觉胎动时按动按钮。

8. 如为宫缩应激试验,将宫缩压力探头置于子宫底部,固定。

9. 在无宫缩时将宫缩压力调整到基线起始状态。

10. 打开描记开关,观察胎心显示,以及胎心、宫缩曲线描记情况。

11. 一般监测 20 min,视胎心、胎动及监测情况决定是否延长监测时间。

12. 监测完毕,取下监护探头。擦净孕妇腹部的耦合剂,协助孕妇取舒适卧位。

13. 取下监护记录纸,关闭监护仪开关,拔去电源,胎心监护仪归位放置。

14. 洗手、分析记录。

15. 告知孕妇监测结果。

【注意事项】

1. 监测前检查监护仪运行是否正常,时间是否准确。

2. 操作时注意孕妇保暖和保护隐私,加强人文关怀。

3. 教会孕妇自觉胎动时手按胎动按钮的方法,注意孕妇是否及时记录胎动。

4. 监护过程中应关注胎心率的变化,注意仪器走纸是否正常,图纸描记线是否连续。

5. 注意孕妇有无不适主诉,有无翻身,探头是否脱落及腹带松紧如何等。

【胎心监护判读】

1. **基线**　在任何 10 min 内胎心率的平均水平(除外胎心加速、减速和显著变异的部分),至少观察 2 min 以上的图形,该图形可以是不连续的。

(1) 正常胎心率基线范围:110~160 次 /min。

(2) 胎儿心动过速:胎心率基线 >160 次 /min,持续 ≥ 10 min。

(3) 胎儿心动过缓:胎心率基线 <110 次 /min,持续 ≥ 10 min。

2. **基线变异**　指每分钟胎心率自波峰到波谷的振幅变化。

(1) 变异消失:指振幅波动完全消失。

(2) 微小变异:指振幅波动 ≤ 5 次 /min。

(3) 中度变异(正常变异):指振幅波动为 6~25 次 /min。

(4) 显著变异:指振幅波动 >25 次 /min。

3. **加速**　指基线胎心率突然显著增加,开始到波峰时间 <30 s。从胎心率开始加速至恢复到基线胎心率水平的时间为加速时间。

(1) 妊娠 ≥ 32 周胎心加速标准:胎心加速 ≥ 15 次 /min,持续时间 >15 s,但不超过 2 min。

(2) 妊娠 <32 周胎心加速标准:胎心加速 ≥ 10 次 /min,持续时间 >10 s,但不超过 2 min。

(3) 延长加速:胎心加速持续 2~10 min。如胎心加速 ≥ 10 min 则考虑胎心率基线变化。

4. **减速**

(1) 早期减速(ED):伴随宫缩出现的减速,通常是对称性地、缓慢地下降到最低点再恢复到基线。减速的开始到胎心率最低点的时间 ≥ 30 s,减速的最低点常与宫缩的峰值同时出现;一般来说,减速的开始、最低点及恢复与宫缩的起始、峰值和结束同步。早期减速一般下降幅度 <50 次 /min,持续时间短,恢复快。一般发生在第一产程后期,宫缩时胎头受压引起(图 17-2)。

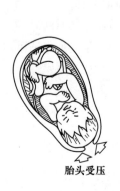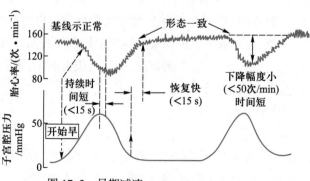

图 17-2　早期减速

（2）晚期减速（LD）：伴随宫缩出现的减速，通常是对称性地、缓慢地下降到最低点再恢复到基线。减速的开始到胎心率最低点的时间 ≥ 30 s，减速的最低点通常晚于宫缩峰值；一般来说，减速的开始、最低点及恢复分别延后于宫缩的起始、峰值及结束。胎心率减速下降缓慢，下降幅度 <50 次 /min，持续时间长，恢复缓慢。一般认为是胎盘功能不良、胎儿缺氧的表现（图 17-3）。

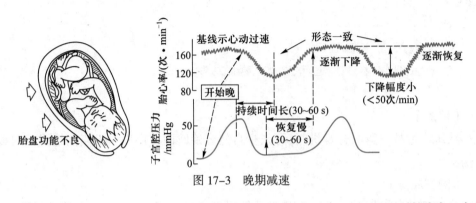

图 17-3　晚期减速

（3）变异减速（VD）：指突发的、显著的胎心率急速下降。减速的开始到胎心率最低点的时间 <30 s，胎心率下降 ≥ 15 次 /min，持续时间 ≥ 15 s，但 <2 min。胎心率变异形态不规则，减速与宫缩无恒定关系，持续时间长短不一，下降幅度大，恢复迅速。一般认为是宫缩时脐带受压，兴奋迷走神经所致（图 17-4）。

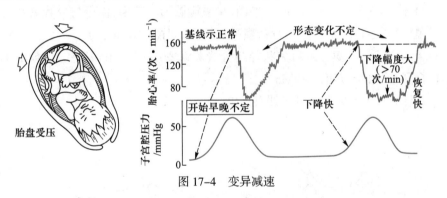

图 17-4　变异减速

（万丽娟）

实训九　枕先露的分娩机制

学习目标

1. 知识目标　复述女性骨盆的平面与径线，足月胎头的结构与径线，说出分娩机制的步骤。

2. 技能目标　能在模型上娴熟地模拟枕先露的分娩机制的全过程；在对正常分娩期产妇进行助产时，能够对产程进行准确及时的观察、判断与分析，形成有效的临床思维。

3. 情感目标 贯彻"关爱产妇,有效沟通,确保母婴安全"的观念。

案例导入

张女士,26 岁,G₁P₀,妊娠 39⁺⁴ 周,规则下腹痛 10 h。09:00 宫口开大 10 cm,胎先露 S+1,胎膜自然破裂,羊水清,胎心率 149 次/min,胎方位为枕左前位(LOA),无明显头盆不称,胎儿估重 3 000 g。

请思考:

1. 该孕妇目前处于第几产程?

2. 分娩过程中需要注意哪些问题? 如何熟练掌握分娩机制?

340

【目的】

熟练掌握枕先露的分娩机制,可减少自然分娩时因接产操作不当而造成的母婴损伤。

【操作准备】

分娩机制信息化资源、骨盆模型、胎儿模型(头颅有囟门标示、颅缝)、分娩机制模型。

【操作流程】

1. 在计算机上回顾骨盆的结构(见图 1-3~ 图 1-5)

(1) 入口平面:呈横椭圆形。

(2) 中骨盆平面:为骨盆的最小平面,呈纵椭圆形。其中,横径与分娩关系密切。① 中骨盆前后径:11.5 cm;② 中骨盆横径(坐骨棘间径):10 cm。

(3) 出口平面:以横径及后矢状径与分娩关系密切。① 出口后矢状径:8~9 cm;② 出口横径(坐骨结节间径):9 cm。

2. 在计算机上回顾胎头的径线(图 17-5)

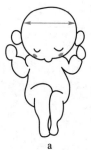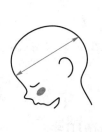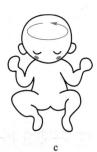

a. 双顶径;b. 枕额径;c. 头围

图 17-5 胎头的径线

(1) 横径:双顶径(BPD)为 9.3 cm,即 A 线。

(2) 前后径:① 枕额径为 11.3 cm,即 B 线;② 枕下前囟径为 9.5 cm,即 C 线。

3. 在模型上练习分娩过程的 8 个环节(图 17-6)

(1) 衔接:胎头双顶径进入骨盆入口平面,胎头颅骨最低点接近或达到坐骨棘水平,称衔接。

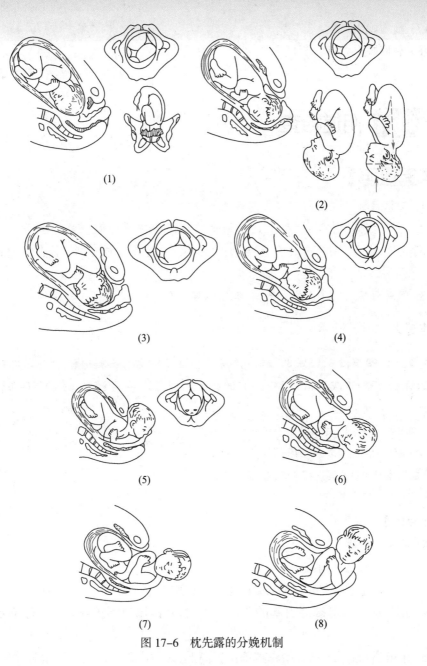

(1)

(2)

(3)

(4)

(5)

(6)

(7)

(8)

图 17-6　枕先露的分娩机制

（2）下降：临床上以观察胎头下降程度，作为判断产程进展的重要标志（见图 6-13）。

（3）俯屈：枕额径 11.3 cm ——→ 枕下前囟径 9.5 cm

（4）内旋转：使其矢状缝与中骨盆及骨盆出口前后径相一致。

（5）仰伸：肛提肌收缩力和子宫收缩力的合力，使胎头枕骨以耻骨弓为支点，顶、额、鼻、口、颏相继娩出。

（6）复位及外旋转

1）复位：解除肛提肌收缩力，胎头枕部向左旋转 45°。

2）外旋转：胎头枕部需在外继续向左旋转 45°，以保持胎头与胎肩的垂直关系。

(7) 前肩娩出。

(8) 后肩娩出。

（万丽娟）

实训十　阴道检查

实训课件

学习目标

1. 知识目标　说出阴道检查的目的及方法。

2. 技能目标　能在模型上娴熟地操作阴道检查全过程。在对正常分娩期产妇进行助产时，能够对产程进行准确及时的观察、判断与分析，形成有效的临床思维。

3. 情感目标　贯彻"关爱产妇，有效沟通"的观念。

案例导入

李女士，29岁，G_1P_0，妊娠39^{+1}周，无妊娠合并症和并发症，专科检查：胎方位为枕左前位(LOA)，胎心率139次/min，胎儿估重3 500 g，骨盆外测量各径线正常。现宫缩30~40 s，间歇3~4 min。

请思考：

1. 李女士是否可以进行阴道试产？

2. 还需从哪些方面进行评估？如何操作？

【目的】

1. 明确胎先露。

2. 判断胎头是否衔接。

3. 查明前羊水囊是否已破，或者进行人工破膜。

4. 排除前羊水囊破后引起的脐带脱垂，特别是胎位不正或是胎心率有变化的情况。

5. 了解宫口扩张情况，胎先露部位置高低，评估产程的进展。了解骨盆腔大小、尾骨活动度等。

6. 在多胎妊娠时，证实胎儿的轴线和双胎的胎先露，明确是否需要破膜。

【操作准备】

1. 用物准备　聚维酮碘纱球、无菌手套。

2. 人员准备

(1) 产妇：排空膀胱，取仰卧位。

(2) 操作者：洗手，戴口罩。评估子宫收缩、产程进展情况，排除禁忌证。

【操作流程】

1. 备齐用物至床旁，核对产妇姓名及腕带信息。

2. 向产妇及家属说明操作目的,以取得配合。注意保护产妇隐私,冬季注意保暖。

3. 操作者右手戴无菌手套,站在产妇右侧,协助产妇取膀胱截石位。用1~2个聚维酮碘纱球进行外阴部消毒(阴道口,大、小阴唇),分泌物较多时,应增加擦拭次数或行会阴冲洗保证清洁。

4. 操作者左手放置于子宫底部,在宫缩来临时轻压子宫底。

5. 右手示指、中指轻轻伸入阴道内,以示指、中指伸直并拢检查,其余手指屈曲。示指指腹向后触及尾骨尖端,了解尾骨活动度,再触摸两侧坐骨棘是否突出并确定胎先露高低。然后用指腹探查子宫口,摸清其四周边缘,估计宫口扩张厘米数及胎先露周围有无脐带等异常组织,若胎先露为头,还需了解矢状缝及囟门,确定胎方位。

6. 脱去手套,协助产妇穿好衣裤,告知产妇宫口扩张大小。

7. 洗手、记录。

【注意事项】

1. 有前置胎盘或不明原因的产前阴道流血者禁止做阴道检查。

2. 检查时注意动作轻柔,临产后应在宫缩时进行。

3. 以一次检查清楚为原则,不得反复进出阴道,同时应控制检查的次数。

(崔　萱)

343

护考直击

实训课件

实训十一　产时会阴消毒

学习目标

1. 知识目标　说出产时会阴消毒目的,产时会阴消毒的方法。

2. 技能目标　在模型上娴熟地进行产时会阴消毒。

3. 情感目标　强化学生"婴儿优先、母婴安全"的服务宗旨。

案例导入

> 初产妇,30 岁,G_1P_0,妊娠 39^{+4} 周。因"阵发性腹痛 8 h,阴道流少量血性分泌物"入院,查体:子宫底高 34 cm,腹围 100 cm,胎儿估重 3 400 g 左右,宫口开全,胎先露 S+3,胎位 LOA。
>
> 请思考:
>
> 1. 依据该产妇的情况,你应该如何处理?
>
> 2. 为预防感染,如何进行会阴消毒?

【目的】

为阴道操作、自然分娩、妇产科手术做无菌准备。

【操作准备】

1. 物品准备　分娩机制模型、治疗车 1 辆、弯盘 1 个、无菌持物钳 1 把(置于盛消毒液的持物钳罐内)、无菌卵圆钳 2 把、有盖无菌敷料罐 3 个(分别内盛 10% 肥皂水棉球、无菌干棉球、0.5%聚维酮碘棉球)、治疗巾或一次性会阴垫、冲洗壶、38~40℃的温开水、便盆(或一次性污物袋、污物桶)。

2. 环境准备　产房按手术室的无菌要求标准设置,环境整洁、明亮,调节室内温度至24~26℃,相对湿度为50%~60%,必要时用屏风遮挡。

3. 人员准备　核对姓名、床号及病史,产程持续时间,宫口扩张程度,胎儿大小,胎先露高低,胎心情况,宫缩强弱,会阴软组织局部条件,评估产妇心理及合作程度。

【操作流程】

1. 医护人员准备　戴好帽子、口罩,外科洗手,向产妇说明实施此操作的目的。做阴道检查,再次确定宫口扩张程度和胎先露下降程度。

2. 安置体位　嘱产妇排空膀胱,仰卧位,两腿屈曲分开,充分暴露会阴部。抬高臀部,铺一次性垫单,置便盆(一次性污物袋或污物桶)于产妇臀下。

3. 步骤

(1) 擦洗:持卵圆钳(第1把)夹取无菌干燥大棉球堵住阴道口,再夹取1个肥皂水棉球,按自上而下、由外到内、先对侧后近侧的顺序擦洗外阴,顺序为:阴阜—两侧大腿内上 1/3—大阴唇—小阴唇—会阴及肛门。

(2) 冲洗:左手持冲洗壶,用温开水由上至下,由内向外,冲洗外阴。取出堵在阴道外口的大棉球。弃去卵圆钳。

(3) 消毒:用卵圆钳(第2把)夹取 0.5%聚维酮碘棉球,按自上而下、由内向外、先对侧后近侧的顺序擦洗外阴。顺序为:尿道口—阴道口—小阴唇—大阴唇—阴阜—两侧大腿内上 1/3—会阴体—两侧臀部—肛门周围—肛门。同法消毒第 2 遍,弃去卵圆钳。

4. 询问产妇的感觉,协助其取舒适体位,双手置于身体两侧,嘱其不要污染已消毒区。

5. 整理用物,洗手,记录操作结果。垫无菌治疗巾。

【注意事项】

1. 操作中严格按照无菌原则执行。

2. 进行第 2 遍外阴消毒时消毒范围不能超过第 1 遍范围。

3. 注意保护产妇隐私,关心体贴产妇。

(刘　慧)

实训十二　铺产台

学习目标

1. 知识目标　说出接产用物摆放位置。

2. 技能目标　能正确掌握铺产床顺序,学会铺产床。

3. 情感目标　强化学生"婴儿优先、母婴安全"的服务宗旨。

产科外阴消毒

护考直击

第四篇　常用产科手术与助产技能

实训课件

张女士,30 岁,G_1P_0,妊娠 40^{+1} 周。"阵发性腹痛 8 h,阴道流少量血性分泌物"入院,查体:子宫底高 34 cm,腹围 100 cm,胎儿估重 3 600 g 左右,宫口已开全,胎先露 S+3,胎位为枕左前位(LOA),产前会阴消毒已完成。

请思考:

1. 根据你所学的知识,即将要进行哪项处理?

2. 处理中的注意事项有哪些?

【目的】

自然分娩接产前做无菌操作准备。

【操作准备】

1. 物品准备　产床,产妇分娩模型,新生儿辐射台,治疗车,无菌产包 1 个(内有双层产单 1 块、治疗巾 4~6 块、腿套 2 只、手术衣 1 件、聚血盆 1 个、弯盘 1 个、止血钳 2 把、脐带剪 1 把、会阴侧切剪 1 把、持针器 1 把、线剪 1 把、有齿镊 1 把、小药杯 2 个、洗耳球 1 个、脐带结扎线或脐带夹、开口纱布 1 块、带尾纱布 1 条、无菌纱布和棉签若干)、灭菌手套 2 副、气门芯 2 个(或脐带包 1 包)、圆缝合针 2 枚、三角缝合针 2 枚、1 号丝线、尺子 1 把。

2. 环境准备　产房按手术室的无菌要求标准设置,环境整洁、明亮,调节室内温度至 24~26℃,相对湿度为 50%~60%,必要时用屏风遮挡。

3. 人员准备　核对姓名、床号及病史,产程持续时间,宫口扩张程度,胎儿大小,胎先露高低,胎心情况,宫缩强弱,评估产妇心理及合作程度。

【操作流程】

1. 操作准备　衣帽整洁、洗手、备齐用物、携至产床旁。接产者按手术常规要求洗手和消毒。

2. 安置体位　膀胱截石位,充分暴露会阴部。抬高臀部,铺一次性垫单,置便盆(一次性污物袋或污物桶)于产妇臀下。

3. 步骤

(1) 核对解释(台下助产士做):核对床号、姓名,向产妇解释铺产台的目的、过程和配合时的注意事项,以取得合作。

(2) 取消毒产包(台下助产士做):检查 3M 指示胶带及其有效期,外包布是否完整无破损、无潮湿,松开系带,按无菌操作原则打开产包。

(3) 接产者手消毒后,消毒会阴。

(4) 接产者穿手术衣,戴手套,检查产包内化学指示卡是否达到消毒标准。

(5) 按规范铺无菌巾

1) 铺双层产单于产妇臀下:双手取产单两角处,轻轻拉开,边向内折,双手置于折边内,嘱产妇抬高臀部,将双层产单平铺于产妇臀下,盖住产床下侧,上缘达产妇腰部,手不能接触臀部。

第二、三产程处理

2) 为产妇套对侧腿套(产妇左腿)：将腿套上口反折，双手置于反折内，嘱产妇轻抬左脚，双手抓住腿套上口顺势套到大腿部，套好腿套的左脚放在产单上，并叮嘱产妇不能随意挪动，以确保无菌区域不被污染。

3) 同 2) 套近侧腿套。

4) 将 1 块治疗巾打开，一侧反折盖于产妇腹部。

5) 将 1 块治疗巾折成长条状，作为保护会阴使用，一端向下反折 3~5 cm 盖住肛门。

(6) 整理产台用物：按接产使用顺序在产台左上角依次从内到外摆放器械弯盘、集血盆、会阴侧切剪、血管钳(其中 1 把套好 2 个气门芯)、脐带剪、持针器(夹有带线圆针)、有齿镊、线剪、洗耳球、小药杯(嘱台下助产士放入消毒聚维酮碘棉球)、纱布、棉签等。产台右下角置弯盘 1 个，用于放置使用过的器械。注意用物放置合理，符合无菌原则，盖无菌纱布方便使用。

(7) 嘱产妇身体不要随意挪动、手不能伸到无菌区，以确保无菌区域不被污染。

【注意事项】

1. 注意无菌操作，铺好的无菌巾只可向外移动，不可向内移动。

2. 嘱咐产妇不要污染已消毒铺巾区。

（刘　慧）

实训十三　自然分娩助产术

学习目标

1. 知识目标　说出自然分娩接产技术的流程。

2. 技能目标　能正确掌握自然分娩接产方法。

3. 情感目标　强化学生"婴儿优先、母婴安全"的服务宗旨，保障母婴安全。

案例导入

> 张女士，30 岁，G_1P_0，妊娠 40+1 周。"阵发性腹痛 8 h，阴道流少量血性分泌物"入院，查体：子宫底高度 32 cm，腹围 100 cm，胎儿估重 3 400 g 左右，宫口开全后，胎先露 S+3，胎位为枕左前位(LOA)，胎头已拨露。
>
> 请思考：
>
> 1. 根据你所学的知识，你认为应如何处理？
>
> 2. 接产步骤有哪些？

【目的】

产妇选择合适的分娩体位，增加舒适感。适时保护会阴，避免产妇会阴发生严重撕裂伤，并使胎儿按照分娩机制娩出，保障母婴安全。

【操作准备】

1. 物品准备　产床、灭菌产包。

2. 环境准备　产房按手术室的无菌要求标准设置,环境整洁、明亮,调节室内温度至 24~26℃,相对湿度为 50%~60%,必要时用屏风遮挡。

3. 人员准备　核对姓名、床号及病史,产程持续时间,宫口已开全。评估产妇心理及合作程度。

【操作流程】

1. 保护会阴　当胎头拨露使阴唇后联合紧张时,开始保护会阴。接产者右肘支在产床上,右手拇指与其余 4 指分开,利用手掌大鱼际肌顶住会阴部。宫缩时向上内方托压,同时左手轻轻下压胎头枕部,协助胎头俯屈和使胎头缓慢下降。宫缩间歇时,保护会阴的右手稍放松,以免压迫过久引起会阴水肿。

2. 指导产妇屏气　当胎头枕部在耻骨弓下露出时,左手应按分娩机制协助胎头仰伸。此时,宫缩时嘱产妇张口哈气解除腹压作用,宫缩间歇时稍向下屏气,使胎头缓慢娩出。

3. 协助胎儿娩出　胎头娩出后,右手仍应保护会阴,左手拇指自鼻根向下,其余四指自喉部向下颌挤压出口鼻内的黏液和羊水,协助胎头复位及外旋转,使胎儿双肩径与骨盆出口前后径一致,左手将胎儿颈部向下压,使前肩自耻骨弓下先娩出,继之再托胎颈处,使后肩缓慢娩出。双肩娩出后,右手方可放松,最后双手协助胎体及下肢相继以侧位娩出。

4. 新生儿处理

(1) 记录新生儿娩出时间。

(2) 清理呼吸道,用洗耳球吸出新生儿口、咽及鼻腔黏液与羊水(先吸口腔再吸鼻腔),同时进行阿普加评分。

(3) 胎儿娩出后 1~2 min 内断脐带,在距离脐根部 15~20 cm 处以 2 把止血钳钳夹脐带,在两钳间剪断脐带。新生儿交由台下助产士包裹后置产台或辐射台上进一步处理。

5. 计出血量　聚血盆置于产妇臀下以计出血量。

6. 协助胎盘娩出　判断胎盘剥离征象,确认胎盘已经剥离,于子宫收缩时,左手握住子宫底并按压,同时右手轻轻牵拉脐带,协助胎盘娩出,待胎盘娩至阴道口时,双手捧住胎盘向一个方向旋转并缓慢向外牵拉,将胎盘、胎膜完整娩出。

7. 检查胎盘、胎膜　先检查母体面,用纱布把血块拭去,观察胎盘形状、颜色,有无钙化、梗死及小叶缺损等,然后将脐带提起,检查胎膜是否完整,查看破裂口至胎盘边缘的距离(若小于 7 cm 应考虑前置胎盘),再检查胎盘胎儿面边缘有无血管断裂,及时发现副胎盘。测量胎盘的直径、厚度并称重,测量脐带长度,检查脐带内血管。

8. 检查软产道　更换无菌手套,常规检查阴道、外阴有无裂伤,若宫缩良好,阴道持续流鲜血,应进一步检查子宫颈,若有裂伤,应立即缝合。

【注意事项】

1. 助产士应熟悉分娩机制,不过早、过多干预。

2. 产程观察中尽量减少对会阴的刺激,维持会阴的正常弹性。

3. 胎头娩出后,不要急于娩出胎肩。应在宫缩时或产妇用力下复位,协助外旋转。

4. 清理呼吸道应先口后鼻。

5. 胎盘未全部剥离时不应强行牵拉脐带或者按压子宫底,以免引起胎盘部分剥离或者子宫内翻。

6. 正确估计出血量。

（刘　慧）

实训十四　新生儿出生时的护理

学习目标

1. **知识目标**　说出正常足月新生儿出生后护理流程。
2. **技能目标**　能正确掌握新生儿脐部处理方法,学会处理初生新生儿。
3. **情感目标**　强化"婴儿优先、母婴安全"的服务宗旨。

案例导入

> 张女士,30 岁,G_1P_0,妊娠 40^{+1} 周。因"阵发性腹痛 8 h,阴道流少量血性分泌物"入院,查体:子宫底高度 32 cm,腹围 100 cm,胎儿估重 3 400 g 左右,宫口开全后,胎先露 S+3,胎位为枕左前位(LOA),已完成正常分娩。
>
> 作为助产士,请思考:
>
> 1. 即将进行哪项处理?
>
> 2. 新生儿处理步骤有哪些?

【目的】

规范新生儿娩出后的操作流程,保障新生儿安全。

【操作准备】

1. **物品准备**　新生儿模型、新生儿辐射台、吸痰管、棉签、纱布、新生儿衣物、婴儿秤、急救器械及 75% 乙醇、2% 碘酊、大毛巾、新生儿腕带。

2. **环境准备**　产房按手术室的无菌要求标准设置,环境整洁、明亮,调节室内温度至 26~28℃,相对湿度为 50%~60%,必要时用屏风遮挡。新生儿辐射台预热温度为 30~32℃。

3. **人员准备**　操作者着装规范、戴口罩、洗手。

【操作流程】

1. **预热辐射台**　提前 30 min 预热辐射台,插入肤温传感器,正常新生儿肤温模式为 36℃。

2. **接新生儿**　双手摊开从接产者手中接过新生儿,注意不污染接产者。

3. **进一步清理呼吸道**　将新生儿抱至预热好的辐射台上,立即用大毛巾将其全身擦干,注意保暖。用吸痰管吸出口、鼻内的黏液和羊水,以防止发生吸入性肺炎。

如确认呼吸道黏液和羊水已吸净,新生儿仍未啼哭,可用手轻拍新生儿的足底,刺激促其啼哭。

4. 新生儿评分　清理呼吸道同时(出生后 1 min 内)进行 Apgar 评分,8~10 分属正常新生儿,4~7 分属轻度窒息,0~3 分属重度窒息。低于 7 分者应进行新生儿窒息抢救。

5. 结扎脐带　用 75% 乙醇消毒脐带根部周围,在距脐根 0.5 cm 处用粗丝线结扎第一道,再在结扎线外 0.5 cm 处结扎第二道。必须扎紧防止脐带出血,避免用力过猛造成脐带断裂。在第二道结扎线外 0.5 cm 处剪断脐带,挤出残余血液,用 2% 碘酊消毒脐带断面,药液切不可接触新生儿皮肤,以免发生皮肤灼伤,再用 75% 乙醇脱碘两遍。

6. 辨认新生儿性别　将新生儿颈部枕于操作者左侧肘部,操作者左手插入新生儿左腋窝握住新生儿左上臂,右手握住其双足,抱起新生儿暴露其会阴部给产妇辨认,让产妇说出新生儿的性别。

7. 清洁　用浸湿的小方巾擦净新生儿身体的黏液、血迹。

8. 身体外观评估　称体重、测量身长。检查其身体外观各部位有无畸形,注意有无产伤。

9. 标记新生儿、盖足印　在新生儿左手腕系上标明母亲姓名、床号、住院号、新生儿性别、出生时间、体重的手腕带。当着产妇的面在新生儿记录单上盖新生儿足印及产妇拇指指印。

10. 保暖　给新生儿穿上衣服、兜上尿布,包裹保暖。在新生儿包被上别上标识(标识上的内容与腕带一致)。

11. 首次吸吮　出生后半小时内指导产妇行早接触、早吸吮。

12. 填表　填写新生儿出生记录单,助产士签名。

【注意事项】

1. 新生儿注意保暖,娩出后快速擦干。

2. 提倡晚断脐,触摸脐带无搏动时断脐。

3. 不主张包裹脐带残端,保持脐部清洁干燥即可,并注意观察脐带残端有无渗血。

4. 指导母乳喂养,倡导母婴早期皮肤接触。

(刘　慧)

实训十五　胎盘助娩及检查

学习目标

1. 知识目标　说出协助胎盘娩出的方法,胎盘剥离的征象。

2. 技能目标　在模型上娴熟地进行胎盘剥离操作。

3. 情感目标　强化"婴儿优先、母婴安全"的服务宗旨。

护考直击

第十七章　助产技术实训操作

案例导入

张女士,30 岁,G_1P_0,妊娠 40^{+1} 周。"阵发性腹痛 8 h,阴道流少量血性分泌物" 入院,查体:子宫底高度 32 cm,腹围 100 cm,胎儿估重 3 400 g 左右,宫口开全后,胎先露 S+3,胎位为枕左前位(LOA),已娩出一活女婴。

请思考:

1. 根据你所学的知识,你认为下一步应如何处理?

2. 胎盘娩出的步骤有哪些?

【目的】

1. 能准确复述胎盘剥离征象,并在模型上娴熟地模拟协助胎盘娩出过程。

2. 能按照步骤完整地检查胎盘,及时发现胎盘小叶缺损、胎膜缺损或副胎盘、脐带帆状附着等异常情况。

3. 能在胎盘上娴熟地测量脐带长度和胎盘大小,及时发现单脐动脉、脐带过长、脐带过短、脐带真结等异常情况。

【操作准备】

1. 物品准备　分娩机制模型、产包。

2. 环境准备　产房按手术室的无菌要求标准设置,环境整洁、明亮,调节室内温度至 24~26℃,相对湿度为 50%~60%,必要时用屏风遮挡。

3. 人员准备　操作者着装规范、戴口罩、外科洗手。

【操作流程】

1. 向产妇说明实施此操作的目的。

2. 安置体位　膀胱截石位,充分暴露会阴部。

3. 步骤

(1) 观察胎盘剥离征象:子宫体变硬呈球形,阴道少量出血,阴道口外露的一段脐带自行延长。接产者用手掌尺侧在产妇耻骨联合上方轻压子宫下段时,子宫体上升而外露的脐带不再回缩。如有剥离征象,可确认胎盘已经剥离。

(2) 协助胎盘娩出:在宫缩时左手握住子宫底并按压,同时右手轻拉脐带,当胎盘娩出至阴道口时,接产者用双手托住胎盘,向一个方向旋转并缓慢向外牵拉,协助胎膜完整剥离排出。

(3) 检查胎盘、胎膜:将娩出的胎盘铺平,先检查胎盘母体面的胎盘小叶有无缺损。然后将胎盘提起,检查胎膜是否完整,再检查胎盘胎儿面边缘有无血管断裂,能及时发现副胎盘。若有副胎盘、部分胎盘残留或大部分胎膜残留时,应在无菌操作下伸手入子宫腔内取出残留组织。

(4) 按摩子宫:胎盘娩出后,按摩子宫以减少出血,按摩时必须全面、有力、均匀,观察出血量不超过 300 ml。

(5) 整理用物:用物按消毒技术规范要求处理,垃圾分类处理。

(6) 记录:记录胎盘、胎膜娩出情况。

【注意事项】

1. 必须有胎盘剥离征象，才可助娩胎盘，防止子宫内翻。

2. 胎盘娩出后必须仔细检查胎盘、胎膜，以防残留，引起产后出血。

3. 在分娩记录上详细记录胎盘、胎膜及脐带情况。

4. 严格无菌操作，防止职业暴露。

（刘　慧）

护考直击

实训十六　新生儿窒息复苏术

学习目标

1. 知识目标　说出新生儿 Apgar 评分内容，新生儿窒息的临床表现，复述新生儿复苏的指征和复苏步骤。

2. 技能目标　熟练备齐新生儿复苏器械，能配合医生进行抢救并做好复苏后新生儿的护理；模拟新生儿急救场景，能够对新生儿窒息进行及时评估及复苏；在产妇分娩过程中，能够对产程进行准确及时的观察、判断与分析，及时发现急、慢性胎儿窘迫，形成有效的临床思维。

3. 情感目标　贯彻"关爱产妇，有效沟通，确保母婴安全"的观念。

351

实训课件

案例导入

> 方女士,29 岁,G₁P₀,妊娠 39 周,宫口开全,羊水Ⅱ度污染,宫缩时胎心率为 80~100 次 /min。
>
> 请思考：
>
> 1. 该新生儿出生后是否需要进行复苏处理?
>
> 2. 新生儿复苏如何操作?

【目的】

抢救窒息新生儿，建立有效呼吸，恢复心脏正常搏动，保证重要器官血供，降低新生儿窒息的死亡率和伤残率。

【操作准备】

1. 人员准备　熟练掌握新生儿复苏技术的儿科医生、产科医生、助产士等人员。

2. 物品准备

(1) 保暖设备：新生儿辐射台，提前打开预热（足月儿温度调节到 28~30℃；早产儿调节到 32~35℃）；关闭门窗，室温调节到 26~28℃。

(2) 给氧设备：安装氧气湿化瓶、氧流量调节到 5 L/min，连接吸氧管，检查复苏气囊，根据妊娠周选择合适的面罩（足月儿选择大面罩，早产儿选择小面罩），同时检查气囊安全阀是否在工作状态；T 组合复苏器、空氧混合仪。

(3) 吸引装置：新生儿低压吸引器，最高压力不超过 100 mmHg；吸痰管或洗耳球；胎粪吸引管；各种型号的气管插管：喉镜（1 号及 0 号叶片、灯泡、电池等）。

第十七章　助产技术实训操作

（4）药品：肾上腺素 1 支、生理盐水 10 ml 一支；生理盐水 100 ml 一瓶（袋）。

（5）其他：各种型号的空针、听诊器、胶布、消毒治疗巾（或毛巾）2 块、脉动式血氧饱和度仪。

【操作流程】

1. 新生儿娩出前，提前预热新生儿辐射台，温度调节到合适温度。

2. 复苏人员做好物品准备，按照复苏流程进行复苏（图 17-7）。

3. 新生儿娩出后，如出现新生儿窒息应迅速第一次断脐，将新生儿仰卧放在新生儿辐射台上，同时用 3~5 s 做初步评估（妊娠周、羊水性状、呼吸和哭声、肌张力）。

4. 羊水清时，立即完成初步复苏步骤

（1）摆正体位：使用肩垫将新生儿置鼻吸气位，头部轻度仰伸。

（2）清理呼吸道：用吸痰管或洗耳球吸净口、鼻黏液（先吸口，后吸鼻）。

（3）擦干全身，摆正体位：彻底、迅速擦干新生儿全身的羊水和血迹，撤掉湿巾，重新摆正新生儿体位。

（4）触觉刺激：如果新生儿此时仍没有呼吸或哭声，给予触觉刺激诱发呼吸。

（5）羊水胎粪污染时，先评估是否有活力，没有活力立即气管插管，继续进行复苏。

5. 评估新生儿呼吸和心率　如果新生儿仍没有呼吸或喘息或心率 <100 次 /min 时，给予正压通气（气囊正压通气或 T 组合复苏器正压通气）。同时，助手应将脉动式血氧饱和度仪探头安置在新生儿右上肢上。操作者大声计数，控制正压通气频率保持在 40~60 次 /min，如给足月儿复苏，开始复苏的 90 s 可使用空气复苏；如为早产儿复苏起始氧浓度为 30%~40%。

6. 复苏操作持续 30 s 后评估心率，心率在 60~100 次 /min 时给予矫正通气，操作步骤为摆正体位、使新生儿口张开、清理气道分泌物、重新密闭面罩、适当调节正压通气的压力。

7. 矫正通气步骤后再次正压通气 30 s，心率 <60 次 /min 时，给予气管插管下正压通气 + 心脏按压。心脏按压与正压通气相配合进行：首先为新生儿气管插管，助手将 100% 浓度的氧气连接到复苏气囊上，并帮助气管插管与复苏气囊连接。一人负责正压通气，一人负责心脏按压（按压部位为胸骨下 1/3，深度为前后胸径的 1/3，按压和呼吸比为 3∶1）。负责心脏按压的人大声计数，两人默契配合，操作持续 45~60 s，停止操作。

8. 再次评估心率，心率 <60 次 /min 时，正压通气和心脏按压继续。第二名助手配置 1∶10 000 的肾上腺素，按照估计的新生儿体重，抽吸肾上腺素到计算的剂量（气管导管内给药按照 0.5~1 ml/kg 计算）从气管插管内快速给药，挤压气囊 2 次，帮助药物弥散。之后继续心脏按压和正压通气。

9. 如果使用了脉动式血氧饱和度仪，助手应注意观察仪器显示的脉搏和血氧饱和度数值，及时报告操作者，如果没有脉动式血氧饱和度仪，可操作 30 s 进行心率评价一次，根据心率的数值进行下一步的复苏操作。

10. 如复苏效果不好，新生儿脉搏细弱，皮肤苍白，应考虑新生儿是否有低血容量情况存在(结合病史),如果新生儿存在低血容量,应脐静脉置管给予扩容,扩容溶液首选生理盐水,按照 10 ml/kg 计算,5~10 min 慢慢静脉推入。

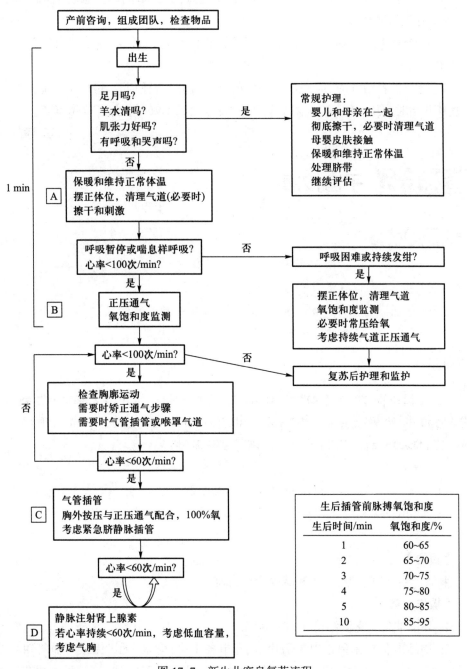

图 17-7　新生儿窒息复苏流程

【注意事项】

1. 物品准备时,应测试正压通气气囊安全阀是否在工作状态。

2. 初步复苏步骤中应使用肩垫保持新生儿体位为鼻吸气位。

3. 清理气道时应先吸口后吸鼻,防止吸入性肺炎的发生。

4. 给予触觉刺激时,要做到轻拍、轻弹足底或快速摩擦背部和躯体两侧1~2次。

5. 正压通气时,操作者要大声计数,保证通气的频率,同时注意新生儿胸廓有起伏,保证有效的通气。

6. 给予肾上腺素时,第一次通过气管插管内给药,如果需要第二次给药应从脐静脉给予。

7. 给予扩容治疗时,应使用足够大的空针,静脉推注应在 5~10 min 完成。早产儿复苏开始时应从 30%~40% 浓度氧开始,复苏效果不好时应给予高浓度氧。

(崔 萱)

实训十七　子宫按摩

实训课件

学习目标

1. 知识目标　复述子宫按摩适应证与操作流程,子宫按摩的注意事项。
2. 技能目标　能熟练为产妇进行子宫按摩。
3. 情感目标　在为产妇实施子宫按摩时,能够对子宫情况进行判断与分析,形成有效的临床思维;培养"关爱产妇,保护隐私"的观念。

案例导入

> 王女士,29 岁,G₁P₀,妊娠 40⁺¹ 周。08:30 自然分娩一足月女婴,体重 3 900 g,出生 Apgar 评分均为 10 分。胎盘娩出完整,经集血盆测量出血量为 200 ml。查体:脉搏 86 次/min,呼吸 20 次/min,血压 130/80 mmHg,子宫底位于脐上 1 横指,子宫轮廓不清。
>
> 请思考:
> 1. 根据你所学的产科知识,你认为应立即如何处理?
> 2. 如何正确实施子宫按摩及正确评估产后出血量?

【目的】
刺激产后子宫收缩,预防和减少产后出血。

【操作准备】
1. 环境准备　室温维持在 26~28℃。
2. 物品准备　无菌包内置治疗巾、孔巾各 1 块;弯盘、无齿镊或弯血管钳 1 把;无菌手套 1 副;清洁大浴巾 1 条;消毒垫巾 1 块;聚维酮碘棉球若干;无菌纱布若干;屏风或隔帘。
3. 人员准备
(1) 产妇:排空膀胱,取仰卧膀胱截石位。
(2) 操作者:着装规范,洗手,戴口罩。

【操作流程】

1. 向产妇解释子宫按摩的目的,取得产妇配合。

2. 行子宫按摩

(1) 单手按摩子宫:操作者用一手置于产妇腹部,拇指在子宫前壁,其余4指在子宫后壁,握住子宫底部,均匀而有节奏地按摩子宫,促进子宫收缩,是最常用的方法。

(2) 双手按摩子宫:操作者一手在耻骨联合上缘按压下腹中部,将子宫底向上托起,另一手握住子宫体,使其高出盆腔,在子宫底部有节律地按摩子宫。同时,双手配合,间断地用力挤压子宫,使积存在子宫腔内的血块及时排出(图17-8)。

(3) 双合按摩子宫(图17-9)

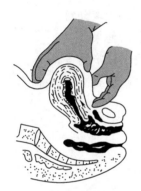
图 17-8　双手按摩子宫

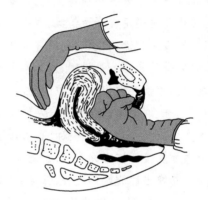
图 17-9　双合按摩子宫

1) 常规消毒产妇会阴部,铺无菌巾,戴无菌手套。

2) 操作者一手进入产妇阴道,握拳置于阴道前穹隆,顶住子宫前壁,另一手在腹部按压子宫后壁,使子宫体前屈,两手相对紧压并均匀有节律地按摩子宫,不仅可刺激子宫收缩,还可以压迫子宫血窦,减少出血。

3) 至子宫恢复有效收缩,出血减少时停止。

4) 安置好产妇,清理用物,分类处理。

5) 脱手套,洗手,记录。

3. 正确评估子宫硬度、子宫底高度,评估阴道流血量、颜色、性状及产妇一般情况。

4. 洗手、记录。

【注意事项】

1. 按摩子宫的手法应正确,用力均匀,同时,应严密观察生命体征、子宫收缩、阴道出血情况。

2. 行子宫按摩前,应协助产妇排空膀胱,必要时行导尿术。

3. 按摩持续时间视子宫收缩情况而定。

4. 按摩的同时,应观察产妇的表情,子宫的硬度,子宫底的高度,阴道流血量等,以及时发现产后出血的征象,应明确子宫收缩不良及产后出血的原因,不可盲目按

第十七章　助产技术实训操作

压,以免延误病情处理。

5. 使用镇痛泵者可于按摩前追加镇痛药剂量,以减轻疼痛。

(崔　萱)

本章小结

1. 足月胎儿颅骨的组成、足月胎头径线值及起止点。

2. 胎产式、胎先露、胎方位的概念及正常胎方位的种类。

3. 尺测子宫底高度及测量腹围的方法,掌握不同妊娠周孕妇的子宫底高度。

4. 四步触诊检查子宫大小、胎方位、胎产式、胎先露及是否衔接。

5. 胎心听诊操作流程,监测胎儿在子宫内情况。

6. 骨盆外测量了解骨产道情况,为判断胎儿的分娩方式提供参考。

7. 骨盆内测量确定骨产道情况,以判断胎儿能否经阴道分娩。

8. 电子胎心监护操作流程,判断并分析胎心监护的结果。

9. 通过掌握枕先露分娩机制,对正常分娩产妇进行助产操作。

10. 通过阴道检查操作,对产程进行准确及时的观察、判断与分析。

11. 产时会阴消毒操作为自然分娩做无菌准备。

12. 铺产台操作为自然分娩接产前做准备。

13. 自然分娩接产技术的流程,适时保护会阴。

14. 新生儿娩出后的操作流程,保障新生儿安全。

15. 胎盘剥离征象,协助胎盘娩出并常规检查。

16. 新生儿复苏技术操作流程。

17. 正确实施子宫按摩操作,预防产后出血。

目标测试题

一、名词解释

胎产式　胎先露　胎方位　对角径　坐骨棘间径　早期减速　晚期减速

二、简答题

1. 胎盘剥离的征象有哪些?

2. 四步触诊如何操作?

3. 简述枕先露的分娩机制。

4. 为防止新生儿烫伤,应该怎样做?

5. 简述新生儿复苏流程的步骤。

参考文献

[1] 饶凤英,徐元屏.妇产科护理[M].北京:高等教育出版社,2018.

[2] 罗琼,王娅莉.妇产科护理学[M].2 版.北京:高等教育出版社,2015.

[3] 安力彬,陆虹.妇产科护理学[M].6 版.北京:人民卫生出版社,2017.

[4] 王黎英,李玲.妇产科护理学[M].北京:人民卫生出版社,2018.

[5] 魏碧蓉.助产学[M].2 版.北京:人民卫生出版社,2019.

[6] 杨小玉,柳韦华.助产学[M].北京:中国医药科技出版社,2017.

[7] 谢幸,孔北华,段涛.妇产科学[M].9 版.北京:人民卫生出版社,2018.

[8] 余艳红,陈叙.助产学[M].北京:人民卫生出版社,2017.

[9] 简雅娟.母婴护理学[M].3 版.北京:人民卫生出版社,2019.

[10] 王玉琼,莫洁玲.母婴护理学[M].3 版.北京:人民卫生出版社,2017.

[11] 罗琼,王艳红.妇产科护理学[M].3 版.北京:高等教育出版社,2019.

[12] 夏海鸥.妇产科护理学[M].4 版.北京:人民卫生出版社,2019.

[13] 谢幸,苟文丽.妇产科学[M].8 版.北京:人民卫生出版社,2014.

[14] 刘新民.妇产科手术学[M].3 版.北京:人民卫生出版社,2004.

[15] 单伟颖.妇产科护理学[M].2 版.北京:人民卫生出版社,2016.

[16] 常青,刘兴会,邓黎.助产理论与实践[M].2 版.北京:人民军医出版社,2015.

[17] 张海丽.妇产科护理[M].北京:科学出版社,2016.

[18] 中华医学会妇产科学分会产科学组.产后出血预防与处理指南(2014)[J].中华妇产科杂志,2014,49(9):641–646.

高等教育出版社　高等职业教育出版事业部　综合分社
地　　址：北京朝阳区惠新东街4号富盛大厦1座19层
邮　　编：100029
联系电话：010-58556151
高职医药卫生 QQ 群：191320409

扫描下载反馈表